RÖNTGENPHYSIK

VON

DR. MED. ADOLF LIECHTI

PROFESSOR FÜR MEDIZINISCHE RADIOLOGIE
DIREKTOR DES RÖNTGENINSTITUTES DER UNIVERSITÄT
BERN

MIT BEITRÄGEN

VON

DR. PHIL. WALTER MINDER

TECHNISCHER LEITER DES INSTITUTES DER
BERNISCHEN RADIUMSTIFTUNG

MIT 227 TEXTABBILDUNGEN

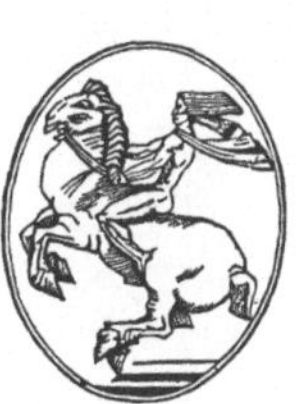

WIEN

VERLAG VON JULIUS SPRINGER

1939

ISBN-13: 978-3-7091-5200-3   e-ISBN-13: 978-3-7091-5348-2
DOI: 10.1007/978-3-7091-5348-2

Vorwort.

Die medizinische Radiologie hat zwei Wurzeln: eine primäre, physikalische, und eine sekundäre, nicht weniger wichtige, biologische. Diesem Umstande verdankt sie die ganz besondere Stellung in der Medizin, teils als Grenzgebiet, teils aber als wichtiges, exquisit praktisches, täglich angewandtes Verfahren. Ohne genaueste Kenntnisse der physikalischen Grundlagen ist die ersprießliche Anwendung der Radiologie in der Medizin nicht denkbar. Diese Grundlagen sind wohl den verschiedensten Gebieten der Physik entnommen, erhalten aber ein ganz besonderes Gepräge bei ihrer Anwendung auf die medizinische Radiologie. Diesen besonderen Bedürfnissen Rechnung tragend, ist im vorliegenden Buche alles Physikalische, was zur medizinischen Radiologie Beziehung hat, unter der Bezeichnung „*Röntgenphysik*" zusammengetragen.

Sein Ursprung geht auf einen Handbuchbeitrag zurück, den der Verfasser vor zehn Jahren für das Handbuch der Haut- und Geschlechtskrankheiten geschrieben hatte. Seit dieser Zeit hat die Röntgen- und Radiumphysik zwar bemerkenswerte und zum Teil richtunggebende Bereicherung durch die Forschung, namentlich aber durch die Erfahrung, erhalten. Wenn wir aber genau zusehen und das herausschälen wollen, was für eine Einführung in unser Gebiet von Wichtigkeit ist, dann zeigt sich, daß sich wohl manche Ansicht und Vorstellung wesentlich geändert hat, daß aber grundlegende Wandlungen eigentlich nur auf bestimmten Gebieten zu verzeichnen sind.

Die *Atomphysik* tritt vor allem durch ihre hervorragenden Forschungsergebnisse und weittragenden Entdeckungen hervor, und was vor zehn Jahren noch Ahnung oder kleiner Anfang war, das gehört heute zum Teil schon zum Rüstzeug täglicher Überlegungen. In dem Gebiete der Atomzertrümmerung und der künstlichen Radioaktivität finden wir den größten Fortschritt.

Ein zweites Gebiet darf nicht unerwähnt bleiben, das dem erstgenannten in gewissem Sinne zwar diametral gegenübersteht, das aber ebenfalls weitgehende Entwicklung erfahren hat, die *Röntgentechnik*.

Außer diesen beiden Teilgebieten sind wesentliche Änderungen der grundlegenden Ansichten nicht zu verzeichnen. So wird denn der Leser, der meinen früheren Beitrag kennt, in diesem Buche manches wiederfinden. Viele Kapitel sind aber verändert und ergänzt, oder überhaupt neu gestaltet; andere Abschnitte wiederum sind vollständig neu.

Das Buch ist vornehmlich für den Radiologen bestimmt. Es soll ihn in die physikalischen Grundlagen der Röntgendiagnostik und Strahlentherapie einführen; es soll ihm die Wege weisen oder gangbarer machen helfen, um an Hand der Spezialliteratur tiefer in die Einzelprobleme eindringen zu können. Es soll aber nicht nur eine Einführung in die Röntgenphysik und Röntgentechnik sein, sondern soll auch Kenntnisse von Einzelheiten, allerdings von einem allgemeineren Gesichtspunkte aus betrachtet, vermitteln. Es wird da haltgemacht werden, wo ein Lehr- und Nachschlagebuch nicht mehr genügend Aufschluß geben kann, wo also die persönliche Erfahrung jedes Einzelnen gebieterisch in ihr Recht tritt und nicht mehr durch Wort oder Schrift ersetzt werden kann. Das Buch will also beim Allgemeinen stehen bleiben, bevor spezielle Kenntnisse der Einzelfälle erforderlich werden.

Das Buch ist vom Arzte hauptsächlich auch für den Arzt und seine Bedürfnisse geschrieben; es mag deshalb in mancher Hinsicht Unzulänglichkeiten aufweisen. Ich habe jedoch die Hoffnung nicht ganz fallen lassen, daß für jenen exakten Naturwissenschafter, der den Kontakt mit der Medizin über die Radiologie sucht, oder durch Zufall auf diesem Wege an die Biologie herangelangt, die Art der Darstellung dennoch genießbar sei.

Für zwei Punkte habe ich mich zu rechtfertigen. Einmal mag durch die Fülle von Kurven und Tabellen das Zahlenmäßige zu stark betont erscheinen. Ich habe mich bemüht, den zur Darstellung zu bringenden Stoff möglichst vielseitig zu erörtern, und soweit das gesicherte Zahlenmaterial reicht, auch möglichst vollständig aufzubauen. So ist da und dort ein gewisser Reichtum an Einzelheiten nicht zu umgehen gewesen. Der Leser wird ferner ab und zu auf Wiederholungen stoßen. Ich bitte auch in dieser Richtung um Nachsicht; gewisse Wiederholungen waren im Interesse der Abgeschlossenheit der einzelnen Kapitel und Abschnitte nicht zu vermeiden.

Ich habe auf einen ausführlichen Schrifttumsnachweis verzichtet und nur größere Werke, Hand- und Lehrbücher, Monographien, Ergebnisartikel usw. angeführt.

Herr Dr. phil. W. MINDER hat es in zuvorkommender Weise übernommen, das schwierige Kapitel über die Messung der Radiumstrahlungen zu bearbeiten. Außerdem hat er die Entstehung der radioaktiven Strahlungen beschrieben und schließlich dem Buche noch einen Abschnitt über außermedizinische Anwendung der Röntgenstrahlen angeschlossen. Ich bin ihm für diese Arbeit sehr zu Dank verpflichtet.

Herrn Prof. Dr. H. KÖNIG, Vizedirektor des Eidgenössischen Amtes für Maß und Gewicht, verdanke ich manchen fachmännischen Rat und möchte nicht verfehlen, ihm dafür und für die Durchsicht der Manuskripte meinen besten Dank auszusprechen.

AD. LIECHTI.

Bern, im Mai 1939.

Inhaltsverzeichnis.

Inhaltsverzeichnis.

Inhaltsverzeichnis. IX

Alle Zweige der biologischen Wissenschaften haben heute an den verschiedensten Punkten die Berührung mit der reinen Physik wieder erlangt oder gefunden. Nachdem in der allgemeinen Biologie und damit auch in den medizinischen Disziplinen vor Jahrzehnten die Chemie im Brennpunkte der Forschung stand, hat sich eine gewisse Schwenkung nach der physikalischen Seite hin bemerkbar gemacht, die ihren Grund in der gewaltigen Entwicklung eines physikalischen Gebietes hat, das für die chemische Forschung nicht weniger bedeutungsvoll ist als für die Physik selber. Dieses Wissensgebiet ist die moderne Atomforschung im Verein mit der Quanten- und Relativitätstheorie.

So bedeutet unser Gebiet der Röntgenphysik nur einen Teil jenes großen Gebäudes der Lehre von den anorganischen Zustandsänderungen, einen Teil allerdings, der sich durch besondere Bedeutung auszeichnet. Gerade in der Aufklärung der Struktur der Materie spielen die Röntgenstrahlen eine besonders wichtige Rolle und die Erforschung der Zusammensetzung der Elemente der nichtorganisierten Materie gibt den biologischen Wissenschaften neue Fragestellungen und neue Methoden.

Die allgemeinbiologische Bedeutung der Strahlen ist aber nicht der einzige Grund, der die Strahlenphysik als einen grundlegenden Wissenszweig erscheinen läßt. Wir zählen heute die strahlende Energie zu den wichtigsten therapeutischen Agenzien und diagnostischen Hilfsmitteln. Wie die Pharmakologie als selbständige Wissenschaft die Wirkungsweise der chemisch wirkenden Medikamente aufzuklären versucht und dadurch befruchtend auf die Pathologie und Therapie wirkt, so soll der Arzt, der sich des Röntgenverfahrens als therapeutische oder diagnostische Methode bedient, auch, soweit möglich, über die Wirkungsweise derselben orientiert sein.

Ein Kapitel über die Messung der Röntgenstrahlen soll in die Dosimetrie einführen. Und endlich sind zwei Abschnitte über die Strahlungen der radioaktiven Körper eingeschoben, von denen der eine von der Möglichkeit spricht, die Radiumstrahlen zu messen. Außermedizinische Anwendungen werden zum Schlusse der Vollständigkeit halber ebenfalls besprochen.

Wenn es bis anhin nicht gelungen ist, den Mechanismus der *biologischen* Röntgenstrahlenwirkung restlos zu erforschen, so liegt das an der Unzulänglichkeit der Methoden. Es fällt auf, daß gerade in einer Zeit, wo die Physik der Röntgenstrahlen nach den verschiedensten Richtungen hin enorme Fortschritte zu verzeichnen hat, wo uns die Apparatetechnik fast unbeschränkte Möglichkeiten in die Hand gibt, die vielen Fragen nach den feineren Einzelheiten der biologischen Wirkung der Röntgenstrahlen zum großen Teil unbeantwortet bleiben müssen, trotzdem eine Unmenge von experimentellen Tatsachen und klinischen Befunden bereits vorliegen. Zwei mögliche Wege, in der Erkenntnis weiterzukommen, sind durch den Stand der Dinge vorgezeichnet: einerseits durch Vordringen von den Gebieten der exakten Wissenschaften der Physik und

Chemie und anderseits durch Untersuchungen an einfachen biologischen Objekten Klarheit zu schaffen.

Im weiteren soll die Röntgenphysik die Grundlagen geben für das Verständnis der Wirkungsweise der technischen Hilfsmittel zur Erzeugung von Röntgenstrahlen für Therapie und Diagnostik, ähnlich wie z. B. die Akustik die Grundlagen für Perkussion und Auskultation abgibt.

Wie der Pathologe bis in jede Einzelheit wissen muß, wie seine Schnitte entstehen und inwieweit sein Material postmortalen Veränderungen unterliegt, genau so muß der Röntgenologe orientiert sein über die Entstehung seines Bildes und ebenso muß er über volle Kenntnis der biologischen Variabilität und anderer Störfaktoren verfügen.

I. Wesen und Eigenschaften der Röntgenstrahlen.

1. Allgemeines.

Durch die Versuchsanordnung von LAUE, FRIEDRICH und KNIPPING und durch den Ausfall ihres Experiments waren Beugungs- und Interferenzerscheinungen der Röntgenstrahlen an Kristallen nachgewiesen und dadurch nicht nur die Gitterstruktur der Kristalle bewiesen, sondern auch die Röntgenstrahlen als *periodisch ablaufender Vorgang* sichergestellt. Damit war, im Verein mit den schon bekannten Tatsachen der Polarisation und der Gleichheit der Fortpflanzungsgeschwindigkeit der Röntgenstrahlen mit derjenigen des Lichtes, mit einem Schlage die Wesensgleichheit der Röntgenstrahlen und des sichtbaren Lichtes bewiesen. Heute wissen wir, daß sich Röntgenstrahlen lediglich durch ihre Wellenlänge vom sichtbaren Licht, vom Ultraviolett sowie von den elektrischen Wellen der drahtlosen Telegraphie unterscheiden.

Jeder Vorgang, der nach einer bestimmten, stets konstanten, endlichen Zeit wieder in die gleiche Phase, d. h. in den gleichen Zustand mit gleicher Vor- und Nachgeschichte, kommt, nennen wir ganz allgemein einen periodischen Vorgang. Ein einfacher periodischer Vorgang sind z. B. die Schwingungen eines Pendels. Tragen wir die Lage eines Punktes des mit kleiner Amplitude schwingenden Pendels in Abhängigkeit von der Zeit in ein Koordinatensystem ein, so erhalten wir die einfachste Form einer periodischen Kurve, die Sinoide ($y = \sin x$). Wellenbewegungen sind ebenfalls periodische Vorgänge. Oft sind es reine Sinoiden. Akustische Wellenzüge sind meist zusammengesetzt aus mehreren Sinoiden (Grundton plus Obertöne). Der periodische Charakter bleibt aber auch bei solchen superponierten Wellenzügen erhalten, die Bewegung kommt stets nach einer bestimmten konstanten Zeit wieder in dieselbe Phase. Komplizierte periodische Bewegungen lassen sich immer nach einer FOURIERschen Reihe in, allerdings oft unendlich viele, Sinoiden zerlegen. Die Träger für akustische Wellen sind meistens die Teilchen der Luft oder anderer Stoffe, für die Oberflächenwasserwellen diejenigen des Wassers und für elektromagnetische Wellen das Vakuum. Unter Schwingungsdauer (T) verstehen wir die Zeit, die verstreicht von einer Phase bis zur nächsten identischen Phase, d. h. bis ein Punkt des Mediums, in dem die Wellenbewegung stattfindet, erstmals wieder in den gleichen Zustand kommt. Unter Wellenlänge (λ) wird die Wegstrecke verstanden, die in der Zeit T von der bewegten Welle zurückgelegt wird. Die Frequenz (ν) ist die Zahl der ganzen Wellenzüge, die in der Zeiteinheit ablaufen. Frequenz und Wellenlänge stehen in reziproker Beziehung $\lambda = \dfrac{c}{\nu}$, wobei c die Lichtgeschwindigkeit bedeutet.

Je größer die Frequenz, um so kleiner also die Wellenlänge und umgekehrt. Die Fortpflanzungsgeschwindigkeit einer Wellenbewegung ist die Geschwindigkeit, mit der eine bestimmte Phase vorgeschoben wird. Bei der Wellenbewegung werden nicht die Teilchen des Mediums transportiert, sondern sie führen eine periodische Bewegung um einen Gleichgewichtspunkt aus, der sich nicht vorwärts bewegt. Es wird also nicht die Masse vorgeschoben, sondern es wird die Bewegungsgröße (Impuls) übertragen. Je nachdem die periodische Bewegung der einzelnen Teilchen in der gleichen Richtung wie die Fortpflanzungsrichtung

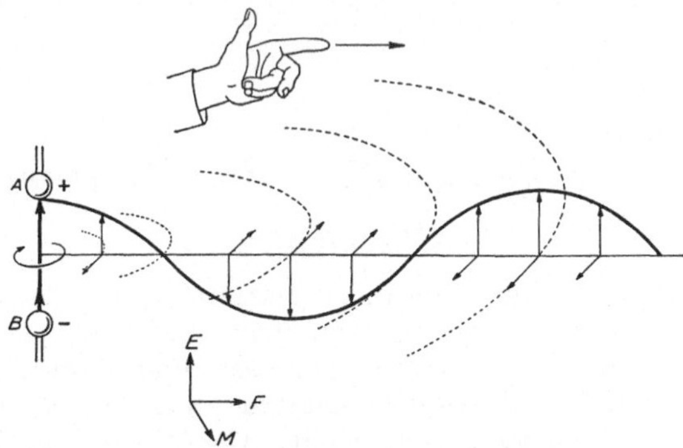

Abb. 1. Elektromagnetische Schwingung.

Die veranschaulichte elektromagnetische Schwingung soll durch oszillatorische Funkenentladung zwischen den beiden Kugeln A und B zustande kommen. Die im Funken bewegte Elektrizität verhält sich gleich wie ein vom Strom durchflossener Leiter, d. h. erzeugt magnetische Kraftlinien, die in einer zum Leiter senkrechten Ebene kreisförmig um denselben verlaufen und durch die Kreispfeile dargestellt sind. Wenn durch den Pfeil F die Fortpflanzungsrichtung angegeben sein soll, so bedeutet E den elektrischen Vektor. Dieser gibt Größe und Richtung der durch die elektromagnetische Schwingung erzeugten elektrischen Kraft in einem gegebenen Punkte an. M dagegen stellt den magnetischen Vektor dar, der Größe und Richtung der magnetischen Kraft in einem bestimmten Punkte darstellt. Fortpflanzungsrichtung, elektrischer Vektor und magnetischer Vektor stehen aufeinander senkrecht wie die ersten drei Finger der im oberen Teil des Bildes bezeichneten linken Hand. Der elektrische Vektor liegt in der Ebene des die Schwingung erzeugenden elektrischen Stromes, hier also in der Ebene des Funkens.

vor sich geht oder senkrecht zu ihr, nennen wir die Wellen *longitudinale* oder *transversale* Wellen. Die akustischen Wellen haben longitudinalen, die elektromagnetischen Wellen transversalen Charakter. Die oberflächlichen Wasserwellen kommen durch sog. *Orbitalbewegung* der Wasserteilchen zustande. Bei transversalen Wellen können bestimmte Schwingungsebenen bevorzugt sein, oder die Bewegung der Teilchen kann überhaupt nur in einer bestimmten Ebene

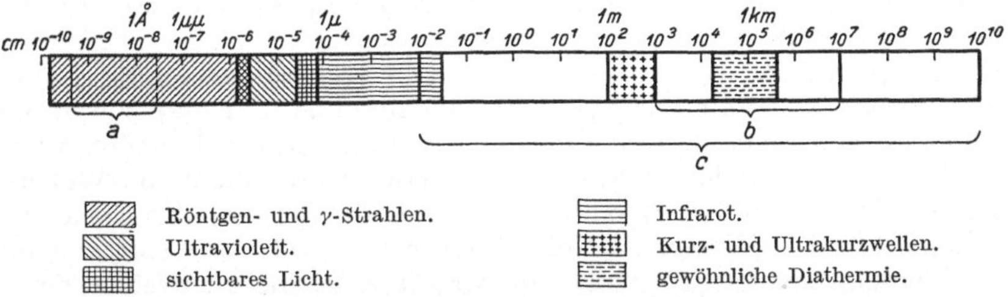

Röntgen- und γ-Strahlen.   Infrarot.
Ultraviolett.   Kurz- und Ultrakurzwellen.
sichtbares Licht.   gewöhnliche Diathermie.

a medizinisch verwendetes Gebiet; b Wellenlängengebiet der Radiotelegraphie; c elektrische Wellen.

Abb. 2. Übersicht über die elektromagnetischen Schwingungen aller Wellenlängen.

erfolgen. In diesem Falle ist die Wellenbewegung *polarisiert*, teilweise oder total. Treffen zwei linear polarisierte Wellenzüge, die sich gegenseitig beeinflussen, zusammen, so resultiert, entsprechend einem Vektordiagramm, ein *elliptisch* oder *zirkulär* polarisierter Wellenzug.

Die γ-Strahlen des Radiums, die Röntgen- und Grenzstrahlen, ultraviolettes und sichtbares Licht, Infrarot und die Wellen der drahtlosen Telegraphie und Telephonie werden unter dem Begriff der *elektromagnetischen Schwingungen* zusammengefaßt. Elektromagnetische Wellen nennt man sie deshalb, weil man sich zwei periodische Wellenzüge im Vakuum vorstellt, die eng miteinander gekoppelt sind. Die Schwingungsebenen der beiden transversalen Wellenbewegungen stehen nach den Annahmen der elektromagnetischen Lichttheorie senkrecht aufeinander. Der eine Wellenzug hat elektrischen Charakter, der andere ist magnetischer Art (elektrischer und magnetischer Vektor). Eine anschauliche Darstellung einer elektromagnetischen Schwingung soll durch Abb. 1 gegeben werden.

Da die Wellenlänge die Dimension einer Länge hat, wäre ihre Einheit im cgs-System der Zentimeter. Praktisch werden aber die Wellenlängen der drahtlosen Telegraphie in Metern bzw. Kilometern (cm·10^2 bzw. cm·10^5), diejenigen im Infrarot, sichtbaren und ultravioletten Gebiet in mμ (cm·10^{-7}) und im Röntgen- und Radiumgebiet in Ångströmeinheiten (1 Å = 1 cm·10^{-8}) gemessen. In letzter Zeit wurde für die Wellenlänge der Röntgenstrahlen und Radium-γ-Strahlen auch die X-Einheit (cm·10^{-11}) von SIEGBAHN eingeführt, und vielfach werden die Wellenlängen des sichtbaren und ultravioletten Lichtes in Ångströmeinheiten angegeben.

Um einen Überblick über das ganze Wellenlängengebiet von den elektrischen Wellen der drahtlosen Telegraphie bis zu den kurzwelligsten γ-Strahlen zu erhalten, sei das nebenstehende Bild 2 wiedergegeben.

2. Grenzen des Spektralgebietes der Röntgen- und γ-Strahlen.

Die kurzwellige Grenze der Röntgenstrahlen liegt bei ungefähr 0,015 Å und überschneidet damit den langwelligen Bereich der harten γ-Strahlen des Radiums bei weitem. Die von DESSAUER und BACK früher spektrographisch gemessene Wellenlänge von 0,057 Å entsprach 217 kV an den Klemmen der Röhre und war lange Zeit die kürzeste im Bremsspektrum nachgewiesene Welle. Indessen sind aber die Betriebsspannungen erheblich gesteigert worden. 400 kV sind heute ohne besondere Maßnahmen erreichbar; 600 kV sind ebenfalls für den praktischen Betrieb noch herstellbar; 800 und 1000 kV gehören vorläufig noch in das Laboratorium. Nach dem DUANE-HUNTschen Gesetz (siehe S. 78) führen die genannten Spannungen zu den Wellenlängen 0,031 Å, 0,020 Å, 0,0155 Å und 0,0123 Å; mit 800 kV sind also kürzeste Wellenlängen von 15,5 X-Einheiten erreichbar. In dem Gebiet der γ-Strahlung finden wir eine härteste Gruppe von Kernstrahlungen, die auf der langwelligen Seite mit 16,2 X begrenzt ist und bis zu der kürzesten Wellenlänge von 5,56 X des Ra C reicht. Außer dieser härtesten Gruppe von Strahlen der radioaktiven Elemente werden noch erheblich längere Wellen emittiert. Die harte und mittelharte Gruppe bestreicht das λ-Gebiet von 169 bis 20,3 X. Die mittlere Gruppe (169 bis 58 X) entspricht also Röntgenstrahlungen von 75 bis 200 kV. Und endlich findet man noch eine weiche und eine sehr weiche Gruppe von γ-Strahlen, die von 1365 X (L-Serie des Ra B) bis 199 X sich erstrecken.

Die längste Welle, die einem technischen Röntgenrohr mit Glaswandung entnommen werden kann, beträgt etwa 1,2 Å. Die für die Tiefentherapie in Betracht kommenden Wellenlängen dürften sich zwischen 0,03 und 0,2 Å, diejenigen für die Oberflächentherapie und Diagnostik zwischen 0,09 und 0,4 Å bewegen. Wird in die Glaswand des Rohres ein LINDEMANN-Fenster eingebaut, wie z. B. bei den von BUCKY angegebenen Weichstrahlröhren, so können noch erheblich längere Wellen aus dem Rohr ins Freie gelangen, weil das LINDEMANN-Glas nur etwa ein Fünftel so stark schwächt wie das gewöhnliche Glas. Die wesentlich erhöhte Transparenz für weiche Röntgenstrahlen wird dadurch erreicht, daß die Silikate durch Borate und Natrium, Kalium und Kalzium durch

Lithium und Beryllium ersetzt sind. Die Wellenlänge der BUCKY-Strahlen dürfte sich zwischen 1,0 und 3,0 Å erstrecken.

Durch dieses LINDEMANN-Fenster wird die langwellige Grenze bereits erheblich herausgeschoben, und durch Goldschlägerhaut können Wellenlängen bis zu $\lambda = 15,0$ Å passieren. Da diese langen Wellen von der Luft schon erheblich absorbiert werden, so muß zum Nachweis der Wellenlängen von 3 bis 15 Å zwischen Spektrograph und Röhre ebenfalls ein Vakuum von einigen Millimetern Hg hergestellt werden. Mit dem Hochvakuumspektrographen, wo ein Fenster überhaupt vermieden werden kann, sind noch längere Wellen bis zu 23 Å auf der photographischen Platte registrierbar. Ein solcher Hochvakuumspektrograph besonderer Konstruktion sowie die Verwendung einer besonderen Anode gestattete DAUVILLIER den Nachweis von $\lambda = 150$ Å. MILLIKAN hat 1920 Funkenspektren von Aluminium, Magnesium und Natrium untersucht und dabei die respektiven Wellenlängen 144,3 Å, 232,2 Å und 372,2 Å entsprechend den Linien der L-Serie messen können. SIEGBAHN und MAGNUSSON gelang 1934 die Messung des M_5—N_3-Sprunges (siehe S. 18) des Broms mit 192,57 Å. Und endlich wies HUGHES mittels des photoelektrischen Effekts ein Maximum bei 505 Å nach, das der L-Serie des Bors und einer Anregungsspannung von 20 V entspricht.

Theoretisch können im Röntgenrohr durch Bremsung der Elektronen auf der Anode sämtliche Wellen von den kürzesten bis zu den längsten des oben angegebenen Gebietes entstehen. Praktisch aber stellen sich doch einesteils erhebliche Schwierigkeiten ein, andernteils hat sich gezeigt, daß die Erzeugung von gewissen Wellenlängengebieten auf andere Weise rationeller vorgenommen wird. Immerhin haben MOHLER und BOECKNER 1931 Bremsspektren aufgenommen, die von Teilchenbeschleunigungen von 2 bis 20 V herrührten. Als Kathode diente eine niedervoltige Cs-Dampf-Bogenentladung, als Anode eine LANGMUIR-Sonde. Es zeigte sich mit Deutlichkeit eine kurzwellige Grenze, die dem DUANE-HUNTschen Gesetz folgte. Die genannten Voltgeschwindigkeiten entsprechen Wellenlängen von 600 bis 6000 Å, die also zum Teil ins UV-Gebiet hineinfallen. Damit ist die Überschneidung mit dem UV bereits vollzogen, wenn wir 1500 Å als seine untere Grenze betrachten wollen.

An dieser Stelle sei noch die Überbrückung der Gebiete der elektrischen Wellen und des Infraroten und der Wärmestrahlung besprochen. Die äußersten Wärmestrahlen, die dem Quarzquecksilberbrenner entnommen werden können, liegen bei $\lambda = 400$ mμ. Mit den kleinsten HERTZschen Resonatoren konnten Wellenlängen bis hinunter zu einigen Millimetern (mm) hergestellt werden. NICHOLS und TEAR erzeugten auf diese Weise Grundschwingungen von 1,8 mm; erst ihre Oberschwingungen lagen unter 1 mm. LEWITZKY verwendete Schrotkugeln als Vibratoren und erreichte Wellenlängen von 508 μ bis 30 μ. A. GLAGOLEWA-ARKADIEWA erreichte auf ähnliche Art — Metallfeile in Öl — mit ihrem besonderen Apparat, dem *Massenstrahler*, Wellenlängen von 50 mμ bis 100 μ. Dadurch ist auch diese Lücke, die letzte, zwischen den Kilometerwellen der Radiotelegraphie und der kosmischen Strahlung, ausgefüllt.

3. Ausbreitung der Röntgenstrahlen und deren Geschwindigkeit.

Die Röntgenstrahlen breiten sich im Raume geradlinig nach allen Richtungen aus, wenn sie nicht durch absorbierende Körper gehemmt werden, genau gleich, wie wir es vom sichtbaren Lichte wissen (Einschränkung dieses Gesetzes siehe später, Kap. IV). Die Intensität der Röntgenstrahlenenergie nimmt dabei nach dem bekannten Gesetz mit dem Quadrat des Abstandes von der Strahlenquelle ab. Die Fortpflanzungsgeschwindigkeit wurde von MARX (1905) gemessen und derjenigen des Lichtes gleich befunden. Sie beträgt bekanntlich rund 300000 km/s und sei in Zukunft mit c bezeichnet.

Unter *Intensität* einer Strahlung versteht man die in der Zeiteinheit auf die Flächeneinheit auffallende Strahlenenergie. Denken wir uns im Raum einen ideellen Punkt als Strahlenquelle, so breitet sich das Röntgenlicht mit der Geschwindigkeit c nach allen Richtungen des Raumes geradlinig aus, so daß auf einer Kugelfläche, mit der Strahlenquelle als Mittelpunkt, überall die gleichen Intensitäten herrschen. Denken wir uns des ferneren einen Kegel mit der Spitze im Mittelpunkt der Kugel (Strahlenquelle) von irgend einem bestimmten Öffnungswinkel, so fließt in jedem Querschnitt pro Zeiteinheit dieselbe Lichtmenge. Da aber der Querschnitt des bestrahlten Kegels (er sei senkrecht zur Kegelachse angelegt) um so größer ist, je weiter er von der Spitze des Kegels entfernt ist, verteilt sich der gleiche Lichtstrom in größerem Abstand von der Lichtquelle auf eine größere Fläche, und die auf die Flächeneinheit entfallende Menge wird entsprechend geringer. Seien die betrachteten Abstände r_1, r_2, r_3 usw. und die dazu gehörenden Flächen der Kegelquerschnitte F_1, F_2, F_3 usw., so besteht die Beziehung $F_1 : F_2 : F_3 = r_1{}^2 : r_2{}^2 : r_3{}^2$. Da die Intensitäten umgekehrt proportional den bestrahlten Flächenstücken sind, so ist

$$J_1 : J_2 : J_3 = \frac{1}{r_1{}^2} : \frac{1}{r_2{}^2} : \frac{1}{r_3{}^2}.$$

Nach Präzisionsmessungen mit verschiedenen Methoden an Licht und elektromagnetischen Wellen längs Drähten ist ein Mittelwert der Lichtgeschwindigkeit im Vakuum von

$$c = 2{,}9986 \cdot 10^{10} \text{ cm/s} \pm 0{,}1\,^0/_{00}$$

errechnet worden, der unabhängig ist von der Wellenlänge, der Intensität und dem Bewegungszustand der Lichtquelle.

Was diesen letzten Punkt anbelangt, ist von FIZEAU, MICHELSON und MORLEY sowie von ZEEMANN eine Mitführung des Lichtes durch den bewegten Träger der Welle nachgewiesen worden. Die Versuche der oben zitierten Autoren spielen in der allgemeinen Relativitätstheorie eine große Rolle. Es kann an dieser Stelle auf diesen Zusammenhang jedoch nicht eingegangen werden. Es sei nur darauf hingewiesen, daß gerade diese Versuche keine Bewegung der Erde gegen einen hypothetischen ruhenden Äther nachzuweisen gestatteten. Deshalb hat der Äther seine physikalische Bedeutung verloren und an dessen Stelle tritt in neuerer Zeit der Begriff des Vakuum und die oben erwähnte Größe für c hat, gestützt auf theoretische Überlegungen und experimentelle Ergebnisse in den verschiedensten Gebieten der elektromagnetischen Lichttheorie, der Quantentheorie und Atomtheorie, die Bedeutung einer universellen Konstanten erlangt.

4. Beugungs- und Interferenzerscheinungen.

Wird ein Zug von Wasserwellen durch einen schmalen Engpaß, der durch zwei zur Fortpflanzungsrichtung senkrecht gestellte Bretter realisiert sein möge, hindurchgeschickt, so breiten sich die Wasserwellen auch im Schatten der beiden Bretter aus. Der Wellenzug geht „um die Ecke", ähnlich wie wir dies auch bei Schallwellen beobachten können. Für das Licht ist die Tatsache der Beugung und Interferenz durch den berühmten und grundlegenden Spiegelversuch von FRESNEL erwiesen worden. Damit, d. h. durch die Tatsache, daß, wie bei den Wasserwellen aus Bewegung plus Bewegung unter bestimmten Bedingungen Ruhe, Dunkelheit, resultieren kann, war ein zwingender Beweis für die Wellennatur des Lichtes erbracht und eine Menge anderer experimenteller Tatsachen stützten und bestätigten diese Ansicht Schritt für Schritt. Insbesondere sind alle die Interferenzerscheinungen des sichtbaren Lichtes auf Beugung nach dem bekannten HUYGHENSschen Prinzip zurückzuführen. Lassen wir durch einen feinen Spalt Licht, von einer punktförmigen Lichtquelle ausgehend, auf einen weißen Schirm fallen, so erscheint der Lichtfleck bedeutend größer als der geometrischen Projektion entsprechend. Am Übergang von Licht zu Schatten treten bei Anwendung von weißem Licht farbige Ränder, bei Ausführung des Experiments mit monochromatischem Licht, z. B. mit der gelben Natriumflamme, helle und dunkle Streifen auf. Letzteres kommt dadurch zustande, daß an den dunklen Stellen zwei gebeugte Wellenzüge zu Interferenz und Superposition gekommen sind derart, daß das Wellental des einen gerade in den Wellenberg des anderen zu fallen kam, d. h. so, daß ihr Gangunterschied gerade eine halbe Wellenlänge oder ein ungerades Vielfaches davon gewesen ist. Dadurch werden die beiden Wellen gelöscht. An den Orten der hellen Streifen ist Wellenberg auf Wellenberg und Wellental auf Wellental getroffen. Für den Fall des weißen Lichtes wird an einer bestimmten Stelle nur eine bestimmte Wellenlänge gelöscht und es bleibt die Komplementärfarbe übrig; es entstehen farbige Ränder. Gangunterschiede kommen durch die verschieden langen Wege zustande, die zwei gebeugte Strahlen zurückzulegen haben, um an den Ort der Interferenz zu gelangen. Die eben beschriebene Erscheinung wird intensiver und sauberer, wenn statt eines Spaltes deren mehrere verwendet werden (Gitterwirkung, ROWLANDsche Gitter).

Für elektromagnetische Schwingungen im Gebiet der drahtlosen Telegraphie sind Interferenz- und Beugungserscheinungen ebenfalls nachgewiesen.

Nachdem die Polarisation auch bei Röntgenstrahlen bekannt und nachdem die Größe der Fortpflanzungsgeschwindigkeit mit derjenigen des Lichtes identifiziert war, war die Verwandtschaft der ersteren mit den letzteren Wellen so gut wie sicher. Seit den ersten Versuchen von RÖNTGEN galt auf lange Zeit hinaus der Satz, daß Röntgenstrahlen die Erscheinungen der Reflexion, Beugung und Brechung nicht zeigen. In der Tat war es auch noch nicht gelungen, Wellenlängen zu messen. Versuche von HOGA und WIND sowie die ersten Untersuchungen von WALTER und POHL an feinen Spalten in Bleiblechen waren unsicher, und zwar deshalb, weil komplexes Röntgenlicht verwendet wurde. Von WALTER konnte der Nachweis der Beugung mittels der Spaltmethode erst geraume Zeit später unter Anwendung von monochromatischer Röntgenstrahlung (Fluorescenzstrahlung des Kupfers) erbracht werden.

Indessen gelang LAUE das Experimentum crucis, das er, auf folgenden Gedankengang sich stützend, ausführte. Entsprechend dem regelmäßigen Bau der Kristalle kann man sich vorstellen, daß die einzelnen Atome regelmäßig in bestimmten Ebenen angeordnet sind. Aus der Dichte eines Kristalls und aus der Zahl der Atome pro Mol, der sog. LOSCHMIDTschen Zahl, hat LAUE den Abstand solcher Netzebenen bestimmt bzw. errechnet und gefunden, daß die Größenordnung wahrscheinlich derjenigen der Wellenlänge der Röntgenstrahlen gleichkommen müßte. Aus der Optik weiß man, daß dies Bedingung für eine gute Gitterwirkung ist. Ist die LAUEsche Überlegung richtig und ist es richtig, daß Röntgenstrahlen elektromagnetische Wellenbewegung sind, und zwar solche mit kleiner Wellenlänge, dann müssen an Kristallen Beugungs- und Interferenzerscheinungen mit Röntgenstrahlen beobachtet werden können. In der Tat ist der Versuch auch positiv ausgefallen. In der folgenden Abb. 3 ist in der Mitte der Figur das primär durchstoßende Röntgenstrahlenbündel mit seiner Spur auf der photographischen Schicht sichtbar.

Neben dem direkten Bündel sind aber regelmäßig angeordnete Schwärzungs-flecke auch außerhalb des Zentrums erkennbar. Es ist aus der Abbildung er-sichtlich, daß die reflektierten Strahlen im allgemeinen ausgelöscht werden und nur in ganz bestimmten Richtun-gen erhalten bleiben. In diesen Richtungen ist die Bedingung erfüllt, daß die einzelnen reflek-tierten Wellensysteme so zusam-mentreffen, daß ihr Gangunter-schied ein ungerades ganzes Viel-faches einer halben Wellenlänge beträgt, so daß Wellental mit Wellental zusammenfällt und die Bewegung sich so summiert. Da-mit war der endgültige Beweis der Wellennatur der Röntgenstrahlen erbracht und eine Methode zur Ermittlung ihrer Wellenlänge ge-schaffen.

Zur näheren Erklärung der Beugungserscheinungen bei den Röntgenstrahlen mögen vorerst diejenigen des sichtbaren Lichtes an Gittern erörtert werden. Er-

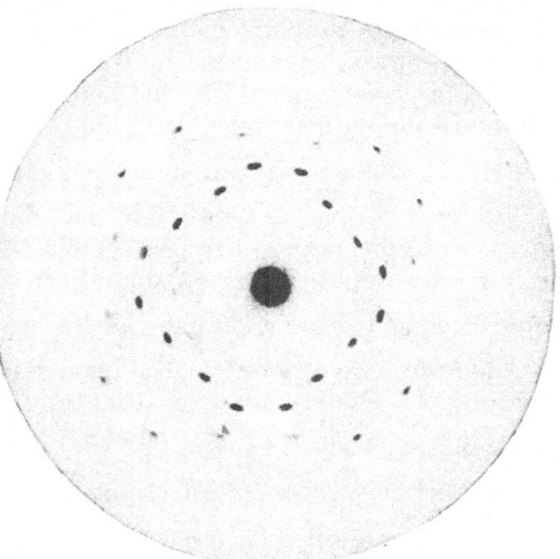

Abb. 3. LAUE-Diagramm.
Zinkblende, senkrecht zur Würfelfläche.

innern wir uns des eben angeführten Versuches mit dem beleuchteten engen Spalt. Nach dem HUYGHENSschen Prinzip wird jeder Punkt des von einem Wellensystem erfaßten Mediums zum Ausgangspunkt von neuen sog. Elementar-wellen. Die resultierende sichtbare Welle ist als Resultante sämtlicher sich superponierender Elementarwellen zu denken. Man denke sich eine Reihe von

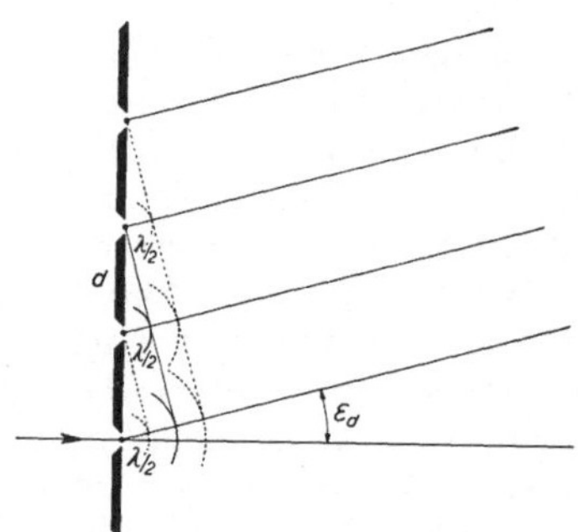

Abb. 4. Beugung des Lichtes an einer Spaltreihe, Richtung ε_d des Helligkeitsminimums.

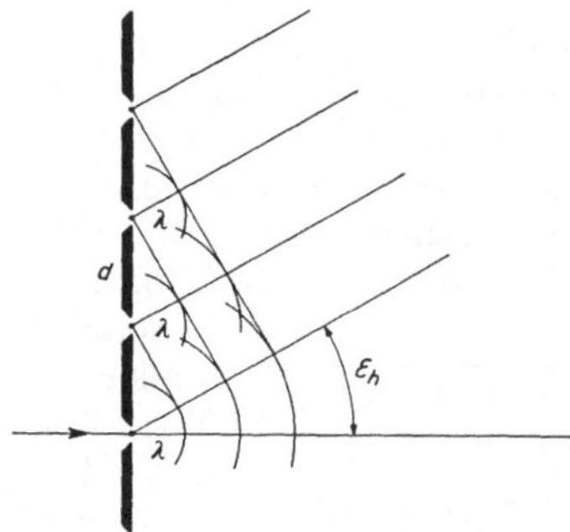

Abb. 5. Beugung des Lichtes an einer Spaltreihe, Richtung ε_h des Helligkeitsmaximums.

schmalen Spalten in einer lichtundurchlässigen Wand, wie in Abb. 4 von paral-lelem monochromatischem Licht von links her beleuchtet. Man kann sich nun vorstellen, daß jede Spalte Ausgangspunkt einer neuen Welle sei. Ein unab-gelenktes Strahlenbündel führt zu einem Helligkeitsmaximum, weil sämtliche Wellen sich in gleicher Phase befinden.

In einer Richtung, die einer Ablenkung des primären Strahles um den Winkel ε_d entspricht, wie er in Abb. 4 eingezeichnet ist, löschen sich die Wirkungen zweier benachbarter Spalte nach Vereinigung der Strahlen durch eine Sammellinse gerade aus, weil der Unterschied zwischen den von den entsprechenden Wellen zurückgelegten Wegen gerade $\frac{\lambda}{2}$ ist. Daran, daß bei ungerader Spaltzahl die Wirkung eines Spaltes übrig bleibt, möge man deshalb keinen Anstoß nehmen, weil bei Gittern großer Spaltzahl, wie sie von Rowland als Beugungsgitter in die Optik eingeführt wurden, ein einziger Spalt prozentual äußerst wenig ausmacht. Man kann aber noch eine andere Richtung, ε_h, gemäß Abb. 5 so wählen, daß die zu ihr normal stehenden, von den Spaltmitten aus konstruierten Wellenfronten Abstände von gerade $2 \cdot \frac{\lambda}{2}$ gleich eine ganze Wellenlänge bekommen. In dieser Richtung unterstützen sich die Wirkungen. Die Betrachtung läßt eine Verallgemeinerung zu: Dunkelheit (Auslöschung) findet man nicht nur in der gezeichneten Richtung ε_d, sondern in allen Richtungen, in denen der Gangunterschied ein ungeradzahliges Vielfaches von $\frac{\lambda}{2}$ ist.

Anderseits findet man ein Helligkeitsmaximum nicht nur in der gezeichneten Richtung ε_h, sondern in jeder Richtung, für welche der Gangunterschied ein geradzahliges Vielfaches von $\frac{\lambda}{2}$ ist.

Aus der beigegebenen Zeichnung der Abb. 4 und 5 läßt sich leicht die Beziehung $\sin \varepsilon = \dfrac{n \cdot \dfrac{\lambda}{2}}{d}$ herauslesen. Darin ist d der Abstand von Spaltmitte zu Spaltmitte. Dieser Abstand wird als *Gitterkonstante* bezeichnet. Für n kann der Reihe nach jede ganze Zahl eingesetzt werden, und dann ist $\varepsilon = \varepsilon_h$ bzw. $\varepsilon = \varepsilon_d$ der Winkel, in dem Helligkeitsmaxima oder -minima entstehen, je nachdem, ob n eine gerade oder ungerade Zahl ist. Ist n gerade, so entsteht ein Maximum, ist n ungerade, ein Minimum. Damit haben wir ein Mittel in der Hand, Wellenlängen zu messen, indem wir bei bekannter Gitterkonstante den Winkel ε bestimmen und die Ordnung des Maximums bzw. Minimums abzählen.

Die eben gemachten Betrachtungen gelten, wie gesagt, für monochromatisches Licht. Wird weißes Licht verwendet, so wird an bestimmten Orten nur eine bestimmte Wellenlänge gelöscht und es bleibt die Komplementärfarbe übrig. Es treten also nicht Maxima und Minima, sondern farbige Streifen auf.

Der Versuch von Laue, Friedrich und Knipping ist die Anwendung des oben Gesagten auf die Röntgenstrahlen. Zum Verständnis der Abb. 3 ist zu bedenken, daß die Kristalle nicht ebene Gitter darstellen, wie z. B. die Rowlandschen Gitter der Optik. Man kann sich vorstellen, daß z. B. beim Steinsalzkristall mehrere Gitterebenen hintereinander geschaltet sind und daß sie so ein räumliches Gitter darstellen. Die einzelnen Ebenengitter sind auch nicht Liniengitter, sondern Kreuzgitter. Die nebenstehende Abb. 6 gibt ein Bild des Raumgitters des Steinsalzkristalls.

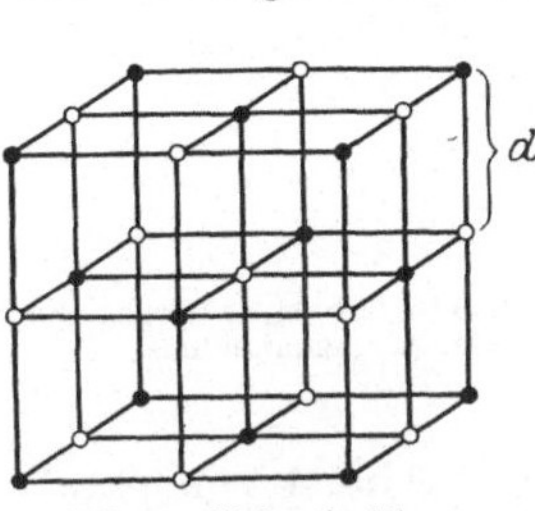

Abb. 6. Steinsalzgitter.
• Na-Atome, ○ Cl-Atome,
d Gitterkonstante.

Aus diesem Grunde kommt eine Beugung nicht nur nach einer, sondern nach mehreren Richtungen zustande, wie Abb. 3 zeigt. Diese Tatsache hat ihren Grund auch darin, daß die tieferen Gitterebenen auch wirklich dank der Durchdringungsfähigkeit der Röntgenstrahlen zur Wirkung in bezug auf Beugung der Röntgenstrahlen kommen.

Es sei kurz näher auf den Hauptunterschied zwischen Spalt- oder *Liniengitter*beugung und Raumgitterbeugung eingegangen, weil er für das Verständnis des

Röntgenbeugungsbildes wesentlich ist. Beim oben erläuterten optischen Fall des Liniengitters wird die Richtung ε in der Papierebene festgelegt, wozu eine einzige Bedingung oder Gleichung genügt. Im Fall des *Kreuzgitters*, den man auch leicht optisch mit einem Netz von feinen Löchern in einer Platte verwirklichen kann, gibt es für jede der zwei Netzrichtungen eine Gleichung für ε, und da durch die Angabe zweier Winkel eine Richtung im Raum vollständig bestimmt ist, gehört zu einer gegebenen Einfallsrichtung und einem gegebenen Kreuzgitter zu jedem λ eine bestimmte Schar von Beugungsrichtungen. Es können nämlich für zwei Zahlen n_1 und n_2 unabhängig voneinander alle geraden Zahlen eingesetzt werden. Beim *Raumgitter* kommt nun noch eine dritte Bestimmungsgleichung für die Richtung des gebeugten Strahles hinzu. Da dieselbe aber schon mit zwei Gleichungen bestimmt war, ist sie jetzt überbestimmt. Man kann die überzählige Gleichung sogar benutzen, um die bisher frei gewählte Wellenlänge zu berechnen. Man findet also, daß nicht mehr für alle Wellenlängen, sondern nur für ganz bestimmte Werte von λ überhaupt ein Beugungsmaximum auftritt. Wenn man also beim Versuch, wie er zu Abb. 3 führen soll, Röntgenlicht aller Wellenlängen auf den Kristall auffallen läßt, so wählt der Kristall gewisse Wellenlängen aus, denen dann die scharfen Punkte der Abb. 3 entsprechen.

In der von LAUE gegebenen Form ist die Aufnahme von Beugungsbildern durch Kristalle namentlich für die Aufklärung von Kristallstrukturen besonders wertvoll. Für die

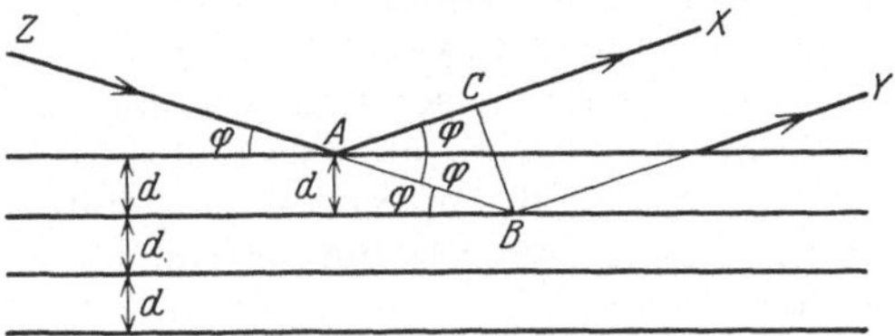

Abb. 7. Reflexion von Röntgenstrahlen am Steinsalzkristall (siehe Text).

Spektrometrie der Röntgenstrahlen ist eine etwas andere Darstellung, wie sie BRAGG eingeführt hat, geeigneter. Sie ist der LAUESchen Darstellung mit den drei Richtungen des Kristalls gleichwertig, läßt aber die Selektion der bestimmten λ und ihren Zusammenhang mit den Beugungsrichtungen anschaulich hervortreten. BRAGG nimmt an, daß an den mit Atomen oder Atomgruppen besetzten Gitterebenen der Kristalle die Röntgenstrahlen reflektiert werden. Aus der obenstehenden Abb. 7 ist leicht ersichtlich, daß der Gangunterschied $\varDelta$ zweier bei A zur Interferenz gelangender Strahlen $\overline{XCAZ}$ und $\overline{YBAZ}$, $\varDelta = \overline{BA} - \overline{CA}$ sein muß. Aber $\overline{CA} = \overline{BA} \cdot \cos 2\,\varphi$ und somit $\varDelta = \overline{BA}\,(1 - \cos 2\,\varphi)$.

Ferner $\overline{BA} = \dfrac{d}{\sin \varphi}$ und $\varDelta = \dfrac{d\,(1 - \cos 2\,\varphi)}{\sin \varphi} = \dfrac{d \cdot 2 \sin^2 \varphi}{\sin \varphi}$, $\varDelta = d \cdot 2 \sin \varphi$.

φ wird Glanzwinkel genannt. $\varDelta$ muß, wenn die Strahlen reflektiert werden sollen, ein ganzes Vielfaches von λ sein. In allen anderen Fällen werden die Strahlen gelöscht. Also muß sein $n \cdot \lambda = 2 \cdot d \cdot \sin \varphi$, wenn d die Gitterkonstante bedeutet. Zur Messung der Wellenlänge ist also bei bekanntem d nur der sog. Glanzwinkel φ zu bestimmen, in welchem der zu untersuchende Strahl von der Kristalloberfläche reflektiert wird. Die Gitterkonstante d hat BRAGG für den Steinsalzkristall aus der Dichte desselben und der Zahl der Atome im Gramm-Mol, der LOSCHMIDTschen Zahl ($60{,}4 \cdot 10^{22}$), hergeleitet und zu

$$d = 2{,}81400 \ \text{Å}$$

errechnet. Dieser BRAGGsche Wert, der für $18°$ C gilt (bei der Wärmeausdehnung ändert d), war lange Zeit die Normale der ganzen Wellenlängenmessung im Röntgenstrahlengebiet, trotzdem er nur eine Genauigkeit von $0{,}5\%$ aufweist, weil die LOSCHMIDTsche Zahl mit diesem genannten Fehler behaftet ist.

5. Brechung.

Bei der Wellenlängenmessung nach der BRAGGschen Beziehung müßte die Wellenlänge ungeachtet der beobachteten Ordnung bzw. des ausgemessenen Glanzwinkels, also unabhängig von n gefunden werden. Nach den Untersuchungen von STENSTRÖM und LARSSON ist dies aber nicht der Fall, sondern findet sich ein deutlicher Gang mit der Ordnung der Spektrallinien. COMPTON hat die einfache BRAGGsche Gleichung mit einem Korrektionsglied versehen:

$$n \cdot \lambda = 2\, d \sin \varphi \cdot \left(1 - \frac{1-\mu}{\sin^2 \varphi}\right),$$ worin μ den Brechungsindex bedeuten soll. Diese Abweichung vom BRAGGschen Gesetz ist kaum anders oder jedenfalls am einfachsten mit der Annahme der Brechung der Röntgenstrahlen beim Eintritt in den Kristall zu erklären. Die Abb. 7 ist dann entsprechend umzudenken. Aus den Messungen von STENSTRÖM errechnet sich der Brechungsindex für Röntgenstrahlen ungefähr um die Größenordnung 10^{-6} kleiner als 1. Der Kristall stellt also für Röntgenstrahlen das optisch weniger dichte Medium dar und deshalb müßte die Erscheinung der totalen Reflexion bei diesem Strahlengang bei einem gewissen, allerdings sehr großen Grenzwinkel von etwa $90° - 0° 20'$ auftreten. Die Reflexion ist hier nicht wie in der gewöhnlichen Optik eine Oberflächenerscheinung, sondern kommt im Kristallinnern zustande und erscheint im Sinne von BRAGG als eine andere Interpretation der Beugung.

COMPTON und DUANE ist es gelungen, mit einem auf Metall eingeritzten Gitter ein Gitterspektrum aufzunehmen. Ebenso hat THIBAUT ein auf Glas geritztes Gitter zur Messung der K-Linie des Kupfers benutzt. Wenn auch lange Zeit der Fehler dieser Gittermethode noch größer war als derjenige der LOSCHMIDTschen Zahl, die in den Standard von d des Steinsalzes eingeht, so ist es doch 1928 E. BÄCKLIN, 1929 J. B. BEARDEN und später anderen gelungen, mittels Strichgitter den Anschluß an das Meter durch direkte Längenmessung zu erreichen. BÄCKLIN hat die Al-K_α-Linie, die späteren Untersucher die Cu-K_α-Linie gewählt und übereinstimmend eine kleine Abweichung von etwa $5{,}5^0/_{00}$ der neuen Gitterskala gegenüber der Kristallskala gefunden.

Nachdem nach oben Gesagtem die Brechung der Röntgenstrahlen als wahrscheinlich anzunehmen ist, müßte es auch möglich sein, Dispersionsspektren zu erhalten. In der Tat ist es LARSSON, SIEGBAHN und WALLES geglückt, durch Dispersion der Röntgenstrahlen in einem sehr schmalen Glasprisma ein Spektrum zur Darstellung zu bringen.

In der folgenden Tabelle seien noch die Gitterkonstanten einiger in der Physik gebräuchlicher Kristalle zusammengestellt:

Tabelle 1. Gitterkonstanten einiger gebräuchlicher Spektrometerkristalle und deren Ausdehnungskoeffizienten (nach einer Tabelle von LINDH). Gitterebene: Spaltfläche, bei Quarz: Prismenfläche.

Kristall	d in Å	Ausdehnungskoeffizient	Beobachter
Steinsalz	2,81400	0,0000404	SIEGBAHN
Kalkspat	3,02904	0,0000104	,,
Quarz	4,24664	0,0000142	SIEGBAHN und DOLEJSEK
Gips	7,5776	0,000025	HJALMAR
Glimmer	9,93	—	LARSSON

Über die praktische Anwendung der Spektrographie in der medizinischen Röntgentechnik wird im Kap. VIII berichtet.

6. Polarisation.

Wie beim Licht und den HERTZschen Wellen ist Polarisation auch bei Röntgenstrahlen ziemlich früh, zuerst durch BARKLA 1906, nachgewiesen worden, kurz nachdem die identische Größe der Fortpflanzungsgeschwindigkeit für Röntgenstrahlen und Licht von MARX gefunden worden war. Historisch ist deshalb die Entdeckung der Polarisation als Beweis für die transversale Wellennatur der Röntgenstrahlen sehr bedeutungsvoll gewesen. Sie wurde namentlich an gestreuten und reflektierten Röntgenstrahlen beobachtet. Die charakteristische Strahlung ist im allgemeinen nicht polarisiert.

BARKLA ging von der klassischen Theorie aus, wonach die Streuung der Röntgenstrahlen durch erzwungene Schwingungen der Elektronen in den Atomen des Streukörpers zustande kommen soll. Wird ein streuendes Medium von polarisierten Strahlen getroffen, so können seine Teilchen von dem auftreffenden Strahl nur zu Schwingungen in der Ebene des elektrischen Vektors gezwungen werden. Würde man nun die Intensität der gestreuten Strahlung mit einem um den Streukörper mit der Strahlrichtung als Achse herumgeführten Instrument messen, so müßte sich eine durch ein Maximum an Intensität ausgezeichnete Richtung finden lassen. Nach BARKLAS Untersuchungen war dies auch der Fall. Es ergab sich eine Polarisation in der Ebene des Elektronenstroms in der Röntgenröhre. Zu gleichem Resultat kamen BASSLER und HERWEG. Polarisation von an Kristallflächen reflektierten Strahlen konnten KIRKPATRIK sowie MARC und SZILLARD nachweisen. BISHOP fand Polarisationserscheinungen an der Molybdän-K_α-Strahlung einer Anode.

7. Durchdringungsfähigkeit, Absorption, Streuung, Sekundärstrahlung.

Die Röntgenstrahlen sind fähig, sämtliche Stoffe, gleichgültig ob fest, flüssig oder gasförmig, zu durchdringen. Dabei bleibt aber stets, ähnlich wie beim Licht, ein gewisser Teil der eintretenden Energie stecken. Während beim Licht die Durchdringungsfähigkeit von molekularen Eigenschaften oder von Eigentümlichkeiten der gegenseitigen allgemeinen Beziehungen der Moleküle abhängig ist, so sind für die Schwächung und damit auch für die Durchdringungsfähigkeit der Röntgenstrahlen weniger molekulare als vor allem atomare Eigenschaften maßgebend. Neben der Dichte eines Körpers spielt das Atomgewicht bzw. die später zu besprechende Atomnummer oder die sog. Ordnungszahl der Elemente im periodischen System die Hauptrolle. Eine und dieselbe Strahlung (Wellenlänge) durchdringt einen Körper um so besser, bzw. wird um so weniger durch ihn geschwächt, je kleiner die Dichte ϱ und je kleiner das Atomgewicht bzw. die Ordnungszahl Z. Ein und derselbe Körper ist aber anderseits für eine Strahlung um so durchlässiger, je kleiner ihre Wellenlänge ist. Strahlen mit kurzen Wellenlängen nennen wir harte, solche mit langen weiche Strahlen. Harte Röntgenstrahlen durchdringen also einen bestimmten Körper besser, d. h. weniger geschwächt als weiche, und leichte Körper (kleines Z und kleines ϱ) setzen einer bestimmten Strahlung weniger Widerstand entgegen, schwächen sie weniger als schwere Körper (vgl. Kap. IV).

Ähnlich wie das Licht in trüben Medien werden Röntgenstrahlen in allen Körpern, gleichgültig in welchem Aggregatzustande sie sich befinden, gestreut, d. h. in seiner Richtung abgelenkt. Schon RÖNTGEN selber fand, daß jeder von Röntgenstrahlen getroffene Körper Ausgangspunkt einer neuen Strahlung wird, die wir in ihrer Gesamtheit als *Sekundärstrahlung* bezeichnen.

Die *Sekundärstrahlung* setzt sich zusammen aus A) korpuskulärer *sekundärer*

Elektronenstrahlung und B) aus sekundärer Wellenstrahlung. Unter der abgelenkten, *sekundären Wellenstrahlung* finden wir wie beim Licht drei Kategorien:

1. Eine in der Wellenlänge nicht veränderte, also eine unverschobene Streustrahlung (vgl. S. 24). Sie verdankt ihren Ursprung einem später zu besprechenden Streuakt und entspricht in der Optik dem TYNDALL-Licht.

2. Eine verschobene, mit λ-Änderung einhergehende Strahlung, die ebenfalls beim Streuakt entsteht, wie das im Abschnitt über COMPTON-Streuung gezeigt werden wird. Ein Analogon findet man in der Optik in dem beim RAMAN-Effekt gestreuten Licht. Während im Röntgengebiet der Energieverlust des Quants für die Absprengung eines Elektrons verwendet wird, werden bei der RAMAN-Streuung des Lichts Moleküle, bei Atomen nicht ausgeprägt, in einen anderen Zustand gebracht, und zwar so, daß Schwingungen der Atomkerne gegeneinander verursacht werden.

3. Es entsteht eine *charakteristische Strahlung* durch den Akt der reinen Absorption (vgl. S. 19), deren λ lediglich von der atomaren Zusammensetzung der Streukörper bedingt ist. Sie wird auch im Röntgengebiet *Fluoreszenzstrahlung* genannt und entspricht der Fluoreszenzstrahlung der Optik.

Es ist bemerkenswert, daß alle bis anhin besprochenen Erscheinungen an den Röntgenstrahlen, also Fortpflanzung, Beugung, Interferenz, Brechung und Polarisation, ohne jegliche Wellenänderung vor sich gehen. Diese Phänomene gehören also zur ersten Kategorie der genannten Strahlungen.

II. Röntgenstrahlen und Atombau.

Wir wollen in diesem Abschnitt kurz die Tatsachen zusammenstellen, die zum Verständnis der Wirkungen der Röntgenstrahlen auf die Materie notwendig sind, nachdem in Kap. I bereits die hauptsächlichsten Eigenschaften der Röntgenstrahlen in anderem Zusammenhange besprochen wurden. Es sollte dort lediglich eine lückenlose Darstellung von Wesen und Eigenschaften der X-Strahlen als elektromagnetische Schwingungen und in ihrer Beziehung und Stellung zu dem elektromagnetischen Spektrum überhaupt gegeben werden.

Die Atomistik der Materie hat seit DEMOKRIT die vielfältigsten Wandlungen und Widerlegungen durchgemacht, hat sich aber in letzter Zeit seit DALTON, DESCARTES u. a. absolut behauptet, so daß heute niemand mehr an dem korpuskularen Aufbau der Materie zweifelt. Das fiktionalistische Moment im Atomismus darf aber auch heute nicht verkannt werden, trotzdem nicht mehr daran gezweifelt werden kann, daß nicht nur die *Materie*, sondern auch die *Elektrizität*, die Energie überhaupt, nach der Atom- und Quantentheorie als atomistisch aufgebaut angenommen werden muß.

Der enge Zusammenhang der elektromagnetischen Lichttheorie und der Atomphysik, insbesondere aber auch die Beziehungen zwischen Atomphysik, Relativitäts- und Quantentheorie einerseits und Radiobiologie und allgemeiner Biologie anderseits bedingt, wie eingangs hervorgehoben, die Wichtigkeit der Röntgenphysik. Es sei vorerst einiges Grundsätzliches aus der Atomtheorie, soweit es zum Verständnis der Strahlenphysik notwendig ist, kurz dargestellt.

1. Bau der Atome, Allgemeines.

Während die LAUEsche Entdeckung und die an sie sich anschließende Atomforschung eine gewaltige Bereicherung des experimentellen Tatsachenmaterials und eine Erweiterung der Vorstellungen von dem Gitterbau der Materie gebracht hat, ist durch RUTHERFORD und BOHR der Atombau weitgehend geklärt, insbesondere hinsichtlich der Zahl der Bausteine bedeutend vereinfacht worden; diese ist im wesentlichen von 89 auf 2 herabgesunken.

Wir nehmen nach BOHRschen Anschauungen an, daß die Atome sämtlicher Elemente nach dem gleichen Schema gebaut sind. Im Zentrum des Atoms sitzt der positiv geladene Kern, und um ihn herum kreisen in bestimmten Bahnen eine bestimmte Anzahl von negativ geladenen Elektronen. Man vergleiche hierzu auch Abschnitt 7 dieses Kapitels. Die Atome der verschiedenen Elemente unterscheiden sich lediglich durch die Masse und die Ladung des Kernes sowie durch die Zahl der diesen normalerweise umkreisenden Elektronen. Das einfachste Atom, das Wasserstoffatom, besteht nach diesem Schema aus einem einfach positiv geladenen Kern (Proton von RUTHERFORD) mit der Masse 1, der in neutralem Zustande von einem einzigen Elektron umkreist wird. Das folgende Atom des Helium hat einen doppelt positiv geladenen Kern und zwei ihn umkreisende negative Elektronen, die die Kernladung absättigen und dadurch das Atom nach außen als elektrisch neutral erscheinen lassen. Auf diese Weise können sämtliche Elemente bis hinauf zum Uran, das 92 Elektronen und einen Kern mit 92 positiven Ladungseinheiten besitzt, geordnet werden nach der Zahl der Kernladungen, der sog. *Ordnungszahl* oder *Atomzahl Z*. Das von LOTHAR MEYER und MENDELEYEFF aufgestellte periodische System (Tab. 2) bekommt dadurch einen in diesem Sinne aperiodischen Charakter.

Von vornherein bestände die Möglichkeit, daß sich die Elektronen auf beliebigen Bahnen um den Kern herum bewegen könnten, wenn nur die Bedingung erfüllt ist, daß die elektrostatische Anziehung und die durch die Bewegung des Elektrons bedingte zentrifugale Beschleunigung sich das Gleichgewicht halten würden, ähnlich wie diese Bedingung bei der Planetenbewegung um ihre Sonne erfüllt sein muß in bezug auf die gegenseitige Massenanziehung der Himmelskörper. Ebenso kann man sich die Bahnen der Elektronen als Kreise oder Ellipsen vorstellen, die in ein und derselben oder in verschiedenen Ebenen gelegen sein können.

Um unter allen diesen Möglichkeiten Ordnung zu schaffen und um anderseits die theoretischen Überlegungen in Einklang mit den experimentellen Ergebnissen zu bringen, machte BOHR folgende Annahme über das Atommodell. Einmal sind die Elektronen fähig, ohne Energieverlust auf ihren Bahnen zu kreisen dann, wenn sie sich nicht auf beliebigen, sondern auf ganz bestimmten, nach bestimmten Gesetzen errechenbaren Bahnen bewegen. Diese Annahme bedeutet einen vollständigen Bruch mit der früheren Vorstellung, daß entweder das Elektron sich, wenn es keine Bewegung aufwiese, mit dem Kern dank der elektrischen Kräfte fest vereinigen würde, oder aber, daß es bei Rotation um den Kern Energie veräußern und so langsam unter Strahlung auf einer Spiralbahn in den Kern fallen müßte. Auf die Entstehung und Leistungsfähigkeit der BOHRschen Annahme kann hier nicht eingegangen werden. Es sei nur darauf verwiesen, daß sie namentlich durch die Strukturanalyse der Spektren eine glänzende Bestätigung gefunden hat.

Die vorgezeichneten Bahnen der Elektronen denke man sich, um über die Ebenen derselben nichts zu präjudizieren, auf Schalen, z. B. auf Kugelschalen, um den Atomkern angeordnet. So ist es klar, daß die dem Kern am nächsten gelegenen Elektronen am festesten mit demselben verbunden sind. Jede dieser, namentlich durch die Arbeiten von KOSSEL und SOMMERFELD festgelegten, ausgezeichneten Quantenbahnen entspricht einem bestimmten Energieniveau. Man weiß heute, daß innerhalb der bekannten Elemente sieben verschiedene Elektronenschalen zu unterscheiden sind, die mit Ausnahme der innersten wieder als Gruppen von verschiedenem Niveau aufzufassen sind, deren Energiedifferenzen unter sich dann allerdings relativ gering sind. Die Elektronenschalen werden von innen nach außen mit den großen Buchstaben K bis Q bezeichnet. Die größte Energiedifferenz besteht zwischen den beiden aufeinanderfolgenden K- und L-Ringen. Je weiter wir nach der Peripherie des Atoms gelangen, um so kleiner werden die Differenzen der Energieinhalte der aufeinanderfolgenden Elektronenringe.

Als einer der größten Triumphe der BOHRschen Theorie zählt die Verfeinerung derselben durch SOMMERFELD, welcher die durch die Relativitätstheorie geforderte Massenveränderlichkeit berücksichtigt. Energieniveaus, welche Ellipsen verschiedener Exzentrizität, aber mit gleicher großer Achse entsprechen und welche ohne diese Verfeinerung exakt zusammenfielen, wurden, wenn auch sehr wenig, aufgespalten, was sich beim Wasserstoffatom und beim Heliumion experimentell nachweisen ließ.

Später mußte noch eine neue Annahme gemacht werden, nämlich die Hypothese vom Spin oder Drall des Elektrons. Darnach hat jedes Elektron eine bestimmte Eigendrehung und stellt gewissermaßen einen Elementarmagnet mit einem sog. magnetischen Moment dar. Je nach seiner Stellung zum Moment der Bahn dieses Elektrons ist das zur Bahn gehörige Energieniveau etwas verschieden. Das wäre soweit nichts Absonderliches. Aber es stellte sich heraus, daß dann dieses magnetische Moment des Elektrons, dividiert durch sein mechanisches Moment, um einen Faktor 2 falsch herauskam, als man theoretisch erwartet hatte. Man stellte sich, da man zuerst keinen besonderen Grund hatte, es nicht zu tun, nämlich vor, daß das Elektron aus einzelnen Volumteilen bestehe, die sowohl eine Ladung als auch eine entsprechend große Masse besitzen. Unsere Vorstellung, daß das kreisende Elektron gewissermaßen ein AMPÈREscher Molekularstrom von kleinsten Dimensionen sei, erwies sich also als falsch.

Man begann zu ahnen, daß mit der BOHRschen Theorie nicht das letzte Wort gesprochen sei. Der Umstand, daß Elektronen mit einer gewissen Geschwindigkeit durch Edelgasatome hindurchgehen, so wie Schallwellen sich durch einen Wald fast ungehindert ausbreiten, der Umstand, daß — wie allerdings erst viel später entdeckt wurde — Elektronenstrahlen an Metallkristallen gebeugt werden, wie wenn die Elektronen Wellencharakter haben würden, und nicht zuletzt der Umstand, daß die sehr erfolgreiche, aber im übrigen absolut unverständliche Annahme BOHRS, daß nur *bestimmte* Elektronenbahnen im Atom möglich sind, vielleicht gleichen Ursprungs sei wie die ganz natürliche Bedingung, daß einer in bestimmter Weise eingespannten schwingenden Seite nur *bestimmte* Töne (Grund- und Obertöne) entlockt werden können, all diese Umstände ließen die Wellenmechanik (DE BROGLIE, SCHRÖDINGER) und Quantenmechanik (BORN, JORDAN, HEISENBERG) entstehen.

Im großen ganzen hat man gelernt, daß man in der Übertragung klassischer, aus der makroskopischen Welt stammender Vorstellungen in die Atomwelt sehr vorsichtig sein muß. Korrekterweise sollte man sich nicht bestimmte Elektronenbahnen im Atom vorstellen, denn noch kein Mensch hat sie je gesehen, und es bestehen auch zur Zeit nicht die geringsten Anhaltspunkte dafür, wie man sie jemals sichtbar machen könnte, ohne daß das Atom durch den Eingriff — denn jede Beobachtung erfordert einen Eingriff — beschädigt wird. Dieser puritanische Standpunkt der Ausmerzung unbeweisbarer elementarer Anschauungen hat sich als sehr fruchtbar erwiesen, namentlich im Kampf gegen alt eingewurzelte Vorstellungen.

Wenn wir in den folgenden Ausführungen gewissermaßen aber in der Entwicklung einen Schritt rückwärts machen und die anschaulichere BOHRsche Theorie als Arbeitshypothese zugrunde legen, so geschieht dies deshalb, weil diese Theorie einen sehr großen Wahrheitsgehalt aufweist und weil zudem die

$$e^+ = 5,4908 \cdot 10^{-4}; \quad e^- = 5,4908 \cdot 10^{-4}; \quad {}_1^1\mathrm{H} = 1,0076; \quad {}_0^1\mathrm{n} = 1,0090.$$

Gruppen der Elemente

Perioden		I a	I b	II a	II b	III a	III b	IV a	IV b	V a	V b	VI a	VI b	VII a	VII b	VIII	O
1		1 H 1,0078															2 He 4,002
2		3 Li 6,94		4 Be 9,02		5 B 10,82		6 C 12,01		7 N 14,008		8 O 16,000		9 F 19,00			10 Ne 20,2
3		11 Na 22,997		12 Mg 24,32		13 Al 26,97		14 Si 28,06		15 P 31,02		16 S 32,06		17 Cl 35,46			18 Ar 39,94
4	a	19 K 39,10		20 Ca 40,08		21 Sc 45,10		22 Ti 47,90		23 V 50,95		24 Cr 52,01		25 Mn 54,93		26 Fe 27 Co 28 Ni 55,84 58,94 58,67	
4	b		29 Cu 63,57		30 Zn 65,38		31 Ga 69,72		32 Ge 72,60		33 As 74,91		34 Se 78,96		35 Br 79,92		36 Kr 82,9
5	a	37 Rb 85,48		38 Sr 87,63		39 Y 88,92		40 Zr 91,22		41 Nb 92,91		42 Mo 96,0		43 Ma		44 Ru 45 Rh 46 Pd 101,7 102,91 106,7	
5	b		47 Ag 107,88		48 Cd 112,41		49 In 114,76		50 Sn 118,7		51 Sb 121,76		52 Te 127,61		53 J 126,92		54 X 131,3
6	a	55 Cs 132,91		56 Ba 137,36		57 La[1] 138,92		72 Hf 178,6		73 Ta 180,88		74 W 184,0		75 Re 186,31		76 Os 77 Ir 78 Pt 191,5 193,1 195,23	
6	b		79 Au 197,2		80 Hg 200,1		81 Tl 204,39		82 Pb 207,21		83 Bi 209,0		84 Po		85 —		86 Em 222
7		87 —		88 Ra 226,05		89 Ac		90 Th 232,1		91 Pa 231		92 U 238,07					

[1] Seltene Erden:

58 Ce 140,13	59 Pr 140,92	60 Nd 144,27	61 —	62 Sm 150,43	63 Eu 152,0	64 Gd 156,9	65 Tb 159,2	66 Dy 162,46	67 Ho 163,5	68 Er 167,64	69 Tu 169,4	70 Nb 173,04	71 Cp 175,0

Besprechung der letzten Feinheiten, die die Bohrsche Theorie nicht zu geben
vermag, nicht hierher gehört. Sprechen wir also ruhig von Elektronenbahnen,
auch wenn wir, streng genommen, nur von den energetischen Zuständen des
Elektrons sprechen dürften, sprechen wir auch ruhig in den folgenden Abschnitten
vom Sprung des Elektrons aus einer Bahn in eine andere, wobei eine Strahlung
ausgestrahlt wird, auch wenn sämtliche verwendeten Begriffe gewagt sind; die
Hauptsache ist, daß wir die Energieniveaus überblicken und die Wellenlänge
der ausgesandten Strahlung nach der später zu besprechenden zweiten Bohrschen

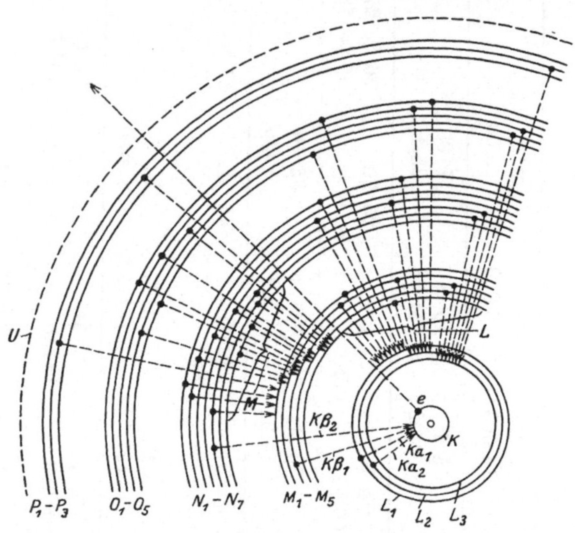

Abb. 8. Bohrsches Modell eines Atoms mit hoher Ordnungszahl. Emission eines Photoelektrons und Entstehung
der charakteristischen Strahlung. Die mit K bis P bezeichneten Kreisstücke stellen schematisch die einzelnen
Elektronenschalen dar. Die Elektronen der verschiedenen Schalen bewegen sich wiederum auf verschieden-
wertigen Energieniveaus, die durch die Indizes am Fuße der Bezeichnungen K bis P bezeichnet sind. Wird das mit e
bezeichnete Elektron durch ein Absorptionsereignis aus seiner Bahn herausgeschleudert (Emission eines Photoelektrons, durch den Pfeil angedeutet), so wird dadurch ein Platz auf dem innersten Elektronenring frei. Dieser
Platz wird nach kurzer Zeit durch ein anderes Elektron ersetzt, indem dieses aus einer äußeren Bahn auf den
K-Ring fällt. Bei diesem Vorgang entsteht die K-Strahlung. Fällt ein Elektron auf die L- bzw. M-Bahn, so
entsteht die L- bzw. M-Strahlung. Je nachdem, von welcher äußeren Bahn das Elektron stammt, enthält es eine
verschieden große Energie, entsprechend der Energiedifferenz der Anfangs- und Endbahn. Wie angegeben, entsteht z. B. eine K_α-Strahlung, wenn das Elektron aus einem L- auf den K-Ring, und eine K_β-Strahlung, wenn
es aus dem M- oder N- auf den K-Ring fällt.

Annahme richtig berechnen können. Es genügt vollauf, sich darüber im klaren
zu sein, daß viele Begriffe nur bildliche Bedeutung haben.

Nun zurück zum Schalenbau des Atoms. Sicher ist, daß der K-Ring nur mit
zwei Elektronen besetzt ist. Es wird angenommen, daß der L-Ring 8, der M-Ring
18 Elektronen, der N-Ring dagegen 32 Elektronen tragen soll. Diese Annahme
wird aus der Stellung der Elemente im periodischen System erschlossen. Konstruieren wir nach obigem Schema die Atome vom Wasserstoff an aufwärts, so
haben wir bereits gesehen, daß Helium ($Z = 2$) mit zwei Kernladungen in der
Tab. 2 in der VIII. Vertikalreihe (O-Gruppe) steht. Das folgende Atom Lithium
($Z = 3$) mit drei Elektronen steht dagegen wieder in der I. Vertikalreihe, es ist
einwertig. Das dritte Elektron beginnt eine neue Schale, die L-Schale, zu bilden,
die bis zu Neon (10) voll besetzt ist. Mit Neon ist die L-Schale abgeschlossen.
Beim Natriumatom wird durch das 11. Elektron eine neue, die M-Schale begonnen.
Sie enthält bei vollständigem Ausbau 18 Elektronen und ist mit Nickel, $Z = 28$,
abgeschlossen. Die N-Schale beginnt mit Cu ($Z = 29$) und ist mit der Gruppe
der seltenen Erden (Cd, $Z = 71$) abgeschlossen. Die O-, P- und Q-Schalen sind

nicht vollständig ausgebaut. Deshalb nehmen ihre Besetzungszahlen von innen nach außen wieder ab.

Die Elektronen des äußersten Ringes bedingen die Valenz des Atoms. Sie werden deshalb *Valenzelektronen* genannt. Sie sind maßgeblich für die chemischen Eigenschaften der Atome.

In der Abb. 8 sind die einzelnen Elektronenschalen K bis P schematisch um den Atomkern als konzentrische Kreise angeordnet. Die einzelnen Niveaus, z. B. N_1 bis N_7, sind ebenfalls als solche Kreise mit geringer Abweichung ihres Radius eingezeichnet. Die Abbildung sei als Schema für die Energieverhältnisse der Elektronenbahnen in einem Atom hoher Ordnungszahl gegeben.

2. Entstehung der charakteristischen Strahlung und die Emission von Photoelektronen, reine Absorption.

Wie schon oben hervorgehoben, ist die Emission von Photoelektronen (Elektronen, die bei der reinen Absorption entstehen) mit der Annahme verknüpft, daß die Elektronen ohne Energieverlust ihre Bewegung um den Kern ausführen können. Wird nun durch irgend einen Vorgang, sei es durch elektrische Kraftfelder oder durch Stoß mit anderen Teilchen oder durch Strahlung dem oben beschriebenen Atom Energie zugeführt, so daß diese Energie wirklich mit dem Atom in Wechselwirkung tritt, d. h. *absorbiert* wird, so wird durch dieselbe ein Elektron aus seinem Platze herausgehoben und an die Peripherie des Atoms, unter Umständen sogar darüber hinaus, befördert. Diesen Vorgang nennt man *(reine) Absorption* der betreffenden Energieform. Dabei hat das Atom eine Veränderung erlitten. Es hat an Energie gewonnen, es ist höherwertig, wir nennen es *angeregt*. Der neue angeregte Zustand ist aber nur von äußerst kurzer Dauer, denn er ist nach dem oben Gesagten nicht stabil. Welches von den vielen Elektronen aus seinem Platze herausgehoben

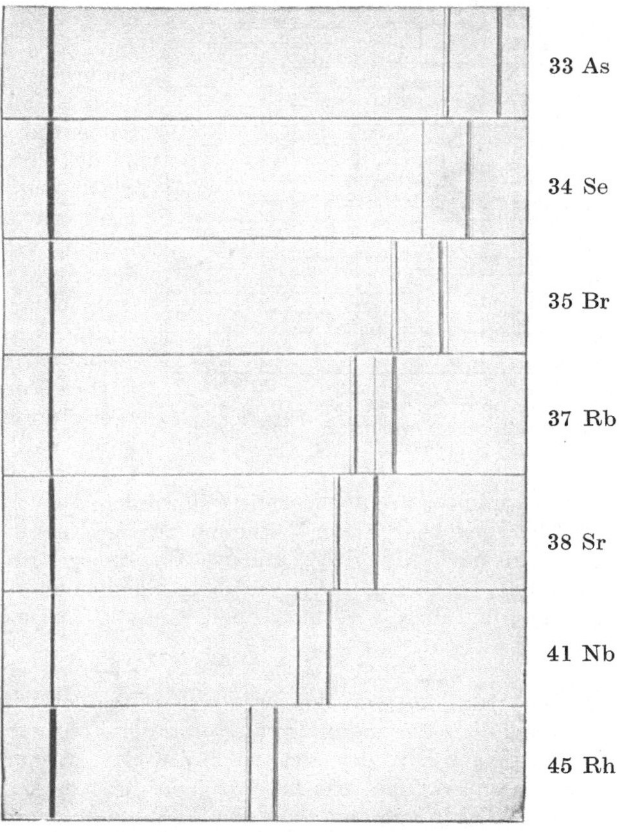

Abb. 9. Spektrogramme der K-Serie einiger Elemente zwischen As, $Z = 33$ und Rh, $Z = 45$.

wird, ist von Gesetzen der Wahrscheinlichkeit abhängig. Das eine aber ist sicher: War der dem Atom zugeführte Energiebetrag klein, dann reichte er nicht aus, um ein in Kernnähe sitzendes Elektron zu mobilisieren, und wenn er wirklich eine Anregung zur Folge hatte, dann wird er ein locker sitzendes Elektron einer äußeren Schale angegriffen haben. Im Gegensatz dazu wird die Wahrscheinlichkeit, daß ein inneres Elektron aus dem Atomverbande herausgeschleudert wird, um so größer, je größer die absorbierte Energiemenge war.

Uns interessiert vor allem die strahlende Energie, und im folgenden sei stets diese Energieform im Auge behalten. Wir hatten früher (Kap. I) gesehen, daß eine Strahlung um so energiereicher ist, je größer ihre Frequenz. In der Abb. 8 ist angenommen, daß durch eine Röntgenstrahlung ein auf dem innersten Ring befindliches K-Elektron aus dem Atomverbande eliminiert wurde (gestrichelter Pfeil). Der Energieinhalt des Strahles war in dem angenommenen Falle also derart groß, daß das Elektron nicht nur an die Atomperipherie U transportiert werden konnte, sondern noch darüber hinaus. Es sei bemerkt, daß das Elektron stets wenigstens bis an die Peripherie gebracht werden muß, weil auf einem äußeren Ring kein freier Platz vorhanden wäre.

Der neue unstabile Zustand verlangt aber innerhalb einer äußerst kurzen Zeit, etwa 10^{-8} s, eine neue Veränderung. Diese Veränderung besteht darin, daß von einem äußeren Elektronenring ein Elektron auf den K-Ring zurückfällt. Der neue frei werdende Platz wird wieder von einem äußeren Elektron besetzt usw. Bei dieser Bewegung von der Atomperipherie gegen den Kern zu leistet jedes fallende Elektron eine der Größe nach ganz bestimmte Arbeit, die in Strahlung umgesetzt wird. Da nach quantentheoretischer Vorstellung die Energie nur in bestimmten Quanten umgesetzt werden kann, so muß bei bestimmter zur Verfügung stehender Energie eine Strahlung von bestimmter Frequenz ermittelt werden. Die zur Verfügung stehende Energie ist aber gegeben in der Differenz zweier Energiestufen der Elektronenbahn.

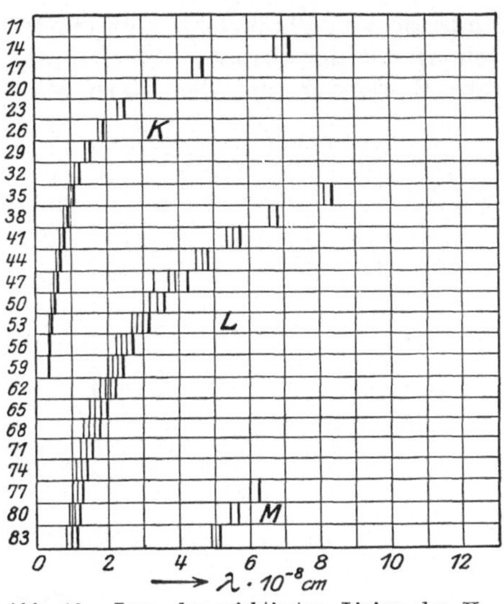

Abb. 10. Lage der wichtigsten Linien der K-, L- und M-Serie.

Wenn nach Abb. 8 E_{L_1} und E_K die Energie ist, die dem L_1- bzw. K-Niveau zukommt, so ist $E_K - E_{L_1}$ die beim Elektronenfall von L_1 auf K frei werdende Energie, und diese wird nach der Gleichung

$$E_K - E_{L_1} = h \cdot \nu$$

in eine Strahlung von der Frequenz ν übergeführt. Diese kühne Verknüpfung zwischen dem Energieunterschied und der Frequenz der ausgesandten Strahlung macht den Inhalt der zweiten BOHRschen Annahme aus. Sie macht keinen Versuch zu erklären, wie im einzelnen der Ausstrahlungsvorgang vor sich geht.

Alle Elektronen, die auf den K-Ring fallen, emittieren eine K-Strahlung, diejenigen, die auf den L- oder M-Ring fallen, die weichere L- oder M-Strahlung. Je nachdem sie von einem mehr außen oder mehr zentralwärts gelegenen Ring kommen, ist die Strahlung von größerer oder kleinerer Frequenz. Im oben angenommenen Fall würde es zu der Emission einer ganz bestimmten Wellenlänge, nämlich der K_{α_1}-Linie des betreffenden Atoms, kommen. Fällt z. B. ein Elektron, wie in Abb. 8 angedeutet, aus dem N_5-Ring auf K, so entsteht die härtere

K_{β_2}-Linie. Diesen zweiten Vorgang, bei dem eine Wellenstrahlung entsteht, nennen wir die *Emission der charakteristischen Strahlung*. Abb. 9 zeigt die Wiedergabe von einigen Spektrogrammen aus der K-Serie, Abb. 10 dagegen stellt die Lage der wichtigsten Linien der K-, L- und M-Serie dar.

Wir hatten angenommen, daß die Strahlung energiereich genug war, ein K-Elektron herauszuschleudern; war dies nicht der Fall, d. h. war die Strahlung zu energiearm, dann reichte ihre Energie vielleicht aus, um ein L-, M-, N- usw. Elektron zu befreien, und die Folge davon ist, daß auch die weichen L-, M-, N- usw. Strahlungen angeregt werden. Jede charakteristische Strahlung besteht nach dem Obigen aus einigen wenigen Komponenten und wird deshalb *Serie* genannt (K-Serie, L-Serie, M-Serie usw.).

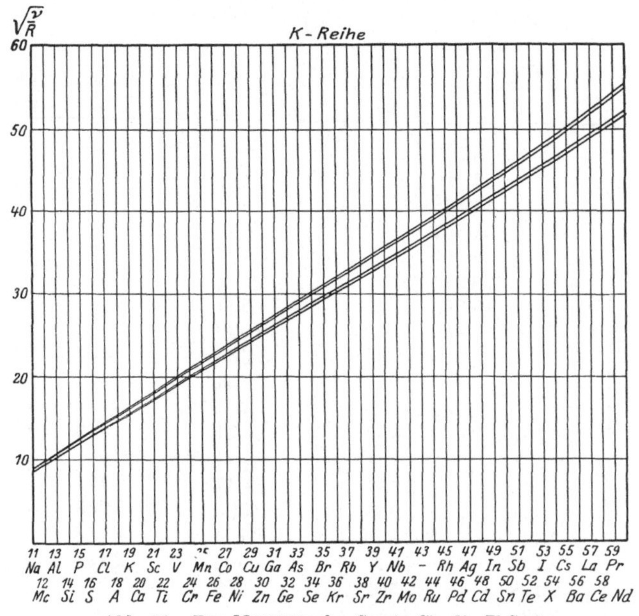

Abb. 11. Das MOSELEYsche Gesetz für die K-Serie.

Abszisse: Ordnungszahl; Ordinate: eine $\sqrt{\nu}$ proportionale Einheit $\sqrt{\dfrac{\nu}{R}}$, $R =$ RYDBERG-Konstante.

Die Arbeit, die nötig ist, um ein Elektron aus dem Atomverbande zu befreien, nennen wir *Abtrennungsarbeit*. War die absorbierte Energie größer als die Abtrennungsarbeit, so wird die restliche Energie dazu verwendet, das Elektron außerhalb der Atomperipherie noch weiter zu beschleunigen. Jedes durch einen Absorptionsakt aus dem Atom herausbeförderte Elektron nennt man *Photoelektron* (über freie Elektronen vgl. auch Kap. III und IV).

Je kleiner ein Atom, d. h. je kleiner seine Ordnungszahl, desto geringer ist das Energieniveau eines bestimmten Elektronenringes, um so geringer ist auch die Arbeit, die nötig ist, ein Elektron aus seiner Bahn herauszuschleudern, um so geringer aber auch die frei werdende Energie beim Fall eines Elektrons in eine kernnahe Bahn und um so langwelliger die charakteristische Strahlung des Atoms. Die Minimalfrequenz, die nötig ist, um bei einem bestimmten Atom eine bestimmte Serie anzuregen, nennen wir *Anregungsgrenze*. Die Anregungsgrenze muß etwas höher liegen als die kürzeste Linie der betreffenden Serie, weil ja das Elektron gänzlich aus dem Kraftfeld des Atoms herausgeschleudert werden muß, während das zurückfallende, die charakteristische Strahlung bedingende Elektron von einem Punkte ausgeht, der stets noch innerhalb der Atomperipherie gelegen ist. Diese Tatsache ist unter dem Namen des STOKESschen Gesetzes bekannt.

Zwischen der Atomnummer und den Wellenlängen der von dem betreffenden Atom bei Anregung emittierten Serien besteht eine einfache Beziehung in dem Gesetz von MOSELEY, das besagt, daß die Quadratwurzel aus der Frequenz, also $\sqrt{\nu}$ der Atomnummer direkt proportional ist. Die strenge Gültigkeit des MOSELEYschen Gesetzes geht aus der obenstehenden Abb. 11 hervor.

In der Tab. 3 seien die einzelnen Elemente, ihre Atomnummern und die Wellenlängen der K-Serie sowie ihre Anregungsgrenzen zusammengestellt.

Tabelle 3 a.   Wellenlängen der K-Reihe in X-Einheiten (nach GLOCKER).
$$1\,X = 10^{-3}\,\text{Å} = 10^{-11}\,\text{cm}.$$

Intensität		s. st.	st.	m.	s.	Wellenlänge der K-Absorptionskante in X-Einheiten
Z	Element	α_1	α_2	β_1	β_2	
4	Be	115700	—	—	—	—
5	B	67710	—	—	—	—
6	C	44448	—	—	—	43500
7	N	31557	—	—	—	31300
8	O	23567	—	—	—	23500
9	F	18275	—	—	—	—
11	Na	11885		11594	—	—
12	Mg	9869		9539	—	9511,2
13	Al	8320		7965	—	7947,0
14	Si	7111		6754	—	6731,0
15	P	6142		5792	—	5758,0
16	S	5361	5363	5021	5013	5012,3
17	Cl	4718	4721	4394	—	4384,4
19	K	3733	3737	3447	3435	3865,7
20	Ca	3351	3355	3083	3068	3431,0
21	Sc	3025	3028	2774	2758	3064,3
22	Ti	2743	2747	2509	2493	2751,7
23	Va	2498	2502	2279	2265	2491,2
24	Cr	2285	2289	2080	2066	2263,0
25	Mn	2097	2101	1906	1893	2066,3
26	Fe	1932	1936	1753	1741	1892,1
27	Co	1785	1789	1617	1605	1740,5
28	Ni	1654	1658	1497	1485	1484,5
29	Cu	1537	1541	1389	1378	1376,5
30	Zn	1432	1436	1292	1281	1280,8
31	Ga	1337	1341	1205	1194	1190,2
32	Ge	1251	1255	1126	1114	1114,6
33	As	1173	1177	1055	1043	1042,63
34	Se	1102	1106	990	978	977,73
35	Br	1037	1041	931	918	918,091
37	Rb	923	928	827	815	814,10
38	Sr	873	877	781	769	768,27
39	Y	827	831	739	727	725,5
40	Zr	784	788	700	688	687,38
41	Nb	744	749	664	653	651,58
42	Mo	708	713	631	620	618,48
43	Ma	672	675	601	—	—
44	Ru	642	646	571	560	558,4
45	Rh	612	612	544	534	533,03
46	Pd	584	588	519	509	507,95

Fortsetzung der Tabelle 3 a.

Intensität		s. st.	st.	m.	s.,	Wellenlänge der K-Absorptionskante
Z	Element	α_1	α_2	β_1	β_2	in X-Einheiten
47	Ag	558	562	496	486	484,80
48	Cd	534	538	474	464	463,13
49	In	511	515	453	444	442,89
50	Sn	489	494	434	425	423,94
51	Sb	469	474	416	407	406,09
52	Te	450	455	399	390	389,24
53	J	432	437	383	374	373,44
54	Xe	—	—	—	—	358,8
55	Cs	399	404	353	345	344,07
56	Ba	384	389	340	332	330,70
57	La	370	374	327	319	318,14
58	Ce	356	361	315	307	306,26
59	Pr	343	348	303	296	294,6
60	Nd	331	336	293	286	284,58
61	Il	320	324	281	—	277
62	Sa	308	313	272	266	263,6
63	Eu	298	302	263	256	254,3
64	Ga	288	292	254	247	245,6
65	Tb	278	283	245	239	239,8
66	Dy	269	274	237	231	230,8
67	Ho	260	265	—	—	222,64
68	Er	252	256	222	217	215,8
69	Tu	244	248	215	—	208,5
70	Yb	236	241	209	203	201,5
71	Lp	229	233	201	196	195,1
72	Hf	221	226	195	190	190,1
73	Ta	215	219	190	184	183,6
74	W	209	213	184	179	178,22
75	Re	—	—	—	—	173,5
76	Os	196	201	173	169	167,55
77	Ir	190	195	168	164	162,09
78	Pt	185	190	163	159	157,70
79	Au	180	185	159	154	153,20
80	Hg	—	—	—	—	148,93
81	Tl	170	174	150	145	144,41
82	Pb	165	170	146	141	140,49
83	Bi	160	165	142	136	136,78
90	Th	132	137	117	113	112,70
92	U	126	131	112	108	106,58

Tabelle 3 b. Präzisionsbestimmungen von Bezugslinien (K-Serie) in X-Einheiten (nach GLOCKER).

Z	Element	α_1	α_2	β_1	β_2	Beobachter
26	Fe	1932,076	1936,012	1753,013	—	ERIKSSON
29	Cu	1537,395	1541,232	1389,35	1378,24	WENNERLÖF
42	Mo	707,831	712,105	630,978	619,698	LARSSON
47	Ag	558,28	562,67	496,01	486,03	KELLSTRÖM
74	W	208,85	213,52	184,36	179,40	SIEGBAHN
			Absorptionskante:			
35	Br		918,09			LEIDE
47	Ag		484,80			LEIDE

In Tab. 4 sind die L_1-Absorptionsgrenzen und in Tab. 5 die M_1-Absorptions-grenzen eingetragen.

Tabelle 4. Wellenlängen der L_1-Anregungsgrenze in Å (nach SIEGBAHN).

Z, Element	λ_{L_1}	Z, Element	λ_{L_1}
47 Ag	3,6844	63 Eu	1,773
51 Sb	2,9945	74 W	1,2136
52 Te	2,8470	78 Pt	1,0704
53 J	2,7124	79 Au	1,0383
55 Cs	2,4678	80 Hg	1,0067
56 Ba	2,3577	81 Tl	0,9776
57 La	2,250	82 Pb	0,9497
58 Ce	2,1597	83 Bi	0,9216
59 Pr	2,0727	88 Ra	0,802
60 Nd	1,9903	90 Th	0,7596
62 Sm	1,8409	92 U	0,7214

Tabelle 5. Wellenlängen der M_1-Anregungsgrenze in Å (nach SIEGBAHN).

Z, Element	λ_{M_1}
83 Bi	4,762
90 Th	3,721
92 U	3,491

3. Streuung von Strahlen.

Wir hatten in Kap. I 7 die Bemerkung gemacht, daß die Sekundärstrahlung, die entsteht, wenn Röntgenstrahlen auf Materie auftreffen, sich zusammen-setzt aus den eben besprochenen charakteristischen Strahlen, den Elektronen-strahlen, der Streustrahlung, und daß die Streustrahlen als aus ihren Bahnen mit oder ohne Wellenlängenänderung abgelenkte Primärstrahlen anzusehen wären.

a) COMPTON-Effekt bei Röntgenstrahlen.

Die alte Vorstellung vom Wesen der Streustrahlung basierte auf der Theorie von J. J. THOMSON, wonach die Elektronen des streuenden Körpers durch die Primärstrahlung zwangsläufig zum Mitschwingen veranlaßt werden sollten. Durch die erzwungene Oszillation der Elektronen sollte eine Strahlung von gleicher Frequenz emittiert werden, die sich aber nicht nur in der Richtung des primären Strahlenbündels, sondern nach allen Richtungen des Raumes ausbreiten würde. Die experimentellen Tatsachen unterstützten zu Anfang vorerst auch diese Theorie, trotzdem schon früher von EVEN und GRAY auf die Schwierigkeiten aufmerksam gemacht wurde, die THOMSONsche Theorie mit Experimenten an γ-Strahlen des Radiums in Einklang zu bringen. SADLER und MESSHANG beobachteten schon 1912 eine Wellenlängenänderung beim Streuvorgang von Röntgenstrahlen. Erst 1922 hat COMPTON die grundlegende Bedeutung dieser Wellenlängenänderung erkannt, neu belegt und dafür eine theoretische Erklärung gegeben.

Der von COMPTON entdeckte Effekt ist durch zwei Erscheinungen charak-terisiert: 1. durch die schon erwähnte Wellenlängenänderung der Streustrahlung gegenüber der Primärstrahlung im Sinne einer *Wellenlängenzunahme* und 2. durch die mit dem Streuvorgang eng gekoppelte *Emission von Elektronen*.

1. Bestrahlen wir fein pulverisierte Kohle mit einer homogenen oder nahezu homogenen Strahlung, z. B. mit der K_α-Linie des Molybdäns von der Wellen-länge 0,711 Å, deren spektrale Intensitätsverteilung durch Abb. 12 A dargestellt ist (Versuche von COMPTON), und untersuchen wir die spektrale Intensitäts-

verteilung der gestreuten Strahlung, die in den Winkeln 45°, 90° bzw. 135°
aus dem Kohlepulver austritt, so ergeben sich die Kurven von Abb. 12 B, C
bzw. D. Aus ihnen ist ersichtlich, daß neben einem unverschobenen Maximum
bei 0,711 Å (unverschobene Linie P) ein zweites Maximum bei größerer Wellenlänge erscheint, und daß die Verschiebung dieses zweiten
Maximums (verschobene Linie T) um so größer ist, je
größer der Winkel zwischen Primärstrahlen und be-
trachtetem Streustrahlenbündel (Streuwinkel Θ). Des
fernern ist zu bemerken, daß die Intensität der verschobenen Linie relativ zur Intensität der unverschobenen
mit zunehmendem Streuwinkel zunimmt. Von COMPTON
selbst, unabhängig aber auch von DEBYE sind die geschilderten Erscheinungen theoretisch gedeutet worden.

Von der PLANCK-EINSTEINschen Theorie ausgehend
wird angenommen, daß bei der Streuung das eingestrahlte primäre Quant auf ein freies oder doch nur
lose gebundenes Elektron stößt und dadurch in seiner
Richtung abgelenkt wird. Bei diesem Zusammenstoß
wird vom primären Quant dem Elektron Energie über-
mittelt und das neue Streustrahlen-Quant ist energieärmer als das Primärstrahlenquant; es muß also nach
der Quantentheorie eine größere Wellenlänge haben.
Die Energiedifferenz zwischen der Größe des primären
und des gestreuten Quants wird zur Beschleunigung des
getroffenen Elektrons verwendet. Die unverschobene
Linie, die in dem Spektrum der gestreuten Strahlung
ebenfalls noch erscheint, wird durch den Zusammenstoß
eines primären Strahles mit einem festgebundenen Elektron erklärt, wobei keine Energie an dasselbe abgegeben
werden kann und nur das primäre Quant in seiner Richtung ohne Wellenlängenänderung abgelenkt wird. Die
Verschiebung der Wellenlänge beim Streuakt gehorcht
nach Theorie und Experiment der Beziehung:

$$\Delta \lambda = 2 \cdot 0{,}0242 \sin^2\left(\frac{\Theta}{2}\right),$$

worin $\Delta \lambda$ die Abweichung der Wellenlänge der gestreuten und der primären Strahlung in Å und Θ den Streuwinkel bedeuten.

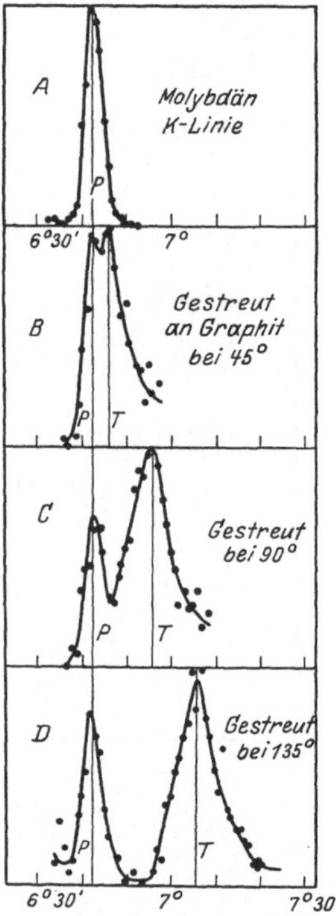

Abb. 12. COMPTON-Effekt an
Kohlepulver bei verschiedenen Streuwinkeln.
($\Theta = 45°$, 90° und 135°.) Abszisse: Glanzwinkel (wird mit
zunehmender Wellenlänge
größer); Ordinate: relative
Intensität der entsprechenden Wellenlänge. Mit zunehmendem Streuwinkel nimmt
einerseits die Wellenlängenverschiebung zu (Abstand
vom Maximum links, unver-
schobene Linie, zum Maxi-
mum rechts, verschobene
Linie). Die verschobene Linie
nimmt ferner mit zunehmendem Streuwinkel an Intensität gegenüber der unver-
schobenen Linie zu.

Diese Gleichung gilt für alle Qualitäten der Primärstrahlung und für jedes Material. Die Wellenlängen-
differenz ist also unabhängig von Wellenlänge und Atomnummer des streuenden Mediums. Daraus folgt, daß die
Wellenlängenänderung relativ um so größer ist, je härter die Primärstrahlung.

Der Streuwinkel kann beliebig groß sein, d. h. zwischen den Grenzen 0°
und 180° variieren, jedoch sind bestimmte Richtungen, in denen Streustrahlen
emittiert werden, bevorzugt. In der Richtung $\Theta = 0$ werden am weitaus meisten
Streustrahlen entsandt. Die Abb. 13 gibt nach FRIEDRICH die Streustrahlen-
intensität, in Abhängigkeit von dem Streuwinkel, wieder. Die ausgezogenen
Linien sind nach der DEBYE-COMPTONschen Theorie errechnet, während die
Punkte gemessenen Werten entsprechen (CROWTHER, OWEN, FRIEDRICH und
BENDER, KOHLRAUSCH, HOFMANN). Die gestrichelte Kurve ist vergleichsweise

beigegeben, um die Verteilung nach der alten THOMSONschen Theorie zu veranschaulichen und die Diskrepanz derselben mit den gemessenen Werten zu demonstrieren. Jedoch kann nicht unerwähnt bleiben, daß die Verteilungskurve sich derjenigen nach THOMSON um so mehr nähert, je langwelliger die betrachtete Strahlung ist. Je kurzwelliger diese, um so mehr weicht deren Verteilung von der THOMSONschen Kurve ab. Aus Abb. 13 ist ersichtlich, daß die Strahlung $\lambda = 0{,}022$ Å nach rückwärts, also im Winkel $\Theta = 180°$ fast keine Streustrahlung mehr abgibt. Je härter die Strahlung also, um so mehr herrscht die Intensität der Streuung in der Richtung des Primärstrahles vor.

Des fernern muß man sich vergegenwärtigen, daß allerdings die Größe $\Delta\lambda$, der Abstand der verschobenen von der unverschobenen Linie nicht in Abhängigkeit steht von dem Material des streustrahlenden Mediums, daß aber dennoch die mittlere Wellenlänge des Streustrahlengemisches ceteris paribus von der Atomnummer des Strahlers abhängt, und zwar auf folgende Weise: Eine Primärstrahlung von bestimmter Frequenz findet relativ um so mehr lose gebundene Elektronen im Atom, je kleiner dessen Ordnungszahl ist. Aus diesem Grunde steigt die Wahrscheinlichkeit, daß ein primäres Quant gestreut wird, mit sinkender Ordnungszahl des Streustrahlers, und die relative Intensität der verschobenen Linie gegenüber derjenigen der unverschobenen nimmt zu. Das von einer bestimmten Primärstrahlung ausgelöste Streustrahlengemisch wird also um so weicher, je kleiner Z des Streukörpers. Anderseits aber wird bei sinkender Wellenlänge der Primärstrahlung, also bei wachsender Energie des Quants, das Verhältnis von freien zu gebundenen Elektronen in ein und demselben Atom steigen. Dadurch wird ebenfalls die Wahrscheinlichkeit, daß ein Streuvorgang eintritt, gesteigert. Diese von JAUNCEY gemachten theoretischen Überlegungen finden ihre Bestätigung in den Experimenten von WOO. In der folgenden Tab. 6 sind

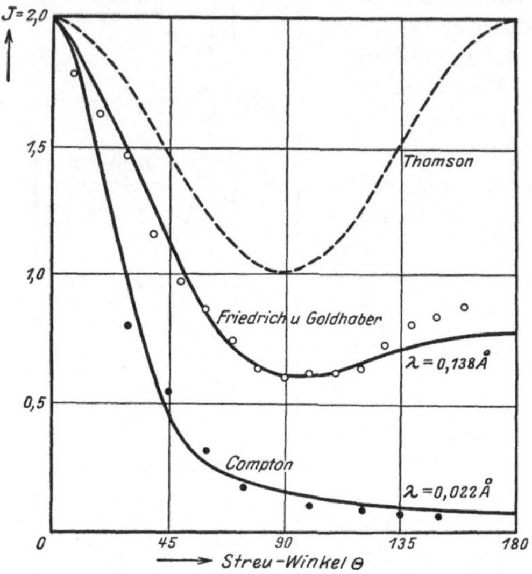

Abb. 13. Räumliche Intensitätsverteilung der gestreuten Röntgenstrahlen. (Nach FRIEDRICH.) Abszisse: Streuwinkel Θ; Ordinate: Intensität. Die ausgezogenen Linien geben den nach COMPTON, die gestrichelten den nach THOMSON berechneten Intensitätsverlauf wieder. Die Punkte stellen gemessene Werte dar. $\lambda = 0{,}138$ Å gibt den Verlauf einer harten Röntgenstrahlung (von FRIEDRICH und GOLDHABER gemessen). $\lambda = 0{,}022$ Å für eine Radium-γ-Strahlung (von COMPTON gemessen) wieder.

Tabelle 6. Zunahme des Verhältnisses der Intensität der verschobenen zu derjenigen der unverschobenen Linie mit abnehmender Atomnummer (nach WOO).

Strahler	Atomnummer	$\dfrac{J_v}{J_r}$	Strahler	Atomnummer	$\dfrac{J_v}{J_r}$
Li	3	—	S	16	1,91
Be	4	8,72	Ca	20	1,71
B	5	7,02	Fe	26	0,51
C	6	5,48	Cu	29	0,21
Na	11	3,04			

dessen Resultate eingetragen. Die dritte Kolonne enthält die Verhältnisse der Intensität der verschobenen Linie (J_v) zu derjenigen der ruhenden Linie (J_r).

Die Erweichung der gestreuten Strahlung wird also, wie ersichtlich, um so ausgiebiger, je kleiner die Wellenlänge und je kleiner die Ordnungszahl des streuenden Atoms.

2. Eine zweite für die Atomtheorie, für das Verständnis des Mechanismus der Strahlenwirkungen und für die Dosimetrie der Röntgenstrahlen gleich wichtige Erscheinung beim Streuvorgang ist die schon erwähnte Elektronenemission. Durch den Zusammenstoß des primären Quants — auf die Vorstellung derselben als Nadelstrahlung (EINSTEIN) sei hier nur hingewiesen — wird ein freies oder lose sitzendes Elektron beschleunigt. Seine Bewegungsenergie entspricht der Differenz der Energieinhalte des primären und des gestreuten Quants ($\Delta \lambda$). Im Gegensatz zu den früher besprochenen Photoelektronen ist die Geschwindigkeit dieser neuen Elektronenstrahlen, der *Rückstoß*- oder

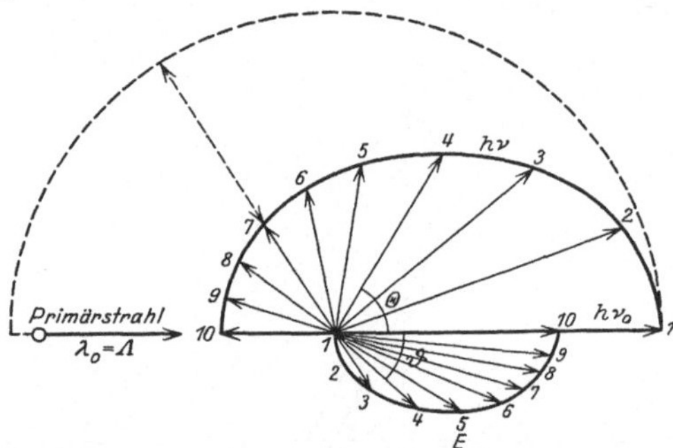

Abb. 14. Quantengröße $h \cdot \nu$ in Abhängigkeit vom Streuwinkel Θ (obere Hälfte der Figur) und Rückstoßelektronengeschwindigkeit E in Abhängigkeit von ihrem Emissionswinkel ϑ (untere Hälfte der Abbildung). Die Länge der Pfeile ist ein Maß für die Größe von $h \cdot \nu$ bzw. der Elektronengeschwindigkeit. Das primäre Quant $h \cdot \nu_0$ verliert bei Streuung im Winkel $\Theta = 180°$ ($h \cdot \nu$-Vektor *1*) keine Energie. Die Geschwindigkeit des ihm zugeordneten Rückstoßelektrons, das im Winkel $\vartheta = 90°$ emittiert werden sollte, ist $= 0$. Das in der Richtung des $h \cdot \nu$-Vektors *7* gestreute Quant verliert eine dem gestrichelten Pfeil entsprechende Energie. Diese Energie wird dazu verwendet, ein Rückstoßelektron in der Richtung des E-Vektors *7* (untere Hälfte) zu beschleunigen. Das im Winkel $\Theta = 180°$ gestreute Quant ($h \cdot \nu$-Vektor *10*) verliert am meisten Energie, seine Wellenlänge wird am stärksten verkürzt, nämlich um den in der Abbildung angedeuteten Betrag $\Lambda = 0,0242$ Å („universelle Länge"). Dieses Quant verursacht aber ein Rückstoßelektron größter Geschwindigkeit in der Richtung $\vartheta = 0°$ (E-Vektor *10*).

COMPTON-Elektronen, eine geringere. Ihr Nachweis ist mittels der WILSONschen Nebelmethode (vgl. Kap. II 4) durch BOTHE und WILSON erbracht worden.

Wir haben gesehen, daß der Streuwinkel jeden Betrag zwischen 0° und 180° annehmen kann. Nicht so das mit dem Streuakt emittierte Rückstoßelektron. Seine Emissionsrichtung ist nach der Theorie auf den Winkelraum zwischen 0° und 90° beschränkt. Zu jedem Streuwinkel des Rückstoßelektrons (ϑ) gehört ein bestimmter Winkel Θ des gestreuten Quants. Für $\Theta = 0°$ wird $\vartheta = 90°$; wenn $\Theta = 180°$, so ist $\vartheta = 0°$. Die größte Geschwindigkeit haben die in der Primärstrahlenrichtung emittierten Elektronen. Sie stammen von einem Streuakt her, bei dem der gestreute Wellenstrahl gegen die Strahlenquelle zurückgesandt wird. Dieser weist aber nach der oben angeführten Beziehung die maximale Wellenlängenverschiebung auf. Deshalb steht in diesem Falle die größte Energie zur Beschleunigung des COMPTON-Elektrons zur Verfügung. Die Zunahme der Elektronenenergie bei kleiner werdendem ϑ und die gleichzeitige Abnahme des Energieinhaltes des dazu gehörenden Streuquants geht aus der Abb. 14 hervor.

Die untere Hälfte der Abbildung gibt Aufschluß über die kinetische Energie (Geschwindigkeit) des Rückstoßelektrons, die obere über die Größe des gestreuten Quants. Je zwei mit gleichen Zahlen bezeichnete Vektoren sind einander zugeordnet.

Durch Untersuchungen, die direkt im Hinblick auf die Verhältnisse in der Strahlentherapie angestellt wurden, ist der COMPTON-Effekt mehrmals bestätigt worden. So haben FRIEDRICH und BENDER mit Wasser als Streukörper sogar eine weit höhergradige Erweichung gefunden, als der COMPTON-DEBYEschen Gleichung entspricht. Die Versuchsanordnung wurde dadurch den praktischen Verhältnissen angepaßt, daß in den im folgenden zu besprechenden Versuchen Streukörper von größerer Ausdehnung angewandt wurden. Dieses Resultat ist erst als Folge des Auftretens einer durch die sekundären Photoelektronen

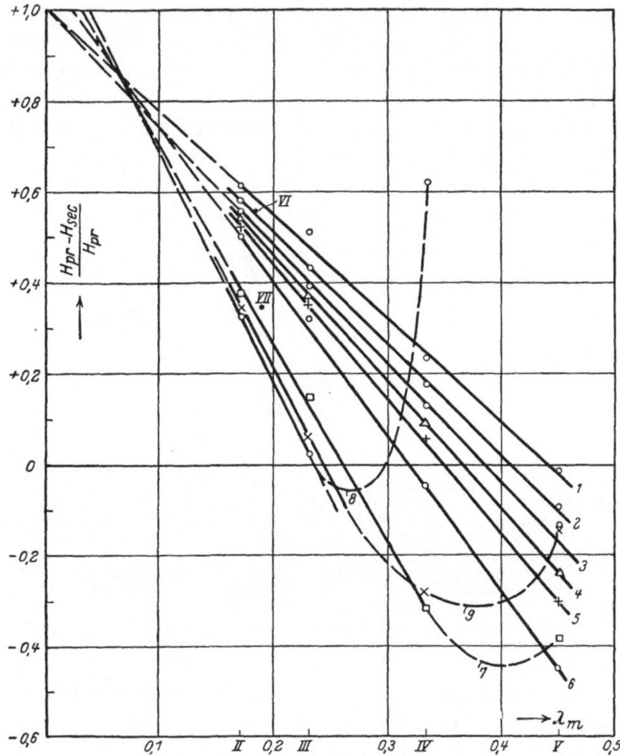

Abb. 15. Qualitätsänderung der reinen gestreuten Strahlung gegenüber der heterogenen Primärstrahlung. Abszisse: Mittlere Wellenlänge der Primärstrahlung. Ordinate: $\dfrac{H_{pr} - H_{sec}}{H_{pr}}$, HWS-Änderung, bezogen auf die primäre HWS. Streukörper: _1_ Paraffinum liquidum, _2_ Radioplastin, _3_ Reis, _4_ Wasser, _5_ Fleisch, _6_ Galalith, _7_ Aluminium, _8_ Eisen, _9_ Fensterglas.

ausgelösten Bremsstrahlung gedeutet worden (DUANE und CLARK), jedoch ist später, nachdem die oben erwähnte Tatsache mehrmals von RAYEWSKY, FRIEDRICH und GOLDHABER, JACOBI und LIECHTI u. v. a. bestätigt worden war, die Vorstellung der erweichenden Wirkung eines tertiären Strahlungsquants fallengelassen worden. Man nimmt jetzt an, daß in einem ausgedehnten streuenden Medium eine mehrfache COMPTON-Wirkung zustande kommt. Untersuchung an Radium-γ-Strahlen (FRIEDRICH) hat bestätigt, daß bei diesen harten Strahlen einmal der COMPTON-Effekt besonders großen Einfluß ausübt, daß er aber anderseits, in ausgedehnten Streukörpern wirkend, weit größer ausfällt, als nach COMPTON zu erwarten wäre. Daß es sich wirklich um eine mehrfache Streuung handelt, hat RAYEWSKY dadurch bewiesen, daß er zeigte, daß der quantitative

Ausfall der Unstimmigkeit mit der Theorie von der angewandten Feldgröße abhängig ist und es sich also um einen Volumeneffekt handeln muß.

Zur Illustration des Einflusses der COMPTON-Wirkung auf die reine Streustrahlung ohne Beimischung der erhärtenden Primärstrahlung sei das obenstehende Bild (Abb. 15) nach JACOBI und LIECHTI gegeben.

Auf der Ordinate sind die Quotienten $\dfrac{H_{pr} - H_{sec}}{H_{pr}}$ aufgetragen. H_{pr} und H_{sec} bedeuten die Halbwertschicht in Kupfer der primären Einfallsstrahlung bzw. die HWS der gestreuten Strahlung. Der Quotient gibt also die HWS-Änderung, bezogen auf die Halbwertschicht der primären Strahlung, an. Die Abszisse trägt die mittleren Wellenlängen (λ_m) der heterogenen Strahlung, d. h. die Wellenlänge, die eine homogene Strahlung von gleich großer HWS haben würde. Die positiven Werte bedeuten eine Erweichung, die negativen ein Härterwerden der Streustrahlung gegenüber der primären Strahlung. Die verschiedenen Kurven entsprechen den angeschriebenen Streukörpern.

Die Kurven zeigen, daß z. B. bei Verwendung einer ausgedehnten Wassermasse (Kurve 4) als Streukörper diese eine mäßig erweichte Streustrahlung aussendet, wenn die inhomogene Primärstrahlung mittelhart, z. B. $\lambda_m = 0{,}33$ Å, ist. Die von einer extrem weichen Primärstrahlung stammende Streustrahlung ($\lambda_m = 0{,}45$ Å) dagegen ist erheblich erhärtet. Galalith als Streukörper dagegen (Kurve 6) entsendet bei beiden Primärstrahlungen eine erhärtete Streustrahlung, während Paraffinum liquidum (Kurve 1) die härtere Strahlung erheblich erweicht, die weitere kaum erhärtet streut. Das heißt wiederum, daß die COMPTON-Wirkung um so mehr hervortritt, je härter die Primärstrahlung und je kleiner das Atomgewicht bzw. die effektive Atomnummer des streuenden Mediums ist. Daß die reine Streustrahlung überhaupt unter Umständen härter sein soll als die Primärstrahlung, aus der sie hervorgeht, ist auf den ersten Blick erstaunlich. Es ist dies eine ausgesprochene Wirkung des ausgedehnten Streukörpers, indem ja auch tiefere Schichten der streuenden Substanz zur Wirkung kommen, in dem Sinne, daß diese eine durch Filterwirkung der Überschichten bedeutend erhärtete Strahlung eingestrahlt erhält. Bei weichen Primärstrahlungen reicht diese Erhärtung offenbar aus, um die sehr wenig ausgesprochene COMPTON-Wirkung zu überkompensieren.

Nach diesen Darlegungen liegt es auf der Hand, daß der COMPTON-Effekt sich nicht nur in rein physikalischen Anschauungen und Theorien tiefgreifend ausgewirkt hat, sondern daß er eine nicht weniger bedeutende Rolle in der praktischen Röntgentherapie spielt. Es sei nur daran erinnert, daß durch die eben besprochene Qualitätsänderung in der Gewebstiefe eine Verfälschung der Tiefendosen und Streuzusatzmessungen zustande kommen muß, wenn, wie früher üblich, mit wellenlängenabhängigen Kammern gearbeitet wird. Aber auch die ganzen Vorstellungen von der Wirkungsweise der Röntgenstrahlen im lebenden Gewebe werden durch die neue Erscheinung berührt (vgl. Kap.: Sekundäre Elektronenstrahlung).

b) RAMAN-Effekt beim sichtbaren Licht.

Ein dem COMPTON-Effekt im Röntgengebiet ganz analoges, jedenfalls in bezug auf seine Erscheinungsform ganz ähnliches Phänomen ist von RAMAN auch im Gebiete des sichtbaren und ultravioletten Lichtes beobachtet worden. Es handelt sich hier, wie bei der COMPTON-Streuung, um eine Wellenlängenverschiebung des gestreuten TYNDALL-Lichtes nach der Seite längerer Wellen. Um Fluorescenz kann es sich dabei deshalb nicht handeln, weil die Wellenlänge des gestreuten Lichtes bei Veränderung des primär einfallenden Lichtes auf ein und denselben Körper stets um einen bestimmten Betrag nach der langwelligen Seite abweicht. Es wird von PRINGSHEIM angenommen, daß der Mechanismus dieses Strahleneffekts demjenigen des COMPTON-Effekts in Parallele zu setzen ist, mit dem Unterschied, daß die Energiedifferenz zwischen primärem und gestreutem Quant nicht zur Elektronenemission, sondern zur Erregung von Kernschwingungen verwendet wird.

4. Sekundäre Elektronenstrahlung.

Wir haben in Kap. II 2 gesehen, daß die sekundäre Elektronenstrahlung, zum Teil wenigstens, dadurch zustande kommt, daß durch den Akt der reinen Absorption ein Photoelektron aus dem Atomverbande herausgeschleudert wird. Die Photoelektronen bilden aber nur die eine Komponente der sekundären Elektronenstrahlung. Zu ihnen gesellen sich die Rückstoßelektronen des Streuvorganges.

a) Die *Geschwindigkeit der Photoelektronen* steht in Abhängigkeit zur Wellenlänge der Primärstrahlung, indem eine härtere Strahlung schnellere Photoelektronen auslöst als eine weiche. Die zahlenmäßige Relation ist in dem EINSTEINschen Gesetz gegeben (vgl. Kap.: Lichtelektrischer Effekt). Die Geschwindigkeit eines durch einen primären Wellenstrahl ausgelösten Photoelektrons reicht nahezu an diejenige des den Primärstrahl in der Röntgenröhre verursachenden Kathodenstrahles heran. Nahezu nur, weil die Abtrennungsarbeit für die Beschleunigung des Elektrons verlorengeht. Für die Geschwindigkeit der Photoelektronen gilt also angenähert die Tabelle S. 33. Abgesehen davon sind aber die in Tab. 19 angegebenen Werte nur Maximalgeschwindigkeiten, die nicht erreicht werden, wenn ein Teil der Energie des Primärstrahles zum Auslösen eines kernnahen Elektrons mit großer Abtrennungsarbeit verwendet wurde (vgl. Kap.: Charakteristische Strahlung). Heterogene Strahlungen lösen naturgemäß entsprechend den verschieden großen Energieinhalten ihrer Komponenten Elektronen verschieden großer Geschwindigkeiten aus.

b) Was die *Gesamtmenge* der von einem Körper emittierten Elektronen (Photound COMPTON-Elektronen) anbetrifft, kann wohl Sicheres nur über die Emission von festen Oberflächen ausgesagt werden. Die Elektronenemission nimmt dabei mit steigender Ordnungszahl des streuenden Mediums und mit steigender Härte der primären Erregerstrahlung zu (BEATTY, ·WHIDDINGTON, BRAGG, PORTER, MOORE, SCHERRER, BERG und ELLINGER).

Die genauesten *Ionisations*messungen stammen von HOLTHUSEN und ASCHER, welche Autoren fanden, daß bei ein und derselben Strahlenqualität die Elektronenemission mit der dritten Potenz der Ordnungszahl des Sekundärstrahlers zunimmt, für den Fall, daß die Absorptionsgrenze (vgl. Kap. IV 2: Selektive Absorption) des letzteren oberhalb der Wellenlänge der Erregerstrahlung liegt. Ist die Absorptionsgrenze dagegen schon überschritten, so bleibt die Zunahme hinter der dritten Potenz von Z erheblich zurück. Anderseits steigt bei gleichbleibendem Strahler die Emission mit sinkender Wellenlänge, geht durch ein Maximum im Gebiet der Anregungsgrenze, um nach vorübergehendem Minimum ein zweites Mal, bei Anwendung von sehr kleinen Wellenlängen, anzusteigen. Das erste Maximum verschiebt sich mit steigendem Z des Strahlers nach der Seite der kleineren Wellenlänge. Die gleichen Verhältnisse fand LIECHTI bei Versuchen an oberflächlichen Bakterienkulturen, welche Resultate von HOLTHUSEN bestätigt werden konnten. Bei Verwendung von *Bakterienkulturen* gelingt also

ler Nachweis, daß bei gleichbleibender Primärstrahlung die Elektronenemission
n Abhängigkeit von der Ordnungszahl des Strahlers durch ein Maximum im
Jebiete der Absorptionskante hindurchgeht, so wie die Abb. 16 nach HOLT-
IUSEN und ASCHER darstellen soll. Es kann aber nicht unerwähnt bleiben,
laß die eben geschilderten Zusammenhänge zwischen Elektronenemission,
Qualität der Erregerstrahlung und Atomzahl des Sekundärstrahlers nur bei
Untersuchungen der Elektronen-
emission in Luft nachweisbar sind
(Ionisation, oberflächliche Bak-
,erienkulturen). Wird die Größe der
Einwirkung der emittierten Elek-
,ronen z. B. auf photographischen
Film (HOLTHUSEN) oder Haut
LIECHTI) untersucht, so zeigt sich
,ine kontinuierliche Zunahme der
Wirkung mit der Härte und der Ord-
nungszahl des Sekundärstrahlers.

c) Über den Anteil der *Elek-
ronenenergie* beim Bestrahlen von
,iologischen Objekten ist noch sehr
,venig bekannt. HERZ findet, daß

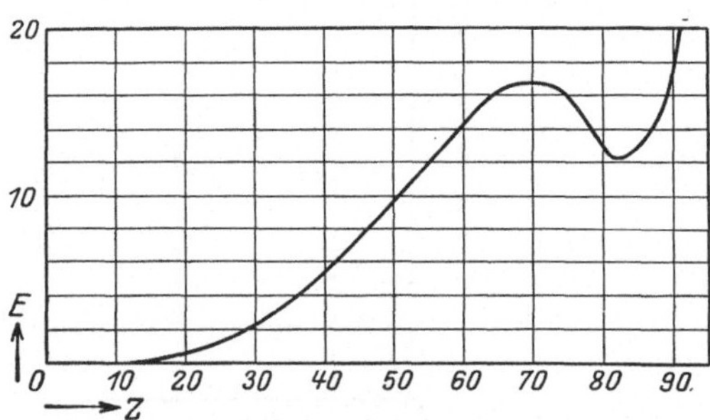

Abb. 16. Die Abhängigkeit der Emission von Sekundärelektronen von der Ordnungszahl des Sekundärstrahlers.
Abszisse: Ordnungszahl Z; Ordinate: Emission der Sekundärelektronen in beliebigen Einheiten. Schematisch.
(Nach HOLTHUSEN und ASCHER.)

lie sekundäre Elektronenstrahlung etwa 4% der Gesamtenergie ausmacht.

d) Es wurde schon erwähnt, daß mit steigender Härte die Streuung und
lamit die Zahl der Rückstoßelektronen rapid zunimmt gegenüber der Zahl
ler Photoelektronen. COMPTON und SIMON haben in WILSONschen Aufnahmen
Auszählungen vorgenommen und folgende *Verhältnisse* für die Zahl der Spuren
ler *Rückstoßelektronen* zu der Zahl der Spuren der *Photoelektronen* gefunden:

Tabelle 7. Zunahme des Verhältnisses der Zahl der Rückstoßelektronen N_r zu derjenigen der Photoelektronen N_p
$\left(\dfrac{N_r}{N_p}\right)$ in Luft mit abnehmen der Wellenlänge der Primärstrahlung (nach COMPTON und SIMON).

λ_{eff} in Å	N_r	N_p	$\dfrac{N_r}{N_p}$	$\dfrac{\sigma}{\alpha}$
0,71	5	49	0,10	0,27
0,44	10	11	0,9	1,2
0,29	33	12	2,7	3,8
0,20	74	8	9	10
0,17	68	4	17	17
0,13	72	1	72	32

Dasselbe fanden FRICKE und GLASSER bei Röntgenstrahlen, während
L. MEITNER angibt, daß bei γ-Strahlen des Radiums die Photoelektronen überhaupt eine zu vernachlässigende Rolle spielen.

Ähnlich wie die Luft als streuendes Medium, wird sich auch das biologische
Gewebe verhalten. LORENZ und RAYEWSKY sowie HERZ geben überschlags-
weise an, daß eine Strahlung von 150 kV in 10 cm Wassertiefe eine Rückstoß-
elektronenmenge auslöst, die 65% der Gesamtelektronen ausmacht. Bei 200 kV
dagegen ist dieser Prozentsatz jedoch bereits 300%.

e) Es dürfte interessieren, über die *Energie der Rückstoßelektronen* im Verhältnis zur gesamten gestreuten Energie orientiert zu sein. Die Abb. 17 nach HERZ gibt den Prozentsatz der gestreuten Elektronenenergie, bezogen auf die gesamte gestreute Energie (Ordinate) in Abhängigkeit von der Qualität der

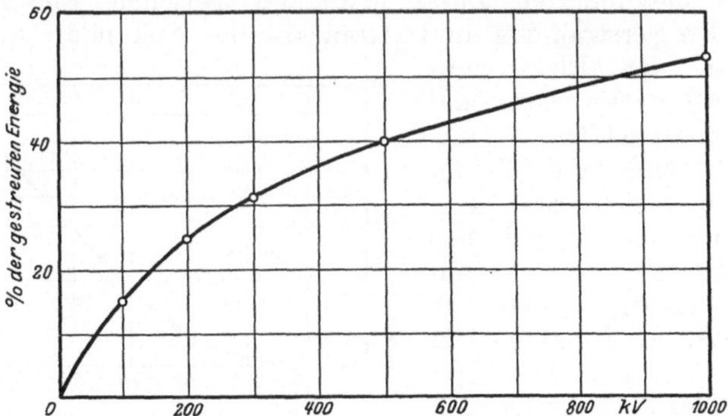

Abb. 17. Prozentsatz der gestreuten Elektronenenergie (bezogen auf die gesamte gestreute Energie) in Abhängigkeit von der Qualität der Erregerstrahlung. Abszisse: Spannung der Primärstrahlung; Ordinate: Prozent Elektronenenergie. (Nach HERZ.)

Primärstrahlung (Abszisse), gemessen in Kilovolt, bzw. Wellenlänge, wieder. Die dort eingetragenen Werte stehen in guter Übereinstimmung mit denjenigen von LORENZ und RAYEWSKY.

f) Über die *Voltgeschwindigkeit* der *Rückstoßelektronen* gibt die Abb. 18 nach HERZ Auskunft.

g) *Absorption von Elektronen.* Fragen wir uns, was mit den in einem bestrahlten Körper emittierten Elektronen weiter geschieht, so kann vorläufig, ungeachtet der den Elektronen innewohnenden Geschwindigkeit, prinzipiell

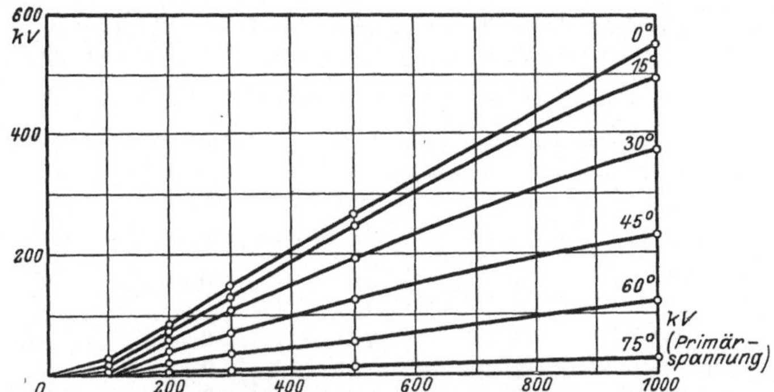

Abb. 18. Geschwindigkeit der Rückstoßelektronen (Ordinate) in Abhängigkeit von der Primärspannung (Abszisse) und dem Winkel ϑ, in dem die Elektronen emittiert werden. (Nach HERZ.)

folgendes gesagt werden. Es sei die Annahme getroffen, daß sekundäre Elektronen bei der Absorption in Materie das gleiche Schicksal erleiden wie Kathodenstrahlen (LENARD, HOLTHUSEN).

Das aus dem Atomverbande herausgelöste β-Teilchen kommt auf seiner Bahn mit den Atomen des Mediums in Konflikt. Entweder durchquert es die getroffenen Atome unter Abgabe eines kleinen Teilbetrages seiner kinetischen Energie, die dazu verwendet wird, ein weiteres mehr oder weniger lose sitzendes Elektron aus seinem Atomverbande zu lösen. Ein Photoelektron, das durch ein primäres Quant Wellenstrahlung zur Emission gebracht wurde, nennt man

Primärelektron, die durch ein primäres Elektron herausgeschleuderten *Sekundärelektronen.* Ein primäres Photoelektron größerer Geschwindigkeit befreit nicht nur eines, sondern mehrere Sekundärelektronen und naturgemäß um so mehr, je reicher es an Energie war. In der folgenden Tabelle sind die Zahlen der von einem Primärelektron im Mittel in Luft (760 mm Hg, 18° C) ausgelösten Sekundärelektronen bei verschiedenen Geschwindigkeiten des Primärelektrons (nach Berechnungen von LENARD) eingetragen.

Tabelle 8. Die von einem Elektron der Anfangsgeschwindigkeit v in Luft unter Normalbedingungen ausgelöste Zahl von Sekundärelektronen S in Abhängigkeit von v (nach LENARD).

$\dfrac{v}{c} = \beta$	V in kV	S in Luft	Prozent der Gesamtenergie verzehrt durch	
			Absorption	Auslösungsarbeit
0,10	2,56	2	99,0	1,0
0,15	5,84	7	98,5	1,5
0,20	10,5	20	98,0	2,0
0,25	16,7	53	97,0	3,0
0,30	24,7	100	96,0	4,0
0,35	34,3	160	95,0	5,0
0,40	46,5	247	93,0	7,0
0,45	61,2	385	92,0	8,0
0,50	79,1	580	90,0	10,0
0,55	101,0	1150	88,5	11,5
0,60	128,0	1520	87,0	13,0
0,65	161,0	1990	85,0	15,0
0,70	203,0	1990	82,5	17,5
0,75	260,0	2570	79,5	20,5
0,80	342,0	3310	76,0	24,0

Die Zahl der gebildeten Elektronen steigt, wie ersichtlich, sehr rapid mit der Geschwindigkeit v der Photoelektronen.

War die Geschwindigkeit des Primärelektrons äußerst groß, mehrere Hundert Kilovolt, so ist die Möglichkeit gegeben, daß einige durch dasselbe ausgelöste Sekundärelektronen einen Energievorrat besitzen, der so groß ist, daß das Sekundärelektron seinerseits befähigt ist, neue Elektronen aus dem Atomverbande herauszuschleudern (Tertiärelektron).

Es mag nicht sehr häufig vorkommen, daß ein Primärelektron seine Energie, stets Sekundärelektronen auslösend, in kleinen Stufen abgibt, bis sie vollständig aufgebraucht ist. Im Gegenteil, über kurz oder lang bleibt das Primärelektron in einem Atom stecken, es wird absorbiert. In Tab. 8 sind die Prozentsätze der durch Absorption, bzw. durch Auslösung von Sekundärelektronen verbrauchten Energie in der zweitletzten und letzten Kolonne eingetragen. Mit steigender Geschwindigkeit verschiebt sich das Verhältnis erheblich zugunsten der Sekundärelektronenbildung und die Absorption wird prozentual zurückgedrängt.

Das absorbierte Elektron, gleichgültig welcher Geschwindigkeit, gibt mit einem Schlag beim Absorptionsakt seine Energie vollständig ab. Diese wird in eine andere Energieform übergeführt, und zwar entweder in strahlende Energie, in Röntgenstrahlen, in Wärme oder in chemische Energie. Wenn, wie gesagt, für die sekundären Elektronen dasselbe gilt wie für Kathodenstrahlen — erstere

unterscheiden sich ja lediglich durch das Fehlen einer bevorzugten Richtung
von den letzteren —, so ist anzunehmen, daß die absorbierte Elektronenenergie
zum weitaus größten Teil in Wärme umgewandelt wird (vgl. S. 36).

Die gebildeten sekundären Elektronen (nicht Sekundärelektronen) dringen
dank ihrer, allerdings geringen Durchdringungsfähigkeit von ihrem Ursprungsort eine gewisse Strecke weit in dem das Mutteratom umgebenden Material
vor. Die *Reichweite* eines Elektrons ist um so kleiner, je kleiner seine Geschwindigkeit und je dichter das Medium, in dem es sich seinen Weg bahnen muß.
Am weitesten fliegen Teilchen, die in kleinen Teilbeträgen stufenweise ihre
Energie abgeben, bis dieselbe erschöpft ist. Die maximale Dicke eines bestimmten
Materials, die ein Elektron unter den eben genannten Bedingungen noch zu
durchdringen vermag, nannte LENARD Grenzdicke X. Sie wird praktisch von
keinen Elektronen mehr erreicht. Von größerer Bedeutung ist die Schichtdicke Y, die diejenige Wegstrecke angibt, auf welcher die Elektronen *praktisch*
vollständig absorbiert, d. h. auf etwa 1% ihrer Anfangsintensität geschwächt
werden. Die beiden Größen X und Y finden sich in der folgenden Tab. 9 nach
LENARD.

Tabelle 9. Schichtdicken X und Y bei verschiedener Anfangsgeschwindigkeit der Elektronen (nach LENARD).

$\frac{v}{c} = \beta$	V in kV	Aluminium		Wasser	Luft	
		X mm	Y mm	X mm	X cm	Y cm
0,30	25	0,011	0,0045	0,030	3,6	1,5
0,414	50	0,045	0,016	0,12	15	5,3
0,49	75	0,084	0,037	0,23	28	12,2
0,548	100	0,125	0,08	0,34	41	26,0
0,635	150	0,22	0,15	0,60	73	50,0
0,695	200	0,31	0,20	0,84	103	65,0
0,742	250	0,42	0,29	1,13	140	95,0

In der Tabelle sind die Daten für Körper mit niedriger effektiver Atomnummer eingetragen, weil sie für das Verständnis der Verhältnisse im biologischen
Objekt am bedeutungsvollsten sind. Stets muß man sich aber bewußt sein,
daß alle die theoretischen Überlegungen und Betrachtungen in quantitativer
Hinsicht auf äußerst große Schwierigkeiten stoßen mit dem Moment, wo sie
auf praktische Fragen angewendet werden sollen. Nicht nur die komplizierte
und nicht genügend erforschte Zusammensetzung der lebenden Materie, sondern
schon die Komplexität der in der Röntgentherapie verwendeten Strahlungen,
der Einfluß des COMPTON-Effekts und vieles andere sind Komplikationen,
die vorläufig nicht zu übersehen sind, wennschon die physikalischen Einzel-
vorgänge zum Teil bis in alle Details erforscht sind. Insbesondere ist zu beachten,
daß eine homogene Strahlung im ausgedehnten biologischen Objekt dank der
COMPTON-Wirkung nicht existiert, mag die Primärstrahlung noch so vorsichtig
homogenisiert sein.

In der obigen Darstellung der Absorption von Elektronenstrahlen sind
Photo- und COMPTON-Elektronen mit Absicht nicht getrennt worden. Die
Wirkung hinsichtlich ihrer Absorption und Sekundärelektronenauslösung entspricht der kinetischen Energie des Elektrons, ungeachtet seiner Herkunft
und Vorgeschichte, d. h. gleichgültig, ob es seine Entstehung der reinen Absorption
oder einem Streuakte verdankt. Daß der Gegensatz zwischen Photo- und Rück-

stoßelektronen in bezug auf den Mechanismus der biologischen Röntgenstrahlenwirkung ein nicht so tiefgreifender ist, zeigt noch folgende Überlegung.

Eine 200-kV-Strahlung sei mit 1,0 mm Cu gefiltert. Das resultierende Strahlengemisch hat eine mittlere Wellenlänge von 0,125 Å (vgl. Kurve 1,0 Cu der Abb. 138 auf S. 212), welche Wellenlänge ungefähr 100 kV entspricht. Die durch diese Strahlung in geringer Entfernung von der Oberfläche ausgelösten Photoelektronen (in der Tiefe ändern sich die Verhältnisse wegen der COMPTON-Wirkung) würden also im Mittel ungefähr eine Geschwindigkeit von etwas unter 100 kV aufweisen. Sicher sind aber auch noch langsamere Photoelektronen vorhanden. Nach Abb. 18 erreichen aber die in der Richtung der Primärstrahlung emittierten Rückstoßelektronen ungefähr die halbe Voltgeschwindigkeit der Primärenergie, in unserem Falle also auch 100 kV, immerhin zu einem gewissen, allerdings wohl sehr kleinen Prozentsatz. Die schnellsten durch eine komplexe Tiefentherapiestrahlung ausgelösten COMPTON-Elektronen erreichen also die Geschwindigkeit der langsameren Photoelektronen oder übersteigen dieselben sogar. Durch dieses Überschneiden der Geschwindigkeiten kommt es zustande, daß jedenfalls im Gebiete der härteren Therapiestrahlungen in einem Körper von der Dichte und der Zusammensetzung der tierischen Gewebe, sämtliche Elektronengeschwindigkeiten vertreten sind und zwar ganz abgesehen von der Sekundär- und Tertiärelektronenbildung, nur durch die Vorgänge der reinen Absorption und der COMPTON-Streuung.

Wenn auch bei verschiedener Härte der Primärstrahlung und in verschiedener Tiefe das Mengenverhältnis der einzelnen Komponenten verschieden sein mag, so findet doch in dieser Hinsicht durch den Streuvorgang ein gewisser Ausgleich statt. Bei sehr harten Primärstrahlen treten die extrem schnellen Photoelektronen an Zahl zugunsten der langsameren Rückstoßelektronen zurück, während bei weichen Strahlen, wo die Vorgänge der reinen Absorption und somit die Photoelektronenbildung vorherrscht, diese eine kleinere Geschwindigkeit aufweisen, dafür aber die hier noch erheblich langsameren COMPTON-Elektronen an Zahl bedeutend abnehmen.

Die geschilderten Verhältnisse sind von besonderer Bedeutung für das Verständnis des Wesens der Wirkung der Röntgenstrahlen im Gewebe deshalb, weil heute die Ansicht, daß die Elektronen das biologisch wirksame Agens sind, wohl allgemein anerkannt ist (HALBERSTAEDTER und MEYER, MILANI und DONATI, HOLTHUSEN, LIECHTI, GLOCKER).

Gemäß den oben angeführten Betrachtungen ist es auch verständlich, daß die biologische Wirkung, bezogen auf gleiche Ionisation, unabhängig von der Qualität (HOLTHUSEN, DETERMANN, JACOBI und HOLTHUSEN; HESS, LIECHTI), also unabhängig von der Wellenlänge und somit auch vom Energieinhalt der Strahlung ist. Die von GLOCKER gemachte Annahme, daß die energiearmen COMPTON-Elektronen biologisch unwirksam sein sollen, besteht wohl von diesem Gesichtspunkte aus nicht zu Recht.

5. Umwandlungsmöglichkeiten der primären Röntgenstrahlenenergie.

Um die verwickelten Verhältnisse bei der Umwandlung der primären Röntgenstrahlenenergie zu überblicken, seien nochmals sämtliche Möglichkeiten unter Verwendung des folgenden Schemas zusammengefaßt besprochen.

Denke man sich von oben beginnend eine Röntgenstrahlung auffallend auf einen ausgedehnten Körper, dessen Abmessung so groß sein soll, daß die einmal in denselben eingedrungene Strahlung nicht die Möglichkeit habe, ihn wieder zu verlassen, d. h. daß sie von ihm restlos verschluckt werde. Ein aufgenommenes primäres Quant wird entweder absorbiert (reine Absorption) oder gestreut. Die zweite Möglichkeit tritt bei härteren Strahlen mehr und mehr in den Vordergrund (vgl. S. 68). Im ersten Fall (reine *Absorption*), der zuerst besprochen werden soll, resultiert aus dem Absorptionsakt ein Photoelektron und ein Quant charakteristischer Strahlung. Das Photoelektron kann entweder dank seiner großen Geschwindigkeit seinerseits wieder ein Atom zu charakteristischer Strahlung veranlassen oder aber es kann auf seinem Wege weitere Sekundärelektronen aus dem Atomverbande auslösen, oder endlich es bleibt in einem Atom stecken, wobei seine gesamte Energie in eine andere Form (Wärme, in Schema mit W bezeichnet) übergeführt wird. Sekundärelektronen sind befähigt, Tertiärelektronen zu bilden oder direkt in Wärme überzugehen. Letzteres ist

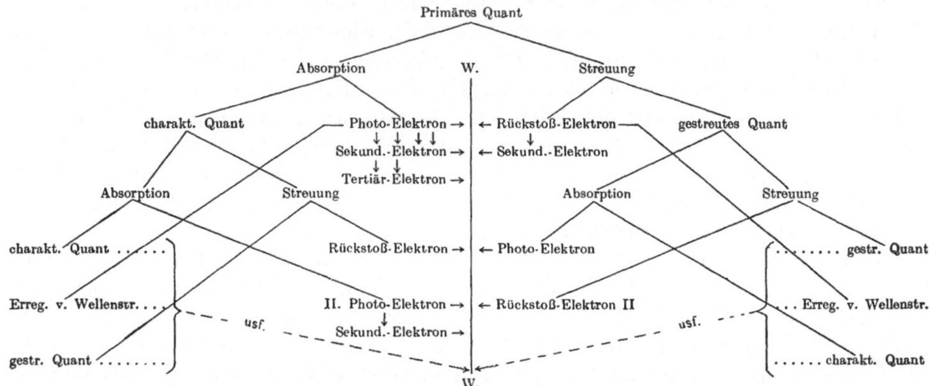

Die zusammengeklammerten Wellenstrahlen verhalten sich als Wellenstrahlen und können demnach die dargestellten Umwandlungen von neuem durchlaufen. Wie oft die dargestellten Transformationen vor sich gehen können, ehe die Energie vollends in Wärme übergeführt ist, hängt vor allem von der Größe des primären Quants und davon ab, ob das Medium befähigt ist, die Energie für photochemische Reaktionen zu verwerten.

Schema.

wahrscheinlicher. Die beim Absorptionsakt entstehende charakteristische Wellenstrahlung fällt im Körper prinzipiell dem gleichen Schicksal anheim wie die Primärstrahlung. Nur ist zu bedenken, daß sie wenigstens um den STOKESschen Sprung energieärmer ist. Sie kann vor allem entweder zu einem Vorgang der reinen Absorption oder zur Streuung Anlaß geben.

Betrachten wir die zweite Möglichkeit, die *Streuung*. Auch dabei entstehen Elektronen und Wellenstrahlen. Die Wellenstrahlung ist je nach der Härte der Primärstrahlung weicher als diese, die Elektronen von mäßig großer Geschwindigkeit. Das gestreute Quant kann nun wieder gestreut werden und seine Energie neuerdings in ein Streustrahlenquant zweiter Ordnung und in ein Rückstoßelektron aufgeteilt werden. Dieser Vorgang kann sich mehrmals wiederholen oder es kann die Reihe gleicher Vorgänge unterbrochen werden und eine andere Umwandlung eintreten. Das gestreute Quant kann rein absorbiert werden, wobei eine Serie charakteristischer Strahlung und ein Photoelektron emittiert wird. Wo und wie auch nur immer Elektronen gebildet werden, haben diese die Tendenz, entweder Sekundärelektronen auszulösen oder dann ihre Energie in Wärme umzuwandeln. Das Auslösen der Wellenstrahlung ist selten, abgesehen davon, daß durch die fortschreitende Geschwindigkeitsabnahme derselben eine Anregung zur Emission von charakteristischer Strahlung unter Umständen (in Körpern mit hohem Z) bald einmal ausgeschlossen wird. Das Schicksal der anläßlich der COMPTON-Streuung entstehenden Elektronen ist mutatis mutandis (geringere Geschwindigkeit) dasselbe wie das Schicksal der Photoelektronen. Sie lösen entweder Sekundärelektronen aus oder werden in eine andere Energieform übergeführt. Die Wahrscheinlichkeit, daß sie zur Emission von Wellenstrahlung Anlaß geben, ist sehr gering.

Nach dem Gesagten können wir die Vorgänge nach zwei Gesichtspunkten klassifizieren, nach dem Mechanismus: reine Absorption und Streuung. Bei beiden Vorgängen entsteht sowohl Elektronen- als auch Wellenstrahlung. Oder nach der entstehenden Strahlenart: Elektronenemission und Emission von Wellenstrahlen. Beide Arten entstehen sowohl bei der Streuung als auch bei der reinen Absorption.

Unter den *Primärelektronen* finden wir:

Primäre Photoelektronen.	Primäre Rückstoßelektronen.
Diese verdanken ihren Ursprung:	Diese entstehen durch:
1. einem primären Quant,	1. ein gestreutes primäres Quant,
2. einem Quant sekundärer charakteristischer Strahlung,	2. ein mehrfach gestreutes Quant,
3. einem Streustrahlenquant.	3. ein gestreutes Quant charakteristischer Strahlung.

Bei den unter den geforderten Bedingungen eintretenden Umwandlungen sind zwei Formen von besonderer Bedeutung, die Umwandlung der Wellenstrahlung in Elektronenenergie und die letzten Endes resultierende Überführung in eine andere Energieform. Als diese andere Energieform kommt wohl quantitativ, energetisch betrachtet, vorwiegend die Wärme in Betracht, wenn keine Möglichkeit gegeben ist, daß sich die in das bestrahlte System hineingetragene Energie auf andere Art auswirkt. Es gibt wohl Systeme, die dank ihrer Zusammensetzung diese Möglichkeit nicht aufweisen, d. h. die nicht fähig sind, die strahlende Energie anders, qualifizierter zu verwerten, als daß sie sich allgemein erwärmen, oder, mit kurzen Worten, die auf strahlende Energie (z. B. Röntgenstrahlen) nicht empfindlich sind. Ein bestrahltes Stück Blei zeigt lediglich Erwärmung und sonst keine anderen feststellbaren Reaktionen. Im Gegensatz dazu gibt es aber erfahrungsgemäß auch solche Systeme, die auf Röntgenstrahlen empfindlich sind, die auf irgendeine Weise in anderer Form als durch allgemeine Erwärmung reagieren, z. B., daß sie unter dem Einfluß der Strahlung chemische Umwandlungen durchmachen oder ihr physikalisches Gefüge ändern. Man denke an die vielen photochemischen Reaktionen, die mit Röntgenstrahlen auslösbar sind, an Synthesen, Polymerisation usw., und man denke an die ihrer Natur nach nicht restlos ergründeten physikalisch-chemischen Wirkungen (vgl. Kap. VII B), und man bedenke endlich, daß namentlich die biologischen Wirkungen von sehr weitgehendem Ausmaße sein können (Kap. VII D).

Das oben gegebene Umwandlungsschema erfaßt die möglichen Reaktionen generell vom Standpunkte der einfallenden Strahlung aus betrachtet, vorerst ohne Rücksicht auf die spezielle Zusammensetzung einiger besonders charakterisierter Absorber. Wenn man die Ionisation als bevorzugter, vielleicht einziger Ausgangspunkt strahlenspezifischer Reaktionen betrachtet, dann ist das Schema insofern unvollständig, als unmittelbar vor dem Übergang in Wärme, im Zustand der *Anregung*, Umwandlungen eintreten können, die dort nicht berücksichtigt sind. Man vergleiche hierzu z. B. das in Kap. VII über den STERN-VOLLMERschen Mechanismus Gesagte.

Wir hatten oben angenommen, daß der absorbierende Körper von solchem Ausmaße sein soll, daß keine Strahlung mehr denselben verlassen kann. Praktisch ist dieser Forderung unter Umständen nur unter den größten Schwierigkeiten nachzukommen. Es sei in diesem Zusammenhang an die Schwierigkeit der Energiemessung der Röntgenstrahlen erinnert. Aber auch in praktischer Hinsicht ist die obige Forderung nie oder nur selten und dann nur angenähert erfüllt. Während bei Bestrahlungen in der Oberflächentherapie ab und zu der bestrahlte Körper so bemessen sein mag, daß die dem Einfallsfelde gegenüberliegende Grenze keinen nennenswerten Betrag an Strahlen wieder austreten läßt, so ist doch bei Anwendung von härteren Strahlen in der Tiefentherapie gerade das Gegenteil der Fall.

6. Kathodenstrahlen und α-Strahlen.

Ich möchte an dieser Stelle noch einige Angaben über die klassischen Korpuskularstrahlen anführen, nachdem wir in den letzten Abschnitten ausgiebig und eingehend mit den Elektronen bekannt geworden sind. Freie Elektronen sind nicht nur als Sekundärelektronen bekannt, sondern sie treten uns vor allem als Kathodenstrahlen entgegen, und es sind gerade die noch zu besprechenden Quellen von ganz besonderer Bedeutung, indem sie Beobachtungen und Messungen gestatteten, die in Verbindung mit den besprochenen Untersuchungen weitgehende Aufschlüsse über den Aufbau der Materie gebracht haben.

a) Negative Strahlen, das Elektron.

Die Ladung eines Wasserstoffatoms bei der Elektrolyse wurde erstmals von STONEY 1891 „Elektron" genannt. Heute verstehen wir unter dem Begriff Elektron das kleinste nicht mehr teilbare Teilchen negativer Elektrizität. Für die Ladung eines ruhenden Elektrons brauchen wir den Ausdruck Elementarladung.

Alle Strahlen negativer Elektrizität, also die Kathodenstrahlen, die β-Strahlen der radioaktiven Elemente, die sekundäre Elektronenstrahlung, sind bewegte negative Elektronen. Ebenso sind für die Elektrizitätsleitung in ionisierten Gasen zum Teil die Elektronen verantwortlich zu machen, und sie sind auch die Träger der Elektrizitätsleitung in Metallen. Seiner universellen Bedeutung wegen sei das Elektron im folgenden durch seine Eigenschaften näher definiert.

α) Die Ladung des Elektrons. Elementarladung kleiner Teilchen, Ionenladung.

Durch die Versuchsanordnung von J. J. THOMSON, TOWNSEND und H. A. WILSON ist es möglich geworden, die Elementarladung des Elektrons zu bestimmen. Wenn auch viele Methoden zu dieser Bestimmung existieren, so sind sich doch diejenigen der genannten Autoren, was Einzelheiten anbelangt, ziemlich ähnlich und im Prinzip gleich. Läßt man ein komprimiertes, mit Wasserdampf gesättigtes Gas plötzlich expandieren, so wird es durch die Abkühlung übersättigt und das Wasser fällt in feinen Tröpfchen aus. Es war schon früher nachgewiesen worden, daß die Tropfenbildung an Kondensationskerne gebunden ist. Als solche Kondensationskerne fungieren nicht nur Staubteilchen, sondern vor allem, wie C. T. R. WILSON zeigen konnte, auch die Ionen des Gases. In einem staubfreien, mit Wasserdampf übersättigten Raum fällt derselbe als Nebel aus mit dem Moment, wo durch Kathoden- oder Röntgenstrahlen Ionen im Raume auftreten. Der Nebel fällt im Gravitationsfeld langsam auf den als isolierte Elektrode ausgebildeten Boden des beobachteten Raumes. Jedes Tröpfchen führt entsprechend seiner Entstehung eine bestimmte Ladung mit sich, die der Kondensatorplatte zugeführt wird. Die Ladung der letzteren, aber auch die Gesamtmasse des zu Boden fallenden Nebels kann festgestellt werden, die Ladung mittels eines Elektrometers, die Maße durch Wägung. Aus der Fallgeschwindigkeit der Tröpfchen läßt sich nach einer relativ einfachen Beziehung nach STOKES die Größe derselben bestimmen, so daß auch ihre Zahl errechnet werden kann. Aus einem Quotienten aus Gesamtladung der Elektronenplatte und der Zahl der Teilchen ergibt sich die Ladung eines einzelnen Teilchens. Durch einen Kunstgriff von H. A. WILSON lassen sich auch die negativen von den positiven Teilchen trennen, dadurch, daß erstere bei einer geringeren Übersättigung von 25 bis 30% schon eine Nebelbildung bewirken, während letztere erst bei einer höheren Übersättigung zum Ausfallen des Wasserdampfes führen. Mit allen Modifikationen dieser Methode wurde eine und dieselbe Ladung der Elektrizitätsträger beobachtet. Nach den Gesetzen der Ionisation in Gasen treten aber stets gleichviel negative und positive Träger auf. Negative Träger sind aber entweder Elektronen oder Ionen mit negativer Ladung, die durch ein überschüssiges Elektron bewirkt wird.

Die nebenstehende Abb. 19 gibt ein photographisches Bild von Elektronenbahnen nach der WILSONschen Nebelmethode wieder. Die hellen Punkte entsprechen je einem Nebeltröpfchen das sich um ein Ion als Kondensationskern gebildet hat. Die Ionisation hat durch Elektronen, die durch ein dünnes Röntgenstrahlenbündel ausgelöst waren, stattgefunden. Man beobachte die kurzen, vielfach gekrümmten Bahnen, die nur relativ selten einen hellen Fleck zeigen, und vergleiche mit der Abb. 20 die Bahnen von α-Teilchen.

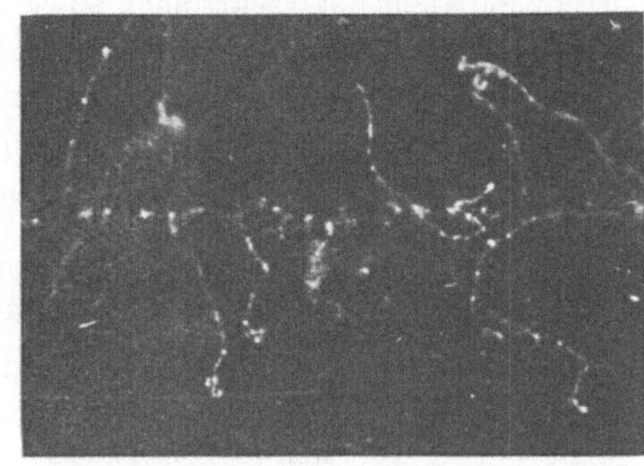

Abb. 19. WILSON-Aufnahme der Bahnen von Elektronen, die durch ein dünnes Röntgenstrahlenbündel in Luft ausgelöst worden sind.

Die atomistische Struktur der Elektrizität wird aber erst eindringlich bewiesen durch die Umladungsversuche von MILLIKAN, E. MEYER, GERLACH und BÄR. Werden Teilchen von der Größenordnung 10^{-4} bis 10^{-5} cm aus Metall, Schwefel, Selen, Schellack, Kolophonium, Paraffin oder aus Öl oder Glycerin in ein elektrisches Feld gebracht und beobachtet, so läßt sich wiederum aus deren Geschwindigkeit der Bewegung und aus der angelegten Feldstärke die Größe der Ladung nach dem STOKESschen Gesetz berechnen. Werden ferner die Teilchen auf irgend eine Weise umgeladen, entweder dadurch, daß ihnen Ladung zugeführt wird (Anlagerung von Ionen), oder daß ihnen durch den lichtelektrischen Effekt negative Ladung in Form von Elektronen entzogen wird, so zeigt sich folgendes: Die Ladungsänderung eines Teilchens erfolgt stets in Sprüngen von

$$e = 4{,}805 \cdot 10^{-10} \; \textit{elektrostatischen Ladungseinheiten}$$

oder einem ganzen Vielfachen dieser Größe, unabhängig vom Material des Teilchens, von der Vorgeschichte desselben, von der Art des Zustandekommens der Umladung, unabhängig auch vom Druck usw. Die Zahl e stellt das elektrische atomare Elementarquantum dar, das ein Elektron oder ein vorerst negativ einwertiges Gasion mit sich führt.

Auf ungefähr die gleiche Ladungsgröße gelangen wir aber auch nach den FARADEYschen Gesetzen der Elektrolyse für elektrolytische Ionen sowie nach RUTHERFORD und GEIGER aus Konstanten des Zerfalles von radioaktiven Elementen für β-Teilchen. Die negativen Ionen der Gase, die Elektronen und negativen elektrolytischen Ionen zeigen also, sofern letztere einwertig sind, stets dieselbe Ladungsgröße.

β) Spezifische Ladung, Maße und Radius des Elektrons.

Daß die Elementarladung e auch dem Elektron zukommt, geht eindeutig und direkt aus den MILLIKANschen Versuchen über die Teilchenumladung durch den lichtelektrischen Effekt, d. h. durch Absprengung eines Elektrons aus einem Teilchen, hervor. Eine direkte Bestimmung der Masse m eines Elektrons ist nicht möglich, jedoch gelang deren quantitative Auswertung über den Umweg der sog. *spezifischen Ladung*. Unter spezifischer Ladung verstehen wir das Verhältnis von Ladung zu Masse des Elektrons, $\dfrac{e}{m}$.

Ein in einem Kathodenstrahlenrohr fließender Elektronenstrom verhält sich im elektrischen oder magnetischen Felde wie ein stromdurchflossener Leiter, wird also bei geeigneter Lage des Feldes durch dasselbe abgelenkt. Aus der Größe der Ablenkung und der durch das Potentialgefälle an der Röhre gemessenen Geschwindigkeit der Elektronen, sowie durch die Größe der Feldstärke läßt sich die spezifische Ladung des Elektrons berechnen. Neben der eben angedeuteten Methode besteht auch die Möglichkeit, $\dfrac{e}{m}$ aus dem ZEEMANN-Effekt, d. h. aus der spektroskopischen Auflösung und Verschiebung verschiedener Spektrallinien im magnetischen Felde sowie auch aus der Feinstruktur der Wasserstoff- und Heliumlinien in Verbindung mit Konstanten der Atomphysik (PASCHEN), zu bestimmen. Alle Bestimmungen führten auf annähernd die gleiche Größe. Als wahrscheinlichster Wert sei genannt:

$$\frac{e}{m} = 5{,}298 \cdot 10^{-17} \; elektrostatische \; Einheiten/Gramm.$$

Daraus ergibt sich bei bekannter Elementarladung e die Masse zu $m = 9{,}003 \cdot 10^{-28}$ g. Die Masse des Elektrons verhält sich zur Masse des Wasserstoffatoms wie $1 : 1848$.

Der oben angeführte Wert für m gilt nur für die Masse des ruhenden Elektrons. Nach der allgemeinen Relativitätstheorie LORENZ-EINSTEIN ist aber die Masse eines Körpers nicht konstant, sondern von dessen Geschwindigkeit v abhängig. Sie wird mit steigendem v größer und nähert sich nach der Relativitätstheorie dem Grenzwert unendlich, wenn sich v der Lichtgeschwindigkeit c nähert. Zwischen der Ruhemasse m_0 und der Masse bei der Geschwindigkeit v, m_v besteht die Beziehung $m_v = \dfrac{m_0}{\sqrt{1 - \dfrac{v^2}{c^2}}}$.

Im Jahre 1906 ist zum ersten Male von KAUFMANN auf die Inkonstanz der $\dfrac{e}{m}$-Werte bei veränderter Geschwindigkeit des Elektrons hingewiesen worden. Die von der LORENZ-EINSTEINschen Theorie verlangte Inkonstanz der Masse besteht also tatsächlich, und neuere Messungen von BUCHERER, NEUMANN, NOLZ, RUBKA und vielen anderen ergeben eine auffallende Übereinstimmung der experimentell gefundenen Abweichungen der Geschwindigkeitsfunktion mit den abgeleiteten Gesetzen der Relativitätstheorie.

b) Positive Strahlen, das α-Teilchen.

α) Kanalstrahlen.

In einem Entladungsrohr, das auf einige Millimeter Hg evakuiert ist und als Kathode ein durchlöchertes Blech trägt, beobachtet man beim Anlegen einer Spannung eine büschelförmige Strahlung, die von den Löchern in der Kathode ausgeht, sich aber nach rückwärts, also nicht in der Richtung zur Anode ausbreitet.

Diese Strahlung ist von GOLDSTEIN entdeckt worden. Beim magnetischen oder elektrischen Ablenkungsversuch erweist sie sich ebenfalls als ablenkbar, verhält sich aber in dieser Hinsicht anders als die Kathodenstrahlen. Einerseits ist die Ablenkungsrichtung entgegengesetzt derjenigen bei den negativen Elektronenstrahlen, anderseits aber ist ihre Größe ceteris paribus hier viel geringer als bei den Kathodenstrahlen. Aus der ersten Beobachtung ist der zwingende Schluß zu ziehen, daß sie positiv geladene Teilchen sind, die sich dank ihrer Bewegung im magnetischen Felde wie ein Strom von positiver Elektrizität verhalten und die dank ihrer großen Geschwindigkeit die Eigenschaften von Strahlen aufweisen. Wir nennen sie *Kanalstrahlen*. Die zweite Tatsache läßt schließen, daß die Teilchen eine größere Masse haben als die Elektronen.

β) Anodenstrahlen.

Wird ein hochevakuiertes Entladungsrohr, dessen Anode aus geschmolzenen Salzen (Jodide und Bromide von Lithium, Kalium oder Natrium) besteht, an Spannung gelegt, so beobachtet man ebenfalls von der Anode ausgehende, sich nach der Kathode bewegende Strahlen gleicher Eigenschaften wie die Kanalstrahlen. Sie sind 1906 von GEHRKE und REICHENHEIM entdeckt und mit dem Namen *Anodenstrahlen* bedacht worden. Es sind ebenfalls korpuskulare Strahlen positiver Elektrizität, aber, wie gesagt, die Teilchen sind mit relativ großer Masse behaftet.

γ) α-Strahlen.

Eine in der Atomtheorie ganz besonders hohe Bedeutung hat eine dritte Art von positiven Korpuskularstrahlen gewonnen, nämlich die beim Zerfall von radioaktiven Elementen emittierten sog. α-Strahlen (vgl. auch Kap. III). Sie waren in den letzten Jahrzehnten Gegenstand eingehender Untersuchungen und seien deshalb auch hier näher besprochen. Beim Zerfallsprozeß des Radiums und seiner Verwandten wird neben der γ-Wellenstrahlung und der β-Elektronenstrahlung die positiv korpuskulare α-Strahlung ausgesandt. Das α-Teilchen hat wie die Kanal- und Anodenstrahlen eine sehr viel größere Masse als das Elektron. Bei gleicher Geschwindigkeit ist die ihm innewohnende kinetische Energie also bedeutend größer. Sie ist so groß, daß jedes einzelne Teilchen beim Auftreffen auf einen Zinksulfidschirm eine zirkumskripte Fluorescenz des Schirmes, eine sog. Scintillation, auslöst. Damit hat man ein Mittel in der Hand, die α-Teilchen direkt zu zählen. Die direkte Zählung der Elektronen stieß deswegen auf gewaltige Schwierigkeiten und konnte bis anhin nicht zu genauen Messungen verwendet werden, weil die Energie ihres Stoßes mit anderen Atomen entsprechend ihrer kleineren Masse zu gering ist, um nennenswerte Leuchterscheinungen zu verursachen. Die exaktesten Zählungen sind jedoch von RUTHERFORD und GEIGER mit einer elektrischen Zählmethode gewonnen worden. Tritt ein α-Teilchen in den Raum zwischen zwei an Spannung gelegte Kondensatorplatten ein, so ionisiert es die Luft. Die dadurch bedingte momentane Leitfähigkeitserhöhung läßt sich als Ausschlag eines in Serie mit dem Kondensator und der Spannungsquelle geschalteten hochempfindlichen Galvanometers nachweisen. Mit dieser Methode ergab sich, daß 1 g Radium in der Sekunde $3{,}72 \cdot 10^{10}$ Teilchen aussendet. Aus der Teilchenzahl und der Größe der durch die Teilchen erzeugten Stromstärke haben RUTHERFORD und GEIGER mit Radium C sowie REGNER mit Pollonium die Ladung eines α-Teilchens zu

$$E_\alpha = 9{,}54 \cdot 10^{-10} \ \textit{elektrostatische Einheiten}$$

bestimmt. Vergleichen wir diesen Wert mit dem früher bestimmten Elementarquantum, so finden wir ihn ziemlich genau doppelt so groß. Das α-Teilchen trägt also eine doppelt positive Elementarladung. Aus˙ Ablenkungsversuchen ist die spezifische Ladung $\dfrac{E}{m}$ zu

$$\frac{E}{m_\alpha} = 1{,}447 \cdot 10^{14}\ \textit{elektrostatische Einheiten/Gramm}$$

gefunden worden. Daraus errechnet sich die Masse m_α zu

$$m_\alpha = 6{,}60 \cdot 10^{-24}\ \textit{Gramm}.$$

Dieser Wert ist aber derselbe, wie er für die Masse des *Heliumatoms* gefunden wurde. α-Teilchen sind also doppelt positiv geladene Heliumatome. Diese Erkenntnis bedeutet für die Atomtheorie einen gewaltigen Fortschritt und hat im Verein mit der Bestimmung des Elektrons nicht nur auf die Atomtheorie selbst, sondern auch auf die elektromagnetische Lichttheorie und auf die Quantentheorie befruchtend gewirkt.

Die nebenstehende Abb. 20 gibt nach der WILSONschen *Nebelmethode* Bahnen von α-Teilchen wieder. Das Bild ist eine photographische Aufnahme. Wie ersichtlich, verlaufen die Bahnen im allgemeinen absolut gerade und sind scharf begrenzt.

Elektronen und α-Teilchen haben mannigfache physikalische, chemische und biologische Wirkungen. Diese sollen in den folgenden Kapiteln ebenfalls kurz Erwähnung finden. An dieser Stelle soll nur noch bemerkt werden, daß es in den letzten Jahren gelungen ist, Elektronen in großen Mengen aus der Röhre austreten zu lassen. Dieselben zeigen außerordentlich intensive chemische und biologische Wirksamkeit. Wir werden darauf noch zurückzukommen haben.

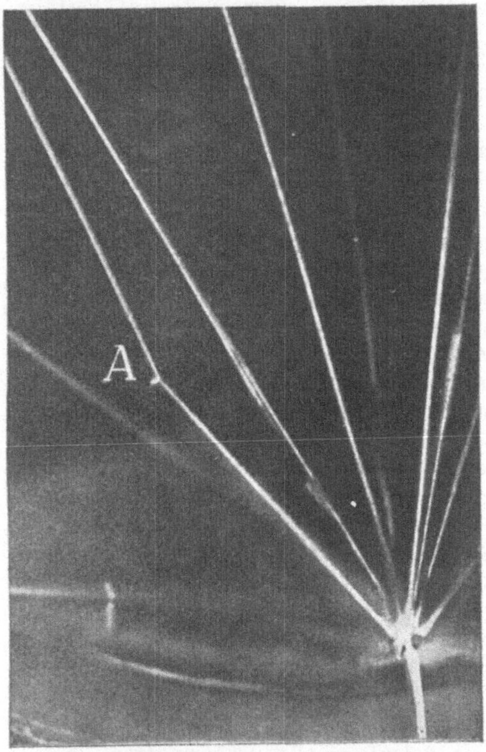

Abb. 20. Bahnen von α-Teilchen.
Bei *A* erscheint eine Bahn durch Zusammenstoß mit einem Gasmolekül geknickt (WILSON-Aufnahme).

7. Aufbau der Kerne.

Im ersten Abschnitt dieses Kapitels über die Beziehungen der Röntgen- und γ-Strahlen zur Materie fand die Beschreibung des Atoms einen gewissen Abschluß. Wir stellten uns das Atom dort als Planetensystem im kleinen vor. Als Zentralkörper fungiert der positiv geladene Kern. Über den Kern selbst wurden aber früher keine Aussagen gemacht. Der Atomkern soll Gegenstand dieses letzten Abschnittes sein, so kurz gedrängt, daß nur das Wesentliche herausgeschält werden soll, von dem, was ein eigener Spezialzweig der Atomphysik, die Kernphysik, in den letzten Jahren an Tatsachen und Vorstellungen hervorgebracht hat. Vorerst sei kurz an einige bekannte Tatsachen erinnert.

a) Ältere Kenntnisse über den Kern.

Der Kern ist fast ausschließlich Träger der Masse, sein Durchmesser weist außerordentlich kleine Dimensionen auf, nämlich 10^{-13} bis 10^{-12} cm. Der Kern trägt eine bestimmte Anzahl elektrischer Elementarladungen. Diese positiven Ladungen werden durch ebenso viele negative Elementarladungen abgesättigt, die als kreisende Elektronen den Kern in bestimmten Bahnen umgeben. Die Elektronenschalen sind unter normalen Bedingungen etwa 10^{-8} cm vom Kern entfernt. Das will aber nicht besagen, daß in diesem Abstand jegliche Kräftewirkung des Atoms aufhört. Im Gegenteil wirken die elektrischen Felder unter Umständen in die Umgebung, wie Beobachtungen an langsamen Elektronen ergeben haben. Wenn man als gaskinetische Radien jene Halbmesser definiert, innerhalb welcher die Kräfte derart groß sind, daß sie anderen Atomen (nicht Korpuskularstrahlen) das Eindringen nicht gestatten, so resultieren Größen, wie sie die folgende Tabelle wiedergibt.

Tabelle 10. Gaskinetische Radien einiger Atome in 10^{-8} cm (Å) für Stoßgeschwindigkeiten, wie sie der Zimmertemperatur entsprechen.

C	1,40	Si	2,06	Ca	3,47	Ag	2,57
Na	3,23	Ar	3,51	Fe	2,30	Au	2,58
Al	2,59	K	3,82	Cu	2,27	Pb	3,12

Es liegt auch nahe, daß die Entfernung der einzelnen Atome den Radien der Tab. 10 entspricht. Es wird dies aus Betrachtungen über ihr Verhalten bei Schmelzen, über die *spezifischen Volumina*, über die *Kristallgitterabstände* usw. wahrscheinlich gemacht.

Es sei nachdrücklich auf den Unterschied zwischen der Ausdehnung des Atoms und der räumlichen Ausdehnung des Massekernes hingewiesen, der demnach 4 bis 5 Zehnerpotenzen beträgt; der Kern ist 10^4 bis 10^5mal kleiner als

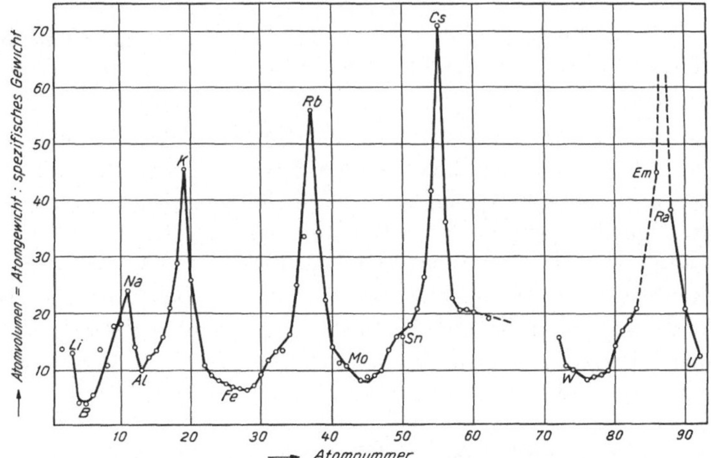

Abb. 21. Periodizität der Atomvolumina.

das Atom. Man stelle sich den Kern, also die hauptsächlichste Masse des Atoms, $1/_{10}$ mm im Durchmesser messend, im Zentrum einer Kugel von 1 m Durchmesser vor. Der Raum dieser Meterkugel ist hauptsächlich mit elektrischen und magnetischen Kraftfeldern ausgefüllt. Die Massen der Elektronen gleich je $1/_{1840}$ der

Masse des H-Atoms können dabei vernachlässigt werden. Es ist nach dieser Auffassung wohl zutreffend, daß die gesamte Masse eines Kubikdezimeters Platin auf den Raum eines Stecknadelkopfes zusammenschrumpft.

Wir haben früher gesehen, daß die fortschreitende Zunahme der elektrischen Ladungen des Atoms stets in Sprüngen von Ladungseinheiten von $4{,}80 \cdot 10^{-10}$ elektrostatischen Einheiten $= 1{,}60 \cdot 10^{-19}$ Coulomb erfolgt. Dementsprechend muß auch die positive Ladung des Kernes in gleichgroßen Sprüngen zunehmen. Aus der Tab. 2, die das periodische System der chemischen Elemente wiedergibt, ist aber zu ersehen, daß entsprechend dem aperiodischen Anstieg der Ordnungszahl Z keineswegs etwa andere chemische Eigenschaften der Atome sich ebenfalls stetig ändern. Im Gegenteil treten periodische stets wieder gleiche Eigenschaften auf bei Elementen mit verschieden großem Z. Gerade z. B. ändert sich das Atomvolumen periodisch, wie die Abb. 21 deutlich nachweist. Der Schmelzpunkt, der Ausdehnungskoeffizient, die Spektren im Gebiete des sichtbaren Lichtes u. v. a. zeigen die gleiche Periodizität.

b) Bausteine der Kerne.

Man nimmt heute, gestützt auf zahllose Experimente, an, daß die Atomkerne aus Protonen und Neutronen bestehen.

Die *Protonen* sind Wasserstoffkerne mit einer positiven Elementarladung und der Masse 1 entsprechend dem Atomgewicht 1. Die Gesamtzahl der Protonen im Kerne bestimmt also auch mit ihren positiven Ladungen die Zahl der der außerhalb des Kernes gelegenen Elektronen. Sie ist also identisch mit der Ordnungszahl Z.

Außer den Protonen müssen noch ungeladene Bausteine vorhanden sein, die ebenfalls ungefähr die Masse des Wasserstoffatoms aufweisen, die *Neutronen*. Wenn N die Zahl der Neutronen bezeichnet, so ist das Atomgewicht A eines Atoms gegeben durch die Summe $A = Z + N$. Während also die Elektronenhülle durch eine Konstante, nämlich Z definiert ist, so braucht es für die Festlegung der Zusammensetzung der Kerne deren zwei: die Zahl der Ladungen einerseits und die Masse anderseits; Z und A. Wir benutzen die Symbole in der Weise, daß Z vor das alte chemische Symbol unten hingesetzt wird. Die Masse dagegen wird vor die Buchstaben des Symbols in die Höhe geschrieben, z. B. ${}^{4}_{2}\mathrm{He}$ oder ${}^{6}_{3}\mathrm{Li}$ usw. Die oben genannten Bausteine sind sicher in den Kernen vorhanden; daneben kommt aber wahrscheinlich auch der ${}^{4}_{2}\mathrm{He}$-Kern, also das α-Teilchen und eventuell der sog. schwere Wasserstoff ${}^{2}_{1}\mathrm{H}$ in höher geordneten Kernen vor. Wie wir im folgenden Abschnitt III B sehen werden, ist das α-Teilchen sehr stabil. Es kann freilich zusammengesetzt gedacht werden aus zwei Protonen und zwei Neutronen $\left(2\,{}^{1}_{1}\mathrm{H} + 2\,{}^{1}_{0}\mathrm{n} = {}^{4}_{2}\mathrm{He}\right)$. Der Aufbau des Kernes erfolgt also additiv aus Protonen ${}^{1}_{1}\mathrm{H}$ und Neutronen ${}^{1}_{0}\mathrm{n}$, wobei der Agglomeration von zwei Protonen und zwei Neutronen, dem Heliumkern ${}^{4}_{2}\mathrm{He}$ in Kernen höherer Masse eine gewisse Selbständigkeit zugeschrieben werden darf.

c) Entdeckung der neuen Elementarteilchen.

Es bleibt uns noch übrig, ganz kurz den Weg zu skizzieren, wie man zu der oben dargestellten Vorstellung gekommen ist. Durch die Erscheinungen des radioaktiven Zerfalles (III) ergaben sich als Bausteine des radioaktiven Kernes zunächst Heliumkerne und Elektronen. Man dachte sich besonders die letzteren als einigermaßen frei beweglich und als Kompensation der positiven Ladungen, die immer mit der Masse verbunden schienen.

Bei Versuchen mit Po-α-Strahlen in einer mit Stickstoff gefüllten WILSON-Kammer konnte RUTHERFORD 1919 eine Korpuskularstrahlung größerer Reichweite beobachten, deren genaue Analyse dieselbe als Protonenstrahlung sicherstellte.

Bei Bestrahlung des Elements Beryllium durch BOTHE und BECKER, ferner durch I. CURIE und JOLIOT wurde eine Strahlung außerordentlicher Durchdringungsfähigkeit beobachtet, die sich durch das elektrische Feld nicht ablenken ließ. Sie wurde deshalb zunächst als eine extrem harte γ-Strahlung angesehen. Ihr Ionisationsvermögen war aber sehr gering, so daß die bekannten Gesetze der Absorption und Streuung auf sie nicht anwendbar waren. Eigenartigerweise wurde die Strahlungsintensität bei Durchgang durch Paraffin nicht geschwächt, sondern verstärkt.

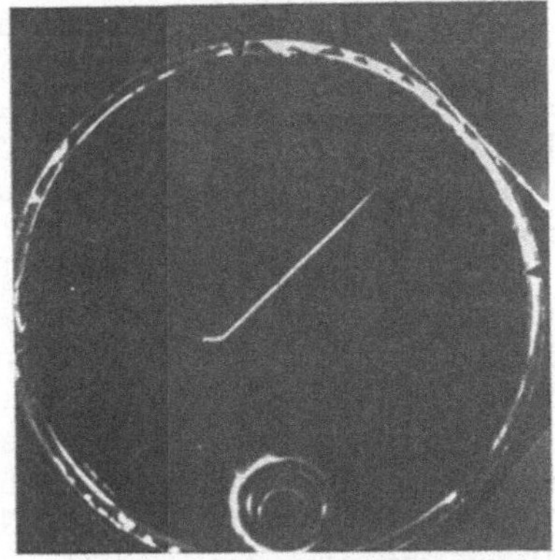

Abb. 22. Zusammenstoß eines Neutron ($_0^1$n) mit einem Neonatom ($_{10}^{20}$Ne) ·
$$_{10}^{20}\text{Ne} + {}_0^1\text{n} \longrightarrow {}_9^{20}\text{F} + {}_1^1\text{H}$$
(JAECKEL).

CHADWICK beobachtete nun (1932) bei Versuchen mit dieser Strahlung in der mit Stickstoff gefüllten WILSON-Kammer gelegentlich Bahnspuren von Stickstoffatomen, die eine extrem hohe Energie besaßen, so daß die induzierende Strahlung eine Korpuskularstrahlung sein mußte. Die genaue Analyse der Impulsvorgänge führte zu einer Masse des Korpuskels von 1, und da die Strahlung durch das elektrische

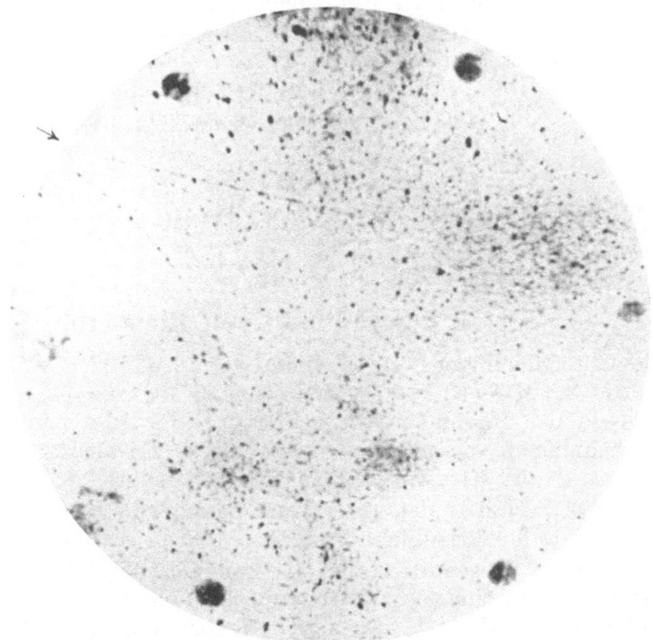

Abb. 23. „Materialisierung" eines γ-Strahles in ein Positron und ein Elektron.

Feld nicht beeinflußbar war, so mußten die Korpuskeln ladungslos sein. Mit dieser Annahme stimmten auch die Versuche an wasserstoffhaltigen Substanzen überein. Das somit von CHADWICK neu entdeckte Teilchen von der Masse 1 (genau 1,0090) und der Ladung 0 wurde von ihm *Neutron* genannt. Die zahlreichen Versuche an vielen anderen Elementen haben die Existenz des Neutrons als Baustein des Atomkernes vollauf bestätigt (Abb. 22).

Bei Untersuchung der Höhenstrahlung mit Hilfe der WILSON-Kammer wurden von ANDERSON 1932 gelegentlich Bahnspuren gefunden, deren Krümmungsradius im magnetischen Feld demjenigen der Elektronen entsprach, deren Krümmungsrichtung aber auf eine positive Ladung zurückzuführen war. Das neu entdeckte Teilchen wurde *Positron* genannt. Seine Masse ist die Elektronenmasse und seine Ladung das positive Elementarquantum $+ 4{,}80 \cdot 10^{-10}$ (cgs).

Bei Bestrahlung von Atomkernen mit harten γ-Strahlen konnten CURIE und JOLIOT 1933 gelegentlich Elektronenpaare (Positron + Elektron) beobachten, die mit gleicher Krümmung nach verschiedenen Seiten abgelenkt wurden. Der γ-Strahl erfährt eine „Materialisierung", indem er sich in zwei $(e^+ + e^-)$ Elektronen aufteilt. Da die Masse des Elektrons ($m_0 = 5{,}5 \cdot 10^{-4}$ Atomgewichtseinheiten) einer Energie von $0{,}51 \cdot 10^6$ eV entspricht, diejenige des Paares also $1{,}02 \cdot 10^6$ eV, so läßt sich die Geschwindigkeit des Paares berechnen aus der Energiedifferenz des primären γ-Strahles und der zur „Materialisierung" notwendigen Energie von $1{,}02 \cdot 10^6$ eV. Auch der umgekehrte Vorgang („Zerstrahlung"), also die Vereinigung von einem Positron und einem Elektron $(e^+ + e^-)$ unter Aussendung einer γ-Strahlung wurde 1934 von THIBAUD beobachtet. Mit diesen Versuchen ist das Masseenergiegesetz der Relativitätstheorie experimentell bestätigt worden. Die Entstehung eines Elektronenpaares $(e^+ + e^-)$ ist in Abb. 23 wiedergegeben.

Der Atomkern besteht demnach aus Protonen, welche eine positive Elementarladung tragen, und ladungslosen Neutronen. Der Übergang eines Protons in ein Neutron findet unter Aussendung eines Positrons statt, während der umgekehrte Übergang eines Neutrons in ein Proton unter Aussendung eines Elektrons vor sich geht. Die elektrischen Ladungseinheiten treten also bei Kernreaktionen nur bei Übergängen zwischen Protonen und Neutronen in Erscheinung.

III. Entstehung der radioaktiven Strahlungen.

Von Dr. W. Minder.

1. Zerfall der radioaktiven Elemente.

Durch die Untersuchungen von H. BECQUEREL, M. und P. CURIE, RUTHERFORD, F. SODDY, ST. MEYER, E. v. SCHWEIDLER, F. KOHLRAUSCH und V. HESS wurde das Wesen der Radioaktivität geklärt. Unter Radioaktivität versteht man die Erscheinungen, die mit einem spontanen Zerfall der natürlich oder künstlich „radioaktiven" Elemente im Zusammenhang stehen.

Der radioaktive Zerfall findet unter Aussendung von Strahlen statt. Diese Strahlen sind materiell oder wellenförmig.

α-Strahlen wurden (Abschnitt II 6 b) als zweifach positiv geladene Heliumkerne erkannt, β-Strahlen sind (negative oder positive) Elektronen, γ-Strahlen sind harte bis sehr harte Röntgenstrahlen (ν der Größenordnung nach 10^{20}, $U \sim 10^6$ V).

α-Strahlen führen Masse und Ladung, β-Strahlen Ladung mit sich. Der Atomkern muß sich deshalb bei der Aussendung dieser Strahlenarten entsprechend verändern. Auch die Emission der γ-Strahlen führt zu einer Veränderung des Kernes (Umgruppierung der Bestandteile und geringer Massendefekt). Die Veränderung ist derart, daß durch die Emission eines α-Teilchens

Zerfall der radioaktiven Elemente. 47

$\left(^{4}_{2}\text{He}\right.$, untere Zahl Ladung, obere Zahl abgerundetes Atomgewicht$)$ das Gewicht des neu entstandenen Kernes um vier Einheiten abnimmt und seine Ladung sich um zwei Einheiten vermindert. Dadurch nimmt das neue Element eine andere Stellung im periodischen System ein, es ist um zwei Kolonnen nach links verschoben. Durch die Emission eines β-Strahles (negatives Elektron) steigt die positive Ladung des Kernes um eine Einheit, das Element wird um eine Einheit nach rechts geschoben. Die Aussendung eines positiven Elektrons (Positrons), die nur in der künstlichen Radioaktivität bekannt ist, verschiebt das Element um eine Einheit nach links. Diese Verhältnisse sollen an Hand des Zerfalles des Urans näher erläutert werden. Wie die genaue Analyse des Zerfalles des Urans gezeigt hat, zerfällt dieses nach folgendem Schema:

Tabelle 11.

	0	I.	II.	III.	IV.	V.	VI.	VII.
Atom-Gewicht	Edel-Gase	Alk.	Erd-Alk	B-Al-Gruppe	C-Gruppe	N-Gruppe	O-Gruppe	Halo-gene
206					Pb $_{82}$Ra G			
210					$_{81}$Ra C″ —β→	$_{82}$Ra D —β→	$_{83}$Ra E —β→	$_{84}$Ra F	
214					$_{82}$Ra B —β→	$_{83}$Ra C —β→	$_{84}$Ra C′	
218							$_{84}$Ra A	
222	$_{86}$Em							
226			$_{88}$Ra					
230					$_{90}$Jo			
234					$_{90}$UX$_1$ —β→	$_{91}$UX$_2$ —β→	$_{92}$U II	
238							$_{92}$U I	

Das Uran I (VI. Gruppe) als Ausgangssubstanz des Zerfalles mit einem (abgerundeten) Atomgewicht von 238 und einer Kernladung von 92 geht unter Aussendung eines α-Strahles über in ein Element der IV. Gruppe U X$_1$. Dieses sendet einen β-Strahl aus und wird durch Ansteigen der Kernladung um eine Einheit zu einem Element der Stickstoffgruppe (V) Uran X$_2$. Eine weitere β-Emission führt das U X$_2$ wieder in die VI. Gruppe über und U II mit einem Atomgewicht von 234 und einer Ladung von 92 ist damit zu einem *Isotopen* des U I geworden (verschiedenes Atomgewicht, aber gleiche Ladung und gleiche Elektronenhülle und damit gleiche chemische Eigenschaften). U II zerfällt unter α-Emission in Ionium, ein Isotop des U X$_1$, dieses unter α-Emission in Radium. Ra geht unter α-Abgabe in das Edelgas Emanation über, dieses (α) in Ra A mit einer Kernladung von 84 und einem Atomgewicht von 218. Ra A zerfällt in Ra B unter Aussendung eines α-Strahles. Ra B emittiert β-Strahlen, wird unter Anstieg der Ladung zu Ra C. Ra C hat einen sog. dualen Zerfall und geht einerseits in ein Element der IV. Gruppe (β-Emission) Ra C′ über (99,96%), ein Isotop des Ra A, anderseits unter Aussendung eines α-Strahles (größte Reichweite) in ein Element der B-Gruppe Ra C″ (0,04%). Beide Folgeprodukte, Ra C′ unter α-Emission, Ra C″ unter β-Emission vereinigen sich wieder bei Ra D, einem Isotopen des Ra B. Dieses zerfällt unter zweimaliger β-Aussendung in Ra E und Ra F (Polonium), Isotope des Ra C bzw. Ra A, und das Polonium zerfällt unter Aussendung eines α-Strahles in Ra G, ein Bleiisotop. Ähnlichen Zerfallsverlauf zeigen die Thoriumreihe und die Protaktiniumreihe.

Mit Ausnahme der I. und VII. Gruppe sind durch diesen Zerfall alle Gruppen des periodischen Systems durchlaufen worden. Ein radioaktives Alkalimetall, das etwa durch β-Emission der Emanation entstehen könnte, müßte dem bisher unbekannten Ekacäsium entsprechen, ebenso wäre die Ausfüllung der Lücke des Ekajods, eines Halogens etwa durch β-Emission des Ra A zu verstehen. Dabei wären diese Vorgänge, wie aus der Kernstruktur (Verhältnis zwischen Neutronen und Protonen) abgeleitet werden kann, in bezug auf ihre Wahrscheinlichkeit nicht unwahrscheinlicher als eine Anzahl tatsächlich beobachteter Kernumwandlungen. Möglicherweise handelt es sich dabei um Atomarten mit so kurzer Lebensdauer, daß sie bisher der Beobachtung entgangen sind.

Zur Aufstellung der Gesetze des radioaktiven Zerfalls betrachtet man am besten ein Element, das nur eine Strahlenart aussendet, etwa das Polonium. Dieses emittiert nur α-Strahlen und wird dadurch zu inaktivem Blei. Mißt man über längere Zeit den Ionisationsstrom, der durch die α-Strahlen entsteht, oder zählt man mit Hilfe einer Vorrichtung (*Spintariskop* oder Zähler) die α-Strahlen während längerer Zeit, so nimmt der Ionisationsstrom, bzw. die Zahl der ausgesandten α-Strahlen ab. (Gesetz für letztere formuliert.)

Jedes Poloniumatom sendet ein α-Partikel aus und wird dadurch zu Blei, nach der Reaktion beteiligt es sich an derselben nicht mehr. Es ist deshalb die Anzahl der in der Zeiteinheit ausgesandten α-Strahlen, d. h. die in der Zeiteinheit zerfallenden Poloniumatome im Zeitpunkt t der Anzahl der zu diesem Zeitpunkt noch nicht zerfallenen Poloniumatome proportional:

$$\frac{dN_t}{dt} = -\lambda N_t; \quad \text{also} \int_{N_0}^{N_t} \frac{dN_t}{N_t} = -\int_0^t \lambda \, dt.$$

$$\log \frac{N_t}{N_0} = -\lambda t, \text{ und } \frac{N_t}{N_0} = e^{-\lambda t},$$

daher

$$N_t = N_0 \, e^{-\lambda t}.$$

Darin bedeutet N_t die Zahl der zur Zeit t noch nicht zerfallenen Atome, N_0 die Zahl der unzerfallenen Atome bei Beginn des Versuches $t = 0$, λ die *Zerfallskonstante* der betreffenden Substanz und e die natürliche Zahl (2,71828). $\frac{1}{\lambda} = \tau$ ist die *mittlere Lebensdauer* und T die *Halbwertzeit*, d. h. die Zeit, in der vom betreffenden Element die Hälfte der ursprünglichen Anzahl der Atome zerfallen ist.

$$T = \frac{1}{\lambda} \log 2 = 0{,}693 \cdot \frac{1}{\lambda} = 0{,}693 \, \tau.$$

Das exponentielle Zerfallsgesetz gibt sich unmittelbar als Grenzwert der Wahrscheinlichkeit w, daß ein Atom im Zeitintervall $\varDelta$ zerfalle (E. v. SCHWEIDLER):

$$w = \lambda \varDelta$$

ist die Zerfallswahrscheinlichkeit im Zeitelement $\varDelta$. Das Atom zerfalle im Zeitintervall $t = \varDelta k$ nicht. Die Wahrscheinlichkeit dafür beträgt

$$w_t{}' = (1 - \varDelta \lambda)^k = \left[(1 - \varDelta \lambda)^{-\frac{1}{\varDelta \lambda}} \right]^{-\lambda t},$$

und wenn bei konstantem Produkt $t = \varDelta k$, $\varDelta$ unendlich klein wird, so ergibt sich

$$w_t{}' = \lim_{\varDelta \to 0} \left[(1 - \varDelta \lambda)^{-\frac{1}{\varDelta \lambda}} \right]^{-\lambda t} = e^{-\lambda t},$$

und schließlich für N_0 Atome zur Zeit $t = 0$ werden zur Zeit t dann noch vorhanden sein:

$$N_t = N_0\, e^{-\lambda t}.$$

Von praktischem Interesse sind die Werte der Zerfallskonstanten λ bzw. der Halbwertzeit T. Sie sollen in der folgenden Tab. 12 für die Uranreihe mit den Geschwindigkeiten der α- und β-Strahlen (letztere eingeklammert) und den Reichweiten R_0 der α-Strahlen in Luft von Normalzustand angegeben werden.

Tabelle 12.

Element	Strahlung	T	λ in s^{-1}	v in cm/s	R_0 cm Luft
U I	α	$4{,}5 \cdot 10^9$ a	$4{,}8 \cdot 10^{-18}$	$1{,}4 \cdot 10^9$	2,53
U X I	β, γ	23,8 d	$3{,}37 \cdot 10^{-7}$	$(1{,}4\text{—}1{,}77 \cdot 10^{10})$	—
U X II	β, γ	1,17 m	$9{,}9 \cdot 10^{-3}$	$(2{,}46\text{—}2{,}88 \cdot 10^{10})$	—
U II	α	$\sim 10^6$ a	$2 \cdot 10^{-14}$	$1{,}46 \cdot 10^9$	2,91
Jo	α, γ	$7{,}6 \cdot 10^4$ a	$2{,}9 \cdot 10^{-13}$	$1{,}48 \cdot 10^9$	3,03
Ra	α, (β), γ	1580 a	$1{,}39 \cdot 10^{-11}$	$1{,}51 \cdot 10^9$	3,31
Em	α	3,825 d	$2 \cdot 10^{-6}$	$1{,}61 \cdot 10^9$	3,91
Ra A	α	3,05 m	$3{,}78 \cdot 10^{-3}$	$1{,}69 \cdot 10^9$	4,48
Ra B	β, γ	26,8 m	$4{,}31 \cdot 10^{-4}$	$(1{,}08\text{—}2{,}41 \cdot 10^{10})$	—
Ra C	α, (β), γ	19,7 m	$5{,}86 \cdot 10^{-4}$	$1{,}57 \cdot 10^9$	3,6
Ra C′	α	$1{,}5 \cdot 10^{-8}$ s	$4{,}5 \cdot 10^7$	$1{,}922 \cdot 10^9$	6,6
Ra C″	β, γ	1,32 m	$8{,}7 \cdot 10^{-3}$	$(1{,}33\text{—}2{,}998 \cdot 10^{10})$	—
Ra D	β, γ	16 a	$1{,}37 \cdot 10^{-9}$	$(0{,}99\text{—}1{,}21 \cdot 10^{10})$	—
Ra E	β, γ	4,85 d	$1{,}66 \cdot 10^{-6}$	$(2{,}31 \cdot 10^{10})$	—
Ra F	α	136,5 d	$5{,}88 \cdot 10^{-8}$	$1{,}59 \cdot 10^9$	3,72
Ra G, Pb	—	∞	0	Stabil	Stabil

Wie aus der Tabelle zu ersehen ist, schwanken die Zeitkonstanten λ und T um 25 Größenordnungen (10^{-18} bis 10^7), einzelne Elemente (U I) sind sehr stabil und zerfallen äußerst langsam, während andere (Ra C′) in der unvorstellbar kurzen Zeit von Hundertmilliontelsekunden zerfallen.

Für eine große Anzahl der radioaktiven Elemente sind die Zerfallszeiten (T) unmittelbar meßbar. Für die sehr langlebigen oder sehr kurzlebigen Elemente lassen sie sich aus der GEIGER-NUTTALL-Beziehung aus der Reichweite der emittierten α-Strahlen berechnen. Diese Beziehung lautet:

$$\log \lambda = A + B \log R_0,$$

wobei nach den neuesten Messungen der Reichweiten und Zerfallskonstanten der meßbaren Elemente $A = -41{,}6$ und $B = 60{,}04$ für die Uranreihe betragen. Für die übrigen Zerfallsreihen gelten ganz ähnliche Gesamtverhältnisse und die Konstanten der GEIGER-NUTTALL-Beziehung haben ähnliche Werte.

Aus der Beziehung zwischen Reichweite und Zerfallskonstante ist zu ersehen, daß die instabilen Elemente Strahlen (α, β, γ) höherer Energie aussenden als die stabilen. Diese Tatsache hängt mit der Stabilität des entsprechenden Atomkernes zusammen. Für die Praxis ergibt sich daraus die Folgerung, aus der gesamten Zerfallsreihe diejenigen Glieder auszuwählen, die bei genügend langer Lebensdauer auch eine genügend intensive Strahlung durch die Bildung ihrer Folgeprodukte aussenden. So greift man aus der Uranreihe das Radium heraus, das mit einer Halbwertszeit von $T = 1580$ Jahren als zeitlich praktisch konstant das *radioaktive Gleichgewicht* in verhältnismäßig kurzer Zeit (mit Ausnahme des Ra B mit $T = 16$ Jahren) einstellt.

Aus der Thoriumreihe greift man aus denselben Gründen das Mesothor I, ein Isotop des Radiums, mit $T = 6{,}7$ Jahren heraus, das trotz seiner viel kürzeren Lebensdauer für die Praxis eine gewisse Bedeutung erlangt hat. Die Aktiniumreihe ist für die Praxis bedeutungslos.

2. Künstliche Radioaktivität.

Der radioaktive Zerfall ist eine Atomumwandlung, bei der neue Elemente gebildet werden. Es war naheliegend zu untersuchen, ob bei den übrigen nichtradioaktiven Elementen nicht auch Umwandlungen möglich sind.

Die erste derartige Umwandlung gelang RUTHERFORD 1919, als er Stickstoff mit Polonium-α-Strahlen bestrahlte. Dabei konnte die Emission von positiv geladenen Strahlen beobachtet werden, deren Reichweite sie als freie Protonen, also als positiv geladene Wasserstoffkerne erkennen ließ. Vier Jahre später konnte RUTHERFORD auch bei Al die Protonenemission bei α-Beschießung feststellen. Ähnliche „Zertrümmerungen" gelangen in der Folge bei Li, Be, B, C, F, Na, Mg, S, K, Zn.

Im Jahre 1933 konnten nun JOLIOT-CURIE beobachten, daß mit α-Strahlen beschossenes B die Fähigkeit, Strahlungen zu emittieren, nicht sofort nach der Bestrahlung wieder verlor, sondern weiter positive Elektronen aussandte, und daß diese Fähigkeit einen exponentiellen Verlauf mit der Zeit aufwies, d. h. formal denselben Gesetzen gehorchte wie der radioaktive Zerfall. Damit war die neue Erscheinung der künstlichen Radioaktivität entdeckt.

Die Existenz des positiven Elektrons (Positrons) und eines weiteren Bausteines des Atoms des Neutrons, eines ladungsfreien Wasserstoffkernes war schon früher bei Versuchen über die Ultrastrahlung mit Hilfe der WILSON-Kammer nachgewiesen worden.

Versuche zur Darstellung künstlich radioaktiver Elemente (es handelt sich dabei um instabile Isotopen der nichtaktiven Elemente) sind seit dieser Entdeckung in großer Zahl angestellt worden, und es gibt wohl keine Elemente mehr, die nicht auf diese Umwandlungsvorgänge untersucht sind. Dabei stehen heute neben den α-Strahlen und γ-Strahlen die künstlich erzeugten Protonenstrahlen, Deutonenstrahlen, Neutronenstrahlen, Kathodenstrahlen mit fast jeder beliebigen Energie zur Verfügung. Bei Kathodenstrahlen waren bisher keine Umwandlungen zu beobachten, so daß sie hier nicht in die Betrachtung einbezogen werden müssen. Dagegen sind mit den anderen Strahlenarten Atomumwandlungen mit stabilen und instabilen Endprodukten in großer Zahl gelungen, so daß zur Übersicht eine besondere Klassifikation und Nomenklatur angebracht ist (W. BOTHET, v. WEIZSÄCKER).

In der folgenden Zusammenstellung sind die Ergebnisse etwa bis Anfang 1938 berücksichtigt:

a) Atomumwandlungen durch α-Strahlen.

Wird ein Element mit α-Strahlen $_2^4$He bestrahlt, so besteht eine gewisse Wahrscheinlichkeit, daß das α-Teilchen in den bestrahlten Kern eindringen kann (zirka $1 : 10^4$ bis 10^7). Dadurch würde der neugebildete Kern eine um vier Einheiten höhere Masse und eine um zwei Einheiten höhere Ladung aufweisen. Da nun aber der bestrahlte Kern vor der Bestrahlung stabil war, so wird er durch das Hinzufügen des α-Teilchens seine Stabilität verlieren. Um diese wieder hergeworfen. An Stelle des eintretenden α-Teilchens können ausgestrahlt werden ein Proton $_1^1$H, ein Deuton $_1^2$D, ein Neutron $_0^1$n, oder, wenn der neue Kern $\left(_n^m\text{K} + _2^4\text{He}\right)$ als ganzes stabil sein kann, so werden doch noch in den meisten Fällen γ-Strahlen frei werden.

Entsprechend den verschiedenen Möglichkeiten der Kernreaktion mit dem α-Teilchen entstehen auch verschiedene neue Atome:

α) Das α-Teilchen wird vom Kern aufgefangen unter gleichzeitiger Emission eines Protons. Der neugebildete Kern hat ein um drei Einheiten höheres Gewicht (obere Zahl) und eine um eine Einheit höhere Ladung (untere Zahl). Symbol der Umwandlung (α, p):

$$_n^m\text{A} + _2^4\alpha \rightarrow _{n+1}^{m+3}\text{B} + _1^1\text{H}.$$

Nach diesem Schema reagieren Li, B, N, F, Na, Mg, Al, P. Dabei werden instabile Isotopen von Beryllium $\left(_4^{10}\text{Be}\right)$ und Aluminium gebildet $\left(_{13}^{28}\text{Al}\right)$, die nach dem folgenden Schema zerfallen:

$$_{n+1}^{m+3}\text{B} \rightarrow _{n+2}^{m+3}\text{C} + \text{e}^-; \quad \text{z. B. } _4^{10}\text{Be} \rightarrow _5^{10}\text{B} + \text{e}^-.$$

β) Das α-Teilchen wird vom Kern eingefangen unter gleichzeitiger Emission eines Deutons. Symbol (α, d):

$$_n^m\text{A} + _2^4\alpha \rightarrow _{n+1}^{m+2}\text{B} + _1^2\text{D}.$$

Dieser Prozeß ist nicht sicher beobachtet.

γ) Das α-Teilchen wird vom Kern eingefangen unter gleichzeitiger Emission eines Neutrons. Symbol (α, n):

$$_n^m\text{A} + _2^4\alpha \rightarrow _{n+2}^{m+3}\text{B} + _0^1\text{n}.$$

Nach diesem Schema reagieren Li, Be, B, C, N, F, Na, Mg, Al, Si, P, S, K, Zn.

Von den aufgebauten Isotopen $_{n+2}^{m+3}$B sind in der obigen Reihenfolge B, N, F, Na, Al, Mg, P, S, Cl, Sc, Ge instabil und zerfallen unter Aussendung eines positiven Elektrons nach dem Schema

$$_{n+2}^{m+3}\text{B} \rightarrow _{n+1}^{m+3}\text{C} + \text{e}^+$$

in die Elemente Be, C, O, Ne, Mg, Al, Si, P, S, Ca, Ga.

δ) Das α-Teilchen wird unter gleichzeitiger Emission eines γ-Strahles eingefangen. Symbol (α, γ):

$$_n^m\text{A} + _2^4\alpha \rightarrow _{n+2}^{m+4}\text{B} + \gamma.$$

Dieser Vorgang konnte bisher nicht beobachtet werden.

b) Atomumwandlungen durch Protonenstrahlen.

Bestrahlt man ein Element mit sehr rasch beschleunigten Protonen $_1^1$H (zirka 10^6 bis 10^7 eV), so kann das Proton in den Kern des bestrahlten Elements eindringen. Meistens wird der neugebildete Kern nicht stabil sein (Zunahme der Masse und Ladung um je eine Einheit), sondern er emittiert gleichzeitig mit der Aufnahme des Protons ein α-Teilchen, oder ein Deuton $_1^2$D, oder ein Neutron $_0^1$n, oder aber es werden nur γ-Strahlen ausgesandt. Dadurch sind vier Möglichkeiten zur Bildung anderer Elemente gegeben:

α) Das Proton wird unter gleichzeitigem Aussenden eines α-Strahles eingefangen. Symbol (p, α):

$$_n^m\text{A} + _1^1\text{H} \rightarrow _{n-1}^{m-3}\text{B} + _2^4\alpha.$$

Mit Ausnahme des Stickstoffes führt diese Reaktion zu stabilen Kernen. Dieser reagiert:

$$^{14}_{7}\mathrm{N} + ^{1}_{1}\mathrm{H} \to ^{11}_{6}\mathrm{C} + ^{4}_{2}\alpha; \quad ^{11}_{6}\mathrm{C} \to ^{11}_{5}\mathrm{B} + \mathrm{e}^{+}.$$

β) Unter Aussendung eines Deutons wird ein Proton eingefangen. Symbol (p, α):

$$^{m}_{n}\mathrm{A} + ^{1}_{1}\mathrm{H} \to ^{m-1}_{n}\mathrm{A} + ^{2}_{1}\mathrm{D}.$$

Dieser Vorgang ist nur bei $^{9}_{4}\mathrm{Be}$ als nicht sicher beobachtet worden. Er führt zum stabilen Kern $^{8}_{4}\mathrm{Be}$.

γ) Das Proton wird eingefangen unter Aussendung eines Neutrons. Symbol (p, n):

$$^{m}_{n}\mathrm{A} + ^{1}_{1}\mathrm{H} \to ^{m}_{n+1}\mathrm{B} + ^{1}_{0}\mathrm{n}.$$

Dieser Prozeß ist bei schwerem Wasser $^{2}_{1}\mathrm{D}$ und $^{13}_{6}\mathrm{C}$ beobachtet. Dabei wird D, in zwei Protonen und ein Neutron gespalten. C führt zum radioaktiven N:

$$^{13}_{6}\mathrm{C} + ^{1}_{1}\mathrm{H} \to ^{13}_{7}\mathrm{N} + ^{1}_{0}\mathrm{n}; \quad ^{13}_{7}\mathrm{N} \to ^{13}_{6}\mathrm{C} + \mathrm{e}^{+}.$$

Der Vorgang führt also wieder zum Ausgangselement zurück.

δ) Unter Aussendung eines γ-Strahles wird das Proton eingefangen. Symbol (p, γ):

$$^{m}_{n}\mathrm{A} + ^{1}_{1}\mathrm{H} \to ^{m+1}_{n+1}\mathrm{B} + \gamma.$$

Nur ein Element ist von diesem Typus bekannt. Das Reaktionsprodukt ist aktiv. Auch hier führt der Vorgang wieder zum Ausgangselement zurück, allerdings mit um eine Einheit höherem Gewicht:

$$^{12}_{6}\mathrm{C} + ^{1}_{1}\mathrm{H} \to ^{13}_{7}\mathrm{N} + \gamma; \quad ^{13}_{7}\mathrm{N} \to ^{13}_{6}\mathrm{C} + \mathrm{e}^{+}.$$

Bei allen künstlich aktiven Elementen durch Protonenstöße werden also Positronen ausgesandt.

c) Atomumwandlungen durch Deutonenstrahlen.

Das Deuton wird vom Kern eingefangen unter gleichzeitiger Emission eines α-Teilchens, eines Protons $^{1}_{1}\mathrm{H}$, eines Neutrons $^{1}_{0}\mathrm{n}$, oder eines γ-Strahles. Dementsprechend gibt es vier Möglichkeiten der Atomumwandlung mit Deutonenstrahlen:

α) (d, α):

$$^{m}_{n}\mathrm{A} + ^{2}_{1}\mathrm{D} \to ^{m-2}_{n-1}\mathrm{B} + ^{4}_{2}\alpha.$$

Nach diesem Schema reagieren D, Li, Be, B, C, N, S, Ma, Mg, Al, Si, Ca, Cu, Pt, Au.

Die Reaktionsprodukte von Mg, Ca, Cu, Pt, also Na, K, Ni, Ir sind aktiv und zerfallen unter Aussendung eines negativen Elektrons in ein Isotopes des Ausgangselements mit um zwei Einheiten tieferem Atomgewicht:

$$^{m-2}_{n-1}\mathrm{B} \to ^{m-2}_{n}\mathrm{A} + \mathrm{e}^{+}.$$

β) (d, p):

$$^{m}_{n}\mathrm{A} + ^{2}_{1}\mathrm{D} \to ^{m+1}_{n}\mathrm{A} + ^{1}_{1}\mathrm{H}.$$

Die Elemente D, Li, B, C, M, F, Na, Mg, Al, Si lassen sich auf diese Weise verwandeln. Die entstandenen instabilen Isotopen der Ausgangselemente Li, B, N, F, Na, Mg, Al, Si zerfallen unter Aussendung eines negativen Elektrons in Be, C, N, Mg, Al, Si, P nach dem Schema:

γ) (d, n):

$$_n^m\mathrm{A} + {}_1^2\mathrm{D} \rightarrow {}_{n+1}^{m+1}\mathrm{B} + {}_0^1\mathrm{n}.$$

Auf diese Weise wandeln sich um D, Li, Be, B, C, N, O, F, Al, Si, Ag. Dabei führen die Reaktionen an B, C, N, O, Si zu den künstlich aktivierten Elementen C, N, O, F, P und diese zerfallen unter Aussendung eines Positrons wieder in Isotope der Ausgangselemente:

$$_{n+1}^{m+1}\mathrm{B} \rightarrow {}_n^{m+1}\mathrm{A} + \mathrm{e}^+.$$

δ) (d, γ). Hier wurde eine einzige nicht sichere Reaktion beobachtet, die zu einem instabilen Kern führt:

$$_{14}^{28}\mathrm{Si} + {}_1^2\mathrm{D} \rightarrow {}_{15}^{30}\mathrm{P} + \gamma; \quad {}_{15}^{30}\mathrm{P} \rightarrow {}_{14}^{30}\mathrm{Si} + \mathrm{e}^+.$$

d) Atomumwandlungen durch Neutronenstrahlen.

Durch die Aufnahme eines Neutrons ${}_0^1\mathrm{n}$ wird der neue Kern bei gleicher Ladung um eine Einheit schwerer. Auch die Aufnahme des Neutrons geschieht wegen der Stabilität des Kernes vor der Aufnahme unter Aussendung eines α-Strahles ${}_2^4\mathrm{He}$, eines Protons ${}_1^1\mathrm{H}$, eines Deutons ${}_1^2\mathrm{D}$, oder eines γ-Strahles. Die entsprechenden Möglichkeiten sind demnach:

α) (n, α):

$$_n^m\mathrm{A} + {}_0^1\mathrm{n} \rightarrow {}_{n-2}^{m-3}\mathrm{B} + {}_2^4\alpha.$$

Elemente: Li, B, C, N, F, Ne, Na, Mg, Al, P, Cl, Sc, Mn, Co, Ag, U. Aktive Produkte entstehen aus F, Ne, Na, Mg, Al, P, Cl, Sc, Mn, Co, Ag, U. Diese verwandeln sich unter Aussendung eines Elektrons nach dem Schema:

$$_{n-2}^{m-3}\mathrm{B} \rightarrow {}_{n-1}^{m-3}\mathrm{C} + \mathrm{e}^-.$$

β) (n, p):

$$_n^m\mathrm{A} + {}_0^1\mathrm{n} \rightarrow {}_{n-1}^m\mathrm{B} + {}_1^1\mathrm{H}.$$

Elemente: N, O, F, Na, Mg, Al, Si, P, S, Ca, Cr, Fe, Co, Zn, Rh, Ho, Th.

Alle bekannten Produkte dieser Art sind aktiv und zerfallen unter Aussendung eines Elektrons in das Ausgangsprodukt der Reaktion zurück:

$$_{n-1}^m\mathrm{B} \rightarrow {}_n^m\mathrm{A} + \mathrm{e}^-.$$

γ) (n, d):

$$_n^m\mathrm{A} + {}_0^1\mathrm{n} \rightarrow {}_{n-1}^{m-1}\mathrm{B} + {}_1^2\mathrm{D}.$$

Dieser Vorgang wurde nicht beobachtet.

δ) (n, γ):

$$_n^m\mathrm{A} + {}_0^1\mathrm{n} \rightarrow {}_n^{m+1}\mathrm{A} + \gamma.$$

Elemente: Li, F, Mg, Al, Si, P, Cl, Ca, V, Sc, Mn, Ni, Co, Cu, As, Br, Rh, Zr, Tu, Ru, Dy, Tl, Ag, J, Sn, Ir, Au, Hg, U. Auch bei dieser Umwandlung sind alle bekannten Produkte aktiv und zerfallen unter Elektronenemissionen in Elemente mit um eine Einheit höherer Ordnungszahl:

$$_n^{m+1}\mathrm{A} \rightarrow {}_{n+1}^{m+1}\mathrm{B} + \mathrm{e}^-.$$

e) Atomumwandlungen durch γ-Strahlen.

Bei dieser Umwandlung konnte bisher nur der Prozeß (γ, n) mit Sicherheit

$$^{m}_{n}A + \gamma \rightarrow {}^{m-1}_{n}A + {}^{1}_{0}n;$$

dieses zerfällt entweder

$$^{m-1}_{n}A \rightarrow {}^{m-1}_{n-1}B + e^{+};$$

Element: P, oder

$$^{m-1}_{n}A \rightarrow {}^{m-1}_{n+1}B + e^{-};$$

Elemente: Cu, Zn, Ga, Br, Mo, Ag, In, Sb, Te, Ta.

Die angegebenen Reaktionen sind, was besonders die Massenzahlen der Kerne anbetrifft, zum Teil noch nicht vollständig geklärt.

Erwähnenswert ist von der (n, γ)-Reaktion besonders das Uran, das durch Zerfall in ein Element mit der Kernladung 93 übergeführt wird. Wahrscheinlich bildet dieses Element (Ekarhenium) die Brücke zwischen den natürlichen Zerfallsreihen des Urans und des Thoriums.

Emittiert werden von künstlichen radioaktiven Elementen nur (positive und negative) Elektronen. Eine nach dem primären Umwandlungsvorgang noch bleibende Materienstrahlung (etwa α-Strahlen) konnte bisher nicht beobachtet werden.

Die Halbwertzeiten T sind, verglichen mit denen der natürlichen aktiven Elemente, meist kurz. Sie schwanken zwischen einigen Sekunden und dreizehn Tagen. Die zehn langlebigsten Umwandlungen seien in Tab. 13 mit ihrer Halbwertzeit T wiedergegeben:

Tabelle 13.

		T			T
P $\rightarrow$ S	$+ e^{-}$	13 d	F $\rightarrow$ Ne	$+ e^{-}$	10 h
Au $\rightarrow$ Hg	$+ e^{-}$	2,5 d	Sc $\rightarrow$ Ca	$+ e^{-}$	3 h
As $\rightarrow$ Sc	$+ e^{-}$	24 h	Si $\rightarrow$ P	$+ e^{-}$	3 h
Ir $\rightarrow$ Pt	$+ e^{-}$	20 h	Mn $\rightarrow$ Fe	$+ e^{-}$	2,5 h
Na $\rightarrow$ Ng	$+ e^{-}$	15 h	Cl $\rightarrow$ Al	$+ e^{-}$	50 m

Interessanterweise sind auch bei den natürlichen Zerfallsreihen die β-Strahler im allgemeinen wesentlich kürzerlebig als die α-Strahler.

Atomumwandlungen durch Bestrahlungen mit Kathoden- oder β-Strahlen konnten bisher nicht beobachtet werden. Sichere Umwandlungen durch geladene Materienstrahlen gelingen allgemein bloß bis zu Elementen mittleren Atomgewichts. Dagegen gelingen Umwandlungen mit Neutronen über den ganzen Gewichts- bzw. Ladungsbereich. Diese Tatsache findet ihre Erklärung darin, daß die COULOMBsche Feldwirkung des Kernes bei höherer Ladung das Eindringen einer Ladung von außen verhindert. Dagegen kann ein ungeladenes Teilchen (Neutron) ohne wesentliche Behinderung ins Innere des Kernes vordringen. Auch den materie- und ladungslosen γ-Strahlen ist ein Eindringen in die Kernsphäre möglich.

3. Stabilität.

Die natürlichen und künstlichen Atomumwandlungen haben als Bestandteile der Kerne Protonen $^{1}_{1}H$, Neutronen $^{1}_{0}n$, positive und negative Elektronen, in höherem Verbande α-Teilchen $^{4}_{2}He$, eventuell Deutonen $^{2}_{1}D$ ergeben. Die γ-Strahlung entsteht durch Umgruppierung der Ladungen und Massen des Kernes. Ihr Energiebetrag läßt sich aus dem Massedefekt $\Delta m = \dfrac{h\nu}{c^2}$, den das Atom dabei erleidet, berechnen.

Die Gruppierung der Kernelemente wird dafür maßgebend sein, ob das so es zerfällt. Nach den CoULOMBschen Gesetzen müssen zwischen Ladungen Wechselwirkungskräfte auftreten. Diese sind negativ (abstoßend), wenn diese Ladungen gleichartig sind. Da der Kern als Ganzes stark positiv geladen ist (Kernladungszahl), so müssen diese Kräfte zwischen den Einzelladungen für sehr kleine Abstände (Größenordnung 10^{-13} cm) ihr Vorzeichen ändern oder durch anziehende Kräfte kompensiert werden, da ja der Kern stabil ist.

Wenn man durch graphische Darstellung des Potentials sich Rechenschaft zu geben versucht über die Kräfteverteilung um den Kern herum, so kommt man zu einer Kurve, für die das (abstoßende) Potential gegenüber einem positiv geladenen Teilchen zunächst quadratisch mit kleinerwerdendem Abstand wächst. Bei einem kritischen Abstand r_0 werden sich die abstoßenden und anziehenden Kräfte das Gleichgewicht halten, und bei noch kleinerem Abstand überwiegen die anziehenden Kräfte. Der Abstand r_0 würde dabei dem „Kernradius" entsprechen (Abb. 24).

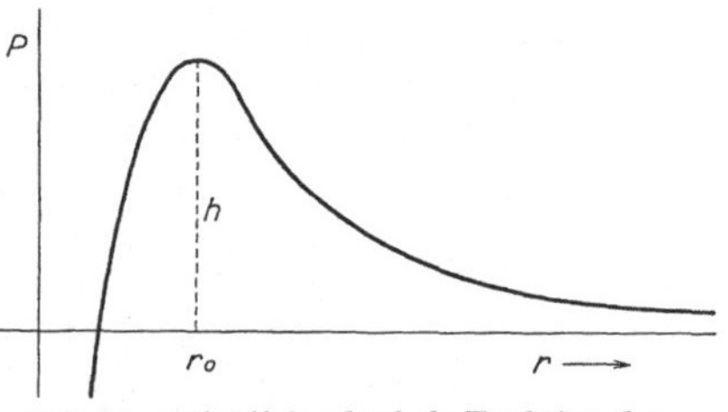

Abb. 24. Potentialverlauf als Funktion des Abstandes vom Kern.

Jedes Teilchen, dessen kinetische Energie ausreicht, um die „Potentialschwelle" zu übersteigen, fällt in den „Potentialtopf" hinein und wird damit vom Kern aufgenommen.

Die Höhe der Schwelle h ist ein Maß für die Angreifbarkeit des Kernes und ist abhängig von der Gesamtladung. Die Tiefe des „Topfes" ist ein Maß für die Stabilität des Kernes. Je größer die Potentialdifferenz zwischen der Schwelle und den Punkten innerhalb der Schwelle ist, desto geringer ist die Wahrscheinlichkeit, daß ein Teilchen (α, p, n, e$^+$, e$^-$) die Höhe der Schwelle erreicht und damit nach außen gehen kann. Und diese Wahrscheinlichkeit ist nach früher gemachten Überlegungen die Zerfallskonstante λ.

Die ganze Masse des Kernes ist nun im Innern der Potentialschwelle konzentriert, und zwar sind in einem Kern vom (abgerundeten) Atomgewicht A, A Materieteilchen enthalten, von denen Z (Kernladungszahl) positiv geladen sind (Protonen). $A - Z$ gibt somit die Anzahl der ungeladenen Neutronen an. Die Vereinigung von einem Proton mit einem Neutron würde dem Deuton entsprechen und die Vereinigung von zwei Neutronen mit zwei Protonen ergibt den sehr stabilen Kern des Heliums, das α-Teilchen. Durch solche Addition sind alle Kerne aufgebaut.

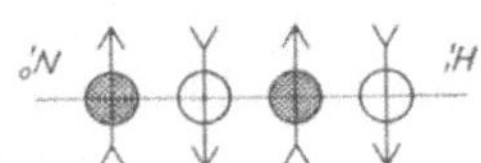

Abb. 25. Spinverteilung im Heliumkern.

Die Kräfte, die den Kern zusammenhalten, also die negative Komponente des (abstoßenden) Potentials, lassen sich nach der Theorie von SCHRÖDINGER-HEISENBERG-GAMOW-PAULI aus dem magnetischen Moment (Spin) der Kernelemente verstehen. Da ein solches Teilchen nicht in Ruhe ist und im Kern neben translatorischen auch rotatorische Bewegungen ausführt, besitzt es (als kleiner Wirbelstrom) ein magnetisches Moment. Dieses ist gerichtet, hat also gewissermaßen einen Nord- und einen Südpol. Elektronen, Protonen, Neutronen, deren Spins (vektoriell) parallel gerichtet sind (Nordpol neben Nordpol), stoßen sich ab, solche aber, deren Spins antiparallel gerichtet sind (Nordpol neben Südpol), ziehen sich an. Es werden sich also auf einem „Niveau" eines stabilen Kerns nur Teilchen mit antiparallelen Spins nebeneinander befinden können. Ein gutes Beispiel eines sehr stabilen Kernes bietet das Helium. Dieses für sich frei und auch als Strahl großer „Härte" vorkommende Teilchen besteht aus zwei Protonen (Ladung 2) und zwei Neutronen (totale Masse 4). Denkt man sich die vier Teilchen etwa auf einer Geraden verteilt, so ist leicht zu ersehen, daß nur antiparallel gelegene Spins nebeneinander zu liegen kommen. Der Heliumkern hat auch bisher allen Versuchen einer Verwandlung widerstanden.

So ergibt sich, daß das Verhältnis von Neutronen zu Protonen $\dfrac{A-Z}{Z}$ ein sehr wichtiges Kriterium für die Kernstabilität darstellt. Je mehr dieses Verhältnis gegen einen Wert, der etwa zwischen 1 und 1,5 liegt, konvergiert, desto stabiler ist der entsprechende Kern. Diese Verhältnisse sind in Tab. 14 für die wichtigsten natürlich und künstlich radioaktiven Elemente dargestellt. Wie man sieht, variiert das Verhältnis der instabilen Elemente um ziemlich genau 100% von 0,8 bis 1,67. Das Neutronen-Protonen-Verhältnis der stabilen Endprodukte dagegen ist auffallend konstant und fängt erst von Kernladungen von 20 an aufwärts langsam an anzusteigen. Liegt das Verhältnis unter einem bestimmten Wert von etwa 1 bis 1,2, so tritt Emission eines Positrons ein (Verkleinerung der Ladung, Umwandlung eines Protons in ein Neutron). Dadurch steigt das Verhältnis. Liegt es über einem bestimmten Wert, etwa zwischen 1,2 und 1,5, so tritt ein negatives Elektron aus (Umwandlung eines Neutrons in ein Proton). Dadurch sinkt das Verhältnis. Ähnliche Bedingungen gelten auch für die Strahlungen der natürlichen radioaktiven Elemente.

Tabelle 14. Neutronen-Protonen-Verhältnisse der wichtigsten künstlich und natürlich radioaktiven Elemente. $\dfrac{Z-A}{A} = \dfrac{n}{p}$.

Vor Zerfall		Str.	Nach Zerfall		Vor Zerfall		Str.	Nach Zerfall	
Li	1,67	—	Be	1,00	Sc	1,09	+	Ca	1,2
Be	1,50	—	B	1,00	V	1,26	—	Cr	1,16
B	0,8	+	Be	1,25	Mn	1,24	—	Fe	1,15
C	0,84	+	B	1,2	Cu	1,27	—	Zn	1,2
C	1,33	—	N	1,00	Ge	1,15	+	Ga	1,19
N	0,86	+	C	1,16	As	1,3	—	Sc	1,22
N	1,28	—	O	1,00	Br	1,34	—	Kr	1,27
O	0,86	+	N	1,14	Ag	1,34	—	Cd	1,29
F	0,89	+	N	1,14	J	1,41	—	X	1,37
Ne	1,3	—	Na	1,09	Ir	1,47	—	Os	1,44
Na	1,18	—	Mg	1,00	Au	1,49	—	Hg	1,46
Al	1,00	+	Mg	1,17					
Al	1,15	—	Si	1,00	$U\,X_1$	1,60	—	$U\,X_2$	1,57
Si	0,93	+	Al	1,07	$U\,X_2$	1,57	—	U_{II}	1,54
Si	1,21	—	P	1,06	Ra B	1,61	—	Ra C	1,58
P	1,00	+	Si	1,14	Ra C	1,58	—	Ra C'	1,55
P	1,13	—	S	1,00	Ra C''	1,59	—	Ra D	1,56
Cl	1,00	+	Sr	1,12	Ra D	1,56	—	Ra E	1,53
Cl	1,16	—	Ar	1,00	Ra E	1,53	—	Ra F	1,50

Ist die Differenz des Neutron-Proton-Verhältnisses zwischen stabiler und instabiler Konfiguration groß, so geht der Zerfall rasch und verläuft meist unter großer Energieabgabe. Ist sie klein, ist die Lebensdauer im allgemeinen größer und die Energie geringer.

Kerne mit gerader Zahl von Neutronen und Protonen (gerades Atomgewicht und gerade Ordnungszahl) sind im allgemeinen stabil (gleichmäßige antiparallele Spinverteilung in den Niveaus). Am stabilsten sind Kerne, deren Aufbau ein Vielfaches des Heliums darstellt. Weniger stabil sind Kerne mit ungerader Atomnummer oder ungeradem Gewicht.

IV. Schwächung, Absorption, Streuung.

Auf S. 13 hatten wir bereits von der Durchdringungsfähigkeit der Röntgenstrahlen als einer ihrer Haupteigenschaften gesprochen. Dem Vermögen, sämtliche Stoffe ohne jede Ausnahme unter Umständen zu durchdringen, verdanken die Röntgenstrahlen vor allem ihre Anwendungsmöglichkeit in der Medizin, und zwar sowohl bei ihrer therapeutischen als auch in der diagnostischen Anwendung des nach ihrem Entdecker benannten Verfahrens. Nachdem früher mehr die Erscheinung als solche und in ihrer Analogie zum sichtbaren Licht (Kap. I) behandelt wurde, sollen in diesem Kapitel die Gesetze, nach welchen eine Röntgenstrahlung die Materie *durchsetzt*, besprochen werden. Während schon in Kap. II 2 und 3 der Durchgang der Strahlung durch Materie Gegenstand der Betrachtung vom Standpunkte der Wechselwirkung der Strahlen mit dem durchsetzten Medium war, so soll hier im Gegenteil das Augenmerk auf den durchgedrungenen Teil der Strahlung gelenkt sein. Während dort also die im Körper verschluckte Energie und deren Umwandlungen betrachtet wurden, sollen hier vorwiegend die nicht absorbierte Energie und ihre Eigenschaften betrachtet werden.

1. Schwächung.

Es gibt Körper, die in einer bestimmten Schichtdicke eine bestimmte Strahlung sozusagen ohne Einbuße ihrer Intensität passieren lassen. Im Gegensatz dazu kann eine gleichdicke Schicht eines anderen Körpers die gleiche Strahlung fast auf unmerkliche Intensität *schwächen*. Jeder Körper schwächt jede Röntgenstrahlung, läßt aber stets einen, wenn auch noch so geringen, Bruchteil durch.

a) Schwächungskoeffizient.

Denken wir uns ein dünnes Strahlenbündel von einem Punkt der Anode ausgehend und in einen Körper K eindringend, so nimmt die Intensität (J) der Strahlung ab, und zwar um so mehr, je tiefer gelegene Punkte wir betrachten

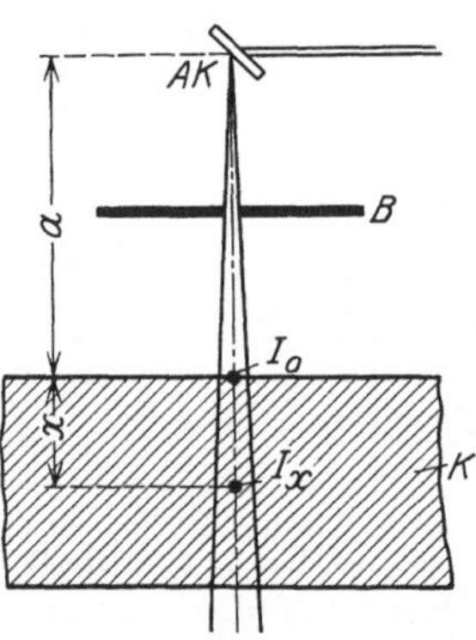

Abb. 26 a. Von der Anode AK fällt ein durch die Blende B ausgeblendetes Strahlenbündel auf den im Abstande a sich befindenden Körper K. I_0 = Oberflächenintensität; I_x = Intensität in der Körpertiefe x.

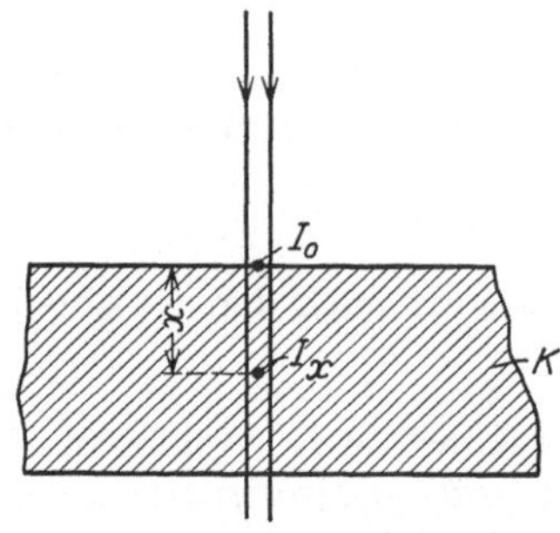

Abb. 26 b. Von einer im Unendlichen gelegenen Anode fällt ein dünnes paralleles Strahlenbündel auf den Körper K. I_0 = Intensität an der Oberfläche; I_x = Intensität in der Tiefe x.

(Abb. 26 a). Diese Intensitätsabnahme erfolgt aus zwei Gründen. Einmal, weil die Entfernung von der Strahlenquelle ($a + x$) zunimmt und dabei eine Intensitätsverminderung nach dem bekannten Quadratgesetz (siehe S. 7) eintritt. Ein zweiter Grund für das Abnehmen der Intensität liegt aber in der Schwächung der Strahlung durch den Körper K. Um den ersten Einfluß, die Intensitätsänderung nach dem Quadratgesetz, auszuschalten, denken wir uns die Strahlenquelle ins Unendliche versetzt. Wir wollen also ein dünnes paralleles Strahlenbündel betrachten, das praktisch keinen Intensitätsabfall nach dem Ausbreitungsgesetze zeigt und das nur unter dem schwächenden Einfluß der Medien steht, die es durchsetzt. Die Abb. 26 b soll die betrachteten Verhältnisse veranschaulichen.

Eine weitere Annahme sei noch getroffen. Das Strahlenbündel soll nämlich aus Strahlen gleicher Wellenlänge zusammengesetzt sein; es sei eine homogene Strahlung, die an der Oberfläche des Körpers die Intensität J_0, in einer bestimmten Tiefe x die Intensität J_x aufweise. In Abb. 27 ist ein rechtwinkliges Koordinatensystem gezeichnet, das auf der x-Achse die Tiefe x, auf der y-Achse die Intensitäten J_x enthält. Nehmen wir des fernern an, daß die Intensität an der Oberfläche ($x = 0$) willkürlich $= 100$ und in 1 cm Tiefe $= 84$ sei, so ist die Intensität auf $\dfrac{84}{100} = 0{,}84$ geschwächt worden. Im zweiten Zentimeter wird die Intensität 84 wieder um den gleichen Prozentsatz geschwächt, also auf $84 \cdot 0{,}84 = 70$, im dritten auf $70 \cdot 0{,}84 = 59$ usw. Der Anteil, um den die Strahlung in einer bestimmten Schicht geschwächt wird, ist also der jeweiligen Intensität und der betrachteten Schichtdicke proportional. Da aber die Intensität nicht nur von Zentimeter zu Zentimeter, sondern von jeder, eigentlich unendlich dünnen Schicht zur anderen ändert, muß der Vorgang der Schwächung differentiell betrachtet werden, indem wir stets um die sehr kleine Schichtdicke Δx vorwärts schreiten, auf der eine Intensitätsänderung ΔJ erfolgte. Ein Strahlenbündel verliert also auf der Strecke Δx den Betrag $\Delta J = J \cdot \Delta x \cdot \mu$ an Intensität. Indem wir von dem Differenzenquotienten

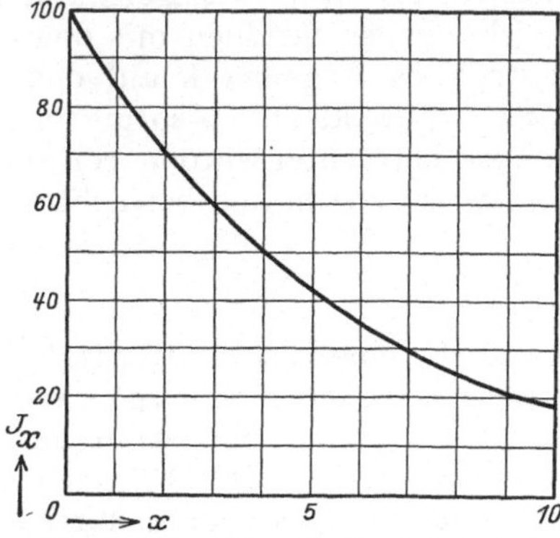

Abb. 27. Intensitätsverlauf in einem schwächenden Körper im linearen rechtwinkligen Koordinatensystem. Abszisse: Schichtdicken; Ordinate: relative Intensitäten.

$$\frac{\Delta J}{\Delta x} = -J \cdot \mu$$

auf den Differentialquotienten übergehen, so erhalten wir für die Intensitätsabnahme die Differentialgleichung

$$\frac{dJ}{dx} = -J \cdot \mu,$$

deren Lösung nach den Gesetzen der Differentialrechnung lautet

$$J_x = J_0 \cdot e^{-\mu \cdot x}.$$

Die Konstante μ, welche die Intensitätsabnahme pro Längeneinheit darstellt, wird *Schwächungskoeffizient* genannt. Er hat die Dimension cm^{-1} und bezieht sich nur auf das gegebene Medium und nur auf die gegebene Strahlung (Wellenlänge). e bedeutet in der obigen Gleichung die Basis der natürlichen Logarithmen ($e = 2{,}71828$).

Der durch die Schwächungsgleichung gegebene Funktionsverlauf ist derjenige einer Exponentialfunktion, wie sie die Kurve von Abb. 27 darstellt. Dies besagt: Tragen wir in einem rechtwinkligen Koordinatensystem mit linearer Teilung die Intensität in Abhängigkeit von der Schichtdicke auf, so entsteht eine Kurve von der typischen Form der Exponentialkurve. Wie Abb. 27 zeigt, fällt diese erst steiler, dann langsamer ab, um sich asymptotisch dem J-Werte 0 zu nähern. Der Abfall ist um so steiler, je größer der Schwächungskoeffizient, d. h. je stärker eine Strahlung durch eine bestimmte Schicht an Intensität abnimmt. Wird die Gleichung

$$J_x = J_0 \cdot e^{-\mu \cdot x}$$

logarithmiert, so resultiert

$$\ln \frac{J_0}{J_x} = \mu \cdot x.$$

Die logarithmische Gleichung ist von linearer Form und besagt nichts anderes, als daß eine gerade Linie erhalten werden muß, wenn auf der einen Koordinatenachse die Logarithmen der Verhältnisse der Intensitäten an der Oberfläche und derjenigen in der Tiefe x in Abhängigkeit von x aufgetragen werden. Statt die Logarithmen zahlenmäßig in ein lineares Raster einzutragen, kann man die Numeri in ein System eintragen, dessen eine Achse logarithmische Teilung besitzt, wie in Abb. 28. Es ist leicht ersichtlich, daß der Tangens des Winkels φ zahlenmäßig dem Schwächungskoeffizienten entspricht (tg $\varphi = \mu$). Je größer φ, desto größer tg φ, desto größer μ, desto steiler die Kurve und desto größer die Schwächung der betreffenden Strahlung durch das betreffende Material. Die Ermittlung des Schwächungskoeffizienten eines bestimmten Materials in bezug auf eine bestimmte Strahlung gestaltet sich so, daß das eine Mal die Intensität der Strahlung ohne schwächende Schicht (J_0) ein zweites Mal mit derselben (J_x) gemessen wird.

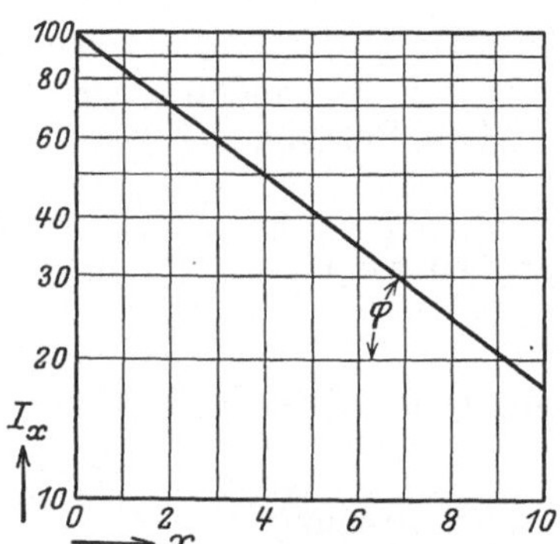

Abb. 28. Intensitätsverlauf in schwächenden Schichten im logarithmischen Raster dargestellt. Abszisse: Schichtdicken x; Ordinate (logarithmisch geteilt): Intensitäten. Der Tangens des Winkels φ ist gleich dem Schwächungskoeffizienten, tg $\varphi = \mu$.

Beträgt die Dicke der Schicht x, so ist der Schwächungskoeffizient (μ) nach der folgenden Gleichung zu errechnen:

$$\mu = \frac{1}{x} \ln \frac{J_0}{J}.$$

Mißt man den Schwächungskoeffizienten μ unter gleichen Bedingungen, d. h. mit gleichem Material bei gleicher Wellenlänge der homogenen Strahlung, so können sich Abweichungen in der Größe von μ ergeben, die mit der Dichte des schwächenden Materials ϱ in Zusammenhang stehen. Es zeigt sich z. B., daß der Schwächungskoeffizient auf das Doppelte ansteigt, wenn man die Dichte des Gases durch Kompression auf das Doppelte steigert. $\dfrac{\mu}{\varrho}$ ($\varrho =$ Dichte) bleibt aber in diesem Fall konstant, weil diese Größe gewissermaßen ein Maß für die Schwächung pro Atom oder Molekül des Gases, also eine wirklich *spezifische* Größe des Gases darstellt. Da, wie sich unten zeigen wird, die Atome auch im flüssigen und festen Zustand unabhängig voneinander ihren Beitrag zum Schwächungsprozeß leisten, ist es zweckmäßig, allgemein statt der Größe μ den Massenschwächungskoeffizienten $\dfrac{\mu}{\varrho}$ einzuführen, der bei gleicher Strahlung einzig und allein von den untersuchten Materialien und unabhängig von der zufälligen Dichte derselben ist und also für eine gegebene Strahlung und einen definierten Körper eine Konstante ist.

b) Absorptionskoeffizient und Streukoeffizient.

Der Wert von μ gibt nach dem Gesagten den Anteil an, um den eine gegebene Strahlung bei bestimmten Bedingungen geschwächt wird. Wir hatten früher gesehen, daß die Schwächung eine doppelte Ursache hat: die reine Absorption und die Streuung. Wir können also trennen zwischen Schwächung durch Absorption und Schwächung durch Streuung. Dementsprechend definieren wir ganz analog wie oben den Absorptionskoeffizienten α nach der Gleichung

$$J_x' = J_0 \cdot e^{-\alpha \cdot x}.$$

Die Gleichung beziehe sich diesmal auf die reine Absorption, und es bedeutet dann α denjenigen Anteil der Strahlung, der im Absorber durch reine Absorption verlorengeht, also zur Emission von charakteristischer Strahlung und von Photoelektronen verwendet wird. α ist aus dem gleichen Grunde durch $\dfrac{\alpha}{\varrho}$, den Massenabsorptionskoeffizienten, ersetzt worden, wie μ durch $\dfrac{\mu}{\varrho}$ ersetzt wurde.

Der Streukoeffizient σ bzw. der Massenstreukoeffizient $\dfrac{\sigma}{\varrho}$ hat die gleiche Bedeutung in bezug auf den Streuvorgang, σ gibt ein Maß für den durch Streuvorgänge verwendeten Anteil einer Strahlung.

Den Vorgang der Gesamtschwächung

$$J_x = J_0 \cdot e^{-\mu \cdot x}$$

denken wir uns zerlegt in eine Teilschwächung durch Absorption

$$J_x = J_0 \cdot e^{-\alpha \cdot x}$$

und eine weitere Teilschwächung des übriggebliebenen Anteils

$$J_0 \cdot e^{-\sigma \cdot x}$$

durch Streuung:

$$J_0 \cdot e^{-\mu \cdot x} = J_0 \cdot e^{-\alpha \cdot x} \cdot e^{-\sigma \cdot x}.$$

Das ist aber gleich $J_0 \cdot e^{-(\alpha + \sigma) \cdot x}$. Die Schwächungsgleichung kann also geschrieben werden:

$$J_x = J_0 \cdot e^{-\mu \cdot x} = J_0 \, e^{-(\alpha + \sigma) \cdot x}.$$

$$\mu = \alpha + \sigma.$$

Es sei an dieser Stelle hervorgehoben, daß die Zerlegung $\mu = \alpha + \sigma$ bei Strahlengemischen ihren Sinn verliert, wenn sie anders als rein differentiell aufgefaßt und angewendet wird.

Entsprechend dem Mechanismus der Absorption und der Streuung kann α noch weiter aufgeteilt werden in den Fluoreszenzkoeffizienten α_f und einen Photoemissionskoeffizienten α_e, bzw. kann σ aufgeteilt werden in den Streustrahlungskoeffizienten σ_s und den Rückstoßkoeffizienten σ_r. Das folgende Schema möge über die bei der Schwächung in Betracht fallenden Koeffizienten Aufschluß geben.

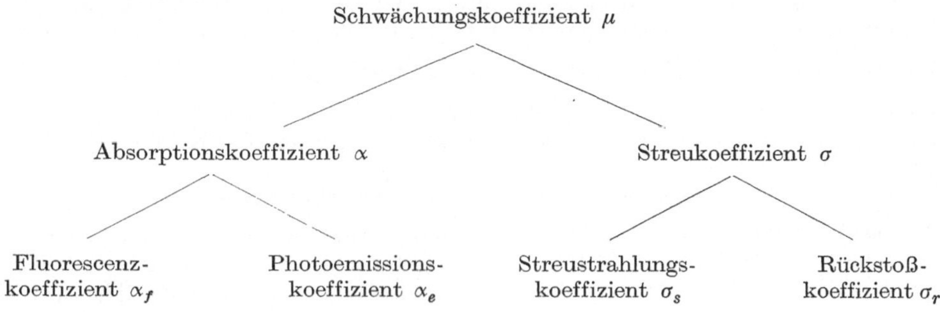

Es ist nützlich, dieses Koeffizientenschema mit dem Schema der Energie-umwandlungen auf S. 36 zu vergleichen.

2. Abhängigkeit der Schwächung von der Wellenlänge und der Ordnungszahl des schwächenden Elements, selektive Absorption.

a) Einfluß der Wellenlänge.

Verfolgen wir zunächst den Einfluß der Wellenlänge auf die Schwächung durch ein und denselben Körper; setzen wir voraus, daß er ein reines Element sein möge. Dabei zeigt sich, daß mit dem Kleinerwerden der Wellenlänge einer monochromatischen Strahlung auch die Schwächung, gemessen durch den Schwächungskoeffizienten, abnimmt, und zwar ziemlich schnell. Aber die Abnahme ist nicht eine kontinuierliche. Wie die nebenstehende Abb. 29 zeigt, schnellt die Schwächung stellenweise plötzlich, nachdem sie vorher kontinuierlich abgenommen hatte, wieder steil in die Höhe, um nachher neuerdings wieder stetig abzunehmen.

Die genannte Tatsache nennen wir selektive Absorption und die Wellen-länge, bei der sie eintritt, *Absorptionsgrenze* oder *Absorptionskante*. Sie kommt, wie früher schon gezeigt,

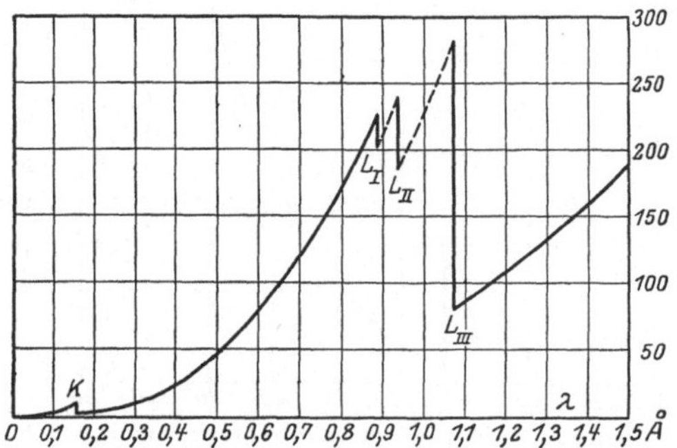

Abb. 29. Schwächung der Röntgenstrahlen in Platin in Abhängigkeit von der Wellenlänge. Abszisse: Wellen-längen in Å; Ordinate: $\frac{\mu}{\varrho}$. (Nach BOTHE.)

dadurch zustande, daß hier die Anregungsgrenze der Atome des Absorbers erreicht ist und die mehr absorbierte Energie zur Emission der Fluorescenz-strahlung verwendet wird. Wie es in ein und demselben Element Anregungs-grenzen gibt (vgl. Tab. 3, 4 und 5), so wird es auch ebenso viele Absorptions-grenzen geben, die je einer Emissionsgrenze entsprechen.

Aus Abb. 29 ist ersichtlich, daß $\frac{\mu}{\varrho}$ mit kleineren λ rascher absinkt als pro-portional der Wellenlänge. Trägt man aber wie in Abb. 31 die Logarithmen von $\frac{\mu}{\varrho}$ in Abhängigkeit von den Logarithmen der Wellenlängen ein, so wird die erhaltene Kurve in den Gebieten der regulären Absorption (im Gegensatz zur selektiven Absorption) zur Geraden (KOSSEL, SIEGBAHN). Ihr muß die all-gemeine Funktion

$$\log \frac{\mu}{\varrho} = b \cdot \log \lambda + c'$$

zugrunde liegen, die exponiert übergeht in

$$\frac{\mu}{\varrho} = c' \cdot \lambda^b.$$

In der logarithmischen Gleichung gibt b die Steigung der Geraden und c' deren Lage zur log λ-Achse wieder.

b) Der Einfluß der Ordnungszahl des Elements auf die Schwächung.

Tragen wir ähnlich wie oben den Schwächungskoeffizienten ein und der-selben Strahlung in Abhängigkeit von der Ordnungszahl des schwächenden, vorläufig reinen Elements in ein rechtwinkliges, lineares Koordinatensystem ein, so ergibt sich das folgende Bild (Abb. 30), das ganz ähnlich erscheint wie Abb. 29.

Die Abbildung besagt, daß die Schwächung mit steigender Ordnungszahl stark zunimmt und an den Anregungsgrenzen wiederum Absorptionssprünge aufweist. Es handelt sich um eine Exponentialkurve von der Form $\frac{\mu}{\varrho} = c'' Z^a$. Kombinieren wir diese Funktion mit derjenigen der Abhängigkeit von λ, so resultiert die allgemeine Form der Schwächungsgleichung:

$$\frac{\mu}{\varrho} = C \cdot Z^a \cdot \lambda^b.$$

Diese Gleichung stellt das Gesetz der Schwächung nur für große Wellenlängen und große Z dar. Für kleinere λ und kleinere Ordnungszahlen muß ein Summand c zugesetzt werden, um dem experimentellen Befund gerecht zu werden. Die Gleichung geht dann über in:

$$\frac{\mu}{\varrho} = C \cdot Z^a \cdot \lambda^b + c$$

als allgemeine Grundlage für alle die lange vor der Entdeckung der Röntgenspektrographie empirisch gefundenen Schwächungsgleichungen.

Es handelt sich des weiteren darum, die Größen C, a, b und c empirisch durch Messung und Rechnung zu ermitteln. Es sei noch bemerkt, daß beim Übergang von Absorptionskanten eine oder mehrere der Konstanten sich ändern müssen. GLOCKER gibt die Schwächungsformel mit folgenden Konstanten an:

$$\frac{\mu}{\varrho} = 22{,}8 \cdot 10^{-6}\, Z^{4,28} \cdot \lambda^{2,8} + c$$

für den Fall, daß die Wellenlänge größer, und

$$\frac{\mu}{\varrho} = 1120 \cdot 10^{-6} \cdot Z^{3,75} \cdot \lambda^{2,8} + c,$$

wenn λ kleiner als die Wellenlänge der Anregungskanten ist. GLOCKER läßt also beim Absorptionssprung sowohl C als auch a verändern. Für b gibt er 2,8 an. Nach neueren Messungen von ALLEN muß diese Konstante aber höher bemessen werden; er gibt $b = 2{,}92$ an. Der allgemeinste Wert für b wird dagegen von RICHTMYER, DUANE und MAZUNDER, RICHTMYER und WARBURDON, HAEWLETT, WINGARDH zu 3,0 angenommen. Die Konstante b ist, wie ersichtlich, nicht nur von der Tatsache des Absorptionssprunges im Gebiet der Absorptionskante unberührt, sondern auch unabhängig von λ und Z. Anders der Exponent von Z, der im Gebiet der Anregungsgrenze eine sprunghafte Änderung erfährt, ähnlich wie der Proportionalitätsfaktor C. Was den Exponenten von Z anbelangt, fanden ihn verschiedene Autoren allerdings verschieden groß (BARKLA, HULL und RIZE). Die Bedeutung des Summanden c soll später besprochen werden; er beträgt angenähert zwischen 0,15 und 0,18, kann aber auch höhere Werte annehmen. In der folgenden Tabelle sind einige Formeln für gebräuchliche Materialien und ihre Geltungsbereiche zusammengestellt.

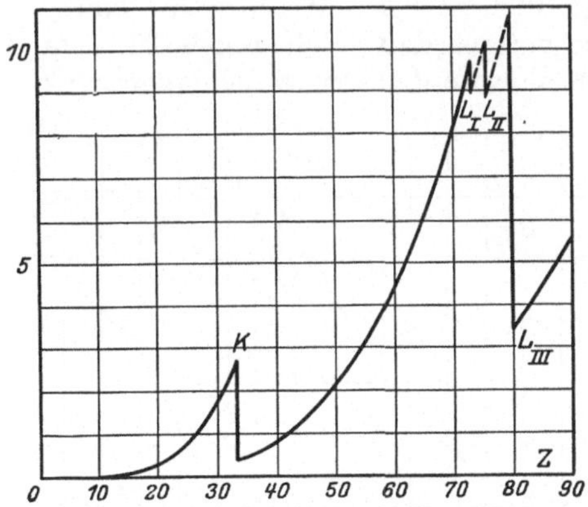

Abb. 30. Schwächung einer Strahlung von der Wellenlänge 1,0 Å in Abhängigkeit von der Ordnungszahl Z des schwächenden Elements. Abszisse: Z; Ordinate: atomarer Schwächungskoeffizient $\mu_\alpha \cdot 10^{20}$. Der atomare Schwächungskoeffizient ist der mit dem absoluten Gewicht des Atoms multiplizierte Massenschwächungskoeffizient und bedeutet die Schwächung durch eine Schicht, die ein Atom pro Quadratzentimeter enthält. (Nach BOTHE.)

Tabelle 15. Schwächungsformeln für verschiedene anorganische
Materialien und deren Wellenlängengeltungsbereich.

Z, Material	Geltungsbereich	Formel
6—47	$\lambda < 0,7$ $\lambda < \lambda_k$ $\lambda > \lambda_k$	$\dfrac{\mu}{\varrho} = 0,00782 \cdot Z^{2,92} \cdot \lambda^{2,92} + c$ $= 0,0010 \ \cdot Z^{2,92} \cdot \lambda^{2,92} + c$ c wachsend mit λ und Z
Papier	—	$\dfrac{\mu}{\varrho} = 1,47 \cdot \lambda^3 + 0,18$
Wasser	—	$\dfrac{\mu}{\varrho} = 2,5 \cdot \lambda^3 + 0,18$
13 Al	0,1—0,4	$\dfrac{\mu}{\varrho} = 14,45 \cdot \lambda^3 + 0,15$
13 Al	0,4—0,7	$\dfrac{\mu}{\varrho} = 14,30 \cdot \lambda^3 + 0,16$
29 Cu	0,1—0,6	$\dfrac{\mu}{\varrho} = 147 \cdot \lambda^3 + 0,5$
47 Ag	0,1—0,4 $\lambda > \lambda_k$	$\dfrac{\mu}{\varrho} = 603 \cdot \lambda^3 + 0,7$ $= 86 \cdot \lambda^3 + 0,6$
82 Pb	$\lambda > \lambda_k$	$\dfrac{\mu}{\varrho} = 510 \cdot \lambda^3 + 0,75$

Die folgende Tab. 16 enthält die von KÜSTNER gefundenen Schwächungs-
formeln für verschiedene Körpergewebe sowie die daraus berechneten $\dfrac{\mu}{\varrho}$-Werte
(in cm^{-1}) bei verschiedenen Wellenlängen.

Tabelle 16. Schwächungsformeln für einige Körpergewebe nebst aus
ihnen berechneten $\dfrac{\mu}{\varrho}$-Werten für verschiedene Wellenlängen
(nach KÜSTNER).

Gewebe	Formel	$\dfrac{\mu}{\varrho}$ für $\lambda =$					
		0,05	0,1	0,2	0,3	0,4	0,5
Fettgewebe ..	$\dfrac{\mu}{\varrho} = 1,6 \cdot \lambda^3 + 0,18$	0,18	0,18₂	0,193	0,230	0,28	0,38
Muskel	$= 2,2 \cdot \lambda^3 + 0,18$			0,19	0,24	0,32	0,45
Blut	$= 2,5 \cdot \lambda^3 + 0,18$			0,20	0,247	0,34	0,49
Knochen	$= 11,0 \cdot \lambda^3 + 0,18$			0,27	0,477	0,88	1,55

Es sei hinzugefügt, daß die angeführten Schwächungsgleichungen bei Körpern
niedriger Ordnungszahl und bei sehr kleinen Wellenlängen nur mit Schwierigkeiten mit den experimentellen Daten in Übereinstimmung gebracht werden
können. So fügt sich Wasserstoff nicht in das λ^3-Gesetz ein, was allerdings
durch das Vorherrschen der Streuung (vgl. Streukoeffizient) auch nicht zu
erwarten ist. Ebenso unsicher sind die Verhältnisse bei Helium und Lithium
(HAEWLETT). Für Wasser soll nach RICHTMYER und GRANT der λ-Exponent nicht
3 sein, während OLSON, DERSHEM und STORCH ihre Messungen durch die dritte
Potenz der Wellenlänge darstellen konnten. Bei sehr kleinen λ trübt, wie wir
später sehen werden, die Streuung die Verhältnisse recht erheblich (HAEWLETT).
Eine große Reihe von ALLEN (l. c.) gemessener Schwächungskoeffizienten
gibt die folgende Tab. 17a.

Tabelle 17a. Massenschwächungskoeffizienten $\frac{\mu}{\varrho}$ cm^{-1} (Auszug aus LANDOLT-BÖRNSTEIN: Physikalisch-chemische Tabellen).

λ Å	C	Mg	Al	S	Fe	Ni	Cu	Zn	Ag	Sn	W	Pt	Au	Pb	Bi
0,081	0,144	—	0,145	0,155	0,235	0,265	0,270	0,270	0,74	0,81	2,40	2,50	2,44	2,53	2,50
0,090	0,148	—	0,160	0,182	0,250	0,290	0,295	0,350	0,90	0,95	2,80	2,95	2,85	3,00	3,00
0,102	0,150	—	0,169	0,192	0,280	0,337	0,335	0,390	1,17	1,20	3,50	3,80	3,76	3,90	3,90
0,118	0,151	0,159	0,172	0,196	0,360	—	0,440	0,520	1,57	1,77	4,75	5,00	4,90	5,13	4,90
0,135	—	0,168	—	—	0,460	—	0,600	0,690	—	2,40	6,25	6,55	6,40	—	—
0,140	0,152	—	0,195	0,250	0,500	—	0,65	—	2,40	2,62	6,75	7,08	6,90	—	—
0,151	0,153	0,175	—	—	0,595	0,69	0,78	—	2,65	3,15	8,00	—	—	2,45	2,48
0,160	—	—	0,212	0,295	0,660	—	0,90	1,02	—	3,60	8,90	—	—	2,70	2,90
0,173	0,155	—	0,235	0,330	0,780	1,00	1,09	1,24	3,75	4,32	—	2,90	3,02	3,25	3,50
0,185	—	—	0,249	0,360	0,90	1,18	1,30	1,47	4,40	5,05	—	3,48	3,55	3,85	4,14
0,194	—	0,225	0,265	—	1,00	—	—	—	5,00	—	3,20	3,90	—	4,40	—
0,209	0,166	—	0,295	0,440	1,26	1,63	1,71	2,01	6,50	6,95	3,93	4,70	4,87	5,35	5,60
0,220	—	0,260	0,310	0,500	1,40	—	2,00	2,32	7,40	8,30	4,20	5,25	5,50	5,90	6,48
0,240	0,170	0,293	0,365	0,580	1,75	2,28	2,50	2,80	9,60	10,80	5,10	6,65	6,95	7,40	8,30
0,280	—	0,375	0,475	0,800	2,75	3,38	3,70	4,30	14,8	15,5	7,20	9,61	—	11,5	12,5
0,300	0,190	0,430	0,545	0,930	3,30	4,10	4,50	5,10	17,9	19,3	8,60	11,5	—	13,6	14,8
0,320	0,200	0,480	0,630	1,08	3,95	4,87	5,25	6,20	21,1	22,0	10,1	13,5	—	16,2	17,7
0,340	0,210	0,570	0,730	1,23	4,65	5,75	6,38	7,30	24,5	—	12,0	15,8	—	19,7	21,0
0,360	0,216	0,660	0,850	1,42	5,40	6,70	7,55	8,50	29,2	—	14,5	18,2	—	23,0	—
0,380	0,230	0,760	0,97	1,58	6,25	—	8,80	10,0	34,0	—	17,0	21,2	—	27,2	—
0,400	0,245	0,875	1,11	1,78	7,25	—	10,2	11,6	38,2	40,3	19,8	24,5	—	31,8	—
0,430	0,267	1,06	1,33	2,10	—	—	12,5	14,5	46,5	8,0	24,7	30,0	—	39,0	—
0,458	0,288	—	1,54	—	—	—	14,7	17,2	60,0	9,0	29,7	35,5	—	46,0	—
0,484	0,312	1,44	1,75	—	—	—	17,2	20,2	8,8	—	34,3	41,5	—	53,0	—
0,511	—	—	2,06	—	—	—	20,5	24,0	10,0	12,0	—	—	—	—	—
0,560	0,40	—	2,65	—	—	—	26,5	30,8	15,0	16,5	—	—	—	—	—
0,631	0,55	—	3,69	6,9	—	—	37,8	43,0	19,1	22,4	75,0	87,0	—	101,0	—
0,709	0,63	—	5,35	9,9	38,4	47,4	51,8	59,0	26,8	32,5	—	117,0	122	140	—
0,748	0,76	—	6,20	—	45	55	61	69	33,0	39,0	—	134,0	141	145	—
0,910	1,25	—	10,8	—	75	88	102	115	57	66	—	170	165	150	—
1,000	1,50	—	14,2	—	102	118	133,5	152	70,3	87	—	164,5	179	77	—
1,293	3,2	—	29,8	—	213	237	264	38,0	146	176	—	131	137	154	—
1,432	4,3	—	40,3	—	290	323	42,2	50,5	192	235	—	171	179	202	—
1,537	4,9	—	48,5	—	330	47,5	50,9	59,0	225	275	—	199	210	230	—
1,933	9,2	—	94	—	71	90	99	115	410	490	—	365	—	420	—

Tabelle 17 b. Massenstreukoeffizient einiger Elemente $\dfrac{\sigma}{\varrho}$

(Auszug aus LANDOLT-BÖRNSTEIN).

Wellenlänge in Å	C	Al	Cu	Ag	Pb
0,12	0,14	0,14	0,18	0,35	0,67
0,71	0,18	0,20	0,29	0,47	0,82

In der folgenden Abb. 31 finden sich zum Verständnis der Gesetze der Abhängigkeit der Schwächungskoeffizienten λ und Z die Logarithmen von $\dfrac{\mu}{\varrho}$ gegen die Logarithmen von λ für verschiedene Absorber eingezeichnet. Aus der Kurvenschar ist auch graphisch leicht ersichtlich, daß der Exponent von λ unabhängig von Z ist, da ja die früher definierte Konstante b durch die Steigung der Kurven dargestellt wird und da anderseits sämtliche Kurven angenähert parallel verlaufen.

Die Lage der Absorptionskante (λ_k) läßt sich aus folgender Faustformel, angenähert berechnen:

$$\lambda_k = \frac{880}{(Z-4)^2}.$$

Bei Gasen ist $\dfrac{\mu}{\varrho}$ dem Druck proportional.

Um einen Anhalt über die Absorption von verschiedenen Materialien zu erhalten, sind oft die *Absorptionszahlen* benutzt worden. Dieselben, die Quotienten aus Z^a (worin $a =$ zirka 4 zu setzen wäre) und dem Atomgewicht A geben ein Maß für den Größenunterschied der Schwächung zweier Materialien. Sie gelten aber nur für große Wellenlängen und für hohe Ordnungszahlen, weil nur unter diesen Bedingungen das Absorptions*verhältnis* zweier Stoffe unabhängig von λ ist (BARKLAS Gesetz), während für kurze Wellenlängen nicht unbeträchtliche Abweichungen eintreten (vgl. Tab. 17). Es sei die folgende Tab. 18 nach HOLTHUSEN wieder-

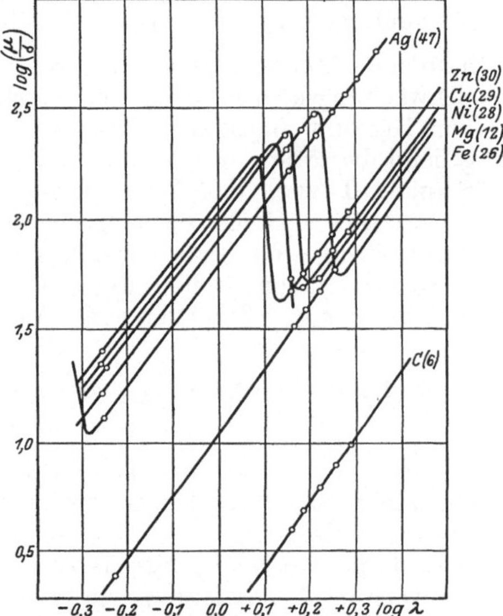

Abb. 31. Abhängigkeit des Massenabsorptionskoeffizienten verschiedener Metalle von der Wellenlänge der geschwächten Strahlung.

Abszisse: log λ; Ordinate: log $\dfrac{\mu}{\varrho}$.

(Nach KOSSEL.)

Tabelle 18. Absorptionszahlen (nach HOLTHUSEN).

Substanz	Dichte	Absorptions-zahl	relative Absorption	
			pro Masse	pro Schicht
Paraffin	0,89	56,2	0,44	0,39
Kohle	1,36	65,4	0,51	0,69
Papier.....................	1,1	100	0,79	0,87
Luft	$1,205 \cdot 10^{-3}$	119	0,94	0,00113
Wasser	1,0	127	1,0	1,0
Salpetersäure	1,2	131	1,03	1,24
Aluminium	2,7	516	4,06	11,0
Kupfer	8,9	4334	34,1	303
Zink	7,0	4718	37,1	260

gegeben, die neben der schwächenden Substanz deren Dichte und deren Absorptionszahl enthält. In der zweitletzten Kolonne sind die relativen Schwächungen für gleiche Massen, in der letzten Kolonne für gleiche Schichtdicken (Absorption für gleiche Massen × Dichten), bezogen auf Wasser, eingetragen.

c) Schwächungsvermögen von Verbindungen.

Bis anhin hatten wir angenommen, daß das schwächende Medium ein Element sein soll. Schon früher wurde erwähnt, daß die Schwächung ein rein atomarer Vorgang sei, der demnach unabhängig von molekularen Bedingungen befunden werden muß. Die Schwächung eines Moleküls ist gleich der Summe der Schwächungen durch seine einzelnen Atome. Der Massenschwächungskoeffizient der Verbindung setzt sich also rein additiv aus den $\frac{\mu}{\varrho}$, der in dem Molekül enthaltenen Atome zusammen. Ausgedehnte Messungen zur Bestimmung des Schwächungskoeffizienten von Verbindungen durch AURÉN haben die zuerst von BENOIST angegebene Tatsache der Additivität der Atomschwächung weitgehend bestätigt, desgleichen die Untersuchungen von OLSON, DERSHEM und STORCH, TAYLOR und WINGARDH.

An dieser Stelle sei eingeschoben, daß BECKER und FORMANN Versuche darüber angestellt haben, ob das Schwächungsvermögen von Substanzen sich in starken magnetischen Feldern ändert. Die Resultate waren negativ, auch diejenigen mit γ-Strahlen von COMPTON.

3. Der Streukoeffizient und sein Verhältnis zum Absorptionskoeffizienten.

Auf S. 59 ist der Streukoeffizient σ definiert worden als die Zahl, die angibt, ein wie großer Teil der Gesamtschwächung auf die Streuung entfällt. Wenn bis anhin stets von der Gesamtschwächung die Rede war, so soll in diesem Abschnitt die Größe der Streukoeffizienten und namentlich sein Verhältnis zum Schwächungskoeffizienten bzw. zum Absorptionskoeffizienten näher betrachtet werden. Die drei Größen hängen, wie früher gezeigt, durch die Gleichung

$$\mu = \alpha + \sigma$$

zusammen. μ bzw. $\frac{\mu}{\varrho}$ läßt sich ja, wie ebenfalls früher gezeigt, leicht und genau bestimmen (vgl. S. 64). Die getrennte direkte Messung seiner beiden Summanden dagegen stößt auf unlösbare Schwierigkeiten, weil Streuung und Absorption praktisch nicht zu trennen sind. Wäre der eine der beiden Summanden bekannt, so würde sich der andere ohne weiteres als Differenz gegen μ berechnen lassen.

Eine Schätzung von α und σ ist aber dennoch möglich, indem man unter gewissen Annahmen die Wellenlängenabhängigkeit der beiden Summanden ableitet. Nach der klassischen Theorie der Streuung (S. 59 ff.) gab J. J. THOMSON für den Massenstreuungskoeffizienten den Wert $\frac{\sigma}{\varrho} = 0{,}402 \cdot \frac{Z}{A}$, worin A das Atomgewicht bedeutet. Das $\frac{Z}{A}$ — wenigstens für leichtere Elemente — nicht weit von 0,5 abweicht, wäre also $\frac{\sigma}{\varrho} = 0{,}2$ zu veranschlagen. Nach der THOMSON-schen Theorie sollte die Größe von $\frac{\sigma}{\varrho}$ unabhängig sein von der Wellenlänge und nahezu unabhängig von der Ordnungszahl des streuenden Körpers. Vielfach ist auch angenommen worden, daß in den früher gegebenen Schwächungsgleichungen (S. 62) der erste Summand als Absorptionskoeffizient, der zweite Summand als Streukoeffizient zu deuten sei. Wie aus der Tab. 15 hervorgeht, wäre unter dieser Annahme $\frac{\mu}{\varrho}$ von Z nicht unabhängig, wohl aber von λ. Die klassische Annahme von der Konstanz der Streukoeffizienten stimmt nach neueren Untersuchungen nicht vollständig.

Bei Versuchen mit extrem harten Strahlen und Elementen mit sehr niedriger Atomnummer kann die Absorption gegenüber der Streuung vollständig vernachlässigt werden, und man kann setzen $\mu = \sigma$. So haben z. B. Ionisationsmessungen mit Wasserstoff gezeigt, daß die Absorption in diesem Gas verschwindend gering ist und die Schwächung vollständig auf Streuung zurückzuführen ist. Dasselbe gilt auch für höheratomige Körper bei Verwendung von γ-Strahlen.

Aus der Theorie des COMPTON-Effekts (COMPTON, WOO, DEBYE, JAUNCEY, BOTHE) läßt sich anderseits der Streukoeffizient mit einiger Sicherheit berechnen.

Faßt man die Resultate von Experiment und Rechnung zusammen, so ergibt sich folgendes über die Abhängigkeit und die Größe des Streukoeffizienten.

$\frac{\sigma}{\varrho}$ nimmt mit wachsendem λ zu, und zwar um so mehr, je höher das Atomgewicht des streuenden Elements ist. So mag er bei Wellenlängen von ungefähr 0,1 bis 0,3 Å in bezug

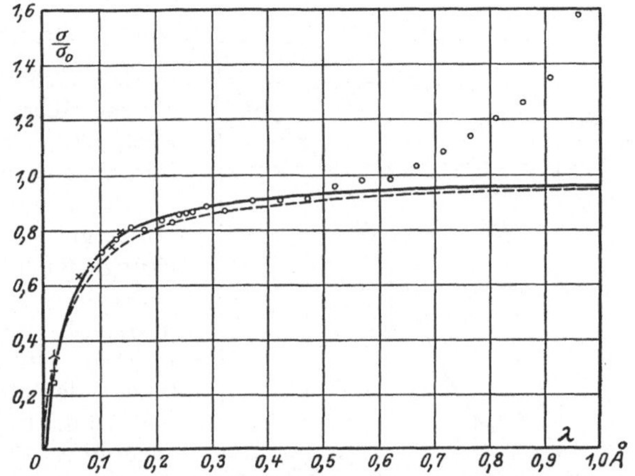

Abb. 32. Änderung des Streukoeffizienten σ von Kohlenstoff bei Änderung der Wellenlängen der Primärstrahlung. (Nach BOTHE.) Abszisse: Wellenlängen in Å; Ordinate: $\frac{\sigma}{\sigma_0}$. Die eingezeichneten Kurven entsprechen theoretisch errechneten, die Punkte experimentell gemessenen Werten. $\sigma_0 =$ klassischer Wert des Streukoeffizienten.

auf leicht- und mittelatomige Elemente Größen annehmen, die um den klassischen Wert von 0,2 herum liegen (vgl. Tab. 17 b). Mit sehr kurzen Wellenlängen nimmt er für alle Elemente beträchtlich ab, um wahrscheinlich für $\lambda = 0$ dem Werte 0 zuzustreben. In der Abb. 32 ist nach BOTHE das Verhältnis des Streukoeffizienten zu seinem klassischen Wert ($\sigma_0 = 0,2$) auf der Ordinate für Kohlenstoff eingetragen als Zusammenfassung der rechnerischen (BOTHE, HAEWLETT, COMPTON) und experimentellen Befunde (AHMAD und STONER, ISHINO. KOHLRAUSCH, LORENZ und RAYEWSKY) über diese Frage.

Ist einmal der Streukoeffizient bekannt, so errechnet sich der Absorptionskoeffizient α auf einfache Weise aus den früher angegebenen Beziehungen zu $\alpha = \mu - \sigma$.

Wenn auch aus den oben mitgeteilten Befunden hervorgeht, daß σ nicht unabhängig von Wellenlänge und Ordnungszahl ist, so ist doch diese Abhängigkeit zahlenmäßig äußerst gering, wenn man in Berücksichtigung zieht, daß $\frac{\mu}{\varrho}$ mit ungefähr der 4. Potenz von Z und der 3. Potenz von λ anwächst. Es bleibt nichts anderes übrig, als diese weitgehende Änderung des Massenschwächungskoeffizienten auf eine im gleichen Ausmaße auftretende Änderung des Absorptionskoeffizienten zurückzuführen. In der Tat liegt es auch jetzt noch nahe, den ersten Summanden der Schwächungsformeln als $\dfrac{\alpha}{\varrho}$, den zweiten als $\dfrac{\sigma}{\varrho}$ zu deuten, wenn man die Gleichung

$$\frac{\mu}{\varrho} = C \cdot Z^a \cdot \lambda^b + c \quad \text{neben}$$

$$\frac{\mu}{\varrho} = \frac{\alpha}{\varrho} + \frac{\sigma}{\varrho}$$

stellt und man bedenkt, daß c weitgehend unabhängig von λ und Z ist und zudem noch eine absolute Größe aufweist, die von $\dfrac{\sigma}{\varrho}$ nicht wesentlich abweicht.

Nach allem, was wir heute wissen, ist also zu sagen, daß der Massenabsorptionskoeffizient sehr stark von der Größe Z abhängig ist und daß er mit λ^3 anwächst, während $\dfrac{\sigma}{\varrho}$ weitgehend von diesen beiden Größen unabhängig ist. Trotzdem — gleiche Körper vorausgesetzt — der Streukoeffizient mit längeren Wellen etwas zunimmt, so tritt doch die Streuung bei weichen Strahlen gegenüber der Absorption in den Hintergrund. Der zweite Summand der Schwächungsgleichung kann gegenüber dem ersten vernachlässigt werden. Die Schwächung wird praktisch vollständig durch die Absorption bestritten. Umgekehrt bei sehr kleinen Wellenlängen der durchdringenden Strahlungen. Dabei verschwindet die Absorption praktisch gegenüber der Streuung, die Gesamtschwächung ist auf Schwächung durch Streuung zurückzuführen.

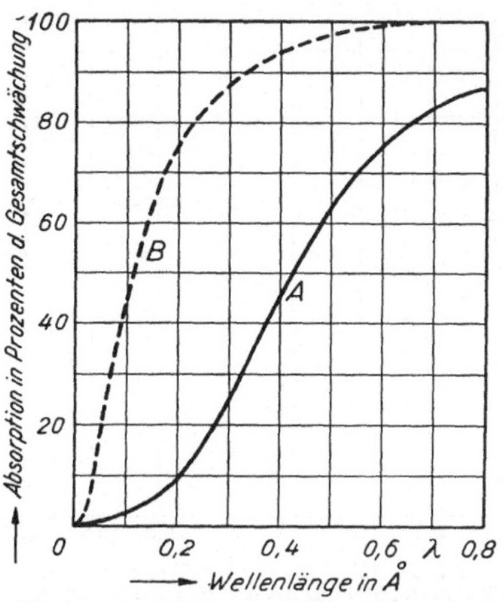

Abb. 33. Verhältnis von Schwächung und Streuung in Wasser A und in Kupfer B in Abhängigkeit von der Wellenlänge. Abszisse: Wellenlängen; Ordinate: Absorption in Prozent der Gesamtschwächung.

In der Kurve A der Abb. 33 ist zur Veranschaulichung dieser Verhältnisse auf der Ordinate der Prozentsatz der Schwächung in Wasser durch reine Absorption aufgetragen gegen die Wellenlänge der Primärstrahlung (Abszisse). Die Kurve zeigt, daß eine Strahlung von $\lambda = 0{,}5$ Å durch Absorption 63%, durch Streuung nur 37% an Intensität verliert. Umgekehrt ist das Verhältnis bei einer Strahlung von $0{,}2$ Å. Diese wird durch Absorption um 8%, durch Streuung dagegen um 92% geschwächt.

Betrachtet man aber die Kurve B desselben Bildes, die das Verhältnis von Absorption und Streuung in Kupfer wiedergibt, so liegen die Verhältnisse etwas anders. Einmal ist die reine Absorption für die Wellenlänge $0{,}5$ Å von 63% auf 97% gestiegen. Noch größer wird der Unterschied für $\lambda = 0{,}2$ Å; hier steigt die Absorption von 8% bei Wasser auf 76% für Kupfer. Es bleiben dann für die Streuung noch 24% gegenüber 92%.

Ein Blick auf die Kurven der Abbildung lehrt uns aber noch ein Weiteres. Die Linie A weist ihren steilsten Abfall zwischen den Wellenlängen $0{,}7$ Å bis $0{,}2$ Å auf. Die Kurve B dagegen fällt zwischen $0{,}3$ Å und $0{,}02$ Å steil und fast geradlinig ab. Es ist leicht ersichtlich und entspricht allgemeineren Beobachtungen an graphischen Darstellungen, daß der lineare Teil einer solchen ogivalen Kurve die Beziehungen von Ordinate zu Abszisse am besten wiedergibt. Das bedeutet im vorliegenden Falle, daß Substanzen mit hohem Atomgewicht bei harten Strahlen in bezug auf die Absorption sehr viel empfindlicher sind.

Und endlich geht aus der Abb. 33 hervor, daß für die γ-Strahlung des Radiums die Absorption jedenfalls nur noch bei sehr hochatomigem Absorber eine geringe Rolle spielt. Für Körper wie das tierische Gewebe steht die reine Absorption außer Spiel und die gesamte Schwächung wird von der Streuung bestritten.

Wir sind hier hinsichtlich der Schwächung auf das gleiche Resultat gelangt wie in Kap. II 2 u. 3 mit Hinblick auf den Streuvorgang als solchen im Verhältnis zum Vorgang der reinen Absorption.

Wir hatten früher die Voraussetzung gemacht, daß das untersuchte Strahlenbündel aus dem Unendlichen kommen und sich also aus parallelen Strahlen zusammensetzen soll. Trifft diese Annahme nicht mehr zu, d. h. befindet sich die Strahlenquelle in der Nähe des schwächenden Körpers, so gilt nicht mehr das Schwächungsgesetz $J_x = J_0 \cdot e^{-\mu \cdot x}$, sondern zu der nach diesem Gesetz erfolgenden Intensitätsabnahme gesellt sich die Abnahme, die bedingt ist durch das Quadratgesetz. Wenn die Strahlenquelle von der Oberfläche des streuenden Körpers die Entfernung a hat, so geht das Schwächungsgesetz über in die Form

$$J_x = J_0 \cdot \left(\frac{x}{a+x} \right)^2 \cdot e^{-\mu \cdot x}.$$

Es liegt auf der Hand, daß bei den in der Tiefentherapie üblichen Fokalabständen a der Zusatzfaktor $\left(\dfrac{a}{a+x} \right)^2$ eine ganz erhebliche Rolle spielt. Sein Einfluß wird um so größer, d. h. die gemessene relative Intensität wird in gleicher Tiefe um so geringer, je kleiner a gewählt wird.

Unter den neuen Bedingungen, daß a einen endlichen Wert annimmt, wird auch die Kurve, die wir erhalten, wenn J_x gegen x im logarithmischen Raster eingetragen wird, eine Kurve, die um so mehr von der Geraden abweicht, je kleiner der Abstand von der Strahlenquelle wird.

4. Heterogene Strahlungen, Filterung.

a) Wirkung von schwächenden Schichten auf Strahlengemische.

Den bisherigen Betrachtungen lag u. a. die Annahme zugrunde, daß die untersuchte Strahlung homogen sein sollte, d. h. daß alle ihre Komponenten ein und dieselbe Wellenlänge aufweisen. Eine solche homogene Strahlung ist z. B. die K_α-Strahlung des Wolframs, die in der Abb. 34 als Strich mit der Bezeichnung W_{K_α} dargestellt sein soll. Man kann sie auf irgendeine Art aus dem Bremsspektrum einer Röhre mit Wolframanode herausgefiltert denken. Betrachten wir dagegen die gesamte Bremsstrahlung derselben Röhre, so würden wir diese durch die in der Abb. 34 eingezeichnete Kurve der spektralen Intensitätsverteilung kennzeichnen. Die Kurve 0 entspräche einer Strahlung von 200 kV, wie sie die

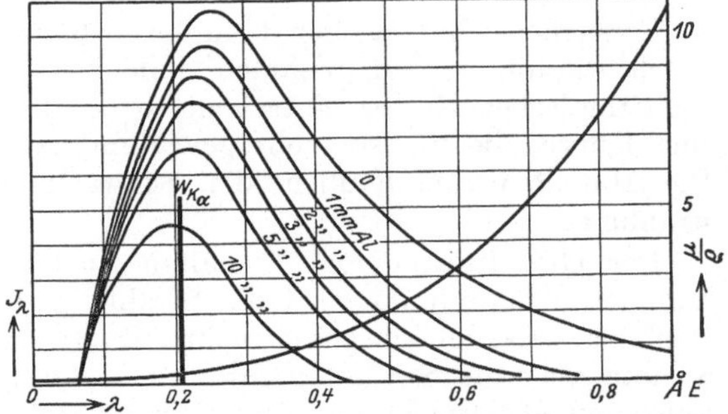

Abb. 34. Veränderung einer heterogenen Strahlung von 200 kV (Kurve 0) durch verschieden dicke schwächende Schichten, Filter (1 bis 10 mm Aluminium). Abszisse: Wellenlängen; Ordinate: Intensitäten in beliebiger Einheit. Auf der Ordinate rechts ist der Massenschwächungskoeffizient von Aluminium aufgetragen; die Achse gehört zu der nach rechts ansteigenden $\frac{\mu}{\varrho}$-Kurve. W_{K_α} stellt die isolierte K_α-Linie des Wolframs dar.

Glaswand der Röhre verläßt. Setzen wir in den Strahlengang eine schwächende Schicht, z. B. 1 mm Aluminium, so werden die weicheren Komponenten nach dem oben erörterten λ^3-Gesetz ganz bedeutend mehr geschwächt als die harten, weil ja $\frac{\mu}{\varrho}$ mit zunehmender Wellenlänge steil ansteigt, wie die eingezeichnete $\frac{\mu}{\varrho}$-Kurve in Abb. 34 darstellt. Die neue Strahlung ist durch die Kurve 1 mm Al dargestellt; sie ist gegenüber Kurve 0 nach zwei Richtungen verändert. Einmal ist sie geschwächt, was sich dadurch kundtut, daß die von Kurve und Abszissenachse eingeschlossene Fläche kleiner geworden ist. Dann aber ist das Intensitätsmaximum nach links, d. h. nach der Seite der kleineren Wellenlängen verschoben. Nicht nur, daß also durch das Vorsetzen der Aluminiumschicht die Intensität geschwächt worden ist, sondern auch die Qualität der resultierenden Strahlung ist verändert worden, und zwar im Sinne der Erhärtung; die mittlere Wellenlänge (Mittelwert von λ) und die Wellenlänge der mit maximaler Intensität vorhandenen Komponente ist kleiner geworden. Während in der ursprünglichen Strahlung Wellenlängen von über 0,8 Å noch mit erheblicher Intensität vorhanden waren, können diese in der Strahlung hinter 1 mm Aluminium nicht mehr nachgewiesen werden, das Bremsspektrum ist eingeschränkt worden, und zwar vorwiegend auf Kosten der langwelligen Komponenten. Eine Qualitätsänderung durch absorbierende Schichten konnten wir, vom Compton-Effekt abgesehen, bei homogenen Strahlen nicht finden, sondern lediglich eine Intensitätsänderung. Die Erscheinung tritt um so kräftiger hervor, je dicker die absorbierende Schicht und je höher die Ordnungszahl des Materials. Die in Abb. 34 eingezeichneten Kurven entsprechen Aluminiumschichten bis zu 10 mm.

b) Filterung.

Die qualitätsändernde Wirkung von schwächenden Schichten nennen wir *Filterung*, die von den Strahlen durchdrungene Schicht *Filter* und die durchgedrungene Strahlung *gefilterte Strahlung*. Im allgemeinen wird durch ein Filter eine inhomogene Strahlung härter gemacht (Ausnahmen vgl. S. 28 und 215 f.). Von dieser Tatsache wird bekanntlich in der Therapiepraxis weitgehend Gebrauch gemacht, um eine Gebrauchsstrahlung härter und damit durchdringungsfähiger zu gestalten.

Versuchen wir von einer komplexen Strahlung eine Schwächungskurve z. B. durch Aluminium aufzunehmen, indem wir J_x in Abhängigkeit von x in ein logarithmisches Raster eintragen, so erhalten wir nicht eine Gerade, sondern eine Kurve, die um so mehr gekrümmt ist, je heterogener die Strahlung ist. Die Abb. 35 veranschaulicht den Schwächungsverlauf einer komplexen Bremsstrahlung.

Der Grund für dieses Verhalten ist leicht einzusehen. Durch den ersten Millimeter Aluminium wird die Strahlung dank ihrer relativ großen mittleren Wellenlänge erheblich geschwächt. Durch die Filterwirkung derselben Schicht ist nun aber die Strahlung insofern härter geworden, als durch das Filter die weicheren Komponenten viel stärker geschwächt sind als die härteren. Die Härtung hat die Strahlung durchdringungsfähiger gemacht, ihr $\frac{\mu}{\varrho}$ ist herabgesetzt, so daß das zweite Millimeter Aluminium nicht mehr proportional gleichviel Strahlen absorbiert wie das erste. Daß aber gleiche Schichten prozentual gleichviel Energie absorbieren, war die Voraussetzung für die Linearität des logarithmischen Diagramms des Schwächungsverlaufes ebensogut wie für die Homogenität der Strahlung. Die Schwächungskurve einer inhomogenen Strahlung verläuft also im allgemeinen anfangs steil absinkend nach unten konvex.

Mit zunehmender Schichtdicke streckt sie sich aber immer mehr und wird, wie Abb. 35 zeigt, nach und nach zur Geraden. Der Punkt, wo sich die Kurve vollständig gestreckt hat, nennen wir *Homogenitätspunkt.* Er liegt in unserem Falle bei 10 mm. Im geraden Teil des Diagramms verhält sich die ursprünglich inhomogene Strahlung wie eine homogene. Für den Fall der Abb. 35, d. h. bei Aluminiumfilterung ist aber die Strahlung nach 10 mm Aluminium noch nicht angenähert homogen, wie eine Spektralaufnahme zeigen würde. Deshalb nennen wir die in obigem Fall mit 10 mm Aluminium gefilterte Strahlung durch Aluminium „praktisch homogenisiert". Es sei, um Irrtümer zu vermeiden, absichtlich nicht der übliche Ausdruck „praktisch homogen" schlechtweg gebraucht, denn die Homogenität ist in obigem Fall z. B. nur vorgetäuscht, und da das homogenisierende Filtermaterial für die Lage des Homogenitätspunktes von Bedeutung ist, muß dasselbe ebenfalls angegeben werden.

Wir hatten früher gesehen, daß in der logarithmischen Darstellung des Schwächungsverlaufes $\operatorname{tg} \varphi = \mu$, wie die Abb. 35 zeigt, für inhomogene Strahlen μ bzw. $\dfrac{\mu}{\varrho}$ nicht konstant ist, sondern mit der Schichtdicke wechselt. Die Änderung des Winkels φ, die Tangente an die Kurve, gibt also wieder ein anschauliches Maß für die Änderung des Schwächungskoeffizienten der Strahlung in den betreffenden Punkten durch das angewendete Material.

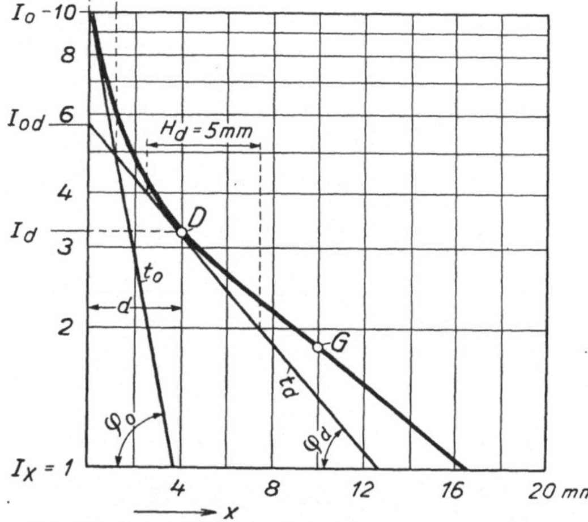

Abb. 35. Intensitätsverlauf einer heterogenen Strahlung im logarithmischen Raster.
Abszisse: Logarithmus der relativen Intensitäten; Ordinate: Schichtdicke (mm Aluminium). Die Tangente t im Anfangspunkt der Kurve würde den Schwächungsverlauf einer homogenen Strahlung von der gleichen Härte wie die ungefilterte Strahlung darstellen. t_d dagegen im Punkte D repräsentiert den Schwächungsverlauf der homogenen Strahlung mit gleicher Qualität wie die inhomogene Strahlung nach Filterung mit 4 mm Aluminium. $\operatorname{tg}\varphi_0$ und $\operatorname{tg}\varphi_d$ entsprechen den μ-Werten in den zugehörigen Al-Tiefen. G bedeutet den Homogenitätspunkt der mit 10 mm Aluminium praktisch homogenisierten Strahlung. H_0 und H_d ist die Halbwertschicht bei der Filterung 0 bzw. nach Filterung mit 4 (d) mm Aluminium. (Nach GROSSMANN.)

c) Einfluß des Filtermaterials auf die Zusammensetzung der gefilterten Strahlung.

Wenn wir eben behauptet haben, daß das Filtermaterial von Einfluß auf die Lage des Homogenitätspunktes sei, so soll diese Angabe im folgenden erläutert werden.

Wieder zurückgreifend auf die Tatsachen von Kap. IV 2, wollen wir den Einfluß der drei Filtermaterialien Kohle (C, $Z = 6$), Aluminium (Al, $Z = 13$) und Kupfer (Cu, $Z = 29$) auf die spektrale Zusammensetzung (Härte) der resultierenden Strahlung untersuchen. Wir gehen aus von einer ungefilterten Strahlung von z. B. 200 kV, wie sie die Glaswand der Röhre verläßt und wie sie durch die spektrale Intensitätsverteilungskurve E_{200} der Abb. 36 dargestellt sein möge. Betrachten wir zuerst den Effekt der Filterung durch Aluminium. Die weichen Komponenten der Strahlung werden entsprechend dem λ^3-Gesetz geschwächt, solange ihre Wellenlänge so groß ist, daß der Streuanteil der Schwächung gegenüber der Absorption noch keine erhebliche Rolle spielt. Betrachten wir immer kleinere Wellenlängen, so kommen wir zu einer bestimmten Welle, wo der Streuanteil die Absorption zu überwiegen beginnt. Von diesem Punkte an gilt nicht mehr das λ^3-Gesetz, sondern der Exponent von λ wird kleiner und bei noch kürzeren Wellen ändert sich die Schwächung nur noch unwesentlich mit λ, entsprechend der weitgehenden Wellenlängenunabhängigkeit des Streukoeffizienten (vgl. S. 65 ff.). D. h. von einem gewissen Wellenlängenbezirk an werden die kürzeren Wellen prozentual ungefähr gleich intensiv geschwächt, die längeren aber nach dem λ^3-Gesetz. Naturgemäß läßt sich für diese Erscheinung keine bestimmte Wellenlänge angeben. Der Übergang ist selbstredend fließend. Man kann also nur von einer Wellenlängenzone sprechen, die das Gebiet des Vorherrschens der Absorption (längere Wellen) von demjenigen trennt, in dem die Streuung den Hauptanteil der Schwächung bestreitet. Diese Zone ist für ein bestimmtes Material gegeben. Das Auftreten dieses Überganges bewirkt, daß auf der Seite der kürzeren Wellen der härtende Einfluß des Filters nach und nach verschwindet, d. h. daß von einem gewissen Bezirk an größere λ nicht mehr erheblich intensiver geschwächt werden als kleinere Wellenlängen. Denken wir uns eine Strahlung, die lediglich auf der kurzwelligen Seite der Übergangszone läge, so hätte es gar keinen Wert, die Strahlung durch eine filtrierende Schicht zu homogenisieren, denn durch das Vorschieben von schwächenden Schichten würde kein Härterwerden mehr erzielt werden können. Wenn wir die Absorptionsformeln zu Hilfe ziehen, so ist leicht ersichtlich, daß die genannte Wellenlängenzone um so mehr nach der kleineren Welle rückt, je höher die Ordnungszahl des schwächenden Elements. Je leichter also das Filtermaterial, um so eher kommen wir in das Wellenlängengebiet, wo die Streuung vorherrscht und wo kürzere Wellen nicht mehr nach dem λ^3-Gesetz geschwächt werden. Je leichtatomiger wir also das Filter wählen, um so relativ weniger werden die langwelligen Komponenten des Spektrums geschwächt gegenüber der Verwendung eines schweren Filters. Ein und dasselbe ungefilterte Strahlengemisch vorausgesetzt, resultiert also bei Schwächung auf gleiche Intensität eine um so härtere Strahlung, ein um so schwereres Filtermaterial wir verwendet haben.

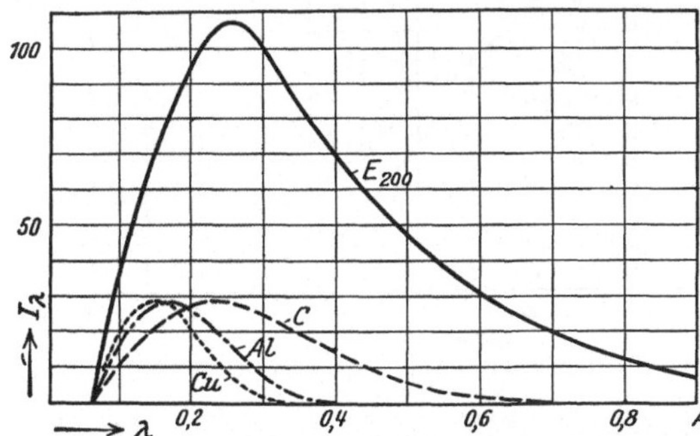

Abb. 36. Effekt verschiedener Filtermaterialien. Ein und dieselbe Strahlung von 200 kV E_{200} wird durch Kohle C, Aluminium Al und Kupfer Cu so gefiltert, daß die resultierenden Gemische gleiche Maximalintensitäten aufweisen. Das härteste Strahlengemisch liefert das Kupferfilter, das weichste die Kohle, Aluminium liegt in der Mitte. Die Kurven sind aus der E_{200}-Kurve errechnet. Die Filterdicken müßten zur Erreichung der im Bild dargestellten Verhältnisse wie folgt gewählt werden: 44 mm Graphit, 17,5 mm Aluminium und 1,0 mm Kupfer. (Nach Küstner.)

Der geschilderte Effekt der Abhängigkeit der Qualität der Reststrahlung von dem Filtermaterial wird durch die Tatsache der Compton-Streuung noch deutlicher. Nach S. 25 ff. ist ja die gestreute Strahlung qualitativ der Primärstrahlung nicht gleichwertig, sondern sie ist weicher als diese. Aus diesem Grunde tritt die Verschiebung der gefilterten Strahlung nach der kurzwelligen Seite bei Anwendung von niederatomigem Filtermaterial noch mehr in den Vordergrund. In Abb. 36 sind die spektralen Intensitätsverteilungskurven der resultierenden gefilterten Gemische dargestellt.

Die Kurven tragen die Bezeichnung des Filtermaterials und sind auf gleiche Maximalintensität reduziert.

Aus dem Gesagten geht hervor, daß Strahlungen, die durch verschieden dicke Filter von verschiedener Substanz durch dieselben auf gleiche relative Intensität geschwächt und dabei gehärtet werden, nicht von gleicher Qualität sind, sondern daß die Anfangsstrahlung um so mehr gehärtet wird, je höheratomig das Filter. Daraus könnte man schließen, daß zur Filterung möglichst Substanzen mit hoher Ordnungszahl verwendet werden. Dieser Folgerung ist entgegenzuhalten, daß der Forderung der schweren Filter in der Praxis durch zwei Punkte Grenzen gesetzt sind. Einmal durch die Tatsache der selektiven Absorption der Filtersubstanz und ferner durch die schlechte Herstellbarkeit dünner Metallfolien.

Was den ersten Punkt anbelangt, ist zu sagen, daß es nicht nützlich wäre, einen großen Teil der nutzbaren harten Strahlen im Filter absorbieren zu lassen dadurch, daß man ein Filtermaterial wählt, das im Bereiche des durch Filterung erstrebten Wellenlängengebietes einen *Absorptionssprung* aufweist, so wie ihn Abb. 37 für Silber (Ag, $Z = 47$) und namentlich für Blei (Pb, $Z = 82$) zeigt.

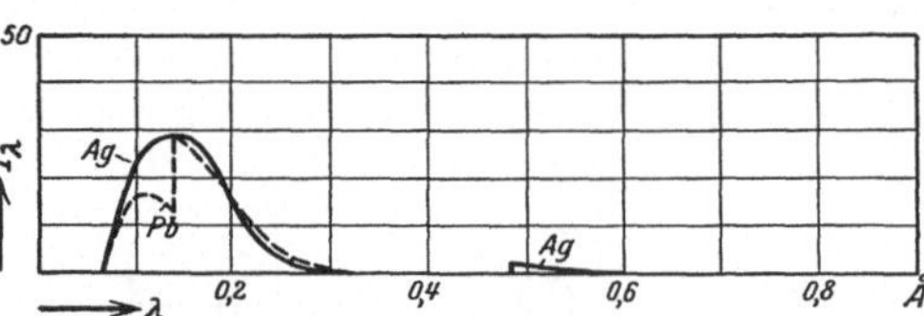

Abb. 37. Wirkung von Blei- und Silberfiltern auf das Gemisch einer harten Therapiestrahlung (200 [kV). (Nach KÜSTNER.) Silberkurve ausgezogen, Bleikurve gestrichelt. Die Silberbandkante erscheint als eine zu vernachlässigende kleine Zacke rechts im Bild.

Wie aus Abb. 37 ersichtlich ist, kann die kleine Zacke der Silberbandkante bei 0,485 Å zwar bei sehr harten Strahlungen wie die dort dargestellte (200 kV, $\lambda_0 = 0,061$), vernachlässigt werden. Die Wirkung des Bleiabsorptionssprunges jedoch wirkt dort ungünstigerweise intensitätsvermindernd, bzw. bei kleiner Filterdicke qualitätsverschlechternd. Bei einer 100-kV-Strahlung im Gegenteil darf die selektive Absorption von Silber nicht vernachlässigt werden (vgl. Abb. 38). Da die Absorptionskante des Bleies mit 0,141 Å bereits unterhalb der Grenzwellenlänge (0,123 Å) bei 100 kV liegt, so wäre nach dieser Richtung kein Bedenken gegen die Anwendung dieses Metalles als Filter vorhanden.

Dagegen sind sehr schwere Metalle schon deswegen zu verwerfen, weil, wie schon erwähnt, die Herstellung *dünner Schichten* — und solche würde man benötigen, um nicht zu stark zu schwächen — auf große Schwierigkeiten stößt, abgesehen davon, daß sie leicht lädierbar sind.

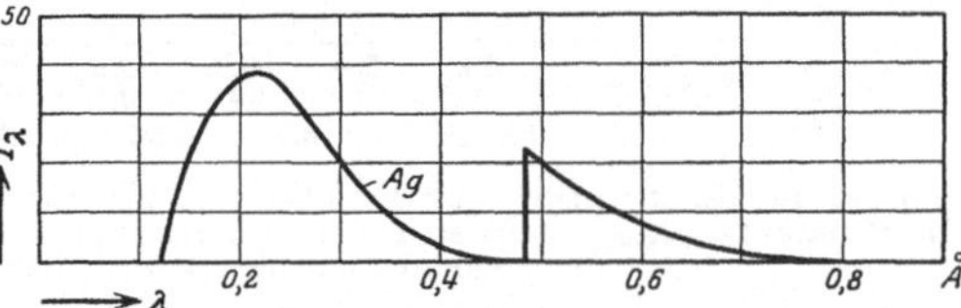

Abb. 38. Wirkung eines Silberfilters auf eine weiche Therapiestrahlung von 100 kV. (Nach KÜSTNER.) Die Silberbandkante erscheint als eine nicht zu vernachlässigende Zacke rechts im Bilde.

Es sei noch bemerkt, daß die eben gemachten Überlegungen (KÜSTNER, GLOCKER, WINZ, v. DECHEND, ERESKINE und SCHMIDT, LAMARQUE) eine um so größere Rolle spielen, eine je härtere Gebrauchsstrahlung angewendet wird und eine je höhere Spannung dementsprechend an der Röhre liegt, daß sie aber um so mehr zurücktreten bei weichen Strahlengemischen, wie sie in der Oberflächentherapie gebräuchlich sind, wo zudem eine Filterung mit Materialien hoher Atomnummern wegen der zu starken Herabsetzung der Intensität von vornherein nicht in Frage kommt. Für die Härtung von Gemischen besonders ungünstig sind jedoch Filter aus sehr leichten Substanzen, wie Wasser, Kohle, Paraffin, denn durch diese werden schon relativ weiche Strahlungen vorwiegend durch Streuung geschwächt und deshalb nicht wesentlich gehärtet.

Wir kommen zurück auf die Lage des sog. Homogenitätspunktes der Abb. 35, S. 71. Wir hatten ihn dort als den Anfangspunkt des geradlinig verlaufenden

Teiles der logarithmischen Absorptionskurve definiert. Da der geradlinige
Verlauf derselben nach S. 71 ein Zeichen der Homogenität ist, verhält sich· die
untersuchte heterogene Strahlung vom Homogenitätspunkt ab wie eine homogene Strahlung. Daß es sich dabei aber um eine Täuschung handelt, ist schon
erwähnt worden. Jedes Strahlengemisch muß sich nämlich in der erwähnten
Beziehung (geradliniger Verlauf der logarithmischen Schwächungskurve) wie
eine homogene Strahlung verhalten, wenn ihre einzelnen Komponenten durch
je gleiche Schichtdicke proportional ihrer Intensität geschwächt werden. Letzteres ist aber auch dann angenähert der Fall, wenn bei der Schwächung die
Absorption gegenüber der Streuung zurücktritt, d. h. bei kurzen Wellenlängen

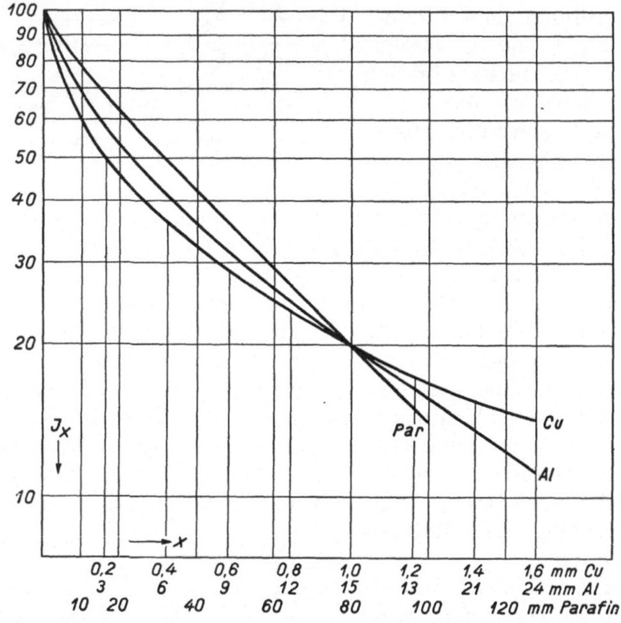

Abb. 39. Intensitätsverlauf einer 170-kV-Strahlung bei Schwächung durch Paraffin, Aluminium und Kupfer.
Die Punkte $X = 0$, $J_x = 100$ sind allen Kurven gemeinsam. Man beachte die Lage des sog. Homogenitätspunktes und den Verlauf der Kurven gegeneinander.

und bei leichtatomigen schwächenden Körpern. So muß die logarithmische
Schwächungskurve einer gegebenen inhomogenen Strahlung um so eher einen
geradlinigen Verlauf annehmen, je kleiner die Ordnungszahl des Filters gewählt
wird. Zur Illustration dieser Tatsache seien folgende Kurven angeführt.

Die Abb. 39 gibt den Schwächungsverlauf einer 170-kV-Strahlung wieder.
Die Schwächung erfolgt mit Schichten von Paraffin (Par.), Aluminium (Al)
und Kupfer (Cu). Die einzelnen Kurven sind so umgerechnet, daß die Punkte
für 100% und 20% Schwächung allen drei Kurven gemeinsam werden. Es ist
aus dem Bild ersichtlich, daß der sog. Homogenitätspunkt eine ganz verschiedene
Lage einnimmt. Die Kurve für Paraffin verläuft fast von Anfang an gestreckt,
der sog. Homogenitätspunkt liegt etwa bei einer Schicht von 40 mm Paraffin.
Bei der Al-Kurve ist er dagegen nach rechts verschoben; er liegt etwa bei 15 mm
Aluminium. Wird dieselbe Strahlung aber endlich durch Kupfer geschwächt,
so kann eine praktische Homogenisierung im beobachteten Schwächungsbereich
kaum mehr festgestellt werden. Man beachte ferner den gegenseitigen Verlauf
der drei Kurven. Die Cu-Kurve fällt gegenüber Paraffin zuerst steiler, nachher

langsamer ab. Die Al-Kurve hält sich stets zwischen Cu und Par. drin, auch nach dem gemeinsamen Punkte 1,0 mm Cu ∼ 15,0 mm Al ∼ 80 mm Paraffin.

Es seien hier die Betrachtungen über die Streuung und Absorption abgebrochen. Wir werden im Kapitel über Dosimetrie nochmals darauf zurückzukommen haben.

V. Erzeugung der Röntgenstrahlen, Röntgenröhren.

A. Entstehung der Röntgenstrahlung.

1. Bremsstrahlung.

Zur Erzeugung von Röntgenstrahlen werden eigens zu diesem Zwecke konstruierte Entladungsröhren verwendet, die im wesentlichen aus zwei Teilen bestehen, ohne welche das Zustandekommen von Röntgenstrahlen unmöglich ist. Röntgenstrahlen entstehen überall da in größerer Menge, wo bewegte Elektronen auf Materie auftreffen. Dadurch sind die beiden Teile, nämlich eine Kathodenstrahlenquelle einerseits und eine zum Auffangen der Elektronen dienende Masse anderseits, gegeben. Die von der Kathode K in der nebenstehenden Abb. 40 ausgehenden Elektronen werden durch das an die Röhre gelegte elektrische Feld, — Pol bei K, + Pol bei A, beschleunigt und

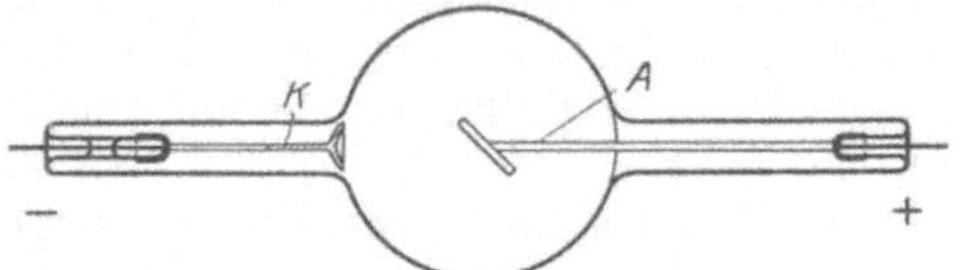

Abb. 40. Schema einer einfachen Röntgenröhre.
K Kathode, A Anode, + Pluspol, — Minuspol.

treffen auf die sog. Antikathode A mit einer bestimmten Geschwindigkeit auf. Die Bezeichnung Antikathode ist von früher her übernommen, indem bei der ersten Konstruktion neben derselben noch eine weitere Elektrode, die Anode, in die Röhre eingebaut wurde. Als Anode, d. h. als Zuführung der positiven Elektrizität, genügt aber, wie sich später erwies, die Antikathode selbst. Man hat dann keinen Grund mehr, von Anode und Antikathode zu sprechen; deshalb bezeichnet man später die Antikathode als Anode und versteht darunter die positive Elektrode der Röhre.

Die Elektronenbildung im Röntgenrohr kommt auf zwei grundsätzlich verschiedenen Wegen zustande. Um den klassischen Vorgang bei den *Ionenröhren* zu verstehen, denke man sich den Innenraum der oben skizzierten Röhre vorerst unter Atmosphärendruck stehend. An beiden Elektroden liege eine Gleichspannung von bestimmter Größe. Ein in den Stromkreis eingeschalteter Strommesser zeigt keinen Ausschlag. Es fließt kein meßbarer Strom, weil keine nennenswerte Zahl von Elektrizitätsträgern (Ionen) im Gasraum vorhanden ist. Wohl ist die atmosphärische Luft durch Spuren von radioaktiver Strahlung stets minimal ionisiert, aber bei Atmosphärendruck ist die Wahrscheinlichkeit, daß diejenigen vorhandenen Ionen, die durch das elektrische Feld beschleunigt werden, auf andere Moleküle stoßen, sehr groß, weil letztere in erheblicher Dichte den Raum ausfüllen. Bei hohem Gasdruck ist, wie man sich in der kinetischen Gastheorie auszudrücken pflegt, die „freie Weglänge" eines Moleküls klein. Anderseits kann man sich leicht vorstellen, daß die Wirkung eines elektrischen Feldes um so größer ist, je größer die freie Weglänge eines Ions. Bei extremer Steigerung der angelegten Spannung würde zwischen Anode und Kathode ein Funke übergehen. Wir haben aber ein Mittel in der Hand, die freie Weglänge zu vergrößern, nämlich dadurch, daß wir den Gasdruck herabsetzen, den Entladungsraum evakuieren. Bei fortschreitender Evakuation fließt von einem bestimmten verminderten Druck an ein Strom in der Röhre, der sich nicht nur durch den Ausschlag am Strommesser, sondern auch durch Lichterscheinungen im Rohr kundtut. Es entsteht das sog. Glimmlicht an beiden Elektroden, das durch den Kathodendunkelraum in zwei Teile, das negative und das positive Glimmlicht, getrennt ist (Glimmentladung). Die freie Weglänge der Moleküle ist durch die Druckerniedrigung derart vergrößert worden, daß durch die bewegten, zu Anfang bereits anwesenden Ionen, durch *Stoßionisation*, neue Moleküle ionisiert werden, die als Elektrizitätsträger ihrerseits von der beschleunigenden Wirkung des Feldes erfaßt werden und so zum Elektrizitätstransport in der Röhre beitragen. Bei höherer Evakuation wird der Kathodendunkelraum immer breiter, das negative Glimmlicht nimmt an Ausdehnung zu, an Lichtintensität aber ab und, wenn ein Vakuum von 0,01 mm Hg erreicht ist, lassen sich an der Anode Röntgenstrahlen nachweisen. Bei den ersten Veruchen von RÖNTGEN fungierte als Anode die Glaswand der Röhre selbst, und das Auftreten von Röntgenstrahlen konnte an einer grünlichen Fluorescenz der der Kathode gegenüberliegenden Glaswand erkannt werden. Wird das Rohr noch weiter ausgepumpt, so nimmt der Röhrenstrom wieder ab, die Leuchterscheinungen ebenfalls, die Emission von Röntgenstrahlen wird unmeßbar klein. Dies deshalb, weil die Zahl der überhaupt vorhandenen Moleküle derart abnimmt, daß nunmehr nur eine kleinere Elektrizitätsmenge transportiert werden kann.

Für die Entstehung von Röntgenstrahlen in einem solchen Ionenrohr besteht also ein bestimmtes Optimum des Gasdruckes, das bei etwa 0,01 mm Hg liegt. Verfolgt man den Spannungsverlauf in der Röhre selbst, so finden wir den Spannungsabfall in der Nähe der Kathode am größten (Kathodenfall), d. h. hier werden die Elektrizitätsträger am stärksten beschleunigt, und zwar die positiven Träger in der Richtung nach der Kathode. Auf ihrem Wege, namentlich aber in der Substanz der Kathode, meist als Hohlspiegel aus Aluminium ausgebildet, selbst werden durch diese Elektronen ausgelöst, die mit großer Geschwindigkeit als Kathodenstrahlen, die Oberfläche der Kathode orthogonal verlassend, gegen die Anode fliegen und daselbst gebremst werden. Bei diesem Bremsvorgang entstehen Röntgenstrahlen. Für die Ionenröhren charakteristisch ist also ein bestimmter kleiner Gasrest in der Röhre, der bei Anlegung der Spannung durch Stoßionisation nahezu vollständig ionisiert wird und dessen Träger zur Auslösung der Kathodenstrahlen führen (Gasröhren). Der in der Röhre fließende Strom ist einzig und allein abhängig von dem weitgehend zufälligen Gasgehalt der Röhre (über Regulation vgl. S. 89).

Im Gegensatz dazu wird bei der zweiten Art der Elektronenerzeugung (WEHNELT) in den sog. *Elektronen-* oder COOLIDGE-*Röhren* die Tatsache nutzbar gemacht, daß glühende Metalle Elektronen emittieren. Der Aluminiumhohlspiegel der Ionenröhre wird hierbei durch eine elektrisch geheizte Glühspirale ersetzt, die sich bei bestimmter Temperatur mit einer Wolke von Elektronen umgibt, welche nun durch das elektrische Feld beschleunigt werden können. Um den Elektronen möglichst freie Bahn zwischen Kathode und Anode zu schaffen, wird das COOLIDGE-Rohr möglichst vollständig evakuiert. Auf diese Weise ist es möglich, durch verschieden intensive Heizung des Glühfadens eine kleinere oder größere Menge Elektronen in Freiheit zu setzen und dadurch den Röhrenstrom, d. h. dessen Intensität im Elektronenrohr zu regulieren. Die Röhrenstromstärke ist proportional der Zahl der emittierten Elektronen. Die Zahl der von einem glühenden Metall ausgesandten Elektronen aber ihrerseits ist wiederum abhängig vom Metall selber, von dessen Form und von seiner Temperatur (LANGMUIR). Für medizinische Röntgenröhren hat sich Wolfram zur Herstellung von Glühspiralen am geeignetsten erwiesen. Eine namhafte Elektronenemission kommt aber erst bei heller Gelbglut des Fadens zustande. Die schon bei dunkler Rotglut erheblich emittierenden, mit Thoriumoxyd überzogenen Wolframfäden sind namentlich im physikalischen Laboratorium zu bestimmten Sonderzwecken im Gebrauch.

Die Abhängigkeit der Emission (Zahl der Kathodenstrahlenteilchen) gemessen im Röhrenstrom i ist durch die folgende Gleichung gegeben:

$$i = a \cdot \sqrt{T} \cdot e^{-\frac{b}{T}},$$

worin T die absolute Temperatur und a und b Materialkonstanten bedeuten. Bei gleicher Emission (gleiche Heizstromstärke, gleiche Temperatur des Glühdrahtes) verhält sich die Stromspannungskurve wie eine Sättigungskurve (vgl. Kap. VIII), d. h. wird die Spannung gesteigert, so nimmt die Stromstärke im Anfang ungefähr linear zu (nach dem OHMschen Gesetz). Bei weiterer Steigerung der Spannung verläuft aber die Kurve immer weniger steil, und von einer bestimmten Spannung an nimmt die Stromstärke nicht mehr zu, es fließt jetzt der Sättigungsstrom. Die Spannung, bei der nach weiterer Erhöhung kein Stromzuwachs mehr stattfindet, nennen wir Sättigungsspannung. Die Größe des Sättigungsstromes ist abhängig von der Größe der Elektronenemission. Der Sättigungsstrom ist dann erreicht, wenn sämtliche verfügbaren Elektronen zum Elektrizitätstransport verwendet werden (vgl. Abb. 47 und 53).

Für die Entstehung der Bremsstrahlung ist die Art, wie die Elektronen zustande

Tabelle 19. Die Elektronengeschwindigkeit in Abhängigkeit von der Spannung.

U in kV	v in km/s	$\dfrac{v}{c} = \beta$
50	128,888	0,425
100	164,500	0,55
150	191,000	0,635
200	209,000	0,70
250	223,000	0,745

kommen, ohne wesentliche Bedeutung. Von Wichtigkeit dagegen ist ihre Geschwindigkeit, denn von ihr hängt die Qualität der resultierenden Strahlung, wie wir sehen werden, ab. Die Elektronengeschwindigkeit ihrerseits ist aber einzig und allein von der Röhrenspannung abhängig. Wenn ein Kathodenstrahlteilchen das Potentialgefälle U durchflogen hat, ist an ihm die elektrische Arbeit $e \cdot U$ ($e = $ Ladung des Elektrons, vgl. Kap. II) geleistet worden. Die lebendige Kraft desselben Elektrons von der Geschwindigkeit v ist $\dfrac{m \cdot v^2}{2}$, wenn m entsprechend den früheren Erörterungen die Masse des Elektrons bedeutet. Es ist also

$$e \cdot U = \frac{m \cdot v^2}{2}$$

und $v = \sqrt{\dfrac{e}{m} \cdot 2 \cdot U}$. Wie früher (S. 40) hervorgehoben, ist aber die Elektronenmasse von v abhängig und durch die Gleichung

$$m = \frac{m_0}{\sqrt{1 - \left(\dfrac{v}{c}\right)^2}}$$

gegeben. Unter Berücksichtigung dieser Gleichung (der Relativitätskorrektion) ergeben sich die folgenden Geschwindigkeiten und ihre Verhältnisse β zur Lichtgeschwindigkeit, wenn U in kV gemessen wird (s. Tabelle 19).

Der Mechanismus des *Bremsvorganges* ist in seinen Einzelheiten noch nicht restlos geklärt. Wenn auch die moderne atomtheoretische Betrachtungsweise außerordentlich viel geleistet hat, so ist es für die Erklärung des Bremsvorganges doch vorteilhafter, die klassischen Anschauungen zu Hilfe zu ziehen und sich hierbei der STOKESschen Impulstheorie zu bedienen, die folgendes aussagt: Durch die plötzliche Geschwindigkeitsänderung in der Elektronenbewegung, durch das Aufprallen auf das Anodenmetall, erfahren elektrische und magnetische Kraftfelder, die von den Atomen der Anode ausgehen, eine Deformation, die zur Emission von Röntgenstrahlen führt, ähnlich wie durch eine Detonation ein Knall, ein System von Luftwellen verschiedener Frequenz erzeugt wird.

Wir wissen, daß die Erzeugung von Bremsstrahlen dem EINSTEINschen Gesetz gehorcht. Zum Verständnis der EINSTEINschen Beziehung nehmen wir die PLANKsche Quantentheorie zu Hilfe, die besagt, daß die Abgabe von strahlender Energie nur in ganz bestimmten Quanten vor sich gehen kann. Das Energiequantum, die kleinste Energiegröße, das Energieatom, einer Strahlung von der Frequenz v ist gleich $h \cdot v$, worin h eine universelle Konstante, das PLANKsche Wirkungsquantum bedeutet. Wenn also die elektrische Energie $e \cdot V$ in strahlende Energie umgewandelt wird, so muß die Größe des Quants der aufgewendeten elektrischen Energie gleich sein. Es ist

$$h \cdot v = e \cdot U,$$

worin $h = 6{,}544 \cdot 10^{-27}$ Erg/s und $v = \dfrac{e \cdot U}{h}$. Bezeichnen wir $\lambda = \dfrac{c}{v}$ in Å-Einheiten, und U in kV, so wird

$$\lambda = \frac{12{,}35}{U}$$

(Gesetz von DUANE und HUNT).

Dies besagt, die Wellenlänge λ einer in der Röntgenröhre entstandenen Strahlung wird um so kleiner, die Strahlung um so härter, je höher die angelegte Spannung ist.

Nun besteht aber die Bremsstrahlung keineswegs nur aus einer einzigen Wellenlänge. Sie ist nicht monochromatisch, die eben angegebene Gleichung ist deshalb der Ausdruck einer Grenzbedingung, und zwar für die kürzeste Wellenlänge λ_0. Die durch die Gleichung $\lambda_0 = \dfrac{12{,}35}{U}$ definierte Wellenlänge wird dann ausgesandt, wenn die gesamte Energie eines mit der der Spannung U entsprechenden Geschwindigkeit v begabten Elektrons zur Strahlenemission verwendet wird. Das Elektron hat in diesem Falle am Schlusse des Bremsaktes die Geschwindigkeit 0. Nun kommt es aber vor, und diese Fälle sind die weitaus häufigsten, daß ein Kathodenstrahlteilchen beim Bremsvorgang seine Energie in mehreren Teilbeträgen abgibt, so daß Wellenlängen emittiert werden, die einer kleineren Energie als $e \cdot U$ entsprechen. Entsprechend muß die Mehrzahl der in einem Bremsspektrum enthaltenen Wellenlängen größer sein als λ_0. Die Bremsstrahlung ist somit eine *heterogene* Strahlung, sie setzt sich aus unendlich vielen Komponenten verschieden langer Wellen zusammen und gleicht in dieser Beziehung einem akustischen Knall, mit dem sie oben in Analogie gesetzt wurde. Sie stellt eine kontinuierliche Folge von Wellenlängen dar, d. h. in einem bestimmten Wellenlängenbezirk sind alle λ mit kleinerer oder größerer Intensität vertreten. Die kürzeste Wellenlänge λ_0 (eine solche gibt es beim Knall nicht, insofern hinkt der Vergleich) ist in recht geringem Maße in dem kontinuierlichen Bremsspektrum vorhanden. Die Intensität nimmt aber nach der langwelligen Seite sehr rasch zu, um nach einem Maximum wieder langsam abzusinken. Werden die Intensitäten E_λ, die bestimmten λ zugeordnet sind, in Abhängigkeit von der Wellenlänge in ein Koordinatensystem eingetragen, so ergibt sich schematisch die Kurve der sog. spektralen Intensitätsverteilung der Bremsstrahlung in der Abb. 41.

Die Heterogenität des Bremsspektrums besteht bemerkenswerterweise nicht nur, wenn eine zeitlich veränderliche Gleichspannung zum Betriebe der Röhre verwendet wird, sondern auch dann, wenn diese mit konstanter Gleichspannung gespiesen wird (HULL).

Die Grenzwellenlänge hat nach dem eben Erörterten eine ausgezeichnete Stellung im Spektrum dadurch, daß sie das scharfe kurzwellige Ende des Spektrums bildet und dadurch, daß sie dem DUANE- und HUNTschen Gesetz gehorcht, nach welchem sie eindeutig durch die Klemmenspannung der Röhre bestimmt ist. Sie ist unabhängig vom Anodenmaterial (WAGNER) und von der Röhrenstromstärke (BEHNKEN). Aus dem spektrometrisch bestimmten λ_0 kann man also auf die Klemmenspannung der Röhre schließen. Die spektrometrische Spannungsbestimmung ist heute wohl bis zu einer bestimmten Spannungsgrenze noch die einwandfreieste, trotz den großen Schwierigkeiten, die sie bei hohen Spannungen bietet.

2. Intensität der Bremsstrahlung.

a) Nutzeffekt.

Die obigen Erörterungen beziehen sich lediglich auf Kathodenstrahlteilchen, deren Energie wirklich zur Erzeugung von Röntgenstrahlen verwendet werden. Betrachtet man aber die gesamte Elektronenenergiemenge, die im Vakuumrohr fließt, und vergleicht sie mit der Röntgenstrahlenenergie, die

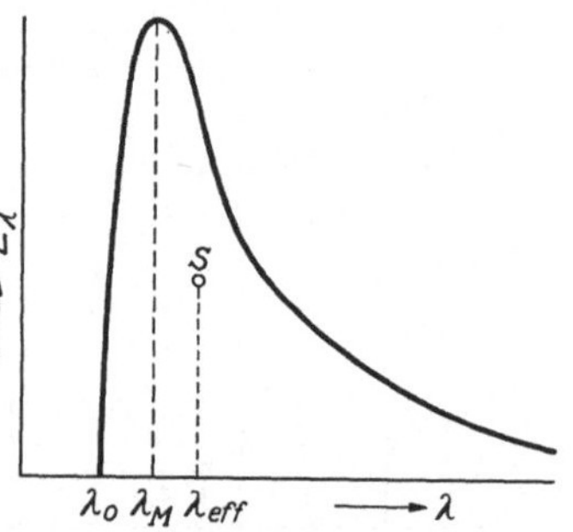

Abb. 41. Spektrale Intensitätsverteilung einer Bremsstrahlung. Schematisch. Abszisse: Wellenlänge λ; Ordinate: Energie E_λ. λ_0: kürzeste Wellenlänge; λ_M dem Intensitätsmaximum zugeordnete Wellenlänge; λ_{eff} dem Schwerpunkt (S) der von der Kurve und der Abszissenachse eingeschlossenen Fläche zugeordnete Wellenlänge.

dem Rohr entnommen werden kann, betrachten wir mit anderen Worten den *Wirkungsgrad* der Transformation der Elektronen- in Röntgenstrahlenenergie, so ergibt sich, daß dieser Nutzeffekt äußerst gering ist. Die überwiegend größte Zahl von Elektronen geben ihre Energie zur Wärmeproduktion her. Der Nutzeffekt bewegt sich in der Größenordnung von Promillen, ist aber von verschiedenen Faktoren abhängig. Einmal wächst er ungefähr mit der Spannung proportional, andernteils steigt er mit steigender Ordnungszahl des Anodenmaterials. Die folgende Tabelle nach RUTHERFORD und BARNES zeigt das Ansteigen des Wirkungsgrades mit wachsender Klemmenspannung der Röhre:

Tabelle 20. Nutzeffekt einer Elektronenröhre mit Wolframantikathode in Abhängigkeit von der Klemmenspannung.

Spannung............	48	64	96 kV
Nutzeffekt	1,18	1,98	2,74 $^0/_{00}$

Bei 200 kV wäre ein Wirkungsgrad von etwa 5,5$^0/_{00}$ zu erwarten, unter der Voraussetzung, daß die direkte Proportionalität mit der Spannung zu Recht besteht.

b) Abhängigkeit der Intensität der Bremsstrahlung von der Röhrenstromstärke.

Die Röhrenstromstärke ist ein Maß für den gesamten Elektronenstrom in der Röntgenröhre. Je mehr Elektronen auf die Anode auffallen, um so größer ist die Menge der produzierten Röntgenstrahlen. Die von einer Röhre gelieferte Intensität ist also proportional der Röhrenstromstärke. THALLER hat strengste Proportionalität zwischen Röhrenstrom und Intensität zwischen 1 und 110 mA nachgewiesen. Ebenso SCHEMPP und TRAUKE.

c) Abhängigkeit der Intensität von der Spannung und deren Verlauf.

α) Spannung.

Wird eine und dieselbe Röhre bei gleichem Röhrenstrom (mA-Zahl) mit verschiedenen Spannungen betrieben, so zeigt sich, daß die Strahlenenergie um so größer ist, je höher die Spannung. Nach den ULREYSchen Messungen ist die pro Zeiteinheit gelieferte Energie dem Quadrat der Spannung proportional. Die bei niedrigen Spannungen ausgeführten Versuche von WEEKS ergaben ein Ansteigen der Intensität mit der dritten Potenz. Bei diesen Messungen mag wohl aber die starke Absorption der Röhrenwand bei niedrigen Spannungen diesen steilen Anstieg vorgetäuscht haben. Die Erfahrungen des Verfassers gehen dahin, daß man sich bei Spannung zwischen 130 und 200 kV in kleinen Intervallen von etwa 20 kV auf die quadratische Abhängigkeit bei konstanter Gleichspannung und bei pulsierender, sinoidaler Gleichspannung absolut verlassen darf. Die quadratische Zunahme der Intensität bei steigender Spannung ist auch leicht erklärlich aus der Tatsache, daß nicht nur die primär zugeführte Energie proportional der Spannung zunimmt, sondern daß auch der Nutzeffekt die gleiche Proportionalität aufweist.

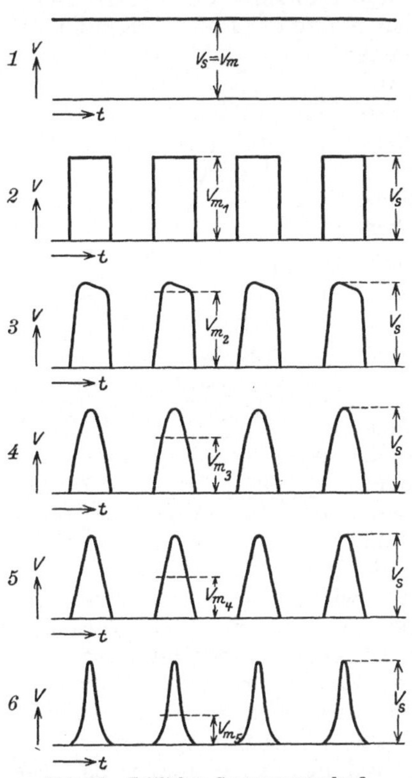

Abb. 42. Zeitlicher Spannungsverlauf.
1 Konstante kontinuierliche Gleichspannung;
2 Konstante intermittierende Gleichspannung;
3 Annähernd konstante Gleichspannung (intermittierend). 4 Sinoidale Gleichspannung. 5 und 6 Deformierte Sinoiden.

β) Spannungsformen.

Wir haben oben stets von Spannung schlechtweg gesprochen und uns darunter z. B. eine *konstante Gleichspannung* vorgestellt. Diese hat als Charakteristikum die Eigenschaft, daß das Potential in jedem Zeitmoment, in dem es überhaupt wirkt, den gleichen Wert besitzt. Wirkt die konstante Gleichspannung stets, ohne unterbrochen zu werden, so haben wir es mit einer *kontinuierlichen konstanten Gleichspannung* zu tun, wenn die Spannung in bestimmten Intervallen unterbrochen wird, mit einer *intermittierenden, konstanten Gleichspannung*. Indessen kann aber der Anstieg und der Ablauf einer intermittierenden Gleichspannung zwischen dem Werte 0 und dem Maximalwert eine beliebige Kurve beschreiben. Abb. 42 gibt eine Auswahl verschiedener Spannungskurven.

Den zu dem Maximum gehörigen Spannungswert nennt man Spitzenspannung, Scheitelspannung (V_s), Maximalspannung (V_{max}). Den Mittelwert der Spannung (V_m), d. h. diejenige, die im Mittel wirksam ist, nennt man Effektivspannung (V_{eff}). Das Verhältnis von Scheitel- zu Effektivspannung nennen wir *Formfaktor*. Für sinoidale Spannungen, Abb. 42/4, ist der Formfaktor $\sqrt{2} = 1{,}414$, d. h. die Scheitelspannung ist $\sqrt{2}$ mal höher als der Effektivwert. Bei der spitzen Kurve Nr. 6 ist der Formfaktor noch bedeutend höher. Je flacher die Kurve, um so mehr nähert sich der Formfaktor der Einheit.

γ) Abhängigkeit der Intensität von der Spannungsform.

Es ist leicht einzusehen, daß bei einer konstanten Gleichspannung in jedem Zeitmoment ein gleicher Nutzeffekt der Strahlung wirksam ist, weil zu jeder Zeit die gleiche Spannung an der Röhre liegt. Betreiben wir aber dasselbe Rohr mit einer sinoidalen Spannung von gleichem Scheitelwert, so wirkt diese Spannung nur eine ganz kurze Zeit, nämlich dann, wenn sie das Maximum erreicht hat. In allen anderen Zeitelementen der Phase wirkt aber eine kleinere Spannung. Dementsprechend kommt der Röhre bei dieser Betriebsweise nicht konstant der gleich hohe, sondern ein kleinerer Nutzeffekt zu, d. h. bei gleicher Röhrenstromstärke und bei gleicher Scheitelspannung ist die Röntgenstrahlenenergie bei zeitlich verän-

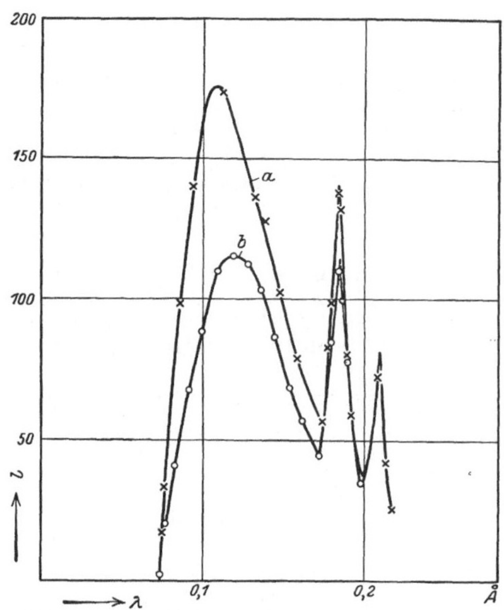

Abb. 43. Abhängigkeit der Intensität der Strahlung einer Röntgenröhre von der Spannungsform. (Nach DUANE.)
a: 164 kV, konst. kontinuierliche Gleichspannung; b: sinoidale Spannung von 164 kV$_{max}$; Filter 3,44 mm Cu; konstante Röhrenstromstärke.

derlicher Gleichspannung mit einem bestimmten Formfaktor, der größer ist als 1, kleiner als bei konstanter Gleichspannung mit dem Formfaktor 1 (BEHNKEN).

Diese Überlegung haben die Versuche von COOLIDGE und KEALSREY und von DUANE bestätigt. Die DUANEsche Bestätigung wird durch Abb. 43 illustriert. Die obere Kurve a zeigt die spektrale Intensitätsverteilung der mit 3,44 mm Kupfer gefilterten Strahlung eines COOLIDGE-Rohres bei konstanter Gleichspannung von 164 kV. Die Kurve b dagegen wurde erhalten mit einer sinoidalen Spannung von 164 kV$_{max}$. Aus der Abb. 43 ist deutlich ersichtlich, daß einmal die Intensität der resultierenden Strahlung im Falle der sinoidalen Spannungsform b kleiner ist als bei konstanter kontinuierlicher Gleichspannung a, wenn als Maß für die Strahlenmenge pro Zeiteinheit die von den Kurven, bzw. eingeschlossenen Flächen gelten. Ferner ist aber aus Abb. 43 zu erkennen, daß bei gleicher Grenzwellenlänge das λ_{max} für die Kurve a nach der Seite der kleineren Wellenlängen verschoben ist. Man wird später im Kap. VIII A sehen, daß diese Qualitätsabhängigkeit von der Spannungsform bei der Filteranalyse nicht so sinnfällig in Erscheinung tritt.

Dagegen bestätigt sich die Verkleinerung der Intensität bei Vergrößerung des Formfaktors auch in der Tab. 21, in der die ionimetrisch gemessenen Intensitäten von vier Röhren für drei Spannungsformen eingetragen sind.

Tabelle 21. Intensitäten von vier verschiedenen Röhren im Abstande
30 cm vom Fokus beim Betrieb derselben mit 117 kV Spitzenspannung
4 mA Röhrenstrom und verschiedenem Spannungsverlauf. Ohne Filter;
Röhrenwandstärke auf 3 mm Al-Äquivalent ergänzt.

Röhre	Apparat I		Apparat II		Apparat III	
	r/min	Intensität in % von I	r/min	Intensität in % von I	r/min	Intensität in % von I
1	50,7	100	44,0	87	32,3	64
2	50,6	100	47,7	94	32,4	64
3	50,2	100	40,1	80	26,7	53
4	48,6	100	40,9	84	27,9	57

Apparat   I: konstante, kontinuierliche Gleichspannung.

„   II: sinoidale, pulsierende Gleichspannung (Ventilgleichrichtung).

„   III: deformierte Sinoiden eines rotierenden Gleichrichters.

d) Einfluß des Anodenmaterials auf die Intensität der Bremsstrahlung.

Nach den Untersuchungen von HULL und WAGNER ist die Strahlenausbeute
eines Elektronenrohres ceteris paribus um so größer, je höher das Atomgewicht
des Anodenmaterials gewählt wird.
Die emittierte Strahlenenergie
steigt proportional mit der Ordnungszahl des Materials der Anode.
Um die Ausbeute möglichst zu
steigern, ist es also angezeigt, hochatomige Metalle zu verwenden. Als
solche kommen praktisch in Betracht Tantal (73), Wolfram (74),
Iridium (76) und Platin (78). Der
Grund, warum heute am weitaus
häufigsten Wolfram zur Konstruktion von Anoden verwendet wird,
liegt in dem hohen Schmelzpunkt
von 3000° C und dem guten Wärmeleitvermögen dieses Metalles.

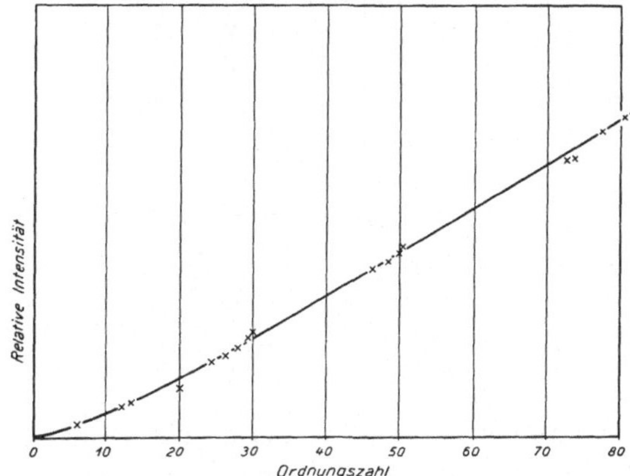

Abb. 44. Die Zunahme der Intensität des Bremsspektrums
mit der Ordnungszahl (KUHLENKAMPFF).

Die Kurve der Abb. 44 zeigt
den proportionalen Anstieg der
Intensität mit der Ordnungszahl nach KUHLENKAMPFF. Der Kurve liegen
Ionisationsmessungen der spektral zerlegten Bremsstrahlungen zugrunde.

e) Räumliche Intensitätsverteilung der Strahlung eines Röntgenrohres.

Betrachten wir die in einem bestimmten, stets gleichen Abstand pro Zeiteinheit auf die Flächeneinheit auftreffende Strahlenenergie in einer Ebene
durch die Röhrenachse senkrecht auf den Anodenspiegel in Abhängigkeit von
dem Winkel φ der betrachteten Strahlenrichtung mit der Röhrenachse, dem
Ai mut, so ergibt sich das folgende Bild (Abb. 45), das ohne weitere Erklärung
zul sen ist.

Daraus ist ersichtlich, daß das Maximum der Intensität bei etwa $\varphi = 80°$
liegt und daß sie nach beiden Seiten hin bald abnimmt. Das Maximum bei
einem Winkel φ, der kleiner ist als 90°, wurde von SOMMERFELD aus theoretischen
Gründen nach der Impulstheorie des Bremsmechanismus gefolgert und in den

Untersuchungen von COOLIDGE und KEARSLEY bestätigt gefunden. Ebenso wird nach den Berechnungen SOMMERFELDs der Winkel φ für das Maximum der Gesamtstrahlung mit zunehmender Elektronengeschwindigkeit kleiner.

Betrachtet man nur die Grenzwellenlänge λ_0, so findet man für den Winkel ihres Intensitätsmaximums ein ähnliches Verhalten, d. h. es rückt die größte Intensität von λ_0 um so mehr nach der Seite der kleineren Winkel, je größer die Spannung gewählt wird (KUHLENKAMPFF). Bei gleichbleibender Spannung liegen die Maxima der längeren Wellen mehr gegen die kleineren Winkel, wogegen die

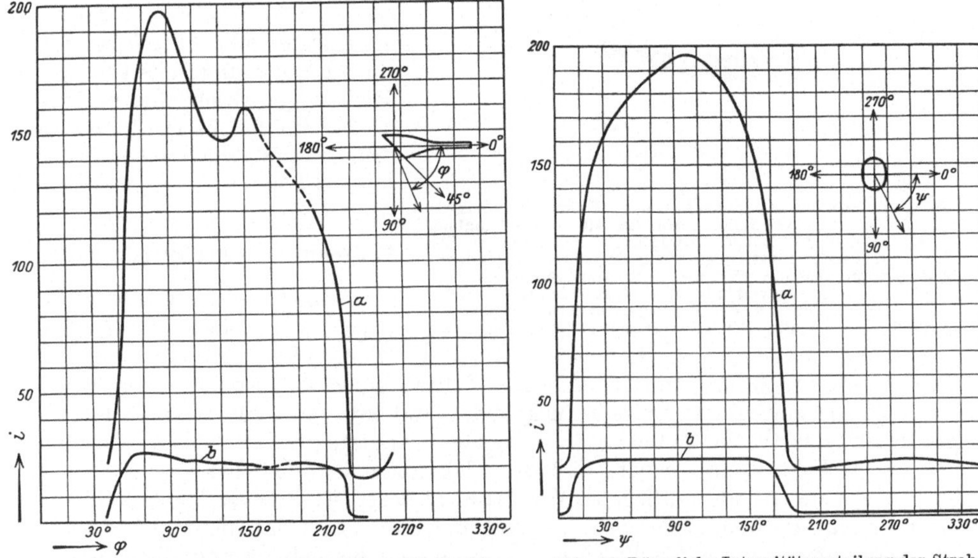

Abb. 45. Räumliche Intensitätsverteilung der Strahlung einer mit 200 kV betriebenen Röntgenröhre. (Nach COOLIDGE und KEARSLEY.) Die Messung erfolgte in einer Ebene, die, auf dem Anodenspiegel senkrecht stehend, durch die Röhrenachse gelegt ist. φ bedeutet, wie in der Hilfsfigur gezeichnet, den Winkel der Röhrenachse mit dem beobachteten Strahl. Auf der Ordinate sind die Intensitäten in beliebigen Einheiten, auf der Abszisse die Winkel φ aufgetragen. Die Kurve a entspricht der ungefilterten, b der mit 1,0 mm Kupfer gefilterten Strahlung.

Abb. 46. Räumliche Intensitätsverteilung der Strahlung einer mit 200 kV betriebenen Elektronenröhre. (Nach COOLIDGE und KEARSLEY.) Die Messung erfolgte in einer zur Röhrenachse senkrechten Ebene durch den Mittelpunkt des Anodenspiegels. Die Kurve a entspricht der ungefilterten, b der mit 1,0 mm Kupfer gefilterten Strahlung. Die Bedeutung des Winkels ψ geht aus der Hilfsfigur hervor. Ordinate: Intensität in beliebigen Einheiten; Abszisse: Winkel ψ.

Maxima der kürzeren Wellen des kontinuierlichen Spektrums mehr gegen das Azimut von 90° gelegen sind (SOMMERFELD). Die Lage des Winkels geht aus der Nebenfigur der Abb. 45 hervor.

Im praktischen Röntgenrohr mit mehr oder weniger massiven Anoden kommen aber die Azimutdrehungen nach der Seite kleinerer φ bei höheren Spannungen nicht zur Geltung, indem die Ebene der Anode ein φ von wenigstens 45° hat. Durch streifende Emission werden dann alle die Strahlen geschwächt, die in der Ebene der Anode emittiert werden; und völlig absorbiert werden diejenigen Strahlen, die ein φ kleiner dem Anodenspiegelwinkel aufweisen. Wenn man bedenkt, daß der Winkel für das Maximum bei einer Spannung von etwa 120 kV bereits eine Voreilung von ungefähr 45° aufweist, so ist leicht ersichtlich, daß die in dem Azimut maximaler Gesamtemission ausgestrahlten Strahlen in der massiven Anode schon absorbiert werden. Deshalb liegt φ für das Maximum in Abb. 45 so hoch.

Die Intensitätsverteilung in einer Ebene senkrecht zur Röhrenachse wird durch das obenstehende Bild der Abb. 46 veranschaulicht. Wie die Kurven zeigen, ist die Intensität zwischen 60° und 140° am größten und schwankt innerhalb dieses Bereiches nur wenig.

Die *Härte* der Strahlung ist innerhalb weiter Grenzen konstant, wie aus dem Vergleich der Kurven *a* und *b* hervorgeht (DUANE). Am härtesten ist die Strahlung da, wo sie die Anode streifend verläßt. Es ist übrigens hervorzuheben, daß solche Diagramme bei verschiedenen Röhren verschieden ausfallen müssen und namentlich von der Beschaffenheit der Antikathodenoberfläche beeinflußt werden. Alte Röhren, die tief angestochen (vgl. S 102). sind, zeigen sehr oft tiefe Krater, die die Strahlung in bestimmten Richtungen abschirmen und zugleich durch Filterwirkung die Qualität in erhärtendem Sinne ändern können.

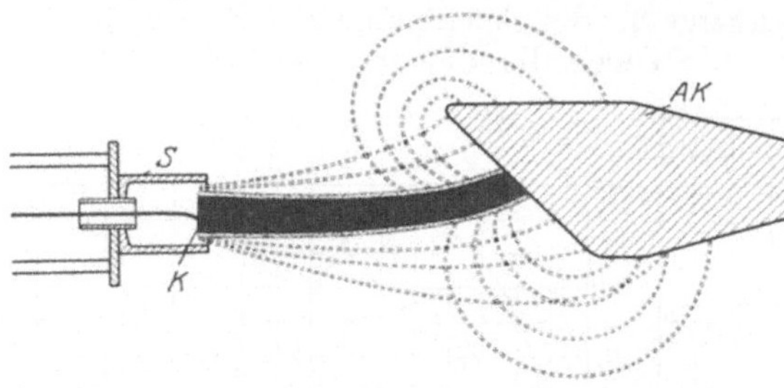

Abb. 47. Bahnen der Elektronen in einem Glühkathodenröntgenrohr. *K* Kathode, *AK* Anode. Auf den durch den dunklen Streifen gezeichneten Bahnen bewegen sich die Mehrzahl der von *K* ausgehenden Elektronen. Ein geringer Teil wird seitlich abgebogen und erzeugt hier die nicht vom Brennfleck ausgehende Anodenspiegelstrahlung. Ein weiterer Teil wird von der Anode reflektiert und trifft nach einer bogenförmigen Bahn die Mantelfläche der Anode oder deren Träger. (Nach GROSSMANN.)

f) Brennfleck- und Stielstrahlung.

Abb. 47 veranschaulicht die gegenseitige Lage von Kathode (*K*) und Anode (*AK*) einer COOLIDGE-Röhre mit massivem Wolframklotz als Anode. Der Glühdraht ist als eine ebene Spirale ausgebildet und von einem kleinen, meist aus Molybdän gefertigten Zylinder (*S*) umgeben. Letzterer hat den Zweck, das elektrische Feld so zu formen, daß die Elektronen in möglichst geschlossenem Bündel auf die Anode zufliegen. Wie Abb. 47 zeigt, ist dies auch der Fall, der Becher wirkt als kondensierende „Linse", und der durch das dichte Bündel auf der Anode gezeichnete Fleck wird als Brennfleck bezeichnet und die von ihm ausgehende Strahlung als *Brennfleckstrahlung*. Der Brennfleck ist meistens auf der Anodenfläche leicht als mehr oder weniger tiefgreifende Aufrauhung zu erkennen. Besonders instruktiv läßt er sich aber durch eine Lochkammeraufnahme darstellen. Abb. 48 zeigt eine solche, die von einer A. E. G.-Röhre mit Wolframklotz herstammt.

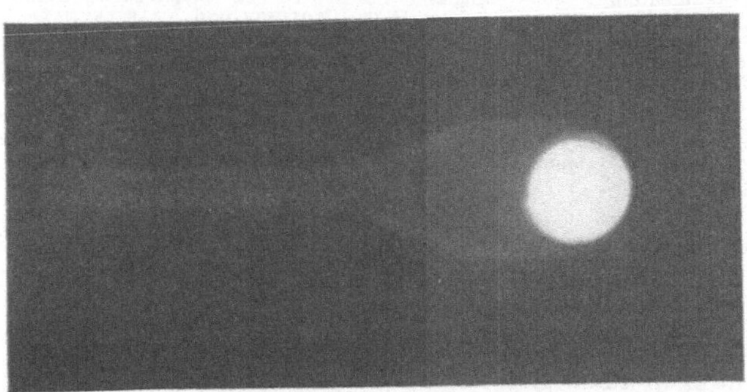

Abb. 48. Lochkammeraufnahme der Anode einer A. E. G.-Tiefentherapieröhre Type III. Über dem Brennfleck ist der Stiel deutlich gezeichnet.

Der Brennfleck liefert den überwiegend größten Anteil der Gesamtstrahlung. Jedoch läßt es sich nicht vermeiden, daß ein Teil der Kathodenstrahlen abseits abgebogen wird, so daß sie auf die Manteloberfläche der Anode oder wenigstens auf außerhalb des Brennfleckes des Anodenspiegels gelegene Punkte auftreffen. Ebenso ist sichergestellt, daß ein gewisser Anteil der Brennfleckelektronen auf der Anode reflektiert wird und im Bogen ebenfalls auf die Mantelfläche der Anode oder deren Stiel auftreffen. In Abb. 47 sind die eben beschriebenen Bahnen eingezeichnet. Selbstverständlich erzeugen solche Kathodenstrahlen ebenfalls Röntgenstrahlen, und zwar unter Umständen in nicht zu vernachlässigender Menge.

Die so entstandene, nicht vom Brennfleck ausgehende Strahlung nennt man *Stielstrahlung*. Die Lochkammeraufnahme (Abb. 48) zeigt deutlich den Strahlen aussendenden Stiel gezeichnet. Je nach Bauart der Röhre kann die Stielstrahlung bis zu 18% der Brennfleckstrahlung ausmachen. Anoden mit feinem Fokus und großer Anodenfläche liefern eine geringere Stielstrahlung als solche mit kleiner Anodenfläche oder großem Brennfleck. Es hat auch Verfasser bei einem fein fokusierten Metwarohr (MÜLLER) mit großer Anode nur 5% Stielstrahlung gefunden.

Brennfleck- und Stielstrahlung spielen sowohl in der Diagnostik als auch in der Therapie eine nicht untergeordnete Rolle. Bei den Diagnostikröhren muß im Interesse der Bildschärfe alles angewendet werden, um einen möglichst feinen Fokus zu erzeugen, was zwar umgekehrt die Belastbarkeit der Röhre herabsetzt, denn je kleiner der Fokus, desto größer ceteris paribus die Elektronendichte pro Flächeneinheit des Brennfleckes und um so höher die Belastung desselben (Temperaturerhöhung). Deshalb sind der Strichfokus (GOETZE, S. 94) und die Drehanode (S. 95) entschiedene Fortschritte in der Röhrentechnik gewesen. Im Gegensatz dazu hat bei Therapieröhren der große Fokus einen geringeren Nachteil, der nur darin besteht, daß das Abweichen des Brennfleckes vom Idealpunkt eine Abweichung vom Quadratgesetz (Abnahme der Intensität umgekehrt dem Quadrat der Entfernung von der Anode) zur Folge hat, die um so größer ist, je größer der Brennfleck. Aber auch die Stielstrahlung wirkt im gleichen Sinne, indem sie ebenfalls die räumliche Ausdehnung der Strahlenquelle vergrößert. Auch bei der Dosierung von Strahlenquellen kann Brennfleck- und Stielstrahlung zu Irrtümern Anlaß geben dann, wenn die Anordnung der Blenden so gewählt wird, daß nur der Brennfleck oder die Anodenflächen ausgeblendet werden (EUGSTER und ZUPPINGER). Wenn auch die von dem Stiel der Anode ausgehende Strahlung bis zu 18% der Brennfleckstrahlung ausmachen kann, so gilt dieser Prozentsatz nur für die ungefilterte, d. h. nur mit der Glaswand der Röhre gefilterte Strahlung. Die Stielstrahlung ist ganz erheblich weicher als die vom Brennfleck ausgehende. Deshalb wird sie durch das Filter relativ mehr geschwächt und der durch Stielstrahlung bedingte Zusatz wird proportional kleiner. Wenn z. B. eine ungefilterte Brennfleckstrahlung eines mit 180 kV betriebenen Tiefentherapierohres eine Halbwertschicht von 0,27 mm Kupfer aufweist, so beträgt die Halbwertschicht der vom Stiel derselben Röhre unter denselben Bedingungen ausgehenden Strahlung nur 0,17 mm Kupfer (Messungen des Verfassers).

g) Einfluß der Röhrenwandstärke und Filterung auf die Gesamtstrahlung einer Röntgenröhre.

Zu den Faktoren, die die Gesamtenergie einer Anodenstrahlung in erheblichem Maße beeinflussen, gehört auch die Glaswandstärke der Röhre bzw. das vorgeschaltete Filter. Der Einfluß der Röhrenwandstärke ist je nach Spannung und Filterung verschieden groß, und zwar ist er um so größer, je weicher die Strahlung, d. h. je niedriger die Spannung und je leichter eine eventuelle Filterung. Kann man bei Tiefentherapiestrahlungen von Glasröhren die verschiedene Absorption in verschieden dicker Röhrenwand praktisch vernachlässigen, so spielt sie doch in der Oberflächentherapie und bei Röhren mit metallischem Strahlenaustrittsfenster eine nicht zu unterschätzende Rolle in dem Sinne, daß eine indirekte Dosierung durch generelle Angabe der elektrischen Daten schon aus diesem Grund nicht zu empfehlen ist (WUCHERPFENNIG, HOLTHUSEN und LIECHTI, JACOBI und LIECHTI).

3. Qualität der Bremsstrahlung.

a) Stromstärke und Anodenmaterial.

Oben (Kap. V 1) wurde bereits hervorgehoben, daß die Grenzwellenlänge unabhängig ist von der Stromstärke. Aber auch die gesamte spektrale Energieverteilung ist von der Röhrenstromstärke unabhängig. Die mittlere Qualität wird also durch die Größe des im Röntgenrohr fließenden Stromes (Elektronenstrom) nicht beeinflußt. Dasselbe gilt auch für das Anodenmaterial, weil dasselbe für die Größe der Grenzwellenlänge ebenfalls unmaßgeblich ist. Das Hinzutreten der charakteristischen Strahlung der Anode bedingt eine kleine Verschiebung der Qualität bei verschiedenen Anodenmetallen. Diese Verschiebung soll im folgenden Abschnitt besprochen werden.

b) Einfluß der Spannung und deren Verlauf auf die Qualität der Anodenstrahlung.

Wie wir gesehen haben, verschiebt sich die Grenzwellenlänge (und mit ihr das gesamte Spektrum) mit steigender Spannung entsprechend dem DUANE-HUNTschen Gesetz nach der kurzwelligen Seite hin. Zur Illustration sei die Abb. 49 nach ULREY gegeben.

Die Abbildung zeigt, daß mit steigender Spannung nicht nur λ_0 kleiner wird, sondern auch die mit maximaler Energie vertretene Wellenlänge $\lambda_{E\,max}$ nach rechts verschoben wird, abgesehen davon, daß die Gesamtenergie — durch den Inhalt der durch die Kurven eingeschlossenen Flächenstücke dargestellt — ebenfalls zunimmt. Diese Tatsache besagt nichts anderes, als daß mit steigender Spannung die Strahlung im Mittel härter wird.

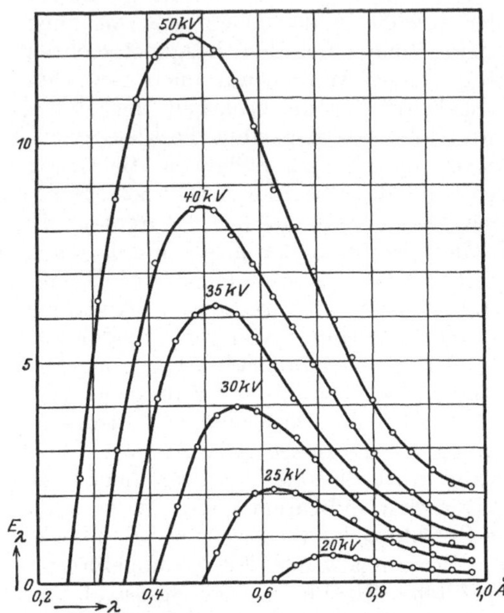

Abb. 49. Kurven der spektralen Intensitätsverteilung bei verschiedenen Spitzenspannungen. (Nach ULREY.) Abszisse: Wellenlänge (λ) in Å; Ordinate: Die zu einer bestimmten Wellenlänge zugeordnete relative Energie. Die Kurven sind bei konstantem Röhrenstrom und der angeschriebenen Spitzenspannung aufgenommen.

Wenn auch λ_0 durch die Spitzenspannung allein definiert und unabhängig von der Stromform ist, so bleibt doch die mittlere Härte einer Anodenstrahlung von der Stromform nicht gänzlich unabhängig. So zeigte GLOCKER, daß die Kurve der spektralen Intensitätsverteilung bei Anwendung von Induktor- und sinoidalem Strom bei gleicher Spitzenspannung nicht voneinander abweichen, während bei konstanter Gleichspannung eine Verschiebung der mittleren Wellenlänge im Sinne einer Verkleinerung derselben beobachtet werden kann, so wie die Kurven (Abb. 50) zeigen.

Zu dem gleichen Ergebnis kamen DUANE sowie RUMP. JACOBI und LIECHTI konnten ebenfalls ähnliche Beobachtungen machen. Sie fanden, daß der Unterschied der Halbwertschicht, gleiche Maximalspannung vorausgesetzt, beim Betrieb einer Röhre mit sinoidalem Strom oder konstanter Gleichspannung verschwindend gering wird, wenn die Strahlung schwer gefiltert wird. Bei leichterer Filterung und geringerer Spannung (Oberflächentherapiebetrieb) fanden sie dagegen bei Anwendung von sinoidalem Strom eine geringere Halbwertschicht, als wenn die Röhre mit Gleichspannung betrieben war.

c) Abhängigkeit der Qualität von der Röhrenwandstärke und der Filterung.

Da bei der Röhrenfabrikation die Glaswandstärke des Kolbens nicht beherrscht werden kann, variiert auch bei gleichem Glasröhrentyp der gleichen Herkunft die Wandstärke in sehr weiten Grenzen (0,5 bis 3 mm, je nach Typ und Herkunft). Da ferner die verwendeten Glassorten die an der Anode gebildete Strahlung ungleich absorbieren, ist leicht einzusehen, daß die Qualität der ungefilterten, aus der Röhre ins Freie tretenden Strahlung wegen der verschiedenen Filterwirkung der verschieden dicken Glaswand unter sonst gleichen Umständen recht verschieden ausfallen muß. Das gewöhnliche Glas absorbiert ungefähr wie Aluminium, und es ist vorgeschlagen worden, die Röhrenwandstärke für Tiefentherapieröhren auf 3 mm Aluminiumäquivalent zu normalisieren und eventuell dünnerwandige Röhren durch Aluminiumfilter auf 3 mm zu ergänzen. Bei der Tiefentherapie, wo ohnehin schon schwer gefiltert wird, spielen kleine Differenzen in der Röhrenwandstärke wohl eine geringere Rolle, sofern Röhren mit Glasfenster Verwendung finden. Jedoch ist die Tatsache von größerer Bedeutung in der oberflächentherapeutischen Praxis, wo eventuell mit dünnen Aluminiumfiltern und geringeren Spannungen (weicheren Strahlungen) gearbeitet wird.

Das Gesagte gilt für Röhren älterer Konstruktion, die meist vollständig aus Glas gefertigt waren. Die modernen Strahlenschutzröhren weisen dagegen, wie später noch zu besprechen sein wird, oft ein Strahlenaustrittsfenster auf, das bedeutend höheren Filterwerten entspricht. Je nachdem, ob dasselbe aus Chromeisen oder sogar aus Kupfer

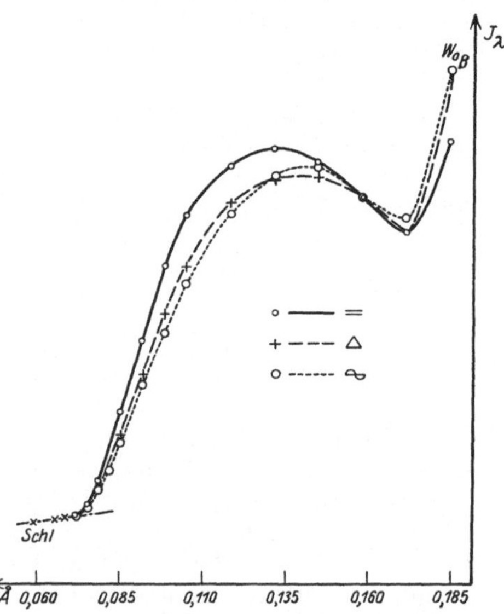

Abb. 50. Abhängigkeit der Qualität der Strahlung von der Spannungsform. (Nach GLOCKER.)
Abszisse: Wellenlängen in Å; Ordinate: Intensitäten J_λ. = konstante Gleichspannung; $\triangle$ Induktorspannung; ∞ sinoidale Gleichspannung; 0,5 Cu-Filter.

besteht, erhöht sich das nicht zu unterschreitende Filter, z. B. bei Therapieröhren auf 0,15 bis 0,30 mm Kupferäquivalent. Eine französische Hochleistungstherapieröhre besitzt ein Fenster, das sogar 1,0 mm Cu entspricht. Dadurch wird naturgemäß sowohl die Intensität als auch die Qualität der austretenden Strahlung sehr erheblich beeinflußt. Es liegt dann nahe, daß solche Röhren nur da geeignet sind, wo von vornherein schwer gefilterte Strahlungen verwendet werden sollen.

d) Brennfleck- und Stielstrahlung.

Härteunterschiede der Brennfleck- und Stielstrahlung sowie die Abhängigkeit der Qualität von der Richtung, in der die Strahlen die Anode verlassen, wurden unter V A 2e und f besprochen.

4. Charakteristische Strahlung der Anode.

Unter gewissen Bedingungen überlagert sich dem kontinuierlichen Bremsspektrum das Linienspektrum der Eigenstrahlung des Anodenmetalles (vgl. auch Kap. II 2, S. 19 ff.).

Wie dort ausgeführt werden wird, entsteht die Eigenstrahlung erst, wenn ein bestimmter Spannungswert, die sog. *Anregungsspannung*, erreicht ist. Dann aber wird das ganze Eigenspektrum emittiert. Im Gegensatz zum Bremsspektrum, in welchem in einem bestimmten Wellenlängenbereich sämtliche λ vertreten sind, enthält das charakteristische Spektrum nur einige wenige eng begrenzte Wellenlängen, die sich im Spektrum naturgemäß als Linien abzeichnen. Diese Wellenlängen sind aber im Gegensatz zum Bremsspektrum unabhängig von der Spannung, wenn diese den Betrag der Anregungsspannung erreicht hat oder diese übersteigt. Sie sind nur abhängig vom Material bzw. von der Ordnungszahl des Anodenmaterials. Bei den für medizinische Zwecke in Betracht kommenden Anodenmaterialien Wolfram und Platin entstehen nur zwei Linien oder besser zwei Doppellinien, die nach SIEGBAHN die folgenden Bezeichnungen tragen und die in der Tab. 22 angegebenen Wellenlängen in Å aufweisen. In der letzten Kolonne der Tab. 22 sind die relativen Intensitäten der verschiedenen Linien nach SOMMERFELD eingetragen.

Tabelle 22. Wellenlänge der K-Linien von Wolfram ($Z = 74$) und Platin ($Z = 78$) in Å (Linienbezeichnung nach SIEGBAHN).

Linie	Wolfram	Platin	Intensität
α_2	0,21352	0,19010	8
α_1	0,20885	0,18528	10
β_1	0,18436	0,1634	4
β_2	0,17940	0,1582	1

Eine Kurve der spektralen Energieverteilung bei Überlagerung des charakteristischen mit dem Bremsspektrum gibt Abb. 43, die durch Photometrieren eines Spektrums erhalten wurde, das mit einer mit Wolframanode versehenen Röhre aufgenommen wurde. Trotzdem die Intensitäten der charakteristischen Linien recht beträchtlich sind und das Intensitätsmaximum dasjenige der Bremsstrahlung oft übersteigt und trotzdem die Anregungsspannung — bei Wolframanode von 70 kV, bei Platin von 79 kV — bei Therapiebedingungen meistens erreicht ist, dürfte sie doch auf Intensität und Qualität der Anodenstrahlung keinen bedeutenden Einfluß ausüben, weil ihre Gesamtintensität gegenüber derjenigen der Bremsstrahlung zurücktritt.

B. Technisches über Röntgenröhren.

5. Ionenröhren.

Die klassische Ionenröhre ist zwar heute wohl überall durch die neueren COOLIDGE-Röhren verdrängt worden. Es sei dennoch kurz auf einige technische Punkte hingewiesen, nachdem ihre Wirkungsweise in Kap. V A 1 besprochen war.

a) Konstruktion.

Wie Abb. 51 zeigt, wurden die letzten Ionenröhren meistenteils noch mit drei Elektroden konstruiert, einer *Kathode*, die aus einem Aluminiumhohlspiegel besteht, dessen metallische Zuleitung durch den Kathodenhals geführt ist, einer an gegenüberliegender Stelle in der Kathodenhalsachse liegenden *Anode*, die als Stift oder als Scheibe ausgebildet ist und ebenfalls in einem Glashals liegt, und der *Antikathode*, die meist in einem Winkel von 45° in die Mitte der Röhrenkugel hineinragt und einen ebenen, aus Platin oder Wolfram gefertigten Antikathodenspiegel trägt. Antikathode und Anode sind leitend miteinander verbunden. Da von der aufprallenden Kathodenstrahlenenergie nur etwa $1^0/_{00}$ in

Röntgenstrahlen umgewandelt und der ganze Rest in Wärme übergeführt wird,
so erhitzt sich die Antikathode sehr erheblich. Die sich bildende Wärme muß
abgeführt werden. Dies kann durch Strahlung oder durch Leitung geschehen.
Bei den klassischen Röhren wird die Antikathoden*kühlung* ausnahmslos durch
Leitung bewerkstelligt, entweder durch metallische Leitung im Antikathodenträger
oder durch Wasserkühlung.
Erstere Art der Kühlung, die
trockene Kühlung, genügt für
Röhren mit geringer Belastung
(leichte Oberflächentherapie).
Durch Anbringen von Rippen
wird der Kühleffekt verstärkt.
Bei höher belasteten Röhren
wird eine zureichende Kühlung am besten mit Wasser
erreicht, und zwar wird in
den meisten Fällen die Verdampfungswärme des Wassers,
nämlich die Tatsache, daß

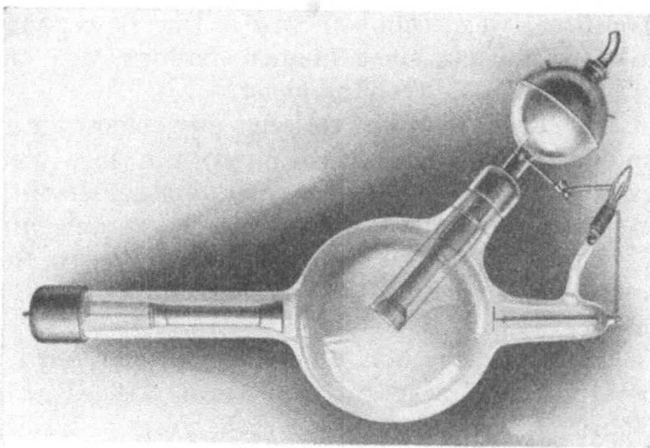

Abb. 51. Ionenrohr (DM-Siederöhre von C. H. F. Müller), Osmoregulierung. Siedekühlung.

zum Verdampfen von 1 g Wasser 537 gcal, also eine ganz erhebliche Wärmemenge nötig ist, benutzt. Diese sog. *Siedekühlung* hat zudem den Vorteil, daß
die Temperatur der Antikathode vom Moment an, wo das Wasser siedet, stets
konstant bleibt. Da sich die Kathode ebenfalls erhitzt, wird sie bei hoch belastbaren Röhren meist durch *Rippenkühlung* auf niedriger Temperatur gehalten.

b) Regulierung.

Es liegt in der Natur der Wirkungsweise der Ionenröhren, daß, wie früher
hervorgehoben, zur Erreichung von bestimmten Betriebsbedingungen ein ganz
bestimmter Gasgehalt in der Röhre vorhanden sein muß, nicht zuviel Gas,
weil dadurch die Leitfähigkeit zu groß, die Spannung zu niedrig, die Strahlung
zu weich würde, aber auch nicht zu wenig, weil sonst die Leitfähigkeit zu gering,
die Strahlung zu wenig intensiv und zu hart würde. Während des Betriebes
ändert sich aber der Gasgehalt aus zwei Gründen. Einmal sind in den Metallen
der Elektroden stets Gase okkludiert, die beim Erhitzen der Röhre vom Metall
abgegeben werden. Im Laufe des Betriebes werden aber Gasteilchen durch
zerstäubte Metallteilchen mitgerissen und an die Glaswand fixiert. Dadurch
nimmt der Gasgehalt und die Leitfähigkeit der Röhre ab, sie wird härter. Der
Gasabgabe der Metallteile beim Erwärmen der Röhre kann dadurch wirksam
begegnet werden, daß durch Erhitzen auf hohe Temperatur das Gas schon
während der Evakuation ausgetrieben wird, und es wird dann die an zweiter
Stelle erwähnte Erscheinung in den Vordergrund treten, die Härtung der Röhre,
während sie unter Spannung steht. Aus diesem Grunde muß der Gasgehalt
der Röhre während des Betriebes reguliert werden können, und zwar nur in
einer Richtung, nämlich in dem Sinne, daß man Gas in ihren Raum willkürlich
einströmen lassen kann. Diesem Zwecke dienen verschiedene *Regeneriervorrichtungen*, von denen als wesentlichste die Osmoregulierung (VILLARD) zu
nennen ist. Sie beruht auf der Tatsache, daß Palladium bereits bei Rotglut
für Wasserstoff, nicht aber für andere Gase durchlässig wird. Ein in die Röhre
eingeschmolzenes Palladiumröhrchen gestattet dem Wasserstoff, wenn es mit
einem kleinen Bunsenbrenner erhitzt wird, den Durchtritt. Die Gaszuleitung

zum Bunsenbrenner geschieht durch einen Gummischlauch und kann mittels eines Ventils unterbrochen oder freigegeben werden. Die Zündung des Bunsenbrenners bei Öffnung des Gashahns erfolgt durch eine kleine Stichflamme. Beim BAUER-Luftventil wird der Außenluft der Zutritt in die Röhre gestattet in dem Moment, wo eine capillare Quecksilbersäule vor einem luftdurchlässigen Tonfilter weggeschoben wird. Die Bewegung des Quecksilbers erfolgt pneumatisch mittels eines kleinen Ballons, der mit einem langen Gummischlauch mit dem Ventil verbunden ist.

Die Tiefentherapie verlangt aus bekannten Gründen hohe Spannungen. Entsprechend mußten die Röhren, um ihre Leitfähigkeit herabzusetzen, höher evakuiert werden, welcher Vorgang seinerseits bedingte, daß die Regeneration in rascherer Folge vorgenommen werden muß (selbsthärtende Siederöhren). Letzterer Umstand ließ eine automatische Regeneriervorrichtung als nützlich erscheinen und führte zur Konstruktion von Regenerierautomaten (BAUMEISTER und WINTZ).

Beim WINTZschen Regenerierapparat wird das Gasventil elektromagnetisch betätigt, und zwar auf die Weise, daß es geöffnet wird, wenn der Zeiger des Röhrenstrommessers, entsprechend der durch Gasverlust der Röhre geringer werdenden Leitfähigkeit, langsam zurückgeht und bei einem bestimmten Punkte einen elektrischen Kontakt schließt, der seinerseits den Strom des Elektromagneten fließen läßt. Während der WINTZsche Regenerierautomat die Röhrenstromstärke reguliert, so erhält der Apparat von SCHREUS die Spannung konstant. In den Schlauch der Gaszuführung zum Bunsenbrenner ist bei dem Spannungshärteregler von SCHREUS ein erweitertes Glasrohr eingeschaltet, das in geeignetem Abstand zwei eingeschmolzene Elektroden trägt, die mit der Hochspannungsleitung verbunden werden. Steigt durch das Sinken der Röhrenleitfähigkeit die Spannung an den Klemmen der Röhre, so schlägt zwischen den beiden Elektroden ein Funke über. Durch die Erwärmung des Gases dehnt sich dasselbe in der Röhrenerweiterung aus, und die Flamme des Bunsenbrenners, die vorher nur wenige Millimeter hoch brannte, wird durch einen größeren Gasstrom gespeist und schlägt hoch, so daß das oben erwähnte Palladiumröhrchen der Osmoregulierung erhitzt wird. In Anbetracht, daß die klassischen Röntgenröhren aus dem Therapiebetrieb zum größten Teil verschwunden sind, erübrigt es sich, an dieser Stelle auf einzelne Modelle derselben einzugehen. Die wenigen noch in Gebrauch befindlichen Ionenröhren sind in das Laboratorium zurückgedrängt.

6. Elektronenröhren.

Aus der Schilderung der Wirkungsweise der Ionen- und Elektronenröhren ging hervor, daß erstere mannigfache Nachteile aufweisen. Neben der Inkonstanz des Betriebes, der Notwendigkeit der fortlaufenden Regenerierung, der relativ wenig hohen Belastbarkeit ist die direkte durch den Röhrenwiderstand bedingte Abhängigkeit von Spannung und Strom ein Nachteil, der bei den COOLIDGE-Röhren, zum Teil doch wenigstens, soweit diese Abhängigkeit die Röhre selbst betrifft, wegfällt.

a) Konstruktion.

Die Elektronenröhren tragen, wie Abb. 52 zeigt, in ihrer heutigen Form, im Gegensatz zu den vorher beschriebenen Ionenröhren, nur zwei Elektroden, die Glühkathode und die Anode. In neuerer Zeit wird der Glühfaden der ersteren fast ausschließlich aus Wolframdraht hergestellt. Die meist aus wenigen Windungen bestehende ebene Spirale ist aus früher angeführten Gründen in einen Kelch aus Molybdän eingesetzt (vgl. früher Kap. V A 2 f und V B 7 a). Die einzelnen Stücke der Glühspirale emittieren Elektronen nach allen Richtungen. Sie werden aber im wesentlichen, dank der angelegten Spannung, in der Richtung nach der Anode beschleunigt. Es ist aber eine bestimmte Spannung nur befähigt, einen bestimmten Prozentsatz der überhaupt an der Glühspirale vorhandenen Elektronen aus derselben zu befreien. Dieser Prozentsatz ist bei gegebener Spannung abhängig von der Form der Kathode und namentlich von

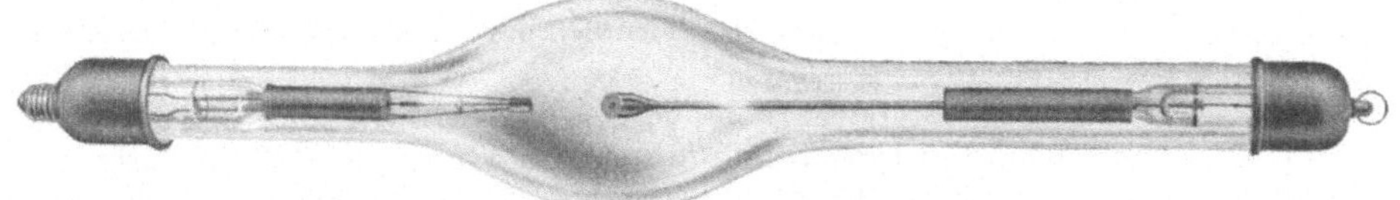

Abb. 52. Elektronenrohr mit massiver Wolframanode (Type III der A.E.G.).

der Form des Kelches und von der Größe des über die Spirale anodenwärts hervorragenden Stückes des Molybdänzylinders. Je tiefer die Spirale sitzt, um so besser werden die Elektronen zusammengehalten und um so mehr beeinflussen sie sich gegenseitig, indem sie sich elektrostatisch abstoßen. Jeder Querschnitt des Elektronenstromes wird von dem darauffolgenden, anodenwärts gelegenen Querschnitt gehemmt. Dieser Raumladeeffekt ist also bei sonst gleichen elektrischen Bedingungen mitbestimmend für die Zahl der nach der Anode fliegenden Elektronen (Durchgriff). Mit der Heizstromstärke und der Spannung ist der Röhrenstrom also nicht definiert, sondern ein ganz wesentliches Bestimmungsstück stellt Form, Größe und Anordnung der ganzen Glühkathode dar. Auf den Raumladeeffekt ist es auch zurückzuführen, daß die Stromspannungskurve (Charakteristik) unter Umständen recht wenig ausgesprochen die Form einer Sättigungskurve zeigt. Dies beweist Abb. 53 nach GROSSMANN. Die gestrichelte Kurve, mit 3,45 A angeschrieben, wurde bei steigender Spannung, die dazugehörige ausgezogene Kurve bei sinkender Spannung aufgenommen. Die Abweichung der beiden Kurven kommt daher, daß die strahlende Anode an die Glühkathode

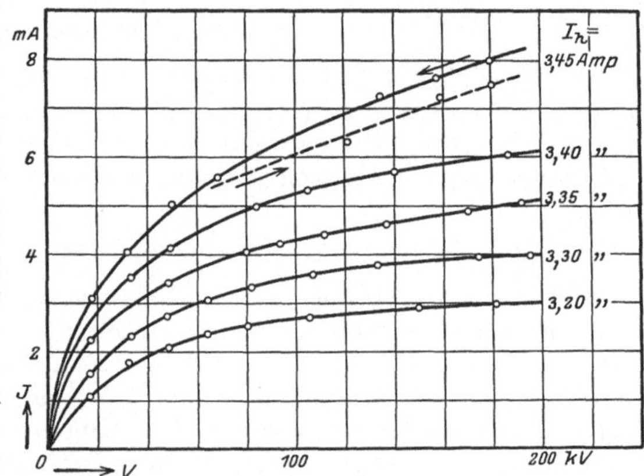

Abb. 53. Abhängigkeit des Röhrenstromes J (mA) von der Klemmenspannung V (kV) bei verschiedener Heizstromstärke. J_h mit konstanter Gleichspannung betriebene Tiefentherapieelektronenröhre. Die zu 3,45 A gehörende gestrichelte Kurve wurde bei steigender, die ausgezogene bei sinkender Spannung gemessen. (Nach GROSSMANN.)

Wärme abgibt, die sich zu der JOULEschen Wärme des Glühdrahtes addiert. Bei steigender Spannung ist aber im Moment der Messung die Temperatur der Anode weniger hoch als bei sinkender und dementsprechend im ersten Fall die Einstrahlung auf die Glühkathode geringer.

b) Eigenschaften der Elektronenröhren.

Trotz aller dieser Einflüsse ist bei ein und derselben COOLIDGE-Röhre dennoch die Röhrenstromstärke durch Heizstrom und Spannung gut definiert und konstant, und anderseits ist im Gegensatz zu den Ionenröhren die Möglichkeit gegeben, ohne Änderung der Spannung, also ohne Änderung der Qualität, die Röhrenstromstärke, also auch die Intensität der Strahlung, zu ändern dadurch, daß der Heizstrom verändert wird. Dies gilt nur für den Fall, daß die Spannung wirklich gleichgehalten wird, denn wenn nicht besondere Vorsichtsmaßregeln getroffen werden, sinkt bei größerer Belastung die Spannung am Apparat ab, bzw. steigt an, wenn die Milliamperezahl verkleinert wird. In diesem Sinne ist also die Qualität (Spannung) nicht unabhängig von einer Intensitätsänderung, die durch die Röhrenstromstärke bedingt ist. Jedoch läßt sich der eingetretene Spannungsabfall beim Erhöhen des Heizstromes leicht kompensieren dadurch, daß auch die Spannung höher geschaltet wird. Die den COOLIDGE-Röhren nachgerühmte unabhängige Regulierbarkeit von Qualität und Intensität besteht aber mit der eben erwähnten Einschränkung nur in dem Sinne, daß die Intensität reguliert werden kann, ohne die Qualität namhaft zu verändern, nicht aber umgekehrt. Denn bei Veränderung der Spannung (Qualität) ändert sich auch die Intensität, und zwar in ganz erheblichem Maße, nämlich mit dem Quadrat der Spannung.

Diese Bemerkung soll den gewaltigen Vorteil der Elektronenröhren gegenüber den klassischen in keiner Weise schmälern. Am hervorstechendsten ist der Vorteil einer weitgehenden Konstanz der Röhren und einer ausgezeichneten Reproduzierbarkeit der elektrischen und damit auch der Strahlungsbedingungen.

7. Neuzeitliche Ausführungsformen von medizinischen Röntgenröhren.

a) Brennfleck und Leistung.

Im Abschnitt 4 f dieses Kapitels war von der Brennfleckstrahlung als der weitaus überwiegenden Komponente der Bremsstrahlung die Rede. Die Entstehung des Brennfleckes geht aus der schematischen Abb. 47 hervor. Es ist jene Stelle des Anodenspiegels, auf den die Hauptmenge der Elektronen auftrifft.

α) Größe des Brennfleckes.

Sie ist von zwei Hauptfaktoren abhängig. Einmal von der Größe der Glühspirale. Im großen und ganzen werden die Elektronen durch das elektrische Feld von ihrem Ursprungsort in fast parallelen Bahnen nach der Anode hin getrieben. Es ist deshalb der Brennfleck ein Abbild der Glühspirale. Diese bestimmt also nicht nur die Größe des Brennfleckes, sondern auch dessen Form. So wird eine ebene Spirale zu einem runden Brennfleck führen, wogegen ein zylindrischer Wendel einen rechteckigen Brennfleck erzeugen wird. Die Abb. 48 zeigte ein Lochkammerbild eines großen Therapiefokus, der durch eine ebene Spirale entstanden ist.

Das zweite Bestimmungsstück für die Größe des Brennfleckes ist die Form und Anordnung des Kathodenbechers. Die einzelnen Elektronen unterliegen der elektrostatischen Abstoßung wegen der Gleichsinnigkeit ihrer Ladung. Anderseits verhält sich das bewegte Elektron auf seiner Bahn wie ein stromdurchflossener Leiter. Die einzelnen Elektronenbahnen ziehen sich als parallele Leiter, gleichsinnig von Strom durchflossen, elektrodynamisch an. Erst bei Lichtgeschwindigkeit hebt aber die elektrodynamische Anziehung die elektrostatische Abstoßung auf. Für alle Geschwindigkeiten unter $3 \cdot 10^{10}$ cm·s^{-1} wiegt die Abstoßung vor. Das Elektronenbündel müßte also praktisch stets nach der Anode hin divergieren. Man benutzt deshalb eine schon früher erwähnte Anordnung, die den Zweck hat, als Sammellinse zu wirken, indem eine gleichnamige Ladung das Elektronenbündel von seinem Ursprung mehr oder weniger weit begleitet. Damit kommt naturgemäß noch ein weiterer Faktor in Betracht, der die Größe und die Form des Brennfleckes bestimmt, die Entfernung zwischen Anode und Kathode.

Und endlich ist für den Brennfleck form- und größebestimmend der Neigungswinkel zwischen der Kathodenhalsachse und dem Anodenspiegel. Das Elektronenbündel pflegt nicht vollständig gestreckt in der Kathodenachse zu liegen, sondern es biegt sich entsprechend dem Feldverlauf etwas ab, wie in Abb. 47, mit dem Bestreben, möglichst senkrecht auf den Anodenspiegel aufzutreffen. Orthogonales Auftreffen gelingt naturgemäß nur in Sonderfällen bei kleinem Anodenwinkel. Unter Anodenspiegelwinkel sei der Winkel gegen die Senkrechte auf der Kathodenhalsachse verstanden; es ist damit also der Winkel der Anode mit der Nutzrichtung gemeint. Je nach dem Anodenwinkel nimmt der Brennfleck eine Form an, die bei dem Winkel 0° einen Kreis, bei 45° eine Ellipse darstellt, vorausgesetzt, daß das Elektronenbündel einem Zylinder oder Kegel entspricht.

Die wahre Größe des Brennfleckes, d. h. also die Größe desselben auf dem Anodenspiegel, hat nun nach zwei Richtungen hin eine ausschlaggebende Bedeutung.

β) Belastbarkeit des Brennfleckes.

Einmal ist leicht zu verstehen, daß die *Belastbarkeit* eines Brennfleckes weitgehend von dessen Größe abhängig ist. Man darf sagen, daß die *Leistung* proportional der Fläche des wahren Brennfleckes ansteigt. Man hat das Verhältnis der Belastbarkeit zur wahren Brennfleckgröße als *spezifische Leistung* bezeichnet. Sie ist abhängig:

a) vom *Anodenmetall.* Es sprechen in der Auswahl des Metalls verschiedene Eigenschaften ihr Wort. Einmal spielt neben dem früher erörterten Gesichtspunkt des Nutzeffekts der *Schmelzpunkt* eine ausschlaggebende Rolle. Es leuchtet ein, daß das Metall um so geeigneter ist, eine je höhere Temperatur es aushält, ohne zu schmelzen. Dann aber muß darauf geachtet werden, daß die entstandene Wärme möglichst rasch abgeführt werden kann. Das *Wärmeleitvermögen* ist also ebenfalls zu berücksichtigen. Es wurde schon früher auf die gute Eignung des Wolframs zur Herstellung von Anodenspiegeln hingewiesen. Freilich haftet ihm zunächst ein Nachteil an, die Sprödigkeit und deshalb schlechte Bearbeitungsfähigkeit. Durch Vorbearbeitung (Hämmern) hat man aber gelernt, diesen Nachteil zu beheben.

b) Die Leistung eines Fokus hängt ferner ab von der Wirksamkeit der *Kühlung.* Wir werden später noch darauf zurückzukommen haben. An dieser Stelle sei nur darauf hingewiesen, daß gerade durch sehr steilen Temperaturabfall durch die Ausdehnung des Metalls im Wolfram Risse entstehen können, die unter Umständen verderblich wirken können.

Die Ausdehnung der stark erhitzten Metalle kommt namentlich dann zur Geltung, wenn, wie oft üblich, nur der Anodenspiegel aus Wolfram besteht und diese sog. *Ronde* in ein anderes Metall, z. B. Kupfer, eingebettet ist, weil dann eine Diskontinuität an der Grenze der beiden Metalle entsteht. Es hat sich nämlich gezeigt, daß die Kühlung durch Leitung dann am wirksamsten erfolgt, wenn die Wolframronde eine Dicke von 1,7 mm hat und innig mit einem außerordentlich gut wärmeleitenden Metall, wie z. B. Kupfer, in Kontakt steht. Ist die Ronde dicker als angegeben, so verliert man unnötig von dem gut leitenden Kupfer. Ist sie aber dünner als 1,7 mm, so würde sie an ihrer Hinterfläche, gegen die Kupferhinterlage zu, eine Temperatur annehmen, die dicht unter der Schmelztemperatur des Kupfers (1080° C) liegen würde, was naturgemäß nicht vorkommen darf. Die Schmelztemperatur des Wolframs beträgt 3372° C. Wegen der Verdampfung des Metalls darf aber die Temperatur des Brennfleckes 3000° C nicht übersteigen.

c) Und endlich ist die spezifische Belastbarkeit noch abhängig von der sog. Belegung des Brennfleckes. Aus den Untersuchungen von GOCHT geht hervor, daß die alten Ionenröhren eine absolut homogene Verteilung der Elektronen auf den Brennfleck aufwiesen; homogene, gleichmäßige *Belegung*. Das ist aber leider aus noch zu besprechenden Gründen bei den Elektronenröhren keineswegs immer der Fall. Im Gegenteil stechen fast immer Zonen hervor, die ganz besonders hohe Elektronendichten aushalten müssen. Die spezifische Maximalbelastung ist dann an diesen Stellen schon erreicht bei einem Elektronenstrom, der an anderen Stellen die zulässige Belastung noch nicht erreichen läßt. Trotzdem ist eine weitere Steigerung der Stromstärke nicht mehr erlaubt, ohne den Brennfleck zu schädigen. Die spezifische Belastbarkeit beträgt unter den allerbesten Bedingungen, also bei hervorragend guter Anode, bei wirksamster Kühlung und bei möglichst homogener Belegung 200 Watt in einer Sekunde pro Quadratmillimeter wahrer Brennfleckoberfläche. Mehr hält auch das ausgesuchteste Material nicht aus; wir sind diesbezüglich bereits an einer Grenze angelangt.

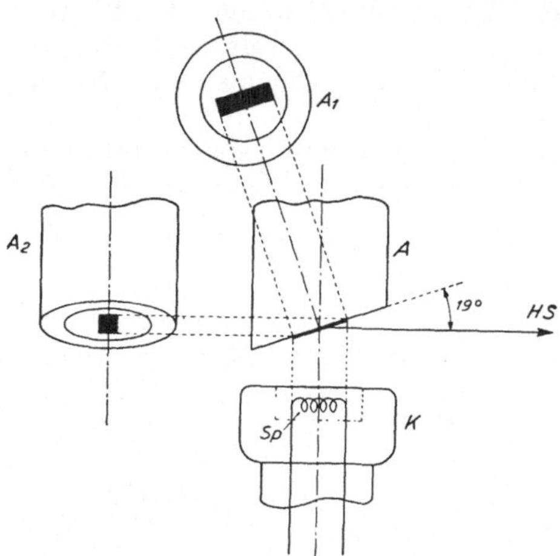

Abb. 54. Wahrer und wirksamer Brennfleck. *A* und *K* bedeuten die beiden Elektroden. Von der im Kathodenbecher versenkten Glühspirale *Sp* gehen die Elektronen (auf schematisiert parallelen Bahnen) aus, um auf den Brennfleck auf der Anode *A* zu treffen. In der Projektion *A₁* sieht man den wahren Brennfleck in der Aufsicht; *A₂* dagegen zeigt den wirksamen Brennfleck in der Richtung des Hauptstrahles *HS*.

γ) Wirksamer Brennfleck.

Die Größe des Brennfleckes ist aber nicht nur hinsichtlich der elektrischen Leistung einer Röntgenröhre wichtig, sondern vor allem in bezug auf die Bildleistung. Aus später noch zu besprechenden, leicht verständlichen Gründen trachten wir darnach, einen möglichst kleinen Brennfleck zu erhalten, wenn es gilt, Röhren zu konstruieren, die für die Diagnostik, also für die Zentralprojektion, geeignet sind.

Das Elektronenbündel von bestimmtem Querschnitt fällt auf einen Anodenspiegel, der mit der Achse des Bündels einen Winkel bildet. Beträgt dieser Winkel 45° und hat das Bündel einen kreisrunden Querschnitt, dann weist der wahre Brennfleck die Form einer Ellipse auf. Betrachtet man aber diese Ellipse in einer Richtung senkrecht zur Elektronenbewegungsrichtung, so sieht man wieder einen Kreis; man sagt, die Orthogonalprojektion des wahren Brennfleckes auf eine zur Beobachtungsrichtung senkrechten Ebene ist ein Kreis, wenn die Beobachtung senkrecht zur Elektrodenachse und in einer zur Anodenebene senkrechten Ebene erfolgt. In allen anderen Beobachtungsrichtungen erblickt man eine Ellipse mit größerer oder kleinerer Exzentrizität. Die Abb. 54 gibt das Gesagte wieder; man vergleiche den Text unter der Figur.

Die oben ausgesuchte Beobachtungsrichtung senkrecht zur Röhrenachse (gleich Achse des Elektronenbündels) und zur Anodenebene ist identisch mit der mittleren Nutzstrahlenrichtung oder, wie man zu sagen pflegt, mit dem *Hauptstrahl*. Die Projektion des Fokus auf die zum Hauptstrahl senkrechte Ebene nennt man den im Mittel *wirksamen oder optischen Brennfleck*. Tatsächlich ändert sich, wie gezeigt wurde, die wirksame Fokusgröße mit der Strahlenrichtung.

Für die Bildleistung, d. h. für die Schärfe des Röntgenbildes, ist lediglich die wirksame Brennfleckgröße maßgeblich. Als *Güte eines Fokus* sei das Verhältnis der Leistung zu der im Mittel wirksamen Fokusgröße definiert.

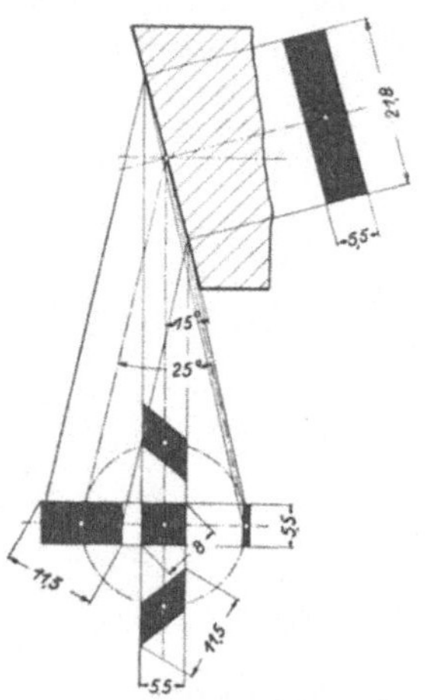

δ) Astigmatismus.

Der im Mittel wirksame Fokus ist aber nur für die mittleren Bildteile gültig. Seine Größe und Form wechselt mit der Beobachtungsrichtung. Diese Tatsache nennt man, in Anlehnung an die Optik, Astigmatismus. Wie die Abb. 55 zeigt, kann der Astigmatismus innerhalb des 25° weiten Nutzstrahlenkegels erhebliche Grade annehmen. Die Abbildung weist die Verhältnisse an einem Strichfokus nach. Es ist leicht verständlich, daß die besprochene Erscheinung um so weniger wirkt, je kleiner der Winkel des Nutzstrahlenkegels, d. h. je größer bei gleicher Objektgröße die Aufnahmedistanz gewählt wird.

Abb. 55. Astigmatismus einer Strichfokusröhre hoher Leistung. Die auf dem Kreis angeordneten vollgeschwärzten Figuren zeigen, wie sich die Form des wirksamen Brennfleckes bei Wechsel der Betrachtungsrichtung innerhalb eines Kegels von 25° verändert.

ε) Tendenz zur Steigerung des Güteverhältnisses.

Sie ist so alt wie die Fabrikation von Röntgenröhren überhaupt. Es sind zahlreiche Vorschläge zur Erreichung dieses Zieles gemacht worden. CHAOUL hat die Anode da eingekerbt, wo die Elektronen auftreffen. Dadurch wurde der wahre Brennfleck vergrößert, nicht aber der wirksame. BOUWERS hat ebenfalls ein ähnliches Verfahren zur Steigerung der Oberfläche angewandt, indem er an der Stelle des runden Brennfleckes ein konisches Loch in die Anode gebohrt hat.

Keine Vorkehrung war aber so wirksam wie der von GÖTZE angewendete *Strichfokus*. Wie die Abb. 54 zeigt, ist der Anodenwinkel von 45° auf 13°, später auf 19° bzw. 15° herabgesetzt worden. Zudem wurde der runde Fokus durch einen bandförmigen ersetzt. Dadurch wird der wirksame Brennfleck ein Quadrat, während der wahre Fokus, ein Rechteck, dessen Länge etwa die dreifache Breite beträgt, erheblich vergrößert wird. So erhöht sich das Güteverhältnis in gleichem Maße, d. h. bestenfalls auf das Zweifache. Wie bekannt, hat sich der Strichfokus, der zuerst von C. H. F. MÜLLER, Hamburg, hergestellt wurde, durchgesetzt

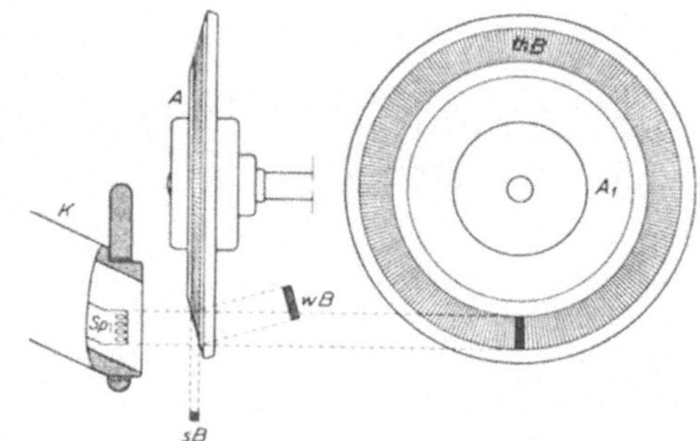

Abb. 56. Brennfleck der Drehanodenröhre. Die Elektronen gehen von *Sp* in *K* aus und treffen auf *A*, indem sie den wahren Brennfleck *wB* zeichnen. In der Richtung des Hauptstrahles erblickt man den wirksamen Fokus *sB*. Bei Rotation der Anode *A* wird der wahre Fokus in den Kreisring *thB* ausgezogen; das ist der Brennfleck in bezug auf die thermische Belastung.

und ist bis zur Einführung der Drehanodenröhren der Fokus der Wahl geblieben.

R. THALLER (POHLsches Laboratorium) hat 1934 die sog. „Kestralröhre" gezeigt, bei der die Oberflächenvergrößerung dadurch erreicht war, daß der Brennfleck im Gegensatz zu BOUWERS und CHAOUL als Kegelmantel ausgebildet wurde. Die Glühkathode umgab die Anode ringförmig. Die Spitze des Kegels zeigt nach der Bestrahlungsrichtung und seine Achse fällt mit dem Hauptstrahl zusammen. Soviel mir bekannt, hat sich diese Anodenform trotz ihres guten Anastigmatismus nicht halten können.

Dagegen hat uns die *Drehanode* einen weiteren und sehr bedeutenden Fortschritt in der Erhöhung des Güteverhältnisses gebracht. Den Gedanken, die

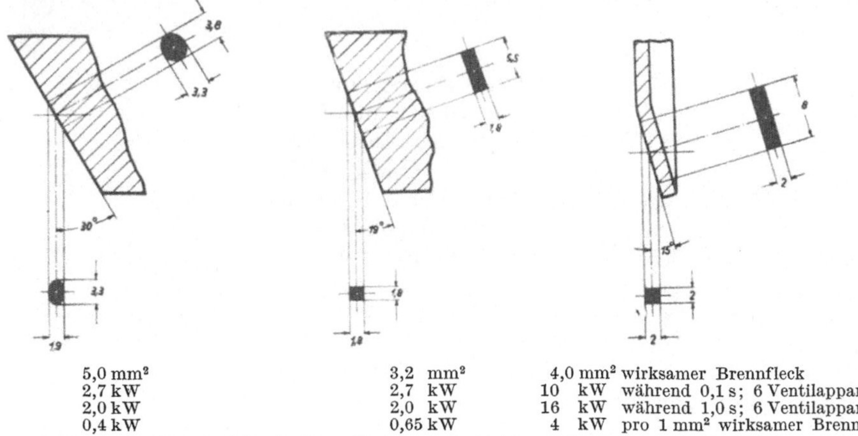

5,0 mm²	3,2 mm²	4,0 mm² wirksamer Brennfleck
2,7 kW	2,7 kW	10 kW während 0,1 s; 6 Ventilapparat
2,0 kW	2,0 kW	16 kW während 1,0 s; 6 Ventilapparat
0,4 kW	0,65 kW	4 kW pro 1 mm² wirksamer Brennfleck

Man vergleiche namentlich die Größe des Brennfleckes mit der Leistung, die für 0,1 s Belichtungszeit angegeben ist.

Abb. 57. Vergleich der Leistung des Rund-, Strich- und Drehanodenfokus.

Brennfläche durch Relativbewegung der Anode gegenüber der Kathode zu vergrößern, hatte 1898 WOOD erstmals geäußert. Die Anode war damals noch die Glaswand, und es drehte sich der Glaskolben um die Kathode. Die Idee geriet dann viele Jahre in Vergessenheit. 1929 konnte man am Wiener Röntgenkongreß eine Röhre von POHL sehen, bei der eine Bewegung der Anode gegenüber der

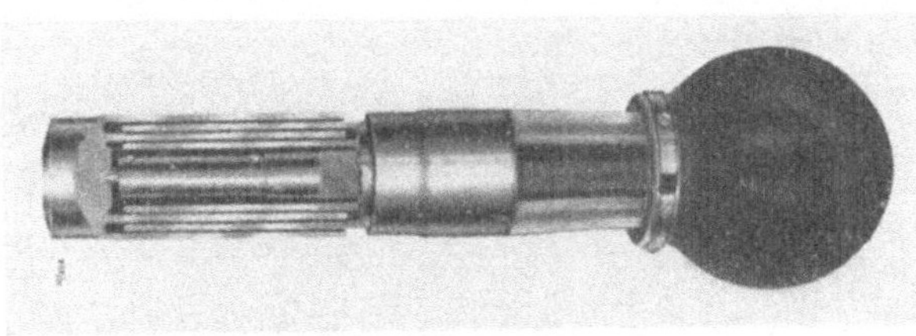

Abb. 58. Anodenteil der Rotalixröhre von Philips.
Man erkennt links die konische Fläche des ringförmigen Brennfleckes; es folgen dann nach rechts die zylindrischen, ineinandergeschachtelten Kulissen, welche die Wärmeabgabe erleichtern. Die Wärme wird dann im festen Anodenstiel bis zu der rechts sichtbaren massiven Kugel geleitet.

Glühkathode ausgeführt werden konnte, und zwar bei ruhendem Glaskolben. In den beiden großen Röhrenlaboratorien der Firmen damals C. H. F. Müller, Hamburg, und damals Phönix Röntgenröhrenwerk in Rudolstadt, wurde indessen intensiv an dem Problem seit längerer Zeit im Stillen gearbeitet. 1930 brachte Philips die erste

Drehanodenröhre in den Handel (BOUWERS).

Das Ziel, während der ganzen Belichtungszeit den Ort des Brennfleckes auf der Anode ständig zu wechseln, ohne daß sich der Fokus im Raum bewegt, wird dadurch verwirklicht, daß die Anode um ihre Achse rotiert. Wie die Abb. 56 zeigt, wird dabei ein Strichfokus in einen Kreisring ausgezogen. Das Band wird um so länger, je größer der Durchmesser des Anodentellers und, bis zu einem gewissen Grade, je rascher die Drehzahl der Anode ist. Beides ist naturgemäß an gewisse Grenzen gebunden. Der Anodenteller hat bis anhin eine maximale Größe von 100 mm Durchmesser erhalten. Die Drehzahl wird bis jetzt 2800 oder 5600 gewählt. Den Drehimpuls erhält die Anode durch ein außerhalb der Röhre angebrachtes elektrisches Drehfeld, das auf einen im Vakuum befindlichen Kurzschlußanker wirkt. Bei der Metalixröhre wird der äußere Kulissenmantel der drehenden Anode als Anker verwendet; die Wicklung des Stators ist dann auf Erdpotential (s. Abb. 75 a, Schnitt). Die Stromführung erfolgt durch zusätzliche Niederspannungsleitung. Der Anodenteller der Pantixröhre dagegen sitzt auf einer Welle, die ihrerseits durch einen anodenseitig gelegenen Rotor angetrieben wird. Die Statorwicklung liegt an Anodenspannung (s. Abb. 75 b, Schnitt). Die Stromzuführung für den Stator erfolgt durch Adern des Anodenkabels; die Spannung wird durch einen hochspannungsisolierten Trafo erzeugt. Unter den günstigsten Verhältnissen kann die Güte gegenüber dem GÖTZE-Fokus um etwa das 8fache gesteigert

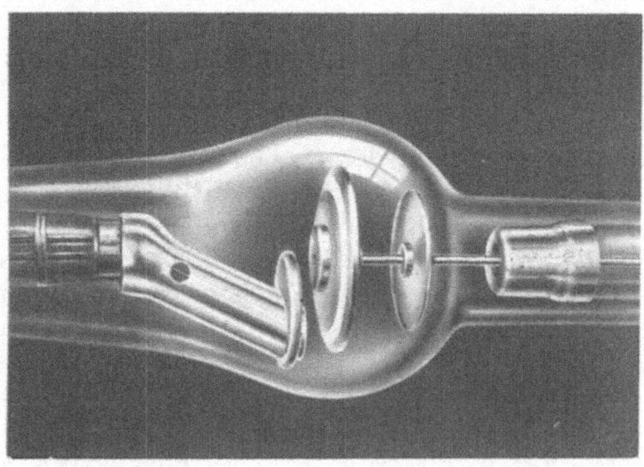

Abb. 59. Ansicht der Elektroden der Pantixröhre, Sirewa. Links die Kathode; in der Mitte der Anodenteller; auf gemeinsamer Achse rechts sitzt eine zweite Scheibe als Elektronenfang.

werden. In der Abb. 57 soll die Leistung der drei Brennflecke verglichen werden. Die Abb. 58 zeigt die Anode der Rotalixröhre von MÜLLER in ihrer letzten Entwicklung, während Abb. 59 die Elektroden der Pantixröhre der Sirewa darstellt.

ζ) Leistung und Belastungszeit.

Für die Röntgendiagnostik braucht man glücklicherweise nie mit Dauerleistungen zu rechnen. Sämtliche elektrischen Belastungen sind stets nur

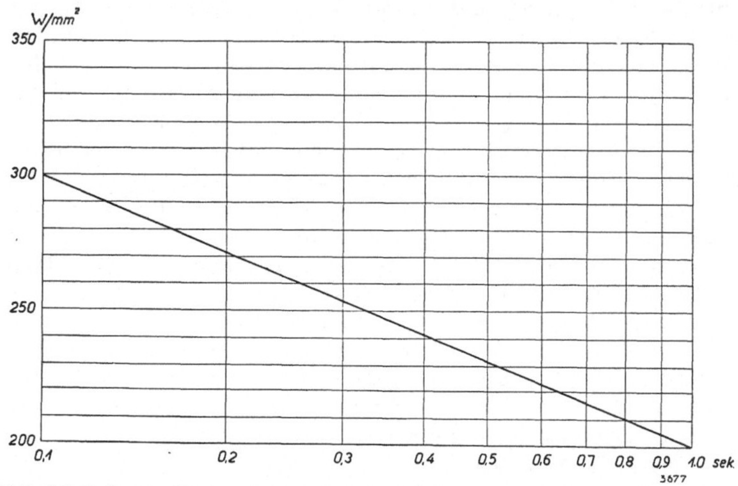

Abb. 60. Abhängigkeit der spezifischen Belastbarkeit des Wolframs von der Dauer der Belastung. Ordinate: Watt pro Quadratmillimeter wahrer Brennfleck; Abszisse: Zeit in logarithmischer Teilung.

höchstens wenige Sekunden zu halten. Das ist ein großer Vorteil. Wenn z. B. das Wolfram eine spezifische Belastbarkeit von 200 Watt aufweist, für den

Fall, daß die Leistung sich über eine Sekunde erstreckt, so steigt die genannte Größe auf höchstens 300 Watt an, wenn die Belastungszeit auf 0,1 Sekunde herabsinkt. Die Zunahme der spezifischen Belastung des Wolframs erfolgt nach der Kurve der Abb. 60. Indessen ist es nicht angängig, die verschiedenen Röhren nach generellen Gesichtspunkten zu betrachten. Im Gegenteil sind jederzeit für sämtliche einzelnen Röhrentypen die von der Firma gelieferten Belastungskennlinien oder Belastungstabellen zu berücksichtigen und streng zu befolgen. In der Abb. 61 sei noch eine Leistungscharakteristik in linearem Raster für ein Drehanodenrohr wiedergegeben.

In der oben abgedruckten Kurve der Abhängigkeit der Leistung von der Zeit erkennt man leicht die Form einer Hyperbel. Man sieht, daß für sehr kurze Zeiten unter 0,1 Sekunde die Leistungen sehr stark ansteigen, um sich für die Zeit Null dem Werte Unendlich zu nähern. Wenn man aus dem wiedergegebenen Diagramm die Leistung ablesen will, die z. B. 0,5 zugeordnet ist, so findet man den Wert 5250 W; man wird also mit 105 mA bei 50 kV$_{eff}$ 0,5 Sekunden lang belichten. Wenn eine Expositionszeit von 0,1 Sekunde vorausgesetzt wird, kann aber mit 7000 W belastet werden; bei der gleichen Spannung von 50 kV$_{eff}$ also mit 140 mA. BOUWERS hat aber gezeigt, daß diese Art der Belastung des Brennfleckes gar nicht etwa die günstigste ist. Ganz im Gegenteil liegt es auf der Hand, daß auch im Falle der Expositionszeit von 0,5 Sekunden die ersten 0,02 Sekunden mit etwa der dreifachen Last, also mit 15 kV = 300 mA bei 50 kV$_{eff}$ belastet werden könnte, kalte Anode vorausgesetzt. Am Ende der fünften Hundertstelsekunde müßte die Last auf 180 mA heruntergesunkensein; bei 0,1 Sekunde müßte sie 140 mA, bei 0,2 Sekunde 120 mA und am Ende der Expositionszeit bei 0,5 Sekunde 105 mA betragen. Würden wir aber auf diese Weise belichten, so wäre die Aufnahme naturgemäß erheblich überexponiert. Man könnte die Belichtungszeit von 0,5 Sekunde auf 0,3 Sekunde herabsetzen. Die Frage wäre nur, ob der Brennfleck diese hohe Belastung ertragen würde. Darauf ist mit Ja zu antworten und beizufügen, daß ja vorher (0,5 × 105 mA) die Röhre gar nicht ausgenutzt war. Durch die sog. *Belichtung mit fallender Last* treibt die hoch einsetzende Belastung die Temperatur des Brennfleckes sehr rasch in die Höhe. Dadurch wird das Temperaturgefälle vergrößert und die Wärmeabfuhr auf ein Maximum beschleunigt. Die Kurve *T* wird dann von der einen Form (ausgezogene Kurve) in die andere Form (gestrichelte Kurve) übergeführt. Wenn es also technisch gelingt, mit fallender Last zu belichten, so steht damit ein Zeitgewinn von etwa 40% in Aussicht. Praktisch wird der erörterte Belastungsmodus durch Steuerung von Kontakten bewerkstelligt, die ihrerseits auf den Heizstrom des Glühfadens einwirken. Der exponentielle Abfall der Temperatur des massigen glühenden Wolframfadens hilft als glücklicher Zufall, die fallende Last zu realisieren.

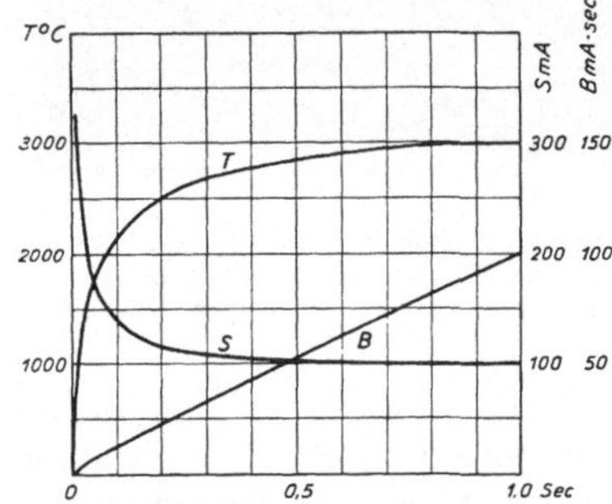

Abb. 61. Abhängigkeit der Leistung einer Drehanodenröhre von der Zeit der Belastung. Ordinate: Belastbarkeit in Kilowatt; Abszisse: Zeit in Sekunden. (Nach BOUWERS.) Die Kurve *T* gibt die Temperatur, *S* den Röhrenstrom und *B* die Leistung in mAs, alles in Abhängigkeit von der Zeit, an.

η) Elektronenquelle.

Es wurde früher gesagt, daß der Brennfleck durch Parallelprojektion ein mehr oder weniger getreues Abbild der Elektronenquelle darstellt. Dadurch ist nicht nur die Form und die Größe des Brennfleckes von der Kathode abhängig, sondern auch die Belegung des Fokus, die wir schon früher kurz gestreift hatten. Als Elektronenquelle dient im CooLIDGE-Rohr stets ein Wolframglühfaden von verschiedener Form, Größe und Lage gegenüber dem Becher und von verschiedener Heizleistung.

Man betrachte die Brennflecke der Abb. 62 und achte namentlich auf ihre Unregelmäßigkeiten in der Helligkeit. Einzelne Teile leuchten sehr hell, andere erscheinen erheblich dunkler. Oft ist der Rundfokus ein leuchtender Ring, und der Strichfokus ist durch zwei intensivere Linien an seinen Längsseiten begrenzt. Wir haben von dieser Unregelmäßigkeit in der Belegung des Brennfleckes und ihre Bedeutung für die Leistung desselben schon gesprochen. Die Ursache dafür liegt entweder in unregelmäßiger Temperaturverteilung in der Glühspirale selbst. So ist z. B. die zentrale Aufhellung der meisten runden Brennflecke durch den im Zentrum der Spirale umbiegenden und durch die Halterung abgekühlten Draht bedingt. Die genannten helleren Streifen zu beiden Seiten des Strichfokus sind dadurch erklärt, daß in der Richtung der Tangente an den Wendel mehr Elektronen zur Verfügung stehen als in senkrechter Richtung. Es soll eine sehr große Kunst sein, die Kathoden so zu bauen, daß die Belegung optimal gleichmäßig ausfällt.

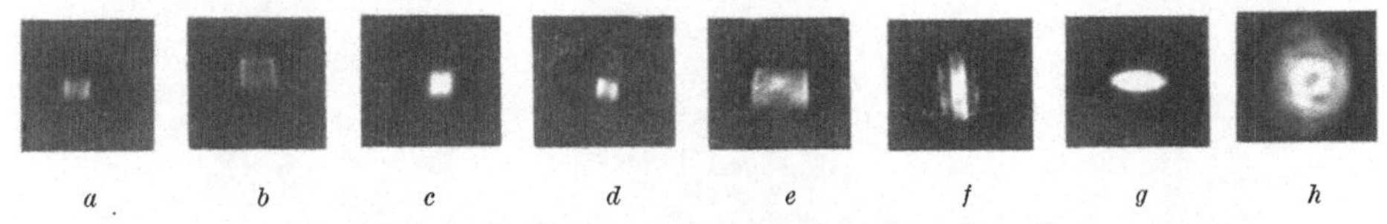

a   b   c   d   e   f   g   h

Abb. 62a bis h. Lochkammeraufnahme verschiedener Brennflecke.
a 1,5 kW Strichfokus, kurze Exposition; b 6 kW Strichfokus, kurze Exposition; c Drehanodenfokus, reichlich belichtet; d Strichfokus; e und f Hochleistungsstrichfokus verschiedener Struktur; g und h Therapiebrennflecke.

Es wurde früher von dem Becher gesprochen, der den Zweck hat, wie eine Düse oder eine Linse das Elektronenbündel zu konzentrieren. Diese Vorrichtung hat naturgemäß nur beim Rundfokus die Form eines Bechers oder einer Hohlkugelkalotte. Beim Strichfokus ist die geeignete Form eine Mulde. Die Konzentrierung erfolgt dann ausschließlich quer zur Richtung der Längsachse in dem Sinne, daß das Brennfleckband verschmälert wird (elektrostatische Zylinderlinse).

Entsprechend der vielseitigen Anwendung der Diagnostikröhren ist es nicht mehr möglich, allen Verwendungszwecken mit ein und derselben Röhre gerecht zu werden. So sind denn von allen Fabrikaten sehr verschiedene Arten im Handel. Die hauptsächlichste Abstufung der Typen erfolgt nach der Brennfleckgröße, bzw. nach der Belastbarkeit. Es war deshalb ein bemerkenswerter Fortschritt, als die Sirewa die *Doppelfokusröhren* auf den Markt brachte. Bei diesen Röhren trägt die Kathode zwei Glühwendel, einen kleinen und einen großen. Die große Spirale ist länger, dicker und ihre Heizleistung ist größer, d. h. der Draht ist dicker oder länger oder beides zusammen. Dadurch wird die Projektion der Wendel vergrößert. Es kann aber zudem noch auf höhere Temperatur geheizt werden, so daß die Elektronenproduktion nochmals gesteigert wird. Dadurch steigt auch der Röhrenstrom und die Intensität der Röntgenstrahlen. Der kleine Brennfleck dagegen hat den Vorteil der schärferen Zeichnung. Im Doppelfokusrohr sind also zwei Brennflecke vereinigt, die je nach Zweck wahlweise verwendet werden können. Die Brennfleckwahl kann durch einfache Umschaltung der Heizanschlüsse erfolgen. Abb. 63 zeigt die Ansichten einiger Kathodensysteme.

Einen ähnlichen Zweck verfolgt die *Variofokröhre* der Radiologie A.-G. Berlin. Sie gibt zugleich ein Beispiel für die Wirksamkeit der Sammelvorrichtung der

Kathode. In dem genannten Rohr wird durch den Heizstrom die „Linse" mehr oder weniger konzentrierend eingestellt, und zwar so, daß bei niedrigem Heizstrom die Sammelvorrichtung wirksamer wird. Dadurch bilden die konzentrierten Elektronen einen kleineren und schärfer zeichnenden Brennfleck. Die Einstellung erfolgt auf elektromagnetischem Wege. Die Fokusgröße soll sich zwischen 2 und 10 kW automatisch einstellen.

Wir können den Abschnitt über die Kathode nicht schließen, ohne noch einen Kunstgriff besprochen zu haben, der vornehmlich bei der Herstellung von Therapieröhren eine gewisse Rolle spielt. In der Abb. 53, S. 91, ist die Strom-

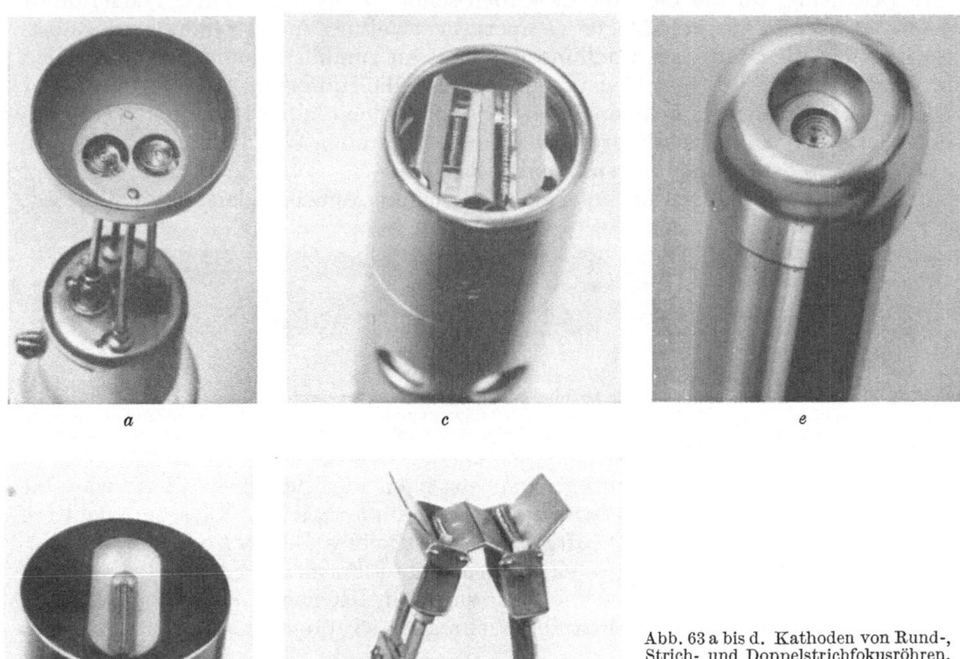

Abb. 63 a bis d. Kathoden von Rund-, Strich- und Doppelstrichfokusröhren.
a Doppelrundfokus im Becher; b Strichfokus in massiver Mulde; c Doppelstrichfokus; d Doppelstrichfokus in Doppelmulde; e Rundfokus-Therapie.

spannungskennlinie für verschiedene Heizstromstärken dargestellt. Es wurde dort das Fehlen der Sättigung im Bereiche der eingetragenen Spannungen durch die Wirkung des Sammelbechers erklärt. Grundsätzlich hat man es in der Hand, die genannte Charakteristik nach gewissen Richtungen weitgehend zu beeinflussen. Man kann nun so weit gehen, daß man neben dem Sammelkelch, also neben der seitlichen elektrostatischen Komponente, ein dem beschleunigenden Feld direkt entgegengesetzte Feld wirken läßt in Form der Ladung eines Gitters zwischen Kathode und Anode. Diesem Gitter kann man etwa nach Schema Abb. 64a noch eine niedrigere Spannung geben, als die Kathode selbst aufweist, und es wird dann auch eine ähnliche Funktion ausüben wie das negativ vorgespannte Gitter einer Triode. Das negativ geladene Gitter wird also hier wie dort die Elektronen an der Kathode zurückhalten, so lange die beschleunigende Spannung eine gewisse Grenze noch nicht erreicht hat. Erst wenn die Klemmenspannung an der Röhre eine durch die Vorspannung bestimmte Höhe erreicht hat, wird sie imstande sein, die im Becher durch die negative Gitterladung zurückgehaltenen Elektronen herauszureißen. Diese Verhältnisse werden nach dem Diagramm der Abb. 64 b veranschaulicht. Es ist dort die Strom-Spannungscharakteristik für großen und kleinen Durchgriff in ein rechtwinkliges Koordinatensystem eingezeichnet. Auf der Abszisse ist die Spannung in kV, auf der Ordinate der Strom in mA aufgetragen. Es ist aus den Kurven ersichtlich, daß bei großem Durchgriff etwa 11 kV nötig sind, um bei der gegebenen Heizung des Glühfadens

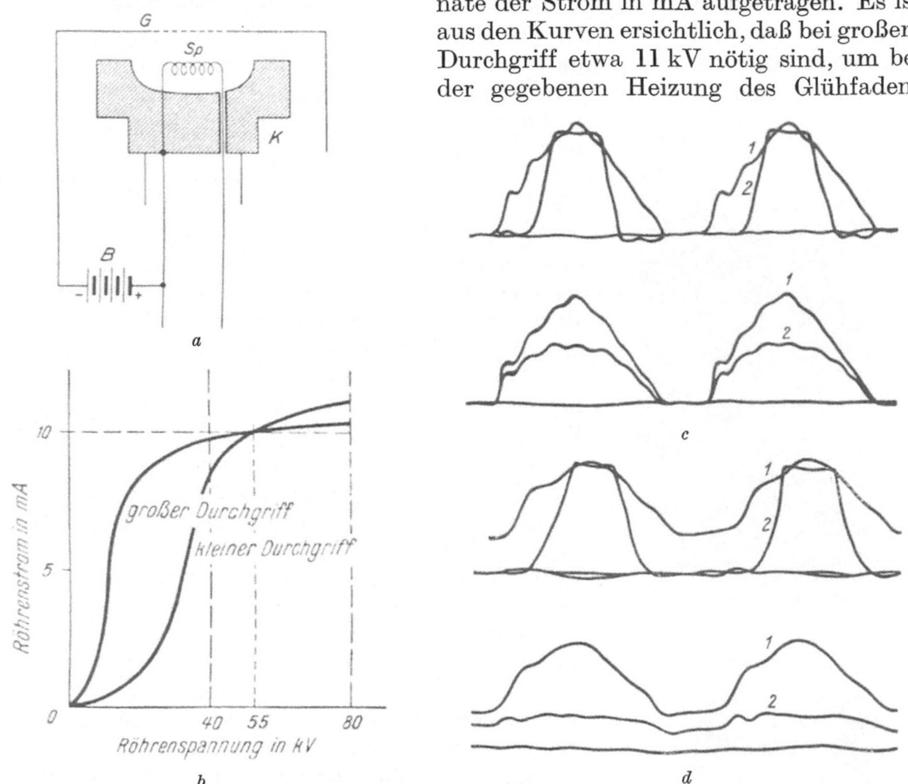

Abb. 64. Röhren mit kleinem Durchgriff.

a Kathode mit vorgelagertem negativem Gitter; *G* Gitter; *Sp* Glühspirale; *K* Kathode; *T* Batterie für die Vorspannung (schematisch). — *b* Vergleich der Charakteristiken zweier Röhren mit kleinem und großem Durchgriff. Man erkennt, daß bei großem Durchgriff 11 kV, bei kleinem Durchgriff dagegen 32 kV nötig sind, um 5 mA Röhrenstrom zu bewirken (halbschematisch). — *c* Vergleich von Strom (*2*) und Spannung (*1*) bei kleinem (oben) und großem (unten) Durchgriff bei pulsierender Gleichspannung (VILLARD-Schaltung). — *d* Idem bei WITKA-Schaltung. Man erkennt, daß ein Strom auch bei niedriger Spannung (im Minimum der Welle) fließt. Diese Teile des Stromes erzeugen nur sehr weiche Strahlen, belasten aber die Anode durch ihre Wärmeerzeugung gleichwohl.

einen Strom von 5 mA zu erzeugen; bei der 5fachen Spannung, d. h. bei 55 kV, fließen 10 mA; schon von 40 kV an nimmt die Stromstärke nur noch langsam zu. Bei kleinem Durchgriff, also z. B. bei der Anordnung der Abb. 64 a, dagegen braucht man nahezu den 3fachen Spannungswert, d. h. etwa 32 kV, um 5 mA Strom zu erreichen. Bei Spannungen über 40 kV nimmt hier der Strom, im Gegensatz zu den Verhältnissen bei großem Durchgriff, stärker zu; der Verlauf der Charakteristik ist weiter von der idealen Sättigungskurve entfernt. In der Abb. 64 b ist der Punkt 10 mA und 55 kV durch die Wahl des Heizstromes willkürlich für beide Kurven gemeinsam angenommen. Die erwähnte Beobachtung hängt mit der erschwerten Beschleunigungsmöglichkeit hinter dem Gitter (schlechter Durchgriff) zusammen. Erst wenn die Elektronen die Maschen des Gitters einmal passiert haben, erhalten sie die volle Beschleunigung des Feldes zwischen Anode und Gitter. Betrachten wir mit den eben gewonnenen Vorstellungen die Abb. 64c, die einen pulsierenden Gleichstrom (VILLARD-Schaltung) wiedergibt, so ist leicht einzusehen, daß die niedrigen Momentanspannungen wohl an der Röhre liegen, aber nicht zum Elektronentransport (Stromwert = Null) führen. Erst später setzt der Elektronenstrom ein. Diese Tatsache wirkt genau so, wie wenn der Anstieg der Spannung nicht mehr nach der Sinusfunktion, sondern steiler erfolgen würde. Der Formfaktor wird dadurch gegenüber $\sqrt{2}$ verkleinert. Die Effektivspannung nähert sich der Spitzenspannung, die Stromform nähert sich der kontinuierlichen Gleichspannung. Das bedingt, daß, wie früher festgestellt wurde, die resultierende Strahlung im Mittel härter wird. Betrachten wir aber noch den Vorgang an der Anode, so erkennen wir leicht, daß durch den *kleinen Durchgriff* noch ein weiterer Vorteil erreicht wird. Dadurch, daß eine ganze Menge Elektronen, die eine kleine Geschwindigkeit hätten, also an der Anode weiche Röntgenstrahlen erzeugen würden, gar nicht zur Emission gelangen, wird die Anode nicht durch die Wärmebildung durch diese Elektronen unnütz belastet. Das macht sich namentlich bei der WITKA-Schaltung sehr stark bemerkbar (Abb. 64d). Diese Gitteranordnung wird demnach überall da am Platze sein, wo es gilt, möglichst harte Strahlungen zu erzeugen. Das ist hauptsächlich bei Tiefentherapieröhren der Fall. Im Gebiet der Diagnostik fehlt das Interesse an dieser ausgeklügelten Härtung der Nutzstrahlung auf diesem Wege im allgemeinen. Freilich gibt es hier Fälle, wo mit Vorbedacht im Interesse der Raumersparnis auch an Isolation, bzw. an Spannung gespart werden muß. Das sind dann meist auch jene Fälle, wo die Kühlung etwas Schwierigkeiten macht, und es sind dann die spannungssparende Erhärtung der Strahlung und die herabgesetzte Erwärmung sehr zu begrüßen. Die genannten Forderungen treten für die Diagnostik bei den trag- und fahrbaren Kleinröntgenapparaten in ihr Recht, bei denen meist Transformator und Röhre in ein und demselben Kasten untergebracht sind.

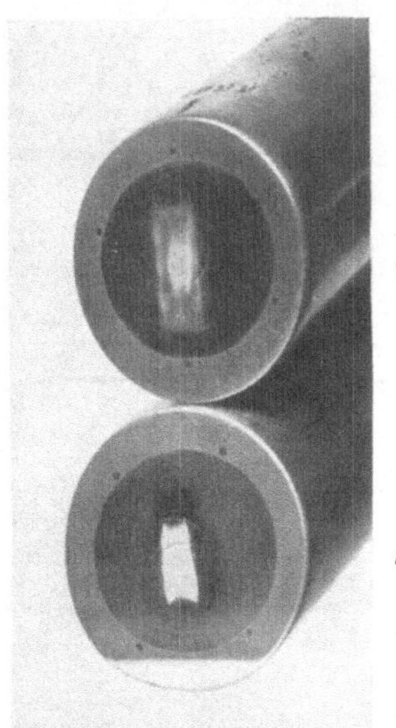

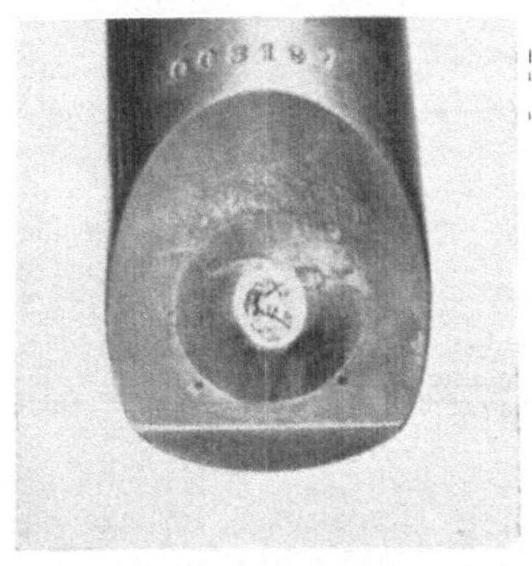

Abb. 65.
a Neuer Anodenspiegel, Doppelfokus,
b stark angestochener, *c* angeschmolzener Anodenspiegel.

ϑ) Überlastung und Altern der Anode.

Es wurde oben angeführt, daß bei jeder neuen Röhre der Brennfleck durch Aufrauhung gekennzeichnet ist. Während der Anodenspiegel poliert glänzend aussieht, ist der Brennfleck matt, mehr oder weniger grob gekörnt. Die Abb. 65a zeigt die Photographie eines neuen Brennfleckes. Mit dem Gebrauch nimmt die Aufrauhung naturgemäß zu, und zwar um so rascher, je größer die Belastung der Röhre gewählt wird. Mit der Zeit wird das Wolfram rissig und es bilden sich stärkere Vertiefungen und Erhebungen der Oberfläche, namentlich da, wo infolge der unregelmäßigen Belegung des Brennfleckes eine erhöhte Elektronendichte besteht. Durch dieses Anstechen des Brennfleckes wird naturgemäß die Strahlung in ihrer

Quantität und in ihrer Qualität um so mehr beeinflußt, als die Veränderung fortgeschritten ist. Die besagten Veränderungen der Morphologie (Abb. 65b) und Funktion des Brennfleckes ist eine der verschiedenen Ursachen der mehr oder weniger natürlichen *Alterung* der Röhre. Es ist daran zu denken, daß gerade diese Komponente des Alterns sehr von der Belastung der Röhre abhängig ist und daß eine einzige *Überlastung* zu schwerer Schädigung des Brennfleckes oder gar zum Tode der Röhre führen kann. Man vergleiche die Abb. 65b und 66.

In grundsätzlich gleicher Abhängigkeit steht ein zweiter Vorgang, der ebenfalls zur Leistungsverminderung, also zur Alterung führt, die *Metallzerstäubung* durch Verdampfung. COOLIDGE konnte nachweisen, daß die Ausbeute einer Röhre dadurch herabgesetzt wird, daß sich zerstäubtes Wolfram auf den Anodenspiegel wieder ablagert. Verdampfung des Wolframs tritt in erheblichem Maße nur bei starker Überlastung, d. h. beim Auftreten von sehr hohen Anodentemperaturen über 3000° C ein. Kupfer dagegen zerstäubt leichter und Röhren mit Anodenstiel aus Kupfer zeigen ab und zu auch an der Glaswand einen dicken Kupferbelag, der naturgemäß die Intensität und Qualität der austretenden Strahlung beeinflussen muß. Bei 3000° C verdampft pro Quadratzentimeter bereits 1 mg Wolfram in der Minute, was einem Druck von 0,0015 mm Hg entspricht.

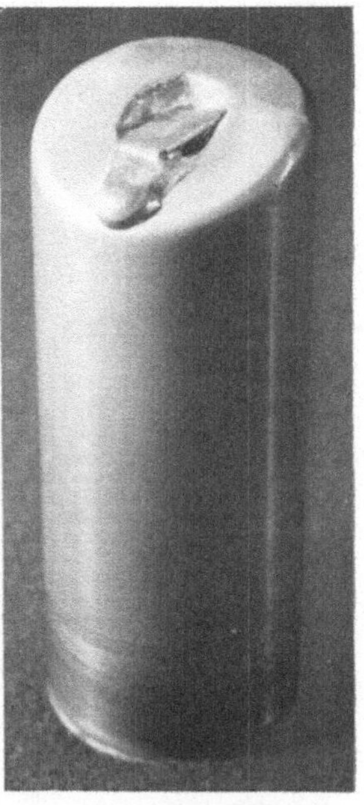

Abb. 66. Durch Überlastung zerstörte Anode; unter der Wolframronde ist das Kupfer weggeschmolzen.

b) Kühlung der Anode.

Es wurde früher mitgeteilt, daß der Nutzeffekt einer Röntgenröhre nur etwa 0,5% betrage. Die gesamte restliche elektrische Hochspannungsenergie findet ihr Äquivalent in der Erwärmung der Anode. Es sind also gewaltige Wärmemengen abzuführen, wenn man bedenkt, daß einer für Tiefentherapie eingestellten Röhre bis 200 kV und 4 mA, d. h. etwa 800 W aufgedrückt werden und daß die Röhre dabei sozusagen als Ofen von 800 W wirkt. Nach früheren Erörterungen kommt als erschwerendes Moment noch dazu, daß die Energietrans-

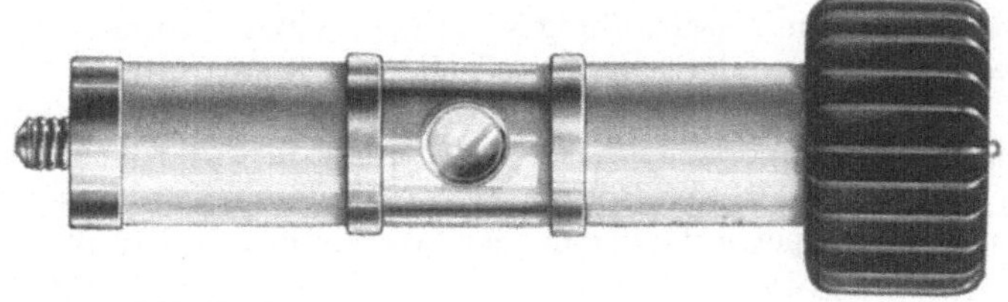

Abb. 67. Rippenkühler an einer Metalix-Diagnostik-Röhre.

formation in einer möglichst kleinen Fläche von einigen Quadratmillimetern vor sich gehen muß. Wir haben diese Verhältnisse schon S. 93 f. berücksichtigt bei der Wahl des Anodenmaterials (Wärmeleitvermögen) und im Bau der Anode (massive Anode oder innigster Kontakt der W-Ronde mit ihrem Kupferträger).

Die Kühlung der Anode kann grundsätzlich auf zwei Arten erfolgen; durch Hochtemperatur-Strahlungskühlung ($\varkappa$) oder durch Leitung (β). Es gibt Fälle, wo der Abfuhrweg auf einem Teilstück durch Strahlung mit niedriger Temperatur erfolgt (Rotalixröhre).

α) Die Größe der Abstrahlung der Wärme ist der vierten Potenz der absoluten Temperatur proportional. Deshalb nimmt die Kühlung in höheren Temperaturlagen außerordentlich schnell zu. Allerdings sind Temperaturen bis 2800° erforderlich, um z. B. die oben genannten 800 W durch Strahlung von der Anode wegzutransportieren. Die *Kühlung durch Strahlung* bedingt eine massive Anode oder besser gesagt, sie läßt eine Zusammensetzung der Anode aus verschiedenen

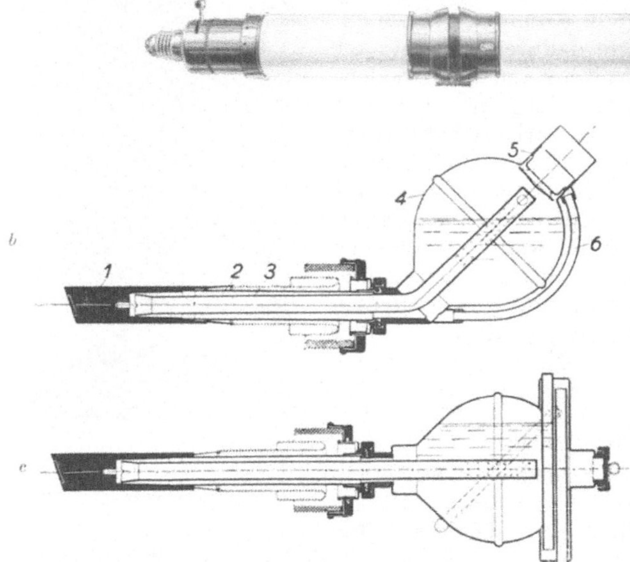

Abb. 68. Wasserkühlung.
a Siedegefäß an einer Multixröhre; *b* Schnitt durch das normale Siedegefäß und *c* durch den Axialkühler.

Metallen oder gar aus Metallen mit relativ niedrigem Schmelzpunkt nicht zu. Die ursprünglichen COOLIDGE-Röhren und die Tiefentherapieröhren der A. E. G. wurden deshalb mit massiven, keulenförmigen Anodenklötzen ausgestattet. Statt dessen haben MÜLLER und SIEMENS eine durch einen Stiel getragene dicke Wolframplatte eingesetzt. Dadurch wird die Ausstrahlung auch nach der ebenen Rückseite in erheblichem Maße ermöglicht und so die Kühlung gefördert. Die Kühlung durch Strahlung ist naturgemäß da sehr geeignet, wo die Verhältnisse eine freie Ausstrahlung von zum Teil sichtbaren Frequenzen zulassen; also bei der offenen Glasröhre. Ist diese freie Ausstrahlung aus irgend einem Grunde verunmöglicht oder behindert, muß zu anderer Kühlmethode gegriffen werden.

β) Die *Kühlung durch Wärmeleitung* ist weniger elegant, behält aber die Anode auf tieferer Temperatur. Man muß auch hier darnach trachten, die gebildete Wärme außerhalb der Röhrenwandung zu bringen. Das geschieht bei verschiedenen Röhrentypen auf verschiedene Weise, unter Umständen in mehreren Etappen.

Bei Röhren, die eine relativ geringe Leistung pro Zeiteinheit auszuhalten haben, kann die Kühlung durch metallische Leitung erfolgen. D. h. die im Brennfleck gebildete Wärme wird durch das Metall nach außen geleitet. Der massive Anodenstiel endet dann außen mit einem sog. *Rippenkühler*, wie ihn Abb. 67 darstellt.

Man ist später für etwas größere Leistungen dazu übergegangen, die gesamte Wärmemenge durch das Metall der Anode und ihres Trägers, eventuell sogar durch eine Zusatzmasse aufnehmen zu lassen. Solche sog. *Schweranoden* sind dann durch sehr große Metallmassen gekennzeichnet. Abb. 58 zeigt die Verhältnisse an der Metalixdrehanode.

Während bei *Trockenkühlungen* die Ableitung der Wärme ausschließlich durch Leitung erfolgt, so gilt dies für die Kühlung mittels flüssiger Kühlmittel nicht mehr in vollem Maße. Immerhin muß die vakuumseitig entstandene

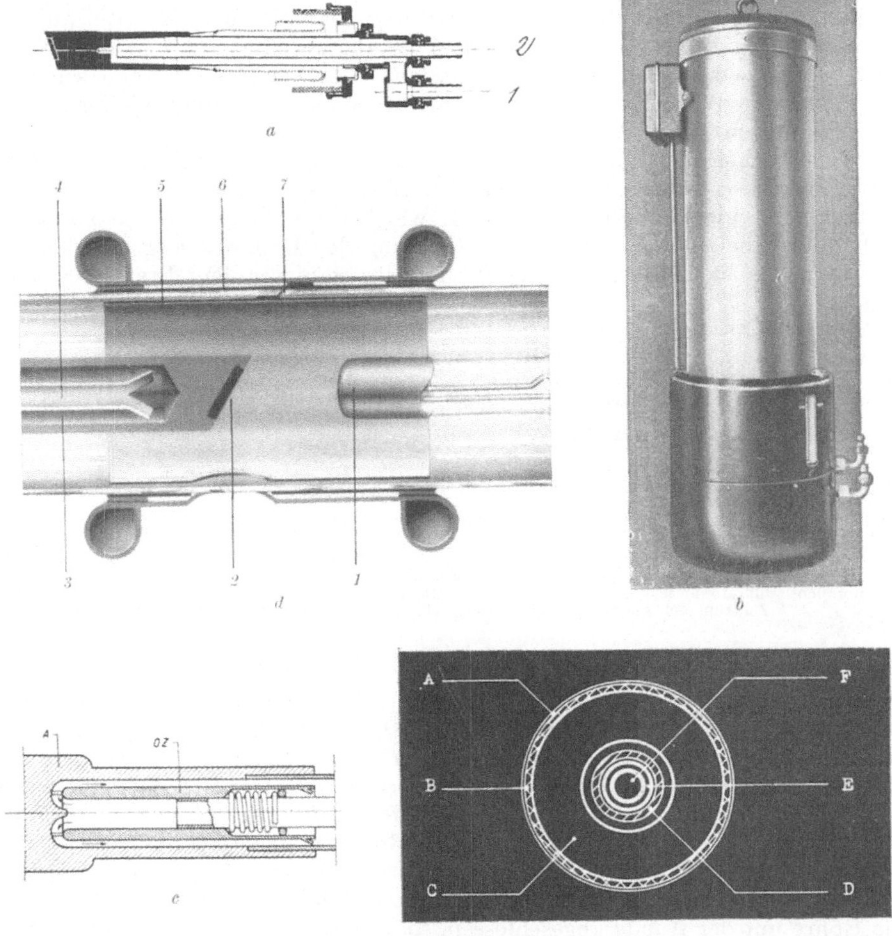

Abb. 69. Spülkühlung.

a Anodenkühlsystem einer älteren Röhre; *1* Zu- *2* Abfluß des Kühlwassers. — *b* Kühlwasserpumpe (Metalix). — *c* Wasserspülkühlung (Schema). — *d* Entladungsraum einer wassergekühlten Tiefentherapieröhre für 200 kV und 10 mA; *1* Kathode, *2* Anode, *3* Kühlwasserzuleitung, *4* Wasserableitung, *5* innerer, *6* äußerer Metallzylinder, *7* Verbindung zwischen *5* und *6* (Multix). — *e* Anodenkabel, zugleich Kühlmittelleitung; *A* Seide-, *B* Metallumspinnung, *C* Isolation (Gummi), *D* Leitung, *E* Wasserzufuhr, *F* Wasserabfluß.

Wärme erst einmal durch Leitung an die Hinterwand der Anode, also auf den Grund eines Bohrloches in der Anode gebracht werden. Von hier aus wird sie dann zum Teil durch Leitung, zum größten Teil aber durch Konvektion weiterbefördert. Wird z. B. Wasser als Kühlmittel verwendet, so kann dasselbe entweder künstlich in Zirkulation gehalten werden *(Wasserspülkühlung)*, oder es kann einfach die Wärmekapazität des Wassers und bei großer oder langer Belastung die Verdampfungswärme ausgenutzt werden (vgl. Abb. 68). Es bleibt im letzten Falle die Temperatur der Anode stets auf der Siedetemperatur des Wassers *(Siedekühlung)*. Die Wasserspülkühlung hat den Nachteil, daß das elektrisch leitende Wasser die Spannung auf die Pumpe bzw. das Wassergefäß überträgt, so daß diese Teile des Kühlsystems isoliert aufgestellt werden müssen, wenn nicht auf der Anodenseite geerdet werden kann (vgl. Abb. 69).

Verwendet man an Stelle von Wasser ein nichtleitendes Öl in Leitungen aus Isoliermaterial, so fällt dieser Übelstand weg; das Kühlsystem kann auf Erdpotential gelegt werden. Es muß dabei darauf geachtet werden, daß Öle mit großer Wärmekapazität verwendet werden. Das bewegte Öl kann seinerseits auf irgendeine Weise, z. B. durch Kühlschlangen oder Lamellenkühler, wieder gekühlt werden *(Ölkühlung)*.

Wir sprachen bis anhin von den Vorrichtungen, die dazu dienen, die Wärme vom Brennfleck außerhalb der Röhrenwand zu bringen. Ist die Röhre selbst nochmals in eine Umhüllung gebracht, wie bei den sog. Vollschutzhauben, so muß unter Umständen nochmals für Kühlung der Haube gesorgt werden. Dies ist überall da nicht nötig, wo die Wärme direkt hinter dem Brennfleck gefaßt

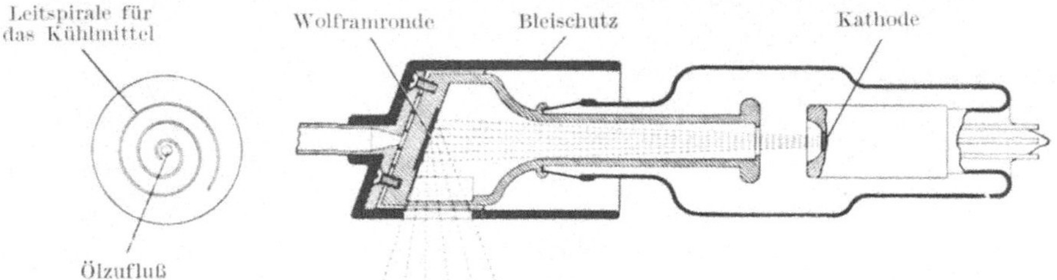

Abb. 70. Außenanode CGR.
Der Metallentladungsraum liegt mitsamt der Anode im Öl. Die Zuführung des kühlen Öles erfolgt direkt auf das Zentrum der Anode; der regelmäßige Abfluß wird durch eine Spirale geleitet.

wird und mittels einer Spülkühlung an irgendeinen Ort, unter Umständen weit außerhalb der Röhre, gebracht werden kann. Wird aber durch eine Schweranode oder durch Strahlung die Wärme lediglich in den freien Luftraum zwischen Röhre und Haube gebracht, dann muß sie von da wieder abgeführt werden. Dies geschieht zweckmäßig mit einem Luftstrom, der durch einen Ventilator erzeugt wird. Letzterer kann entweder in der Röhre selbst untergebracht werden oder die Luft kann durch einen Schlauch der Röhrenhaube zugeführt werden. Die erwärmte Luft tritt dann in den freien Raum wieder aus. Von französischer Seite (Cie. Générale de Radiologie) wurde, wie das Schema der Abb. 70 zeigt, die Röhre mit der Anode abgeschlossen, so daß der Anodenstumpf direkt mit in der Haube zirkulierendem Öl gekühlt werden kann. Die Kühlung dieser *Außenanode* erfolgt auf die beschriebene Weise besonders wirksam.

Es sei noch erwähnt, daß die Röhren geringer Leistung derjenigen Kleinapparate, bei denen Röhre und Transformator im gleichen Ölkasten untergebracht sind, direkt durch das umgebende Öl gekühlt werden. Die Kühlung des Öles wird dann gegebenenfalls durch Anbringung von Rippen an den Kasten verstärkt.

Es liegt auf der Hand, daß die Kühlung der Drehanode ganz besonderen Schwierigkeiten begegnet, weil die Wärme entweder bei Leitungskühlung durch den Querschnitt der Lager treten oder aber durch Strahlung erfolgen muß. Bei der Rotalixröhre der Metalix ist der erste Weg beschritten worden. Es hat sich aber gezeigt, daß die Wärmeleitung nicht ausreicht, die sehr großen Belastungen der Drehanoden in bezug auf die Wärme unwirksam zu machen. Es mußte deshalb der Übergang der Wärme vom bewegten zum festen Teil der Anode auf besondere Weise bewerkstelligt werden. Wie Abb. 58, S. 96, zeigt, wird die bei niedriger Temperatur entsprechend dem oben genannten T^4-Gesetz sehr wenig strahlende Fläche durch ineinanderlaufende Zylinder erheblich vergrößert. Zugleich wird dadurch gewollt die Masse sowohl des rotierenden als auch des stillstehenden Teiles vergrößert, so daß aus dem Brennfleckträger eine Schweranode wird. Die große Masse nimmt die Wärmemengen der einzelnen Belastungsstöße auf und gibt sie über die Kulissen an den äußeren Teil des Anodenstieles durch Niedertemperaturstrahlung ab. Von da gelangt sie in die Umgebungsluft innerhalb der Haube, die ihrerseits durch einen kleinen Ventilator in Umlauf gesetzt wird.

Siemens dagegen wendet zur Kühlung ihrer Drehanode die eigentliche Strahlungskühlung bei Glühtemperatur an. Das bedingt einen Anodenteller mit sehr viel geringerer Masse. Der Brennfleckring und seine Umgebung kommt während einer kurzen, aber hochbelasteten Aufnahme zum Glühen. Die Wärme wird direkt durch die Glaswand hindurch durch Strahlung abgeführt, und sie kann hier wieder durch bewegte Luft weggeblasen werden. Durch die Hochtemperaturstrahlungskühlung wird der rotierende Teil der Anode bedeutend weniger schwer, so daß eher Kugellager verwendet werden können.

c) Die Röhre als Ganzes; das Vakuum.

Es wurden bis anhin vornehmlich die beiden Elektroden, ihre Eigenschaften und ihre Bauart besprochen. Es soll in diesem Abschnitt noch vom Zusammenbau, d. h. von der Herstellung der Röhre als Ganzes die Rede sein. Dies bedingt ein eingehenderes Verweilen beim zweiten Hauptpunkt der Elektronenröhre, beim Vakuum.

Früher wurden die Röntgenröhren samt und sonders und vollständig aus Glas gefertigt. Die oben besprochenen beiden Elektroden wurden nach üblichen Gesichtspunkten gegeneinander ausgerichtet und zentriert in einem Glaskolben eingeschmolzen. Die so zusammengebaute Röhre wird nun durch ein angeschmolzenes Glasrohr auf die Pumpe aufgesetzt und kann auf diese Weise ausgepumpt werden. Es wurde je eine Grundtype der Ionen- und Elektronenröhre auf den Seiten 89 und 91 bereits abgebildet. Im großen und ganzen hat die Form der Röhren sich nicht verändert. Lediglich ist zu vermerken, daß die Erweiterung des Kolbens da, wo der eigentliche Entladungsraum sich findet, im Verlaufe der Jahre immer kleiner wurde.

Man hat früher geglaubt, daß für die Durchführungen durch das Glas an der Einschmelzungsstelle lediglich Platindrähte in Frage kommen, weil Platin den gleichen Ausdehnungskoeffizienten aufweist wie das früher übliche Glas. Indessen hat man aber gelernt, die Ausdehnungskoeffizienten aufeinander abzustimmen, so daß man schon seit vielen Jahren bestimmte Gläser direkt in ausgedehnter Naht an bestimmte Metallegierungen anschmilzt. Es handelt sich dabei meist um Chromeisenlegierungen. Die Einschmelzungsdrähte dagegen bestehen heute meist aus verkupfertem Nickeleisen. Diese neue Möglichkeit ist von der Firma Müller, Hamburg, zur Herstellung des sog. metallischen Entladungsraumes verwendet worden. Wie die später, S. 110, abgedruckte Abbildung zeigt, sind an das Chromeisenrohr direkt Glasröhren gleicher Dimensionen angeschmolzen worden. Wenn die genannte Vorkehrung auch vornehmlich in Verfolgung der Ziele des Strahlenschutzes entstanden ist, so hat sie doch noch andere Eigentümlichkeiten im Gefolge, die im wesentlichen auf dem Gebiete der Feldverteilung liegen. Damit hat die Röntgenröhre, voran diejenige für Diagnostik, die Anschwellung in der Mitte verloren und sie ist zu einem zylindrischen Rohr geworden, das äußerlich in seiner ganzen Länge die gleiche Weite aufweist.

Freilich zeigen die Röhren auch heute noch sehr verschiedene Größe. Die kleinsten Exemplare werden für Kleinapparate hergestellt, sie sind dort meist in Öl eingebettet. Auch zahnärztliche Diagnostikapparate benutzen kleine Röhren, weil sie nur kleine Leistung aufzuweisen haben, ähnlich wie Röhren für Grenzstrahlentherapie, die für 12 kV und 15 mA maximal eingerichtet sind. Es liegt auf der Hand, daß auf der anderen Seite die größten Röhren für sehr hohe Spannungen konstruiert werden.

Die Erstellung der Elektroden erfordert sehr viel geschickte Spezialarbeit. Man denke z. B. an die schlechte Verarbeitbarkeit des Wolframs, die unter anderem bedingt, daß die Drahtspiralen einzeln in einer Glühform hergestellt werden müssen. Man bedenke auch, daß die Herstellung einer Drehanode an die mechanische Konstruktion hohe Anforderungen stellt. Es kommt dazu, daß sich unter Umständen ein Fehler im Arbeitsgang erst später beim Evakuieren zeigt. Z. B. kann man erst später erfahren, ob der Brennfleck richtig auf der Anode sitzt usw. Dem Glasbläser fällt eine sehr wichtige und heikle Arbeit zu; kommt es doch nicht nur darauf an, daß die Schmelzstellen dicht halten, sondern sie müssen zudem noch spannungsfrei sein, was u. a. durch sehr langsames Erkalten erreicht wird.

Die heikelste Prozedur soll allerdings das Pumpen der Röhren sein. Wie schon erwähnt, wird die Röhre auf den Pumpstutzen aufgesetzt. Das Pumpen erfolgt in mehreren Stufen. Das Vorvakuum wird durch eine Kapselpumpe nach GAEDE hergestellt. Das Hochvakuum dagegen wird erst durch sog. Diffusionspumpen erreicht. Auch diese arbeiten meist in mehreren (2 bis 4 Stufen). Um Näheres über diese

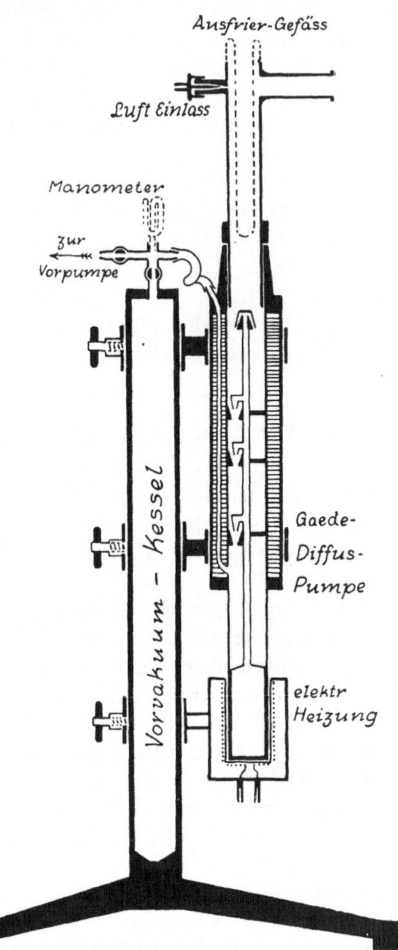

Abb. 71. Diffusionspumpe, vierstufig. Schematischer Schnitt. Durch die elektrische Heizung wird das Quecksilber verdampft und durch die vier übereinander angeordneten Düsen getrieben. Durch die Wasserkühlung (horizontalschraffierter Kühlmantel) wird der Hg-Dampf wieder kondensiert und reißt die Luftteilchen mit. Diese werden durch die Vorpumpe abgesogen, das Hg fällt in seinen Behälter zurück (SEEMANN).

Pumpen zu erfahren, lese man die ausführliche Unterschrift zu Abb. 71. Es ist relativ leicht, ein gegebenes Volumen leerzupumpen, d. h. so weit zu evakuieren, daß es auch bei sehr hohen Spannungen keinen Strom mehr zustande kommen läßt. Die geringsten Erwärmung des von Glas oder Metall umschlossenen Volumens führt aber plötzlich zu einem starken Gaseinbruch, so daß wieder erhebliche Drucke gemessen werden könnten. Diese Beobachtung bedeutet, daß im Glas und namentlich im Metall bei niederer

Temperatur außerordentlich große Mengen von Gas (Luft) eingeschlossen sind. Diese gewaltigen Gasmengen, oft aus mehreren Kilogrammen Metall, müssen während des Pumpvorganges weggeschafft werden. Dies geschieht dadurch, daß die Metallteile bis zu einer Temperatur erhitzt werden, die unter Umständen weit über der späteren Betriebstemperatur liegen. Zu diesem genannten Zweck wird die ganze Röhre in einen Ofen gebracht, der eine Erhitzung auf 400 bis 500° C gestattet. Hier bleibt die Röhre längere Zeit bei arbeitenden Pumpen. Zum Entgasen der Metallteile bedarf es aber weit höherer Temperaturen. Durch Er-

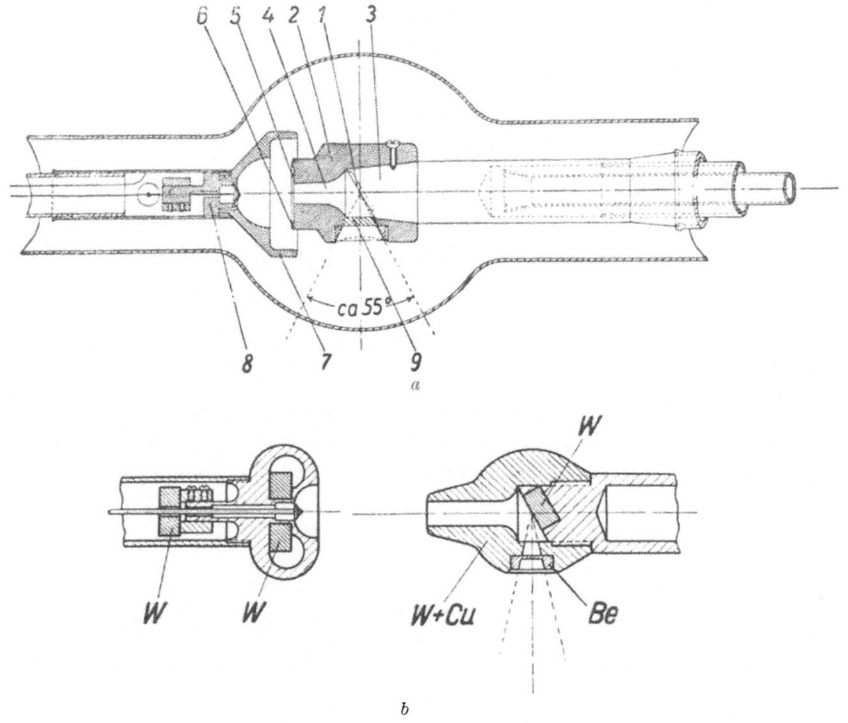

Abb. 72.

a Selbstschutzröhre (Siemens); *1* Wolframanodenspiegel, *2* Anodenhaube, *3* Anodenkopf, *4* Eintrittskanal für die Kathodenstrahlen, *6* Schutzwulst gegen Streuung in radialer Richtung, *7* Kathodenschirm, *8* Schutzplatte hinter der Glühkathode gegen Röntgenstrahlung in axialer Richtung, *9* Berylliumfilter zum Abschirmen der gestreuten Kathodenstrahlung. — *b* Elektroden einer 400-kV-Therapieröhre; W Wolfram, Be Beryllium, Cu Kupfer.

wärmung im Hochfrequenzspulenfeld werden die Metalle zum Glühen gebracht, oft bis unmittelbar unter die Schmelztemperatur. Es hängt dabei naturgemäß alles davon ab, ob die Temperatur richtig eingeschätzt wird. Eine weitere Methode zur Erwärmung der entsprechenden Teile ist die Elektronenbeschießung, d. h. der Betrieb der Röhre mit Hochspannung. Es findet dabei eine Belastung statt, die weit über diejenige des späteren Betriebes hinausgeht. Nur unter rigoroser Anwendung der genannten Mittel ist der Hersteller sicher, später keine Gasausbrüche zu erleben, die naturgemäß zu einer Vakuumverschlechterung führen müßten, die die Unbrauchbarkeit der Röhre nach sich ziehen würde.

Um die Schwierigkeiten bei der Entgasung der Metallteile herabzumildern, werden die Rohmaterialien in besonderen Vakuumöfen vorentgast. Das Einsetzen der Wolframronde in den Kupferanodenstiel geschieht ebenfalls unter Vakuum im flüssigen Kupfer unter Druck.

d) Schutz vor Strahlen und Hochspannung.

α) Strahlenschutzvorrichtung an den Röhren.

Schon im Jahre 1896 sind die ersten schweren Schädigungen durch die neu entdeckten X-Strahlen gemeldet worden, und schon frühzeitig hat man erkannt, daß Strahlenschutzmaßnahmen um so wirksamer sind, je näher beim Fokus sie

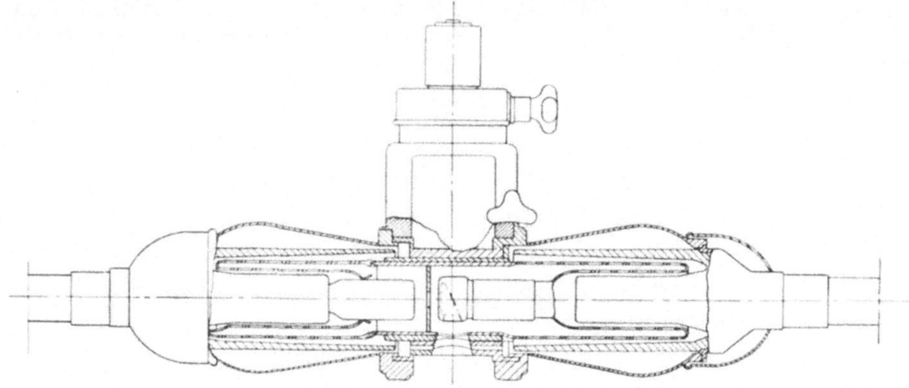

Abb. 73. Metalix-Hochstromröhre für Therapie in Vollschutzhaube, schematischer Schnitt (Philips). Man beachte den metallischen Entladungsraum, das Glas ist unmittelbar an das Chromeisen angeschmolzen.

angebracht werden. Man hat deshalb bald die Glasröhren in einfache Schutzbehälter gebracht, die in der Richtung von der Anode den Strahlen nur in einem engen Kegel den Durchtritt gestatteten. Diese Behälter bestanden in der ersten Zeit aus mit Blei ausgeschlagenen Kisten, die oft an Durchleuchtungsgeräten motorisch in Bewegung gesetzt werden mußten (ALBERS-SCHÖNBERG-Kiste).

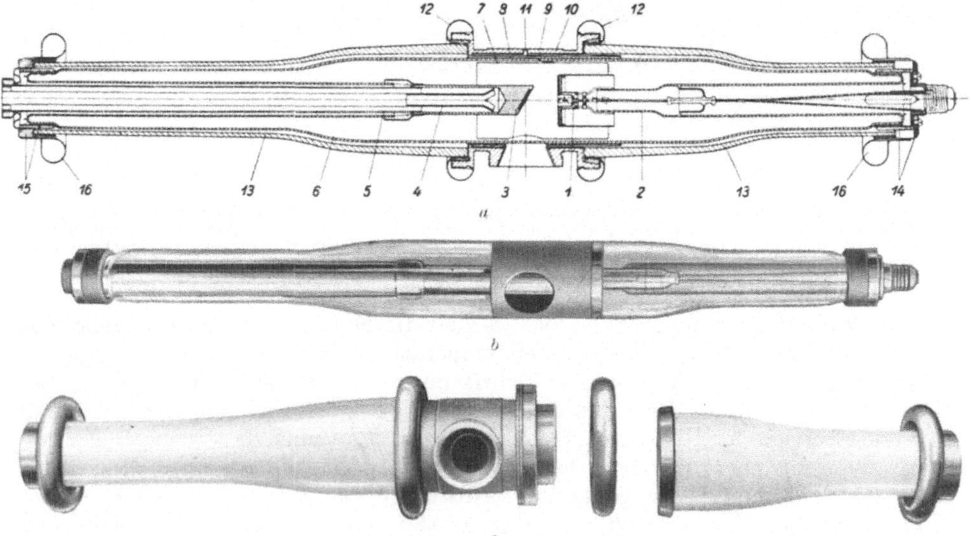

Abb. 74. Multixtherapieröhre (Sirewa).
a Schnitt: *1* Glühkathode mit metallischem Strahlenschutz, *2* Kethodenfuß aus Glas, *3* Kupferanode mit Wolframspiegel, *4* Abdampfrohr, *5* Anodenfuß, *6* Hartglasvakuumröhre, *7* Elektronenschutzzylinder, *8* Metallischer Belag auf der Außenwand, der mit 7 leitend verbunden ist, *9* Schutzrohr aus Blei mit Strahlenaustrittsfenster, *10* Aluminiummittelteil, *11* Kontaktfeder zwischen 8 und 9, *12* Sprühwülste, *13* Isolierhüllen aus porzellanähnlichem Bleiglas, *14* Kathodensockel mit Bleieinlage und mit Abschlußkappe, *15* Anodensockel mit metallischer Abschlußkappe, *16* Sprühwülste. — *b* Einsatzröhre. — *c* Strahlenschutzmantel.

Später verfertigte man Hauben aus Bleiglas und Bleigummi, die zuerst meist auf der Rückseite noch offen waren.

Den ersten bedeutenden Versuch, die Strahlenschutzvorrichtung unmittelbar mit der Röhre in Verbindung zu bringen, hat Siemens 1927 unternommen, als sie die sog. Selbstschutzröhre nach beistehender Abb. 72 herausgaben. Der Strahlenschutz wurde dabei in das Vakuum direkt um die Anode herum verlegt. Der Schutz dieser Röhre war nach heutigen Ansichten nicht vollkommen.

Aber bald nachher, 1928, schuf die Firma Müller die Metalixröhren zuerst für Diagnostik und 1929 für Therapie. Etwas später brachte Siemens die Multixröhren auf den Markt, die zum Teil schon von Anfang an mit Doppelfokus aus-

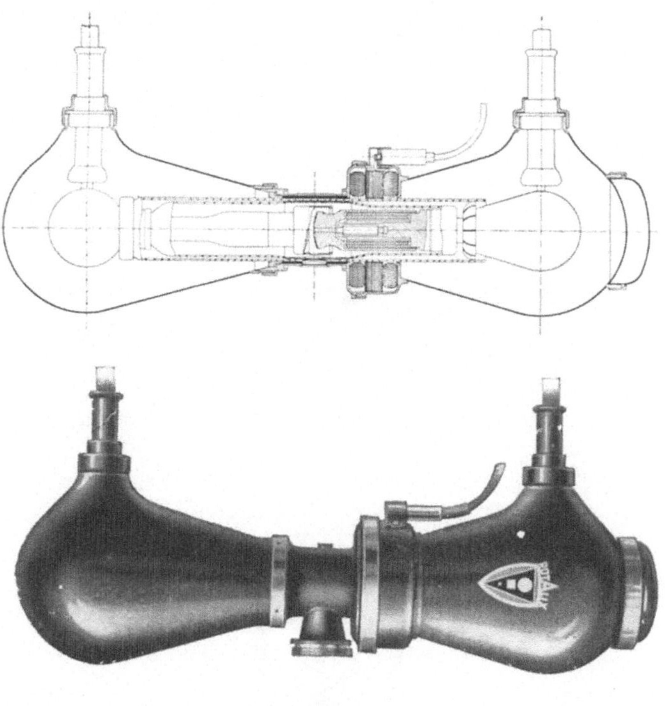

Abb. 75a. Röhrenhauben. Metalixhaube aus Metall (Ansicht und Schnitt).

gestattet waren. Das Wesentliche bei der Realisierung des Strahlenschutzes mittels des Metalixprinzips ist der *metallische Entladungsraum.* Ähnlich aber wie bei der Selbstschutzröhre von Siemens wird auch hier die Strahlenquelle, der Brennfleck, möglichst nahe von einer strahlenschützenden Umkleidung versehen. Bei der *Metalixröhre,* Ansicht siehe Abb. 67, wird dies durch einen Chromeisenmantel erreicht, der direkt an die Glasröhren der Anoden- und Kathodenhalter angeschmolzen ist. Die Elektrodenhälse sind aus bleihaltigem Glas gefertigt. Dadurch wird der Strahlenschutz noch ergänzt, und letzten Endes ist über das Vakuumrohr noch eine Hülle gestülpt, die sowohl die Röhre mechanisch, als auch die Außenwelt vor ungewollten Strahlen schützt. Die Abb. 73 zeigt eine Metalixröhre im Schnitt. Bei der *Multix*röhre ist dieser Schutzzylinder vollständig in das Vakuum innerhalb des Glaszylinders untergebracht. Die Anordnung des äußeren Strahlenschutzmantels ist gleichartig demjenigen der Metalixröhre. Die Abb. 74 stellt Ansicht und Schnitt einer Multixtherapieröhre dar.

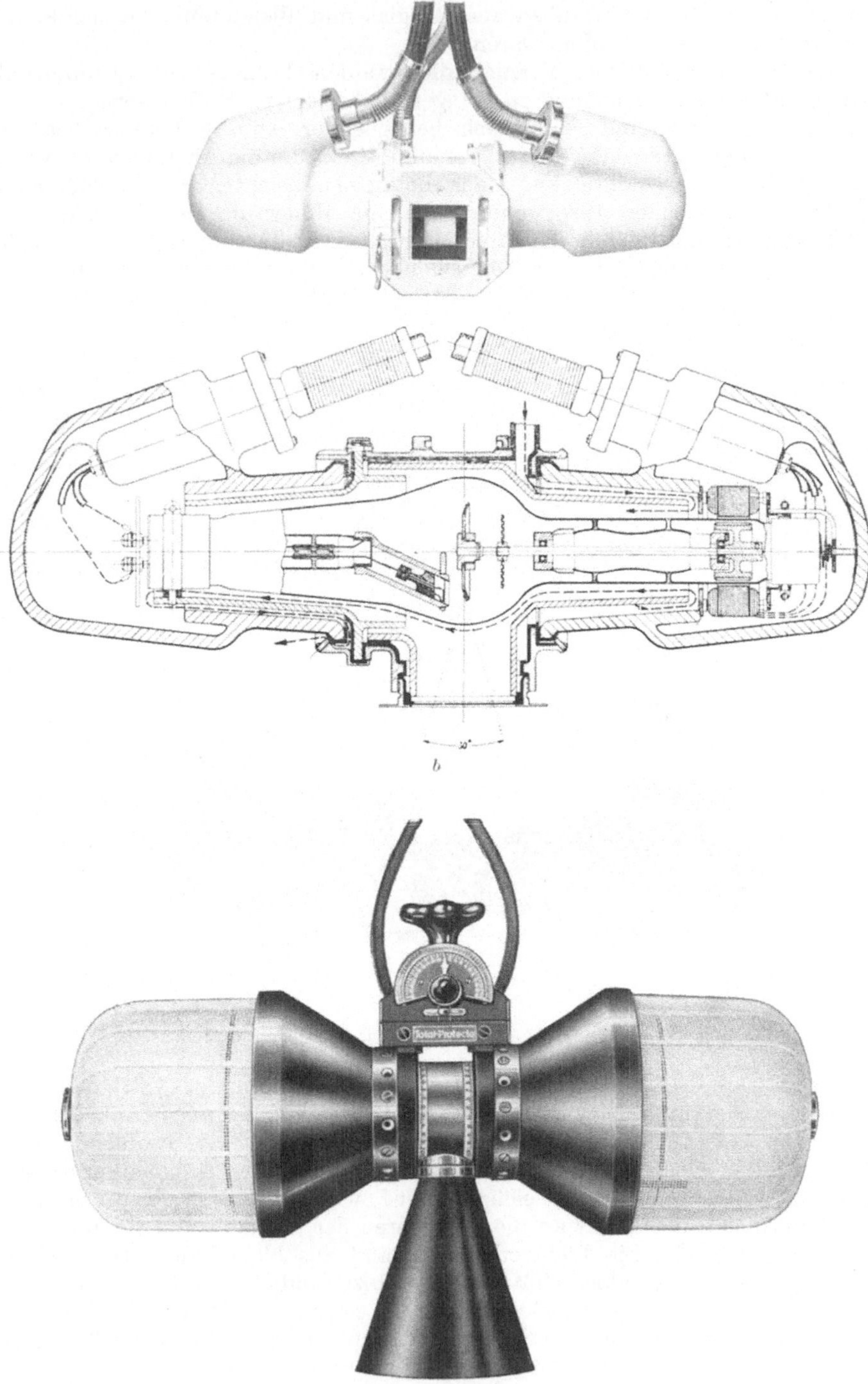

Abb. 75b und c. Röhrenhauben.
b Tutohaube aus Porzellan (Ansicht und Schnitt); c Protektahaube aus Metallgeflecht (Ansicht).

β) Hochspannungsschutz.

Während die strahlengeschützte Röhre ein dringendes Bedürfnis war, hat sich der *Hochspannungsschutz* mehr nebenbei und im Zusammenhang mit anderen Entwicklungen ergeben. Während der Vollschutz in Frankreich im Kleinapparat mit Transformator und Röhre im gleichen Ölkasten ganz bestimmte Formen annahm, wurde auch in Deutschland an dem Problem gearbeitet, aber in anderer Richtung. Im deutschen Sprachgebiet herrschte die Forderung nach leistungsfähigen Apparaten vor. Die Lösung des Vollschutzes war deshalb eher in der Trennung von Apparat und Röhre gegeben. Diese Lösung verlangte aber Hochspannungskabel zur Verbindung dieser beiden Teile. Erst als man solche von

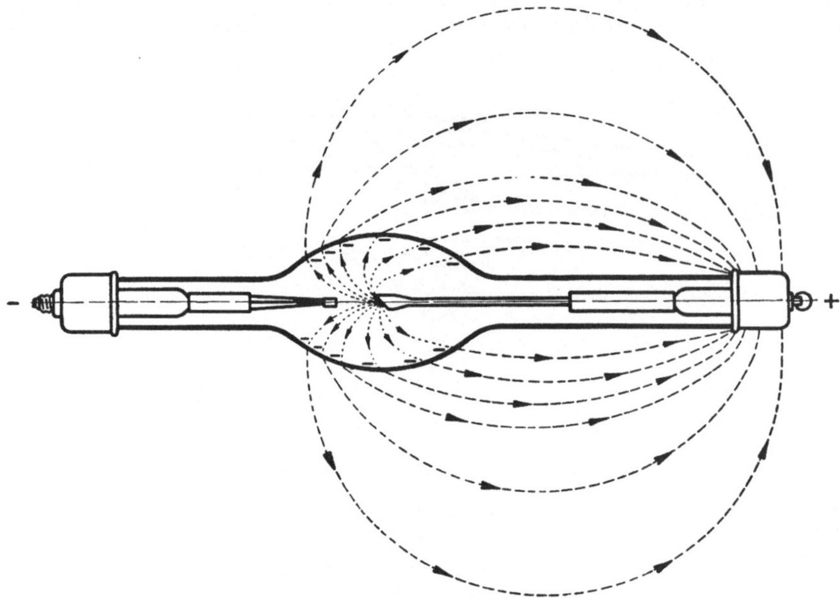

Abb. 76. Durch Sekundärelektronen bedingte Aufladung der Röhrenwand.

nicht allzu großem Gewicht herzustellen wußte, konnte die Lösung erfolgen, wie wir sie heute in den Vollschutzhauben kennen.

Der moderne Vollschutz wird dadurch erreicht, daß eine Röhre normaler oder spezieller Bauart in eine sog. *Vollschutzhaube* eingebaut wird. Diese kann den Strahlenschutz zum Teil übernehmen. Sie gestattet auch die Einführung der hochspannungsgeschützten Gummikabel, ohne daß der Schutz an der Einführungsstelle unterbrochen wird. Die Schutzhaube kann aus Metall oder Metallgeflecht bestehen; als Isolationsmittel fungiert dann oft lediglich die Luft. Der aus einem festen Isolator, zum Teil Porzellan gefertigten Haube kommen noch isolierende Eigenschaften zu, so daß die Dimensionen, nicht aber das Gewicht etwas eingeschränkt werden können. Die äußere Umhüllung muß aber auch hier wieder metallisch sein, damit diese Schicht wirksam geerdet werden kann.

Beim Einbau von Röhren in Schutzhauben, wie sie im Schnitt der Abb. 75a bis c dargestellt sind, tritt eine große Schwierigkeit auf, der Kampf mit den elektrischen Feldern. Durch Sekundärelektronen wird die Röhrenwand, wie Abb. 76 zeigt, stark negativ aufgeladen. Diese Ladung ergibt mit dem Pluspol der Röhre ein elektrisches Feld hoher Spannung, das sich durch Ströme längs der Röhre auszugleichen sucht. Wenn nun in diesem starken Felde der Abb. 76 Sprühentladungen, Ionisation und Oberflächenströme wirklich zustande kommen, wird einmal die Isolation der in die Haube eingeschlossenen Luft durch Ionisation bedenklich herabgesetzt, so daß Funkenüberschläge vorkommen können. Ferner aber wird durch *Kriechströme* das Glas, durch die bei *Sprühentladungen* entstehenden nitrosen Gase auch andere Materialien mit der Zeit zerstört. Diese Einflüsse können einen frühzeitigen Tod der Röhre zur Folge haben. Wenn die Sekundärelektronen (vgl. Abb. 76) in allernächster Nähe des Brennfleckes abgefangen werden, wie etwa durch die Anordnung der Abb. 72, sind sie nicht mehr imstande, eine nennenswerte Aufladung der Glaswand zu bewirken. Bei den Therapieeinsatzröhren für die Tutohauben hat Sirewa deshalb die geschützte Anode verwendet. Zudem aber hat sie noch einen weiteren Schutz vor der Aufladung

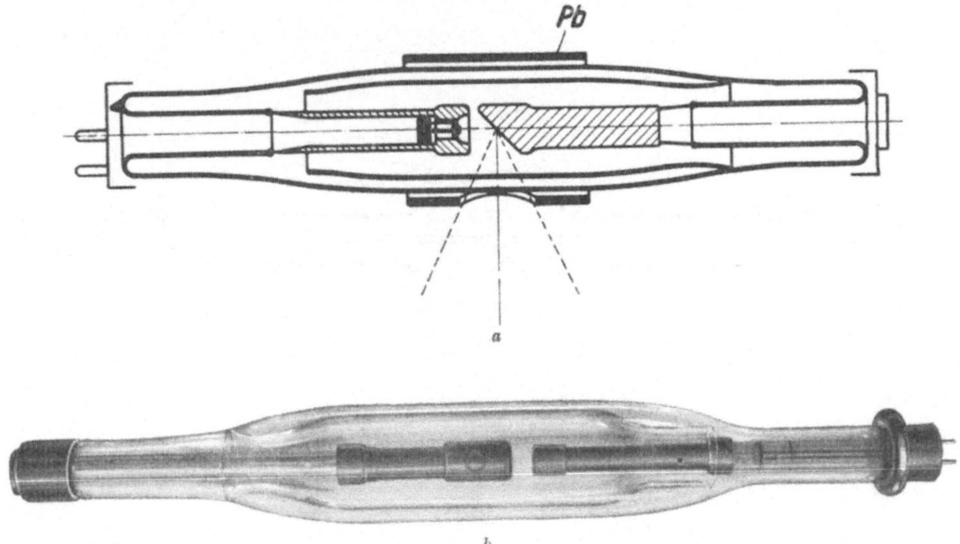

Abb. 77. Doglasröhre. *a* Schematischer Längsschnitt; *b* Ansicht der Einsatzröhre (Siemens).

der Röhrenwand angewendet. Durch eine völlig im Vakuum gelegene zweite Glaswand, Doppelglas- *(Doglas-) Röhre,* wird die Ladung ins Vakuum verlegt. Es kann dann die äußere Metallbelegung an Erde gelegt werden. Die Abb. 77 zeigt die Verhältnisse. Es liegt auf der Hand, daß darüber hinaus die Hauben und die Polteile der Röhre so geformt sind, daß jegliches Sprühen vermieden wird. Erst die sorgfältigste Feldverteilung in der Haube führt zu einwandfreiem Betrieb bei höheren Spannungen.

Die Franzosen und Amerikaner füllen den Raum zwischen Röhre und metallischer Umhüllung mit Öl. Dadurch wird die Größe der Haube wohl zu ungunsten des Gewichtes verringert (vgl. Abb. 70).

Metalix hat neuerdings die Metallröhre etwas umgestaltet, und zwar so, daß sie den Metallteil bedeutend vergrößerten, so daß die Wand nun hauptsächlich aus Metall besteht. Nur an den beiden Enden sind kurze Glaszylinder angebracht. Die an der Anode gebildete Wärme wird durch Niedertemperaturstrahlung an die Metallwand abgegeben. Diese wiederum ist von einem eng anschließenden Rippenkühlmantel umgeben, der die Wärme von der gut leitenden Röhrenwand durch engen Kontakt weiterleitet. Die *Totalixröhre* leistet 6 kW in bezug auf Brennfleckgröße. Sie wiegt nur etwa ein Viertel bis ein Drittel der üblichen Vollschutzhauben. Man vergleiche Abb. 78.

Für die Durchführung des Vollschutzes, d. h. des Strahlen- und Hochspannungsschutzes waren die Verbesserungen der *Kabel* von ausschlaggebender Bedeutung.

Man verwendet für feste Verlegung Ölpapierkabel mit Bleimantel. Zur Einführung der Spannung in die Haube wird dagegen, wie schon erwähnt, ein flexibles Gummikabel verwendet. Freilich trachtet man darnach, womöglich die Entfernungen zwischen Apparat und Röhren so zu halten, daß man nur Gummikabel benötigt. Man spart dann die ziemlich kostspieligen und vor allem raumbeanspruchenden Übergangsmuffen und Endverschlüsse. In der folgenden Abb. 79 sind noch die Kabel und die Endverschlüsse im Schnitt abgebildet.

e) Spezialröhren.

Ich kann das Kapitel über moderne Röhren nicht schließen, ohne noch einige besondere Typen besprochen zu haben.

Die *Grenzstrahlröhre* ist für 12 kV und 15 mA maximal dimensioniert. Sie kann also sehr klein ausgeführt werden. Das Wesentliche dabei stellt das Strahlenfenster aus Lindemann-Glas dar, das längeren Wellen den Durchtritt gestattet. Die Abb. 80 zeigt zwei Ausführungsformen von Grenzstrahlröhren.

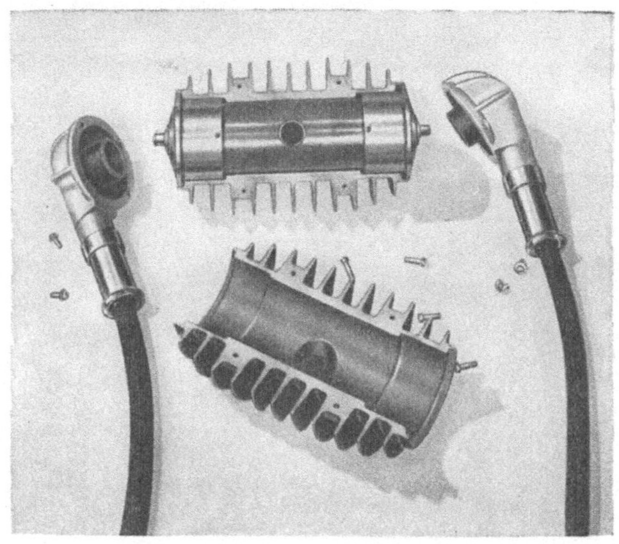

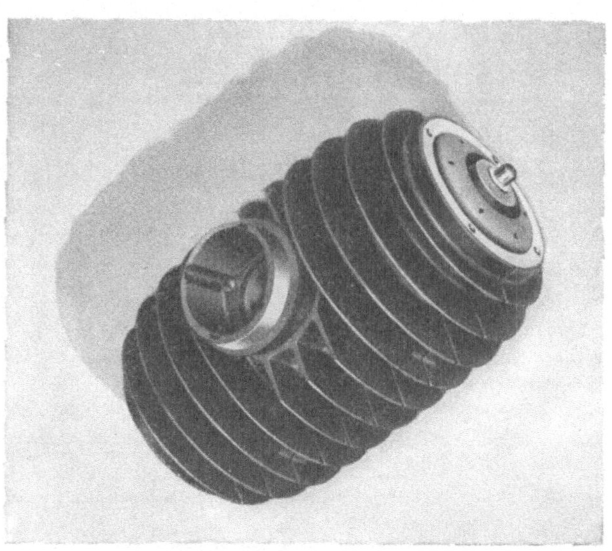

Abb. 78. Totalixrohr (Metalix). Der metallische Entladungsraum ist vergrößert, er beteiligt sich an der Kühlung.

Die Röhren für sehr hohe Spannungen anderseits unterscheiden sich lediglich in ihrer Größe von den gewöhnlichen Glasröhren. Vor allem ist die Länge besonders stark vergrößert, damit die hohen Spannungen bis 800 kV ausgehalten werden können. Durch Anbringen von sog. Sprühkappen an den Enden der Röhre wird die Bemeisterung der Spannung durch günstige Feldverteilung erreicht (vgl. Abb. 114).

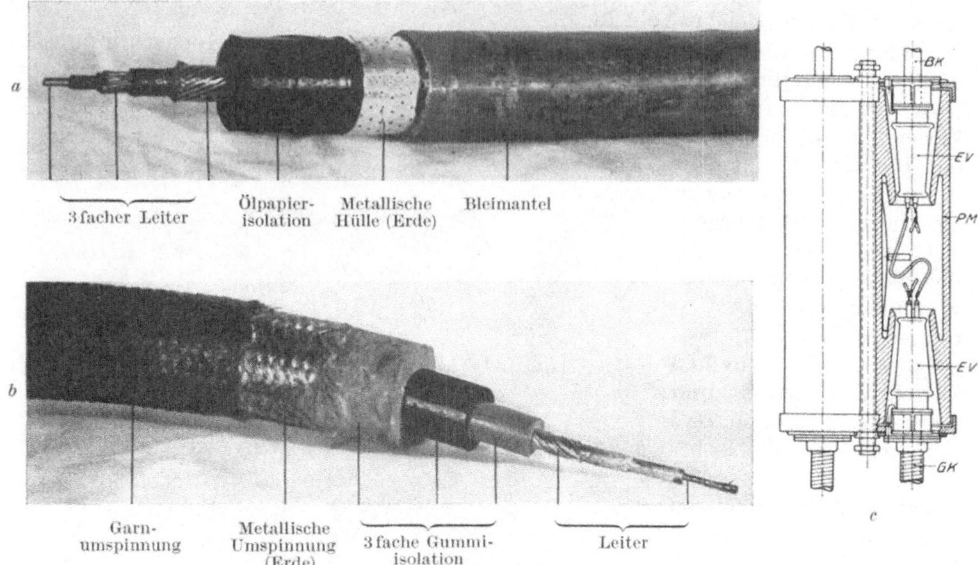

Abb. 79. Kabel und Verbindungsmuffen.
a Bleipapierkabel zur festen Verlegung; *b* biegbares Gummikabel; *c* Verbindungsmuffen (Schnittzeichnung.)

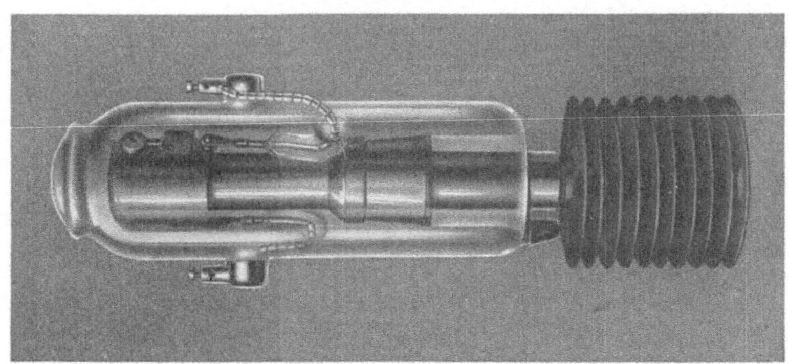

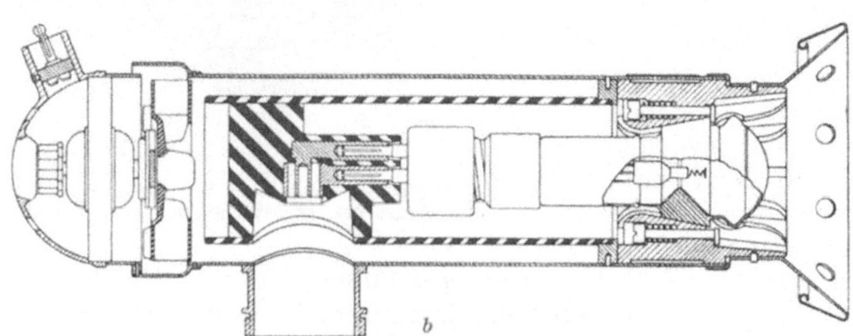

Abb. 80. Grenzstrahlröhren.
a Ansicht (Sirewa), Rippenkühlung; *b* Schnitt (Metalix) mit Haube, Ventilatorkühlung.

Die *Nahbestrahlungsröhren*. Für gewisse Zwecke kann die Forderung auftreten, möglichst große Röntgenstrahlenintensitäten zu erhalten. Wohl gibt es heute Therapieröhren, die dank ihrer ausgezeichneten Kühlung bei 200 kV konstante Gleichspannung einen Röhrenstrom von 20 bis 30 mA ertragen (Hochstromröhren). Allein diese Röhren gewöhnlichen Aufbaues gestatten nicht, das Objekt sehr nahe an den Fokus heranzubringen, um damit nach dem Quadratgesetz eine sehr hohe Intensität mit raschem Abfall in der Tiefe zu erreichen. Sowohl von Siemens, als auch später von Metalix sind solche Nahbestrahlungsröhren gebaut worden. Der große r-Zufluß wird bei beiden Konstruktionen

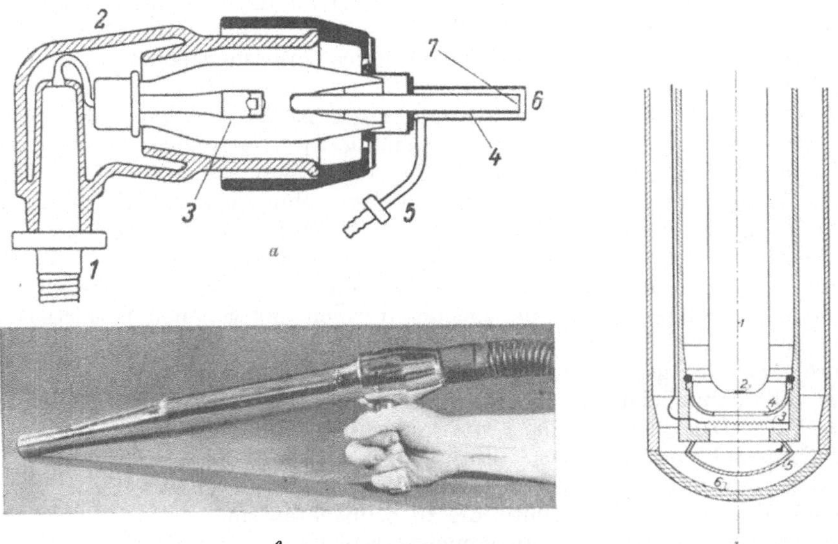

Abb. 81. Nahbestrahlungsröhren.

a 1 Hochspannungszuführung; *2* Porzellanschutzhaube (verbleit); *3* Kathode; *4* Anodenrohr; *5* Kühlwasserzuführung; der Brennfleck *7* liegt auf dem Strahlenaustrittsfenster *6*; Elektronen- und Röntgenstrahlenrichtung fallen zusammen; die Strahlen müssen die Anode durchdringen; Anode an Erde. Schnittzeichnung (Sirewa). — *b 1* Anode Wolfram; *2* Fokus; *3* Glühkathode; *4* Sammelvorrichtung; *5* Glasfenster; *6* Philitkappe. Die Röntgenstrahlen werden in der Richtung der Elektronen zurückgeworfen; sie haben kein Metall zu durchdringen; Kathode an Erde. Schnitt der Röhre für Körperhöhlentherapie (Metalix). — *c* Ansicht derselben.

durch starke Annäherung an den Brennfleck bewerkstelligt. Man kann so bis zu 8000 r pro Minute erreichen. Die Abb. 81 a und b und ihre unterschriebenen Texte vermitteln weitere Einzelheiten des Baues der genannten Röhren.

Röhren für außermedizinische Zwecke werden im Kap. X besprochen.

8. Wissenswertes über die Behandlung von Röntgenröhren und über die Erkennung von Störungen.

1. Glas bricht namentlich da leicht, wo seine Oberfläche nicht intakt ist. Man vermeide es, beim Hantieren mit offenen Röhren dieselben zu zerkratzen, z. B. dadurch, daß man sie auf harten Gegenständen schiebt. Coolidge-Röhren mit massivem Wolframklotz können mitunter auch ein brüskes Absetzen auf ein Polster nicht ertragen, weil der schwere Klotz durch seine Trägheit ein Herausbrechen der Anode mitsamt ihrem Träger verursachen kann.

2. Zur Vermeidung von Gleitfunken muß die Röhre stets absolut sauber gehalten und namentlich von dem sich besonders leicht auf geladenen Teilen absetzenden Staub gereinigt werden. Metallene Gegenstände in der Nähe von

offenen Röhren sollen vermieden werden. Sie können sich, wenn sie isoliert aufgestellt sind, statisch aufladen und eine Entladung durch die Röhre bewirken oder sie können die Röhre zum Teil überbrücken und so zum Durchschlagen Anlaß geben.

3. Offene Röhren sollen möglichst an den Armaturen der Enden der Röhren, niemals in der Nähe der Glaskugel eingespannt werden.

4. Röhren, an welche hohe Spannung gelegt werden soll (Tiefentherapie), dürfen wegen der Erwärmung nicht sofort mit voller Belastung betrieben werden. Man steigere die Spannung langsam, aber so, daß die Wattaufnahme, das Produkt aus Spannung mal Stromstärke, von Anfang an die endgültige Leistung fast erreicht. Man kürzt dadurch die Einlaufzeit der Röhre erheblich ab, ohne ihr zu schaden und verringert damit einen Teil des Dosierungsfehlers, wenn nur nach der Zeit dosiert wird.

5. Die Röhre darf nie unter Spannung gesetzt werden, bevor man sich vergewissert hat, daß die Heizung in Ordnung ist. Nachsehen, ob die Kathode glüht oder ob der Heizstrommesser, wenn vorhanden, seinen üblichen Ausschlag zeigt. Wird Spannung an die Röhre gelegt, ohne daß der Heizfaden glüht, so steht die Röhre unter Umständen unter Überspannung, weil der Apparat bei Leerlauf (Röhre sperrt) eine höhere Spannung erzeugt als bei Belastung. Wenn schon bei der Herstellung die Röhren mit hohen Belastungen geprüft werden, so übersteige man die von den Firmen angegebenen Höchstleistungen im Interesse der Lebensdauer der Röhre doch keinesfalls. Man schütze die Röhre auch vor gelegentlich auftretenden Überspannungswellen dadurch, daß man die dahin zielende Schutzeinrichtung am Apparat überwacht (vgl. Kap. VI). Das gleiche gilt heute auch für Hauben, Kabel und Muffen. Die Großzahl der genannten Störungen betreffend die Heizung spielt heute bei Vollschutzeinrichtungen nur noch eine unwesentliche Rolle. Sie werden aber abgelöst durch andere Momente, die zu beobachten sind.

6. Die Drehanodenröhre stirbt meistens nicht am Brennfleck, am Glühfaden oder am Vakuum, sondern vorläufig noch an ihren Lagern. Es lohnt sich deshalb, sehr strenge darauf zu achten, daß die Drehanode niemals unnütz läuft. Anderseits ist der Elektronenstrom für die ruhende Drehanode für Aufnahmebedingungen zu groß, um ohne Schaden ertragen zu werden. Man achte deshalb ebenso sorgfältig darauf, daß die Anode stets auf die volle Drehzahl gebracht ist, wenn die Belastung erfolgt. Am besten wendet man Verriegelungsschaltungen oder doch sinnfällige Signale an.

Es können folgende Störungen eintreten:

1. Bruch der Röhre durch mechanisches Trauma. Beim Einschalten der Spannung schlägt der Strommesser, auch wenn nicht geheizt wird, maximal oder fast maximal aus und sein Ausschlag wird im zweiten Falle bei geringer Steigerung der Spannung maximal. In der offenen Röhre ist ein violettes Lichtband zwischen Kathode und Anode sichtbar. Die Röhre hat Gas gezogen. Irgendwo findet sich ein Bruch, der sich stets nach einer oder mehreren Richtungen fortsetzt.

2. Bruch der Röhre durch elektrisches Trauma, Durchschlag. Gleiche Symptome wie oben. Es findet sich an der Stelle, wo der Funke durchgeschlagen hat, ein feiner punktförmiger Bruch mit Kraterbildung und feiner Splitterung.

3. Defekte der Heizung sind bei offen verlegter Hochspannungsleitung am weitaus häufigsten in der Heizleitung zu suchen. Bei alten Röhren kommt es vor, daß der Heizfaden selbst durchbrennt. Wenn die Röhre bei glühender Anode kontinuierlich oder zeitweise falsch gepolt ist, wird der Heizfaden zur Anode, er wird angestochen und leidet Schaden. Daneben altert der Heiz-

faden auf gleiche Weise wie der Faden einer Glühlampe. Der durchgebrannte Faden ist meist ohne weiteres zu erkennen, wenn nicht, versucht man, ob er mit einer Taschenlampenbatterie zum Glühen gebracht werden kann. Meist genügt diese, um ihn in Rotglut zu versetzen. Fließt, auf diese Art geprüft, kein Strom mehr im Heizkreis, so ist die Heizung irgendwo innerhalb der Röhre unterbrochen. Ist die Heizleitung in ihrer Zuführung unterbrochen, so fließt trotz intakter Röhre kein Heizstrom, was daran erkenntlich ist, daß der Faden nicht glüht, wenn die Heizung eingeschaltet ist, und daß das Heizstromamperemeter nicht ausschlägt. Ist der Heizstrom nach dem Heizstrommesser kurzgeschlossen, dann schlägt derselbe zu stark aus, ohne daß der Faden glüht. Wenn weder das Amperemeter ausschlägt noch der Faden glüht, ist die Heizleitung vor dem Amperemeter kurzgeschlossen oder irgendwo gänzlich unterbrochen. Man versuche jedoch eine andere Stellung der Heizregulierung, denn oft ist der Widerstand derselben so groß bemessen, daß ein derart geringer Strom fließt, daß er nicht bemerkt werden kann. Ist Heizung da, schwankt aber das Milliamperemeter während des Betriebes über die gewöhnlichen Grenzen hin und her, und zwar so, daß seine Schwankungen umgekehrt denjenigen am Spannungsmesser sind, aber gleichsinnig mit den minimalsten Schwankungen des Heizstrommessers, dann findet sich irgendwo in der Heizleitung ein Wackelkontakt, oft in den ausziehbaren Kabeln der Heizleitung. Man schalte dann die Spannung ab und ziehe an den ausziehbaren Kabeln hin und her und beobachte, ob die Heizung flackert, d. h. ob der Glühfaden ungleichmäßig intensives Leuchten zeigt, oder ob das Heizstrominstrument schwankt. Wenn ja, dann liegt der Wackelkontakt in den Kabeln. Sind die Schwankungen des Milliamperemeters synchron und gleichsinnig mit denjenigen des Kilovoltmeters, so deutet dies auf Netzschwankungen oder auf eine Störung im Primärstromkreis hin.

VI. Stromquellen zum Betrieb von Röntgenröhren.

A. Grundlegendes aus der Elektrizitätslehre.

1. Allgemeines.

Jedem Punkt eines elektrischen Feldes kommt ein bestimmter Zahlenwert zu, der elektrisches *Potential* genannt wird und der die Arbeit angibt, die aufgewendet werden müßte, um unter Überwindung der elektrischen Anziehungskräfte eine elektrische Ladungseinheit aus dem betreffenden Punkte ins Unendliche zu bringen. Werden zwei Punkte eines elektrisch geladenen Systems von verschiedenem Potentialwert leitend miteinander verbunden, so fließt in dem Leiter ein elektrischer Strom. Die Ursache jedes elektrischen Stromes ist eine *Potentialdifferenz*, deshalb wird letztere auch *elektromotorische Kraft* (EMK) oder *Spannung U* genannt. Der elektrische Strom fließt nur so lange, bis die Potentialdifferenz ausgeglichen ist, ähnlich wie ein Wasserstrom zwischen zwei kommunizierenden, verschieden hoch aufgefüllten Wassergefäßen nur so lange aufrecht erhalten werden kann, bis die Niveaudifferenz der beiden Wasserspiegel ausgeglichen ist. Soll ein dauernder elektrischer Strom fließen, so muß dafür gesorgt werden, daß die EMK dauernd erhalten bleibt. Apparate und Maschinen, die durch irgendeinen Mechanismus bewirken, daß an zwei Punkten ihres Systems eine dauernde Spannung herrscht, nennt man *Stromquellen*. Rein definitionsmäßig fließt der elektrische Strom von den Orten höheren Potentials (positiver Pol) zu solchen niederen Potentials (negativer Pol). Zu den Grundbedingungen eines elektrischen Stromes gehört nicht nur die elektromotorische Kraft, sondern auch eine Bahn, auf der sich die Potentialdifferenz ausgleichen kann. Körper, die fähig sind, Elektrizität zu leiten, nennt man *Leiter*, Körper, denen diese Fähigkeit abgeht, *Nichtleiter*, *Isolatoren* oder *Dielektrika*. Unter den Leitern gibt es solche, die die Elektrizität durch Transport von Elektronen leiten, und solche, bei denen Ionen als Träger der Elektrizität fungieren. Erstere sind die Leiter erster Klasse, zu ihnen gehören alle festen Körper, ausgenommen die Kohle. Die zweiten werden Leiter zweiter Klasse genannt, es sind meistens flüssige Körper, Elektrolyte. Die Kohle macht eine Ausnahme, sie ist wegen des negativen Temperaturkoeffizienten des elektrischen Widerstandes zu den Leitern zweiter Klasse zu zählen.

Je besser ein Leiter den elektrischen Strom leitet *(Leitfähigkeit)*, um so rascher ist die Potentialdifferenz ausgeglichen, aber auch einen um so intensiveren Strom läßt er fließen. Die Größe eines elektrischen Stromes (Stromstärke, Intensität) hängt ab von der Größe der Spannung und von der Leitfähigkeit und ist diesen beiden Werten direkt proportional. Statt der elektrischen Leitfähigkeit wird öfter der Begriff des elektrischen *Widerstandes* verwendet. Seine Größe ist der Leitfähigkeit umgekehrt proportional. Die Beziehung von Stromstärke J, Spannung V und Widerstand R ist gegeben in dem Ohmschen Gesetz $J = \dfrac{U}{R}$. Die Größe des Widerstandes ist abhängig von der stofflichen Zusammensetzung der Leiter, von seinem Querschnitt q und von seiner Länge l. $R = \dfrac{l}{q} \cdot s$. s bedeutet eine Materialkonstante und wird *spezifischer Widerstand* genannt.

In der Technik wird die Spannung in *Volt*, die Stromstärke im *Ampere* und der Widerstand in *Ohm* gemessen. Diese drei Einheiten lassen sich auf die Einheiten der Länge (cm), der Masse (g) und der Zeit (s) zurückzuführen (cgs-System). So ist die Intensität von 1 A durch denjenigen Strom realisiert, der durch den Leiterquerschnitt pro Sekunde $^1/_{10}$ der elektromagnetischen Einheit der Elektrizitätsmenge transportiert. Die elektromagnetische Einheit der Elektrizitätsmenge, ein *Coulomb*, ist aber 3×10^{10} elektrostatische Einheiten, welch letztere dadurch definiert wird, daß sie auf eine gleich große Elektrizitätsmenge nach dem Coulombschen Gesetz im Abstand 1 mit der Einheit der Kraft einwirkt. Liegt anderseits an den Enden eines Leiters mit dem Widerstand 1 Ohm eine Spannung von 1 V, so fließt in dem Leiter ein Strom mit der Intensität 1 A. Das Produkt aus Spannung $\times$ Stromstärke ergibt die *Leistung* des elektrischen Stromes und wird in der Technik in Watt $=$ Volt $\times$ Ampere gemessen. Leistung $\times$ Zeit ist die *Arbeit*, die meistens in Kilowattstunden angegeben wird.

Wird eine Elektrizitätsmenge Q von bestimmter Größe auf einen Leiter größerer Ausmessung (Konduktor) übertragen, so zeigt der betrachtete Leiter ein bestimmtes elektrisches Potential U, dessen Größe abhängig ist von dem elektrischen Fassungsvermögen des Konduktors, von seiner *Kapazität C*. Und zwar ist das Potential der Kapazität umgekehrt proportional. Es gilt $U = \dfrac{Q}{C}$. Apparate, die die Eigenschaft großer elektrischer Kapazität aufweisen, nennt man *Kondensatoren*. Der einfachste Kondensator wird durch zwei sich parallel gegenüberstehende Platten, die durch ein Dielektrikum getrennt sind, dargestellt. Die Kapazität eines Kondensators, dessen Platten von der halben Oberfläche f eine gegenseitige Distanz d aufweisen, errechnet sich zu $C = \varepsilon \cdot f \cdot \dfrac{1}{4\,\pi \cdot d}$, worin ε die *Dielektrizitätskonstante* bedeutet. Sie gibt an, wievielmal größer die Kapazität des Kondensators ausfällt, wenn als isolierende Schicht nicht Luft, sondern ein beliebiges anderes Dielektrikum gewählt wird.

Der Widerstand eines bestimmten Leiters ändert sich mit der Temperatur. Bei Metallen steigt er mit steigender Temperatur (Leiter I. Klasse), bei Kohle und den Elektrolyten nimmt der Widerstand bei steigender Temperatur ab (Leiter II. Klasse). Die Änderung, die ein Widerstand von 1 Ohm bei einer Temperaturänderung von 1° erfährt, ist als *Temperaturkoeffizient* definiert. Er beträgt für die gebräuchlichsten Metalle $3 \cdot 10^{-3}$ bis $5 \cdot 10^{-3}$. Eisen zeichnet sich durch einen hohen ($4{,}5$ bis $6{,}0 \cdot 10^{-3}$), gewisse Nickel- (Nickelin und Konstanten $0{,}0$ bis $0{,}2 \cdot 10^{-3}$) und Manganlegierungen (Manganin 0 bis $0{,}03 \cdot 10^{-3}$) durch einen sehr kleinen Temperaturkoeffizienten aus. Diese genannten Legierungen weisen dagegen einen sehr hohen spezifischen Widerstand (Widerstand eines Drahtes von 1 m Länge und 1 qmm Querschnitt in Ohm) auf, weshalb sie zur Konstruktion von Widerständen, *Rheostaten*, Verwendung finden.

Werden verschiedene Widerstände r_1, r_2, r_3 usw. hintereinander geschaltet, so berechnet sich der Gesamtwiderstand R zu $R = r_1 + r_2 + r_3 + \ldots \ldots$ Anders, wenn mehrere Widerstände parallel geschaltet sind, d. h. wenn sich an bestimmten Punkten die Strombahn verzweigt. Dann gilt, der KIRCHHOFF-schen Regel folgend, die Beziehung $\dfrac{1}{R} = \dfrac{1}{r_1} + \dfrac{1}{r_2} + \dfrac{1}{r_3} + \ldots \ldots$ und als Konsequenz der Satz: Sind zwei Leiter mit verschiedenen Widerständen parallel geschaltet, so verhalten sich die Intensitäten der in beiden Leitern fließenden Ströme umgekehrt wie ihre Widerstände.

Jeder elektrische Strom übt *magnetische Kraftwirkungen* von bestimmter Richtung und Größe in seiner Umgebung aus (magnetisches Feld). Ein geradliniges Leiterelement ist von magnetischen Kraftlinien umgeben, die in einer zum Leiter senkrechten Ebene diesen kreisförmig umgeben. Blickt man in der Richtung des vom positiven zum negativen Pol fließenden Stromes, so würde sich ein frei beweglicher magnetischer Nordpol auf den Kraftlinien im Sinne des Uhrzeigers bewegen. Bei nicht geradlinigen Leitern summieren sich die einzelnen magnetischen Wirkungen im Raum je nach Lage der einzelnen Leiterelemente. So entspricht z. B. ein vom Strom durchflossenes *Solenoid* (Drahtspule) einem *Stabmagneten*, dessen Pole sich nach einer der bekannten Regeln (AMPÈRE-sche Schwimmerregel, Rechte-Hand-Regel) bestimmen läßt. Die magnetische Wirkung eines elektrischen Stromes läßt sich auch durch die Ablenkung einer Magnetnadel demonstrieren. Darauf beruhen die Instrumente zum Nachweis von Strömen, die Galvanoskope, Tangentenbussole usw.

Wenn jeder vom Strom durchflossene Leiter von einem magnetischen Kraftfelde begleitet ist, so müssen sich zwei solche Leiter gegenseitig beeinflussen, da sich zwischen zwei magnetischen Feldern eine Kraft entfalten wird. So kommt es, daß gleichgerichtete parallele Ströme sich anziehen; entgegengesetzt fließende Ströme stoßen einander ab, während gekreuzte Ströme sich parallel zu stellen suchen (AMPÈRE).

Bringt man in das Innere eines Solenoids einen Eisenstab, so wird der Eisenkern bei Stromfluß in den Windungen zu einem kräftigen Magneten. War die magnetische Feldstärke an irgendeinem Punkte des eisenlosen Solenoids $\mathfrak{H}$, so ist sie nach Einbringung des Eisenstabes ganz bedeutend größer. Wenn jetzt die Feldstärke $\mu \cdot \mathfrak{H}$ beträgt, so nennen wir den Faktor μ die *Permeabilität* des Eisens und das Produkt $\mu \cdot \mathfrak{H}$ die *magnetische Induktion* $\mathfrak{B} = \mu \cdot \mathfrak{H}$. μ kann für weiches Schmiedeeisen Werte bis zu 5000 annehmen. Moderne Legierungen, wie Permalloy (Fe-Ni-Legierung), haben ein μ bis zum Zehnfachen des genannten Wertes. Wird ein Solenoid mit steigender Stromstärke gespiesen, so nimmt die Feldstärke wohl proportional der Intensität zu, die Induktion $\mathfrak{B}$ aber steigt im Anfang mit steigender Feldstärke sehr steil an, um bei höherem $\mathfrak{H}$ sich einem maximalen Grenzwerte zu nähern. Wenn dieser Grenzwert erreicht ist, kann durch Steigerung von $\mathfrak{H}$ keine größere Induktion mehr erzielt werden. Diese Tatsache nennt man *magnetische Sättigung* des Eisens.

Weichstes Eisen hat die Eigenschaft, seinen Magnetismus fast vollständig zu verlieren, wenn das umgebende Solenoid nicht mehr vom Strom durchflossen wird *(temporärer Magnetismus)*. Nicht so der Stahl, dessen Magnetismus nach Unterbruch des Stromes zum größten Teil bestehen bleibt *(permanenter Magnetismus)*. Aber auch bei Weicheisen bleibt eine gewisse magnetische Feldstärke zurück *(Remanenz)*. Auf dieser Tatsache beruht die Erscheinung der *Hysterese*. Läßt man den Strom im Solenoid allmählich ansteigen, so nimmt auch die Induktion $\mathfrak{B}$ entsprechend einer Sättigungskurve zu. Bei kleiner werdender Stromintensität entspricht aber nun im ansteigenden Schenkel der Kurve bei gleicher Stromstärke ein höherer Wert von $\mathfrak{B}$ als bei der Stromzunahme, und wenn die Intensität 0 geworden ist, beobachtet man, daß ein bestimmter Bruchteil des Magnetismus zurückbleibt. Es ist dann eine bestimmte entgegengesetzt elektrische Kraft *(Koerzitivkraft)* notwendig, um $\mathfrak{B}$ auf 0 zu bringen. Man stellt sich die Entstehung eines Magneten ganz allgemein so vor, daß durch die magnetisierende Kraft die in unmagnetischem Zustande ungeordnet liegenden Elementarmagneten nach AMPÈRE, durch kreisende Elementarströme bedingt, gerichtet werden. Die Tatsache der Hysterese ist der Ausdruck der Arbeit, die zu der Umrichtung aufgewendet werden muß. Die bei der Umsetzung von elektrischer in magnetische Arbeit verlorengegangene Energie wird in Wärme umgesetzt (Erwärmung von Transformatoren).

Befindet sich ein stromdurchflossener Leiter in einem magnetischen Felde, so erfährt derselbe eine Kraftwirkung, die zu einer *Bewegung* desselben führt, wenn er frei beweglich ist. Die Bewegung des Leiters erfolgt stets so, daß er die magnetischen Kraftlinien zu schneiden sucht. Die Bewegung läßt sich nach der Drei-Finger-Regel der linken Hand (FLEMMING) ableiten, die lautet: Werden die drei ersten Finger der linken Hand so gehalten, daß sie unter sich rechte Winkel bilden, so zeigt der Daumen in der Richtung der Bewegung, wenn der Zeigefinger die Richtung der Kraftlinien und der Mittelfinger die Richtung des Stromes anzeigt. Auf der erwähnten Tatsache beruhen die Drehspulgalvanometer (DEPREZ-D'ARSONVAL) und die Elektromotoren.

Wird umgekehrt ein Leiter im magnetischen Felde so bewegt, daß er Kraftlinien schneidet, so entsteht an seinen Enden eine elektromotorische Kraft, die, wenn ein Stromweg vorhanden ist, zu einem elektrischen Strom führt *(elektrische Induktion)*. Die Richtung des Stromes folgt der Drei-Finger-Regel der rechten Hand, unter Beibehaltung der Zuordnung der Finger und der Richtung von Bewegung, Kraftlinien und Strom. Man hat lediglich die linke Hand durch die rechte zu ersetzen.

Diese Tatsache wird bei der dynamo-elektrischen Maschine verwendet. Statt einen Leiter im magnetischen Felde zu bewegen, kann man auch Stärke und Richtung desselben verändern, wodurch magnetische Kraftlinien entstehen und verschwinden. Jede Änderung der Stärke des magnetischen Feldes bewirkt in einem in ihm liegenden Leiter eine EMK durch Induktion. Da jeder stromdurchflossene Leiter von einem magnetischen Kraftfeld begleitet ist, da mit anderen Worten magnetische und elektrische Felder untrennbar miteinander gekoppelt sind, muß auch jeder stromführende Leiter in einem in der Nähe liegenden zweiten Leiter einen induzierten Strom hervorrufen *(gegenseitige Induktion)*. Darauf beruhen die Induktionsapparate, Transformatoren, Telephon und ähnliche Apparate.

Induktion kann aber nicht nur von einem Leiter auf einen zweiten, isolierten, stattfinden, sondern auch von jedem Leiterelement auf ein benachbartes desselben Leiters. Diese Erscheinung nennt man *Selbstinduktion* und die durch sie auftretenden Ströme *Extraströme*. Das LENZsche Gesetz besagt, daß, wenn durch irgendeine Zustandsänderung ein Induktionsstrom entsteht, so ist derselbe stets so gerichtet, daß er die Zustandsänderung zu hemmen sucht. Aus diesem Hemmungsgesetz läßt sich leicht folgendes ableiten. Schließen wir den Stromkreis eines Solenoids, so entsteht im Momente des Schließens durch Selbstinduktion ein Extrastrom, der eine dem Primärstrom entgegengesetzte Richtung aufweist und bewirkt, daß derselbe beim Stromschluß nicht plötzlich auf seinen maximalen Wert ansteigen kann, sondern denselben nur langsam, d. h. in einer gewissen endlichen, nach Sekunden gemessenen Zeit erreicht. Der Anstieg wird um so langsamer sein, je größer die Windungszahl des Solenoids, weil durch Vermehrung der Windungen die Stärke des Extrastromes zunimmt. Dasselbe geschieht beim Öffnen des Primärstromes. Es entsteht ein Selbstinduktionsstrom, der das plötzliche Absinken der Intensität auf 0 verhindert und diesen Vorgang nur allmählich vor sich gehen läßt. Man hat die Selbstinduktion eines Leiters in Analogie mit der Trägheit einer Masse gesetzt, indem diese verhindert, daß z. B. ein schweres Schwungrad einer einwirkenden drehenden Kraft nicht plötzlich folgt, sondern dieses nur langsam seine maximale Geschwindigkeit erreichen läßt

2. Vom Wechselstrom.

Wir hatten bis anhin vorausgesetzt, daß die betrachtete Stromquelle so beschaffen sei, daß ihre beiden Pole stets ein gleichsinniges Potential aufweisen, daß also ein zwischen den Polen fließender Strom stets die gleiche Richtung habe *(Gleichstrom)*. Diese Voraussetzung ist jedoch keineswegs immer erfüllt. Im Gegenteil, die technischen Stromquellen sind heute meistens derartig konstruiert, daß der Ladungssinn ihrer Pole nach bestimmten Gesetzen wechselt *(Wechselstrom)*. Am weitaus häufigsten erfolgt der Spannungswechsel aus technischen Gründen nach dem Sinusgesetz, d. h. derart, daß die Spannung dem Sinuswert proportional ist, wenn der Winkel φ von 0 auf 360° anwächst. Man vergleiche hierzu die Abb. 1. Vom Nullpunkte (sin 0° = 0) ausgehend, wächst die Spannung im Anfang rasch, später langsamer, um (bei sin 90° = 1) ein Maximum zu erreichen. Von da an nimmt die Spannung symmetrisch zum aufsteigenden Ast wieder ab, bis sie den Wert Null (sin 180° = 0) erreicht hat. Jetzt wechselt die EMK ihren Sinn, der Strom kehrt seine Richtung um, steigt in der neuen Richtung erst steiler, dann langsamer bis zu einem Maximum an (sin 270° = — 1), um entsprechend wieder auf 0 abzufallen (sin 360° = 0). Die *Periodenzahl* ist diejenige Zahl, die angibt, wie oft ein solcher Umlauf pro Zeiteinheit zustande kommt. Die *Wechselzahl* ist doppelt so groß; sie gibt an, wie oft in der Zeiteinheit die Stromrichtung sich umkehrt.

Die oben angegebenen Größen der Spannung, der Stromstärke und des Widerstandes haben für den Wechselstrom einen etwas anderen Sinn und ebenso tritt die Bedeutung von Kapazität und Selbstinduktion mehr in den Vordergrund.

Ein bestimmter Spannungswert wirkt beim Wechselstrom nur in einem ganz bestimmten Zeitmoment und hat somit keinen bestimmenden Wert für den Verlauf der Spannung, da die Spannung sämtliche Werte zwischen 0 und dem Maximalwert durchläuft. Es empfiehlt sich deshalb für einen sinoidalen Wechselstrom, entweder die Scheitelspannung U_s oder den effektiven Wert (quadratischer Mittelwert) U_{eff} anzugeben. Das Verhältnis der beiden Größen ist für den sinoidalen Wechselstrom $\dfrac{U_s}{U_{eff}} = \sqrt{2} = 1{,}414$ (vgl. S. 80). Was für die Spannung Geltung hat, gilt auch für die Stromstärke, nämlich

$$\frac{I_s}{I_{eff}} = \sqrt{2}.$$

Wir hatten gesehen, daß die Selbstinduktion elektrisch die Rolle der trägen Masse spielt. Kreist ein Wechselstrom in einem Solenoid, so hat er nicht nur den früher besprochenen Oнмschen Widerstand zu überwinden, sondern es gesellt sich zu diesem der sog. *induktive Widerstand* oder die *Induktanz.* Der gesamte Widerstand, den ein Solenoid einem Wechselstrom bietet, wird *scheinbarer Widerstand* genannt. Naturgemäß ist die Induktanz um so größer, je größer die Selbstinduktion L wird. Da aber eine um so größere Gegenspannung durch Induktion erregt wird, je rascher die Änderung der Stromstärke erfolgt, so ist der induktive Widerstand, somit auch der Gesamtwiderstand, zudem noch abhängig von der Periodenzahl oder der Frequenz v des Wechselstromes. Statt der Frequenz wird oft die Winkelgeschwindigkeit $\omega = 2\,\pi\cdot v$ angegeben. Der Gesamtwiderstand, der *Impedanzwiderstand* eines in einem Leiter mit Selbstinduktion fließenden Wechselstromes errechnet sich somit aus der Beziehung: $R_1 = \sqrt{R^2 + \omega^2 \cdot L^2}$ und das Oнмsche Gesetz lautet beim Wechselstrom $I_1 = \dfrac{V}{\sqrt{R^2 + \omega^2 \cdot L^2}}$.

Legen wir an eine Kapazität (Kondensator) eine Gleichspannung, so lädt sich diese auf die Spannung der Stromquelle auf. Während der Aufladung fließt ein Strom, der aber mit dem Moment sistiert, wo der Kondensator aufgeladen ist. Eine Kapazität hat also für den Gleichstrom den Widerstand $R = \infty$. Dem Wechselstrom gegenüber bietet aber ein Kondensator keine absolute Schranke, indem dieser wechselweise aufgeladen, entladen und entgegengesetzt wieder aufgeladen usw. wird, dank der wechselnden Richtung des Wechselstromes. Der Widerstand, den ein Kondensator einem Wechselstrom bietet, ist umgekehrt proportional seiner Kapazität und der Periodenzahl. Fließt ein Wechselstrom in einem Stromkreise mit dem Oнмschen Widerstand R und mit einer zusätzlichen Kapazität C, so ist der Gesamtwiderstand $R_2 = \sqrt{R^2 + \dfrac{1}{\omega^2 \cdot C^2}}$.

Der Ausdruck $\dfrac{1}{\omega C}$ wird *Reaktanz* genannt.

Müßte endlich ein Wechselstrom einen Oнмschen Widerstand, eine Selbstinduktion und eine Kapazität der Reihe nach passieren, so wäre der Gesamtwiderstand $R_3 = \sqrt{R^2 + \left(\omega L - \dfrac{1}{\omega C}\right)^2}$.

Auch die Leistung eines Wechselstromes ist nicht wie beim Gleichstrom einfach durch das Produkt von Volt $\times$ Ampere gegeben. Infolge der Selbstinduktion tritt nämlich eine *Phasenverschiebung* des Stromes gegenüber der Spannung ein, die dadurch zustande kommt, daß der Strom durch die auftretende induktive Gegenspannung verzögert wird. Ist φ der Phasenwinkel, um den der Strom gegen die Spannung verschoben ist, so ist die Leistung in der Gleichung $W = U\cdot I\cdot \cos\varphi$ gegeben.

Der Winkel φ der Phasenverzögerung errechnet sich aus $\operatorname{tg}\varphi = \dfrac{\omega L}{R}$. Im Gegensatz dazu wird durch eine in den Stromkreis geschaltete Kapazität eine Phasenverschiebung erreicht, deren Betrag aus der Beziehung $\operatorname{tg}\varphi = \dfrac{1}{\omega C R}$

folgt. Kapazität und Selbstinduktion wirken in bezug auf die Phasenverschiebung von Strom gegen Spannung entgegengesetzt, und es kann der Fall eintreten, daß sich die beiden Komponenten gegenseitig aufheben. In diesem Falle hätten wir eine maximale Stromleistung zu erwarten, wenn in der oben gegebenen Gleichung für die Leistung cos φ den Wert 1 angenommen hat. Die Phasenverschiebung eines mit Selbstinduktion und Kapazität versehenen Stromkreises ist nämlich gegeben in der Gleichung tg $\varphi = \dfrac{\omega L - \dfrac{1}{\omega C}}{R}$ und die Wirkungen von L und C heben sich, wie durch einfache Umformung (tg $\varphi = 0$ gesetzt) aus der obigen Gleichung leicht zu zeigen ist, dann auf, wenn die Zeit für eine Periode T der folgenden Gleichung genügt: $T = 2\,\pi \cdot \sqrt{L \cdot C}$.

Wäre anderseits die Phasenverschiebung $\varphi = 90°$, dann würde in dem Leiter ein sog. *wattloser Strom* fließen, d. h. eine bestimmte Elektrizitätsmenge würde, ohne daß sie Arbeit leistet (cos $\varphi = 0$), hin und her pendeln. Dieser Fall kann nur eintreten, wenn der OHMsche Widerstand $= 0$ zu setzen ist oder doch wenigstens gegenüber der Induktanz verschwindend klein wird (Ultraleitung).

Einen in einem aus Selbstinduktion und Kapazität bestehenden System hin und her pendelnden wattlosen Strom nennt man auch *elektrische Schwingung*. In Wirklichkeit wird eine elektrische Schwingung nicht sehr lange bestehen können, sie wird gedämpft, sei es, daß der OHMsche Widerstand nicht $= 0$ ist (praktisch ist er es nie vollständig) oder daß in der Nähe des schwingenden Systems sich Leiter befinden, denen durch Induktion elektromotorische Kräfte erteilt werden. Wird aber die so veräußerte (Streuung, Wärme) elektrische Energie auf irgendeine Weise ersetzt, so kann eine elektrische Schwingung beliebig lange aufrecht erhalten werden. Die *Eigenschwingungszahl* bzw. die Zeit einer Eigenschwingung ist durch die Gleichung $T = 2\,\pi\,\sqrt{C \cdot L}$ bestimmt.

Ähnlich wie ein Pendel durch Kräfte, die in geeignetem Rhythmus wiederkehren, zu äußerst großem Ausschlag gebracht werden kann, so ist es auch möglich, daß in einem schwingenden elektrischen System durch Impulse von außen sog. *Überspannungen* erzeugt werden können. Dies wird namentlich dann erreicht, wenn *Resonanz* der von außen wirkenden rhythmischen Kräfte mit der Eigenschwingung eingetreten ist, d. h. wenn die erregende Stromquelle die gleiche Frequenz aufweist wie die Eigenschwingung des Systems selber.

B. Technisches über Röntgenapparate.

Zum Betrieb von Röntgenröhren sind wir auf elektrische Energie von hoher Spannung angewiesen. Diese zu liefern sind folgende Anordnungen imstande:

1. *Hochspannungsbatterien*, aus irgendwelchen Elementen zusammengesetzt, können für den praktischen Gebrauch wegen der hohen Anschaffungs- und Unterhaltungskosten nicht in Frage kommen.

2. *Elektrisiermaschinen* sind ebenfalls weniger geeignet. Sie sind dennoch vereinzelt angewendet worden, genügen aber den heutigen Ansprüchen in keiner Weise mehr.

3. *Hochfrequenzgeneratoren* wurden schon von RÖNTGEN zur Erregung von Röntgenstrahlen benutzt und tauchten hin und wieder auf dem Markte auf.

4. *Induktoren*.

5. *Transformatoren* mit oder ohne Gleichrichter.

6. *Geladene Kondensatoren*.

3. Induktorapparat mit Unterbrecher.

a) Konstruktion und Wirkungsweise.

Um einen aus Eisenblechen zusammengesetzten weichen Eisenkern K (Abb. 82) sind einige wenige Lagen eines dicken Drahtes als Primärspule P gewickelt. Von diesem elektrisch gut isoliert, findet sich um das isolierende Rohr R, in eine Isolationsmasse J eingebettet, die Sekundärspule S in mehreren 10 000 Windungen, deren Enden an die Polhörner geführt sind.

Es wurde früher erwähnt, daß beim Entstehen und Verschwinden eines magnetischen Feldes in jedem in demselben befindlichen Leiter eine EMK induziert wird, so z. B. wenn in der eben skizzierten Anordnung ein Gleichstrom in der Primärspule geschlossen oder geöffnet wird. Bei stationären magnetischen Verhältnissen, also sowohl im unmagnetischen, wie z. B. im maximal magnetisierten Zustande des Eisenkerns, wird in der Sekundärspule keine elektromotorische Kraft induziert, sondern, wie gesagt, lediglich während der *Änderung* des magnetischen Kraftlinienflusses. Die induzierte Spannung ist dann aber um so höher, je größer die Änderungsgeschwindigkeit oder, wie man sich auch anschaulich ausdrücken kann, je mehr Kraftlinien in der Zeiteinheit geschnitten werden, wenn man sich unter „einer Kraftlinie" ein ganz bestimmtes Maß der magnetischen Feldstärke vorstellt. Da aber die Zahl der Kraftlinien mit zunehmendem Strom in der Primärspule zunimmt, so ist die

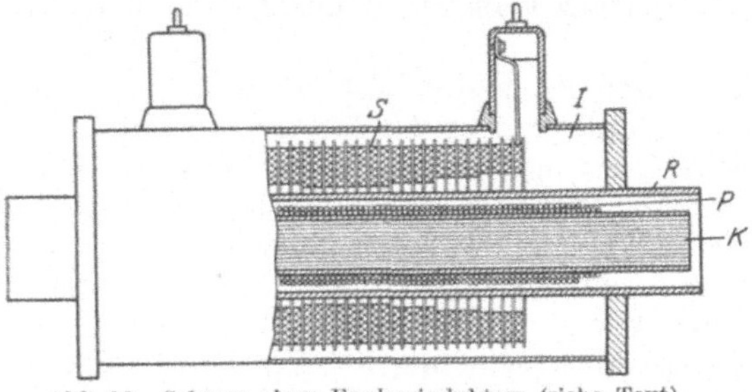

Abb. 82. Schema eines Funkeninduktors (siehe Text).

Induktionsspannung unter anderem von dem Verlauf der Primärintensität abhängig. Wir hatten schon früher gesehen, daß der Anstieg des Stromes in einem Solenoid wegen der Selbstinduktion nur langsam, in Sekunden, auf sein Maximum erfolgt. Es wird deshalb wegen der relativ geringen Änderungsgeschwindigkeit der magnetischen Kraftlinien eine nur relativ niedrige Spannung in der Sekundärspule induziert werden können. Im Gegensatz dazu tritt die Öffnung des Primärstromes plötzlich ein. Die Magnetisierung des Eisens sinkt rasch auf 0 ab, die Kraftlinienänderungsgeschwindigkeit ist groß und entsprechend ist die bei der Öffnung des Stromes induzierte Spannung eine relativ hohe. Der beim Unterbruch fließende Strom ist dem Schließungsstrom entgegengesetzt gerichtet, weil die Sekundärwindungen in entgegengesetzter Richtung geschnitten werden (Drei-Finger-Regel der rechten Hand).

Da bei jedem Unterbrecher (vgl. S. 128) beim Unterbruch des Primärstromes zwischen den öffnenden Kontakten ein Lichtbogen von kleinerer oder größerer Länge gezogen wird, so wird dadurch die Zeit der Unterbrechung verlängert, die Öffnung geschieht nicht augenblicklich, sondern in einer gewissen kleinen aber endlichen Zeit. Diese Tatsache bewirkt eine Verkleinerung der Änderungsgeschwindigkeit der Kraftlinien und somit eine Herabsetzung der sekundären Öffnungsspannung. Der Bogen wird zum großen Teil durch den in der Primärspule entstehenden Extrastrom unterhalten. Deshalb wird, wie in der Abb. 84 gezeigt, parallel zur Unterbrechungsstelle ein Kondensator geschaltet, der den Extrastrom der Öffnung aufnehmen soll. Dieser Kondensator bewirkt nun, daß nach Öffnung des Primärstromes der Primärkreis über die Kapazität geschlossen ist. Durch diese Anordnung haben wir sämtliche Bedingungen erfüllt, die zum Auftreten von elektrischen Schwingungen nötig sind. Wir haben einen Schwingungskreis vor uns, der aus den hintereinander geschalteten Elementen der Selbstinduktion (Primärspule) und der Kapazität (Kondensator) besteht und der über die Gleichstromquelle geschlossen ist. Es sind also alle Voraussetzungen für die Entstehung von Eigenschwingungen gegeben. Diese treten denn auch auf, wie Abb. 83 zeigt. Durch magnetische Verluste im Eisen und durch den Oнмschen Widerstand sind dieselben zwar sehr stark gedämpft, zumal wenn die sekundäre Seite noch über irgendeinen Stromverbraucher, z. B. eine Röntgenröhre, geschlossen ist. Die ausgezogene Linie der Abb. 83 gibt den Intensitätsverlauf des Primärstromes, die gestrichelte denjenigen der sekundären Spannung wieder. Die beiden Kurven zeigen, daß Strom und Spannung in ihrem Verlauf große Ähnlichkeit aufweisen. Durch den Induktor hinkt aber die Sekundärspannung dem primären Strom um eine Viertelperiode nach. Diese Phasenverschiebung von 90° hat ihren Grund in der Wirkungsweise des Induktorapparats und hängt zusammen mit den Gesetzen der Induktion. Wenn bei sinusförmigem Ablauf des Primärstromes derselbe sein Maximum hat, so ist der Sekundärstrom $= 0$, weil in diesem Moment die durch den ersten bedingte Änderung der Kraftlinienzahl $= 0$ ist. Umgekehrt muß aus dem gleichen Grunde der Sekundärstrom ein Maximum aufweisen, wenn der primäre $= 0$ ist, weil hier die Intensitätsänderung am größten, der Verlauf der Kurve des Primärstromes am steilsten ist. Der sekundäre Spannungs-

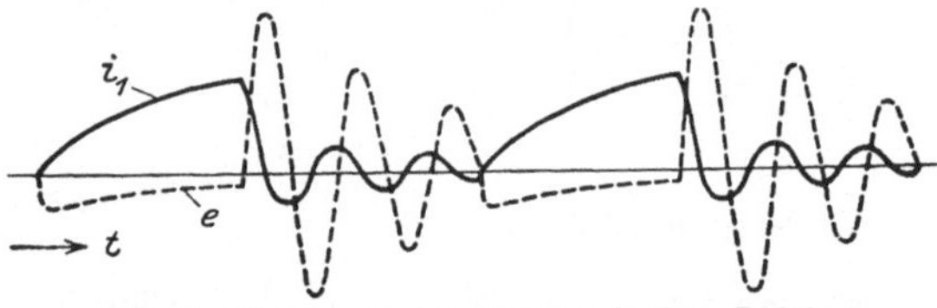

Abb. 83. Strom und Spannungsverlauf im Induktor.
i_1 primäre Stromstärke; e sekundäre Spannung; Abszisse: Zeit t

verlauf stellt in erster Näherung eine erste Ableitung des Primärverlaufes dar.

Neben der Intensität und deren Ablauf ist für die Maximalspannung eines Induktors noch die Zahl der Windungen der Sekundärspule oder besser das Verhältnis der Zahl der sekundären zu den primären Windungen maßgeblich. Die Spannungserhöhung im Induktor ist diesem Quotienten direkt proportional.

Es wurde früher hervorgehoben, daß gewisse Röhrentypen, alle Ionenröhren und die Elektronenröhren, bei denen die Anode zum Glühen kommt (Tiefentherapieröhren mit Kühlung durch Strahlung), vor Stromstößen, die von der Kathode zur Anode fließen würden, zu schützen sind. Der sekundäre Induktorstrom ist kein Gleichstrom, sondern ein Wechselstrom, oft sehr komplizierten Verlaufes (Abb. 83). Es müssen aber auch in diesen Falle Schutzmaßnahmen getroffen werden, umgekehrte Spannungsimpulse von der Röhre fernzuhalten.

Vorrichtungen, die dazu dienen, die falsche Stromrichtung abzuhalten, nennt man *Ventile*, solche, die bewirken, daß die negativen Phasen in positiver Richtung durch die Röhre geleitet werden, *Gleichrichter*. Beim Induktorstrom lohnt sich eine Gleichrichtung aus dem Grunde nicht, weil ja die meiste Energie, namentlich aber die für die Entstehung der Röntgenstrahlen an der Anode so wichtige höchste Spannung von der ersten Öffnungswelle geliefert wird (vgl. Abb. 83). Die Ausnutzung der folgenden negativen und positiven Wellen würde, weil sie dank der Dämpfung von bedeutend niedrigerer Spannung sind, nur eine Inhomogenisierung der Strahlung und eine Herabsetzung der Strahlenausbeute zur Folge haben. Deshalb beschränkt man sich auf die Ausnutzung der ersten Öffnungshalbwellen. Als Ventile kommen sämtliche später besprochenen Anordnungen in Betracht. Am besten eignet sich beim Induktor eine *rotierende Ventilfunkenstrecke*, die mit dem eben zu besprechenden rotierenden Unterbrecher mechanisch gekoppelt ist und die den Sekundärkreis im Zeitpunkte der primären Öffnung schließt. Alle anderen Impulse werden dadurch von der Röhre abgehalten (Siemens-Ölinduktor). Beim Symmetrieapparat, der vielleicht heute noch ab und zu Verwendung findet, ist eine in Stickstoffatmosphäre laufende feststehende Ventilfunkenstrecke (Spitze—Platte) zwischen den beiden symmetrisch angeordneten Induktorspulen eingesetzt.

Eine COOLIDGE-Röhre mit kalter Anode (Wasserkühlung) kann direkt an den Induktor angeschlossen werden (Ventilwirkung der Elektronenröhren), ebenso unter Umständen ein Ionenrohr, wenn die Summe sämtlicher negativer Impulse von kleinem Energieinhalt (kurze Zeit, geringe Spannung) ist. Durch verschiedene Kunstgriffe kann diese Forderung erfüllt werden. Einmal kann die Zahl der Unterbrechungen pro Zeiteinheit gesteigert werden, dies jedoch nicht unbeschränkt; das Optimum der Unterbrechungszahl liegt bei etwa 40 bis 50 Unterbrüchen in der Sekunde. Durch die Steigerung der Zahl der Unterbrechungen wird einerseits die Leistung des Apparats erhöht, anderseits aber kommen in kleinen Zeiten ceteris paribus weniger Eigenschwingungswellen zustande. Durch Vergrößerung der dem Unterbrecher parallel geschalteten Kapazität wird ferner die Schwingungsdauer der Eigenschwingung erhöht, und so ist es möglich, durch günstige Bemessung des Kondensators einerseits und durch passende Erhöhung der Unterbrechungszahl zu erreichen, daß die Schließung der Primärstromes gerade nach Ablauf der ersten Öffnungswelle erfolgt. Der Schließungsimpuls ist bekanntlich viel kleiner und würde gegebenenfalls, wenn keine Ventilvorrichtung vorhanden wäre, wenig schaden. Es ist weiter zu beachten, daß ein Ventil um so besser sperrt, je geringere Spannungen es abzuhalten hat. Deshalb ist es von Vorteil, die Eigenschwingungen möglichst intensiv zu dämpfen, was durch Erhöhung der sekundären Leistung geschehen kann.

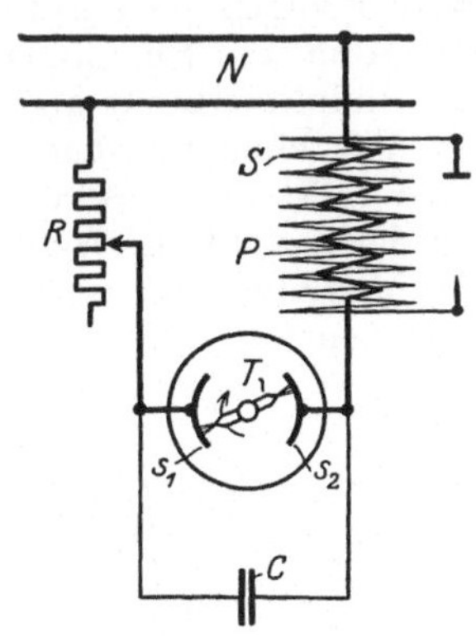

Abb. 84. Schaltbild eines Induktorapparats mit Unterbrecher. *N* Gleichstromnetz, *R* regulierbarer Vorschaltwiderstand, *T* rotierender Quecksilberunterbrecher, S_1 und S_2 feststehende Segmente desselben, *C* der Unterbrechungsstelle parallel geschaltete Kapazität, *P* Primär-, *S* Sekundärspule des Induktors.

b) Unterbrecher.

Wir hatten bis anhin nur von den Vorgängen bei der Öffnung und bei der Schließung des Primärstromes gesprochen. Um in bestimmten Zeitabständen Stromschluß und -unterbruch folgen zu lassen, bedient man sich eines in der Primärleitung mit dem Induktor in Serie geschalteten Unterbrechers. Als solcher diente früher der WAGNERsche Hammer oder eine nach diesem Prinzip gebaute ähnliche Vorrichtung. Auch mechanische, besonders angetriebene Unterbrecher, bei denen ein Metallstab rhythmisch in Quecksilber getaucht wurde, waren in Gebrauch. Alle diese Formen, auch der elektrolytische WEHNELT-Unterbrecher, sind heute aus der Praxis verschwunden und bedeutungslos geworden. Soweit in neuerer Zeit überhaupt noch Induktorapparate in Gebrauch sind, werden diese mit einem rotierenden Quecksilberunterbrecher ausgestattet. Die Rotation desselben wird durch einen Motor bewerkstelligt. Er betreibt eine mit seiner Achse direkt oder mittels Saite gekoppelte vertikale Welle, die zwei Röhrchen oder offene Rinnen (Konstantunterbrecher) trägt. Die eine, untere, achsennahe Mündung derselben taucht in einen Quecksilbernapf. Nach oben divergieren die beiden in der Achsenebene gelegenen Rohre nach außen und tragen an ihrem oberen, äußeren Ende eine Düse. Durch die Drehung der Welle mit den Düsen erfährt das in dem unteren Teil der Röhrchen liegende Quecksilber eine Zentrifugalbeschleunigung, wird dadurch hochgetrieben und spritzt aus den Düsen in den von einem Gehäuse umschlossenen Raum. Das Quecksilber spritzt entweder gegen das Gehäuse und fällt in den Napf zurück. An bestimmten Stellen dagegen sind paarige Segmente angebracht, die von dem Quecksilberstrahl getroffen werden. Ist letzteres der Fall, so wird der Strom, der an einem Segment zu-, vom anderen weggeführt wird, durch das Quecksilber hindurch geschlossen. Zur Vermeidung der früher besprochenen Funken an den Unterbrechungsstellen wird die Unterbrechung in Leuchtgas bewerkstelligt, das dank seines Wasserstoffgehaltes als besonders günstig für diesen Zweck befunden wurde. Der Induktorapparat kann nicht nur mit Gleichstrom, sondern auch mit Wechselstrom betrieben werden. Als Antriebsmotor für den Quecksilberunterbrecher wird dann ein Synchronmotor verwendet, und die Segmente werden so gestellt, daß ein Stromschluß stets in derselben positiven Phase des primären Wechselstromes stattfindet, und zwar im ansteigenden Schenkel der Stromkurve. Die Öffnung erfolgt zweckmäßig etwas nach dem Maximum, d. h. dann, wenn der in der Spule fließende Strom sein etwas verzögertes Maximum erreicht hat (Neo-Symmetrieapparat).

Zum Regulieren der Spannung des Induktorapparats wird am zweckmäßigsten ein Vorschaltwiderstand in den primären Stromkreis eingefügt. Beim Symmetrieapparat wird die Primärspannung an einem Spannungsteiler abgegriffen.

4. Transformatorapparate.

a) Hochspannungstransformatoren.

Der Transformator ist prinzipiell gleich gebaut wie der Induktor (Abb. 85). Er besteht ähnlich wie dieser aus einem Eisenkern K, der mit zwei Spulen, einer primären (P) oder Niederspannungsspule und einer sekundären oder Hochspannungsspule S umwickelt ist. Bei den weitaus meisten Transformatoren ist der Eisenkern im Gegensatz zu den Induktoren magnetisch geschlossen. Die Schließung des Eisenkernes hat den Vorteil geringerer magnetischer Streuung, denn die Kraftlinien verlaufen dann dank der erheblich höheren Permeabilität des Eisens gegenüber der Luft fast vollständig in dem geschlossenen Kern. So kommt es denn, daß beim Verschwinden und Entstehen der Kraftlinien sozusagen sämtliche Windungen, die um den Kern gelegt sind, geschnitten werden. Dadurch wird einmal der Nutzeffekt des Transformators erhöht, denn es wird keine Primärenergie dazu verbraucht, um Kraftlinien entstehen zu lassen, die sekundärseitig keine induktive EMK hervorrufen.

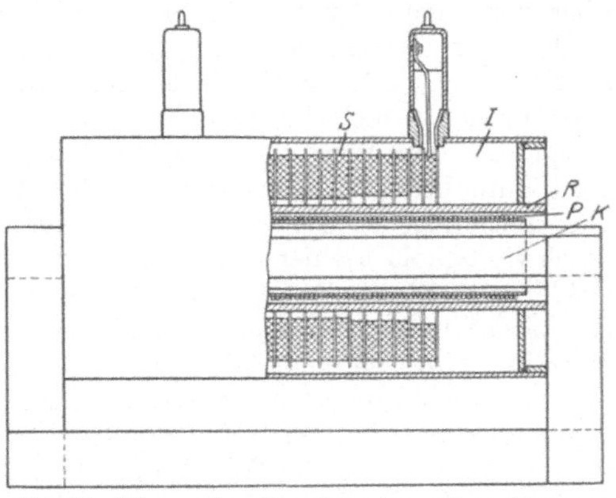

Abb. 85. Schema eines Transformators mit geschlossenem Eisenkern. (Bezeichnung wie in Abb. 82.)

Ein weiterer Vorteil des geschlossenen Eisenkernes liegt in folgendem: Denken wir uns den Transformator primärseitig von einem sinoidalen Wechselstrom gespiesen, ohne daß sekundärseitig Strom entnommen wird. Der Transformator' läuft dann leer. In allen um den Kern gelegten Windungen wird eine induktive elektromotorische Gegenkraft erregt, die in jedem Zeitmoment nur um ein geringes niedriger ist als die jeweilige Primärspannung, die aber letzterer entgegengerichtet ist. Die Stromstärke, die bei Leerlauf in der Primärspule fließt, ist also sehr gering *(Leerlaufstrom)*. Sie ist nicht 0, weil zum Magnetisieren (Hysterese) des Eisens eine gewisse Energie nötig ist *(Eisenverlust)*, trotzdem durch Lamellierung des Kernes die Wirbelstromverluste weitgehend vermieden werden. Ebenso müssen die OHMschen Widerstände im Primärkreis überwunden werden *(Kupferverlust)*. An den sekundären Klemmen des Transformators herrscht aber auch bei Leerlauf eine bestimmte maximale oder effektive Spannung. Wird nun sekundärseitig Strom entnommen, so sinkt die Spannung je nach der Größe der Belastung ab (prozentualer Spannungsabfall).

Diese Tatsache hat einen doppelten Grund. Einmal sind jetzt auch in der sekundären Spule Kupferverluste zu decken, weil der OHMsche Widerstand beim Stromfluß nun zur Geltung kommt. Ein weiterer Grund liegt aber in der magnetischen Streuung der Kraftlinien. Je größer die Streuung, desto größer wird der Spannungsabfall bei Belastung des Transformators. Deshalb sind Transformatoren mit geschlossenem Eisenkern solchen mit offenem oder Induktoren vorzuziehen. Es wurde schon bemerkt, daß durch Verringerung der Streuung der Nutzeffekt steigt und bei guten Röntgentransformatoren den Wert von 90% erreichen kann. Ebenso bewirkt die Herabsetzung der Streuung eine Verkleinerung des Spannungsabfalles, indem aus der primären Stromquelle, sofern diese leistungsfähig genug ist, weitere Energie entnommen wird. Durch die Belastung des Transformators wird die induktive Gegenspannung im Primärkreis herabgesetzt, entsprechend dem Energieverbrauch auf der Sekundärseite. An den Klemmen der Primärspule liegt deshalb eine größere EMK, die unter sonst gleichen Umständen zu einer größeren Stromstärke führt. Es kann nicht unerwähnt bleiben, daß nicht nur die induzierte Spannung zu sinken braucht, sondern es kann sich auch die Phase der induzierten Spannung gegenüber derjenigen der Primärspannung verschieben.

Die Verhältnisse sind hier ganz ähnlich wie bei der Umwandlung von elektrischer Energie in mechanische beim Elektromotor. Wenn derselbe leer läuft, wird in den Ankerwindungen ebenfalls durch die Rotation eine Gegenspannung erregt, die den Wert der primären fast erreicht und sie bis auf einen kleinen Rest aufhebt. Bei Leerlauf wird also auch hier nur wenig Strom verbraucht. Bei mechanischer Belastung sinkt die Gegenspannung, weil die Rotationsgeschwindigkeit kleiner wird, die Differenz gegenüber der Netzspannung wird größer, die Stromstärke entsprechend ebenfalls, und der Motor entnimmt die zur Überwindung des mechanischen Widerstandes notwendige Energie aus dem Netz in Form von elektrischer Energie.

Das Verhältnis von Primärspannung zu Sekundärspannung, das *Übersetzungsverhältnis*, ist wie beim Induktor auch beim Transformator ceteris paribus durch das Verhältnis der Windungszahlen der primären und sekundären Wicklung gegeben. Grundsätzlich kann durch die Wahl der Windungszahlen jedes Übersetzungsverhältnis realisiert werden. Bei Hochspannungstransformatoren, wie sie in der Röntgentechnik Verwendung finden, von denen sehr hohe sekundäre Spannungen verlangt werden, muß auf die Isolation besondere Sorgfalt verwendet werden. Es ist vor allem die Isolation zwischen Nieder- und Hochspannungsseite (R) ausreichend zu wählen, um ein Überschlagen und damit die Gefährdung der den Apparat bedienenden Person zu verhindern. Die Isolierung der einzelnen Windungen gegeneinander, der einzelnen übereinander gewickelten Lagen und der einzelnen Spulen, in die die Sekundärspule eines Hochspannungstransformators meistens aufgelöst ist, hat lange Zeit Schwierigkeiten bereitet, ist aber heute durch Verwendung von Öl in einwandfreier Weise gelöst.

Da die Isolierfähigkeit eines Dielektrikums mit zunehmender Temperatur stark abnimmt, ist eine Erwärmung des Transformators zu vermeiden. Dies kann am besten dadurch geschehen, daß der Eisenkern, wie besprochen, geschlossen wird. Dadurch wird der Nutzeffekt vergrößert. Je kleiner nämlich die Erwärmung, um so größer der Nutzeffekt, weil die ganze im Transformator scheinbar verlorene Energie in Wärme umgewandelt wird.

Hochspannungstransformatoren von der in Abb. 85 gezeichneten Form sind für Röntgenzwecke konstruiert worden. Man hatte dabei die Absicht, nur die Sekundärspule in Öl zu legen. Die Primärspule und der Eisenkern bleiben dabei an der Luft und werden durch diese gekühlt. Heute wird jedoch der Eisenkern mitsamt den Spulen in einen Ölkessel gebracht, so daß der Kern nicht mehr sichtbar ist. Der Transformator hängt meistens am Deckel des Ölkessels und wird beim Aufsetzen desselben im Isolationsmittel eingetaucht. Der Deckel trägt auch die Durchführungen der Enden der Sekundärspule, eventuell auch der Mitte derselben oder nur für das eine Ende je nach Bedarf. Diese Durchführungen müssen ausgezeichnete Isolation für hohe Spannungen aufweisen; sie bestehen deshalb heute meistens aus keramischen Isolationsmitteln, d. h. aus Porzellan, während früher noch oft Pertinax (Isolationsmasse aus gepreßtem Papier mit Bindemittel aus Harz

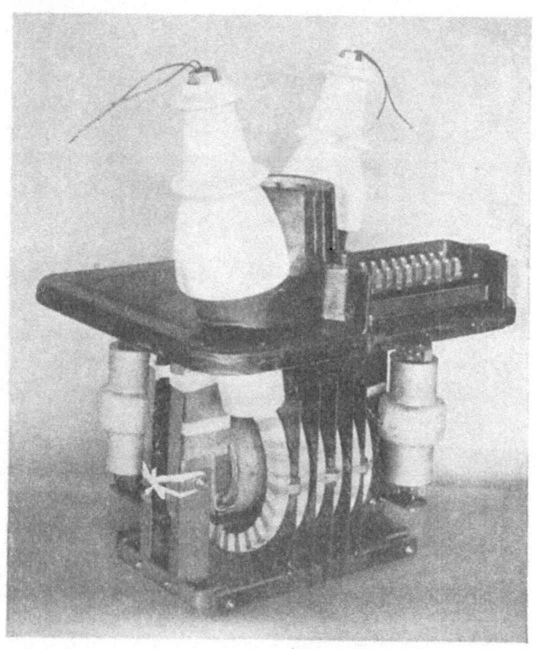

Abb. 86. Moderner Hochspannungstransformator für Röntgenzwecke, ohne Ölkessel (Siemens).

u. a.) verwendet wurde. Dieses Material erträgt aber die Feuchtigkeit nicht so gut wie Porzellan. Die Abb. 86 zeigt eine Innenansicht eines Transformators für 120 kVs und 500 mA bei 80 kVs Gleichstromleistung. Man erkennt die massig dimensionierten Durchführungen.

Eine Röntgeneinrichtung ist eine elektrische *Hausinstallation*, bei welcher Hochspannung entsteht. Bei den Fabrikationsfirmen für Röntgenapparate ist deshalb schon seit vielen Jahren eine lobenswerte Tendenz zur Verkleinerung der Apparate feststellbar. Sowohl durch engen Zusammenbau der Gleichrichteranordnungen, aber auch durch äußerste Ausnutzung von Kupfer und Eisen im Transformator sind bemerkenswerte Resultate erzielt worden. Ganz besondere Sorgfalt muß dabei naturgemäß auf die Isolation verwendet werden. Es können selbstredend nur allerbeste Isolationsmittel Verwendung finden. Außerdem aber wird zur Vermeidung von Luftblasen der Transformator unter Vakuum und unter Erhitzung in das Öl eingesetzt. Spitzenleistungen im raumsparenden Aufbau bedeuten die Kleinstapparate unter Zusammenbau von Transformator und Röhre in gemeinsamem Behälter, z. B. die kleinsten Ausführungsformen mit

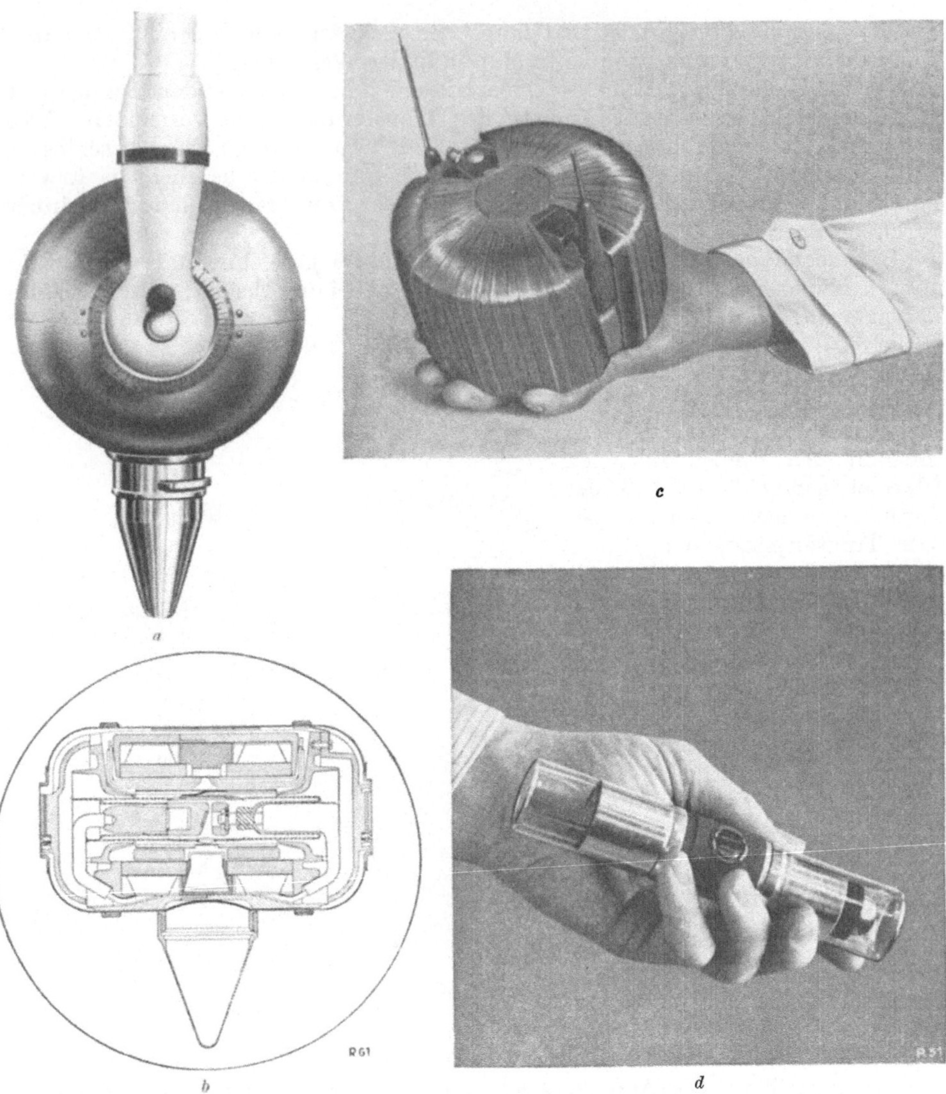

Abb. 87. Kleinstapparate, Röhre und Trafo im gemeinsamen Gehäuse.
a Ansicht der Siemenskugel; *b* Schnitt durch den Centralixapparat von Philips; *c* der Transformator der Kugel; *d* die Röhre des Centralix.

einer Leistung von 15 mA bei 60 bis 65 kV (Röntgenkugel von Siemens; Centralix von Müller), oder die leistungsfähigeren, wie die Röntgenkamera mit 50 mA und 65 kV. Die Abb. 87a und b zeigen die Außenansicht dieser kompendiösen Apparate.

b) Regulierung der Hochspannung.

Sowohl für diagnostische als auch für therapeutische Anwendung der Röntgenstrahlen benötigen wir im allgemeinen verschieden hohe Spannungen. Es muß deshalb die Sekundärspannung des Hochspannungstransformators für verschiedene Zwecke mehr oder weniger genau, stets aber reproduzierbar einreguliert werden können.

Für diese Regulierung stehen drei Möglichkeiten zur Verfügung: Die Regulierung 1. durch Wahl der Primärspannung, 2. durch Wahl der Primäranzapfung, 3. durch Wahl der Sekundärabzapfung.

1. Das Übersetzungsverhältnis der Primär- zu der Sekundärspannung ist nahezu konstant unabhängig von der Höhe der Primärspannung. Durch Regulierung der Primärspannung ist also auch die Hochspannung einstellbar. Im Niederspannungsgebiet ist die Spannungswahl eine einfache Sache; sie kann in beliebig kleinen Intervallen, also auch praktisch kontinuierlich erfolgen. In Abb. 88a ist ein sog. Vor- und *Reguliertransformator* schematisch dargestellt. Er ist mit seiner Primärspule an das Netz angeschlossen. Seine Sekundärspule ist in beliebig viele und beliebig kleine Spannungsintervalle abgezapft. Durch einen Stufenschalter wird die gewünschte Spannung eingestellt und dem Primärkreis des Hochspannungstransformators zugeführt. Im allgemeinen besitzt aber

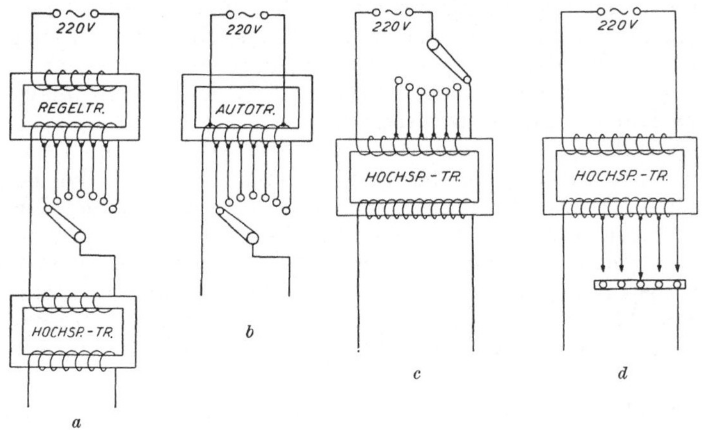

Abb. 88. Regulierung der Hochspannung.

a Durch Vortrafo; *b* durch Vortrafo in Sparschaltung; *c* durch Primäranzapfung; *d* Sekundäranzapfung des Hochspannungstrafo selbst.

der Regulier- oder Stufentransformator nicht zwei Spulen, sondern er ist in Sparschaltung mit nur einer Wicklung als sog. Autotransformator ausgeführt. Es werden dann die Summen der in den einzelnen Windungen induzierten Spannungen gewählt und damit der Hochspannungstransformator gespeist (vgl. Abb. 88b). Das Übersetzungsverhältnis dieser Vortransformatoren ist meist sehr klein, etwa 1 : 1; es werden meist die 220 V der Netzspannung aufgeteilt.

Wenn die Spannungsregulierung möglichst fein erfolgen soll, so steht der Aufteilung des benötigten Spannungsgebietes in beliebig viele kleine Stufen nichts im Wege. Dieses Verfahren vergrößert allerdings den Stufentransformator unter Umständen sehr erheblich, namentlich wenn die einzelnen Kontakte entsprechend einer großen Leistung eine gewisse Größe nicht unterschreiten dürfen. Zur Feinregulierung wird dann ein größeres Intervall durch einen zweiten Transformator weiter aufgeteilt. Dieser zweite Reguliertransformator kann dann viel kleiner dimensioniert werden, weil an seinem Ende nur kleine Spannungen, eben die Spannungen der stets gleichen Intervalle von einigen Volt gelegen sind. Der kleineren Leistung angepaßt, wird auch der Eisenkern bedeutend kleiner. Es werden dann die einzelnen Windungen direkt durch einen Läufer wie bei einem veränderlichen Rheostaten abgegriffen. Der Stufenschalter muß dann allerdings besonders eingerichtet sein. Der zweite Induktionsregler wird abwechslungsweise parallel zu dem letzten Spannungsintervall der gewählten Gesamtspannung geschaltet, und zwar so, daß bei fortschreitender Stufenwahl abwechslungsweise stets nur ein Ende der zweiten Spule gelöst, dann aber gleich zwei Stufen weiter nach vorwärts gelegt wird. Der Einfachheit halber kann der zweite Transformator durch einen leistungsfähigen Widerstand ersetzt werden, wenn es gilt, stets ein und dieselbe bekannte Last zu regulieren, wie z. B. im Therapiebetrieb.

2. Die zweite Regulierungsmöglichkeit besteht darin, daß man die Primärspule des Hochspannungstransformators erweitert, und zwar um das Verhältnis der größten und kleinsten Spannung (vgl. Abb. 88 c). Die erweiterte Spule wird dann wieder mehrmals in beliebigen Intervallen unterteilt. An den einzelnen Abzapfungen wird immer die gleiche Spannung, z. B. die Netzspannung, angelegt. Die resultierende Sekundärspannung ist dann, wie leicht einzusehen ist, der Spannung pro Windung proportional, also um so größer, an je weniger Windungen die konstante Eingangsspannung angelegt wird. Durch diese Art der Regulierung wird ein Vortransformator vermieden, aber das Kupfer (Windungszahl) der Primärseite des Hochspannungstransformators vermehrt. Für sehr große Leistungen ist es sicher vorteilhaft, den Nutzeffekt der ganzen Anlage durch den Fortfall eines Transformators zu verbessern.

Bei Diagnostikapparaten, die auf kurze Zeit extrem hohe Leistungen hergeben sollen, ist es oft geboten, alles zu vermeiden, was den früher besprochenen Spannungsabfall vergrößern könnte. Um z. B. den Widerstand der Leitungen zwischen Transformator und Stufenschalter, die unter Umständen sehr lang sein können, zu umgehen, hat man ferngesteuerte Stufenschalter gebaut und diese mit dem Hochspannungstransformator im Maschinenraum untergebracht, bzw. direkt an den Ölkessel des Transformators angebaut. Diese konstruktiv nicht sehr einfachen, sogar kontinuierlichen Reguliermechanismen arbeiten störungsfrei.

3. Die bis anhin beschriebenen Spannungsregulierungen haben den Nachteil, daß der Eisenkern des Hochspannungstransformators nicht immer bei gleicher optimaler magnetischer Sättigung (siehe S. 122) arbeitet. Deshalb haben Koch und Sterzel für ihre Höchstleistungsdiagnostikapparate die *Sekundärregulierung* angewendet, wie sie in Abb. 88 d schematisch dargestellt ist. Hier ist die Sekundärspule bei verschiedenen Windungszahlen angezapft und herausgeführt. Der Anschluß an die Sekundärstufen ist im Hochspannungsteil naturgemäß nicht so einfach wie primärseitig; die Kontakte müssen am besten in Öl verlegt werden. Durch die Sekundärregulierung wird einerseits der Spannungsabfall bei Belastung merklich herabgesetzt und anderseits die Leistung, bezogen auf das Kupfer und Eisengewicht, erhöht.

c) Ventile und Gleichrichteranordnungen.

α) Ventile.

Ein Ventil ist eine Vorrichtung, die den Strom nur in einer Richtung durchtreten läßt, um ihn in der entgegengesetzten Richtung zu sperren. Es gibt eine ganze Reihe von elektrischen Ventilen mit sehr verschiedenen Eigenschaften (Quecksilberdampf, elektrolytische, Sperrschichtzellen, Kristalloberflächen usw.). Für die Hochspannungstechnik kommt nur das *Glühventil* in Frage. Seine Wirkungsweise haben wir bei der Besprechung der Röntgenröhren angedeutet. In einer Elektronenröhre mit kalter Anode kann der Strom nur in der Richtung von der Anode zur Kathode fließen, weil anderseits die Elektronen lediglich sich von der Kathode zur Anode bewegen können. Dies hinwiederum, weil an der Anode keine Elektrizitätsträger zur Verfügung stehen, solange die Anode kalt ist und keine anderen Elektrizitätsträger bei schlechtem Vakuum, etwa eines Gases, vorhanden sind. Kalte Anode und höchstes Vakuum sind also unbedingte Voraussetzung für die Funktion eines Hochvakuumglühventils.

Die Luftleere braucht nicht besser zu sein als bei den Röntgenröhren, wir kennen die Hauptsachen von dort her. Es ist ein leichtes, die Anode kalt zu halten, zumal der Spannungsabfall an den Enden des Ventils möglichst klein gehalten wird. Es werden dann die Elektronen auch wenig beschleunigt und treffen deshalb mit geringer Geschwindigkeit auf die Anode auf. Die allfällig dabei entstehenden Röntgenstrahlen sind derart weich, daß sie von der Glaswand des Ventils vollständig verschluckt werden. Um den Spannungsabfall möglichst klein zu machen, muß der Widerstand des Ventils möglichst herabgesetzt werden. Letzterer verhält sich aber nicht nach dem OHMschen Gesetz, d. h. die Stromspannungslinie verläuft nicht geradlinig, sondern beschreibt, wie wir beim Röntgenrohr (S. 91) gesehen haben, eine Sättigungskurve. Der Sättigungsstrom liegt um so höher, je größer die Glühtemperatur. Wird diese bzw. die Heizstromstärke so hoch gewählt, daß sie weit außerhalb des Arbeitsgebietes liegt, so gilt für dieses ungefähr das OHMsche Gesetz. Wenn zudem noch auf möglichst günstige Form und gegenseitige Lage von Anode und Kathode Bedacht genommen wird, so kann der Widerstand bedeutend herabgesetzt werden. Naturgemäß wird dann eine Sammelvorrichtung wie bei den Röntgenröhren beschrieben, an der Kathode weggelassen; im Gegenteil wird die Kathode möglichst offen konstruiert, d. h. es ragen die Glühfäden frei in den Raum. Die Anode steht dem Glühfaden direkt gegenüber oder, noch besser, umhüllt die Kathode zylindrisch oder topfförmig. Gerade durch die *Topfanode* wird der Spannungsabfall möglichst herabgesetzt, es wird zudem mit relativ geringer Heizleistung eine sehr große Leitfähigkeit erzielt. Verschiedene Anordnungen der Elektroden zeigt die Abb. 89.

Wird nun die Heizung herabgesetzt, und zwar so weit, bis das Arbeitsgebiet in das Gebiet der Sättigung reicht, so steigt die Spannung an den Enden des Ventils langsam an, weil sein Widerstand größer wird. Dadurch erhalten die Elektronen eine größere Geschwindigkeit und ihre Energie reicht nun aus, um die Anode zum Glühen zu bringen. Steigt die Temperatur der Anode hoch genug, so hört das Ventil auf, als solches zu funktionieren; es sperrt die Fehlphase nicht mehr. Die auf den Glühfaden auftreffenden Elektronen der Anode zertrümmern die Kathode und das Ventil wird zerstört, mit ihm oft auch noch andere Teile des Hochspannungsgenerators. Aber schon bevor der Tod des Ventils eintritt, tritt eine andere Unzulänglichkeit in Erscheinung. Die schnellen Elektronen erzeugen eine merkliche Menge von Röntgenstrahlen, die unter Umständen schädlich sein kann. Ferner aber geht der Spannungsabfall am Ventil der Röhrenspannung verloren. Dadurch wird naturgemäß die Wirksamkeit der Röntgenröhre sehr in Mitleidenschaft gezogen. Man achte deshalb peinlichst auf richtige Einstellung der Ventilheizungen.

Neben dem besprochenen, bis vor wenigen Jahren für Röntgenzwecke fast ausschließlich verwendeten Hochvakuumglühventil wird heute auch das gasgefüllte Glühventil benutzt. Im *Gasventil* von Philips wird die Glühkathode nur auf niedrige Temperatur geheizt. Trotzdem emittiert die auf der Kathode aufgetragene Oxydschicht sehr viele Elektronen. Die Zahl der Elektronen würde aber nicht ausreichen, um den gewünschten Strom zu bewerkstelligen, sie bewirken nur eine Vorionisation. Die überwiegend größte Zahl der Elektrizitätsträger entsteht durch Stoßionisation des Gases. Es handelt sich also um ein Ventil, bei dem die Leitung durch Ionen erfolgt. Die Ionisation wird also durch die Elektronen der Oxydkathode eingeleitet. Da aber diese Ionisation

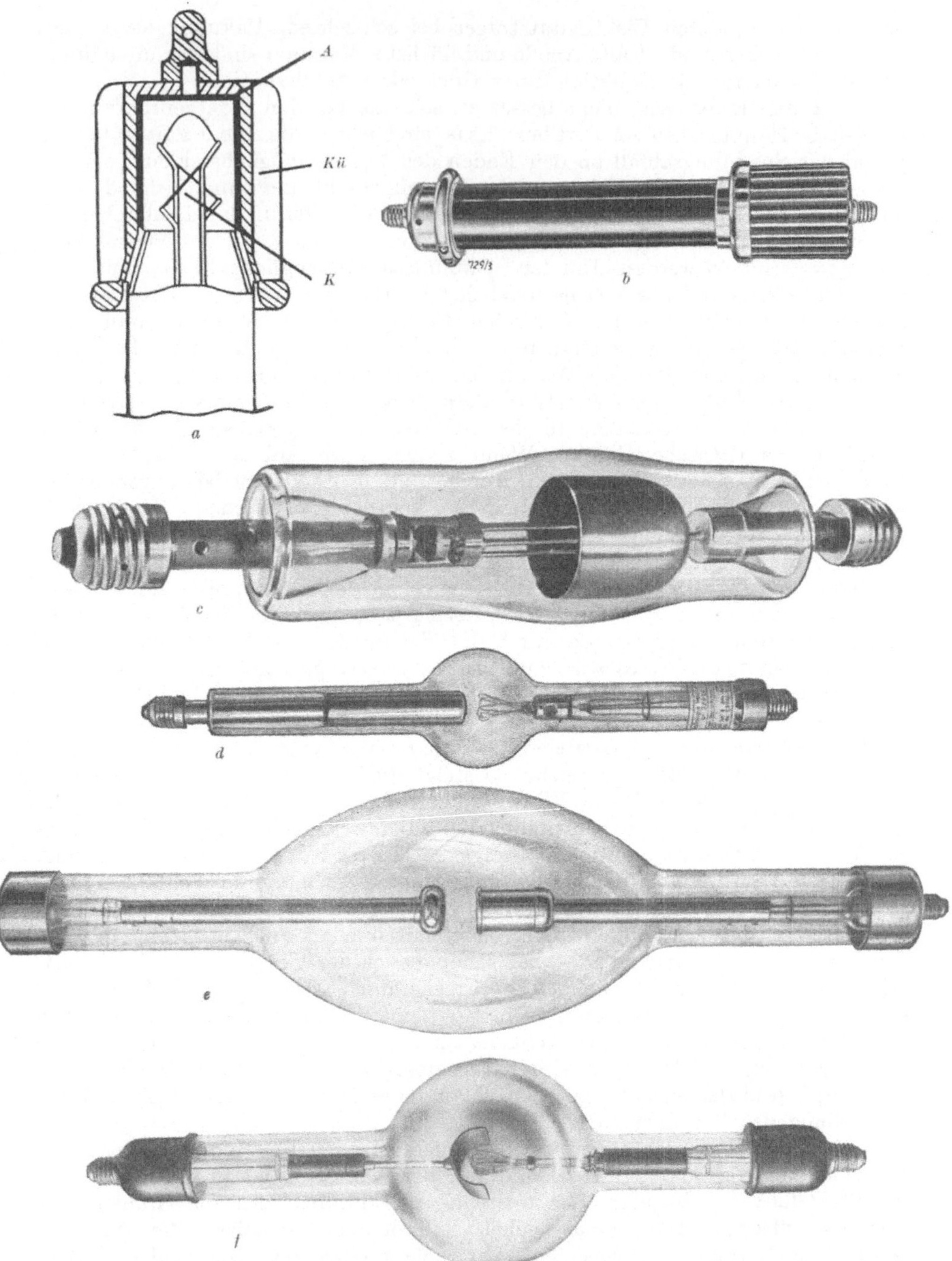

Abb. 89. Verschiedene Elektroden von Ventilen.

a Topfventil mit metallischem Entladungsraum *A*; derselbe ist aus Chromeisen unmittelbar an das Glas angeschmolzen (Metalixprinzip); die Glühkathode *K* ist symmetrisch um die Achse des zylindrischen Topfes angeordnet; *Kü* Kühlrippen (schematischer Schnitt durch den Topf). — *b* Ansicht desselben Ventils. — *c* Die Topfanode liegt gänzlich im Vakuum (Novellaventil). — *d* Girlandenförmiger Glühkathodenfaden gegenüber einer Kugelpelotte als Anode (Radiologie). — *e* Ventil für 400 kV Sperrspannung (Siemens). — *f* Hochleistungsventil mit muldenförmiger Anode (Siemens).

nur in der Phase auftritt, wo die Kathode negativ wird, wirkt die Anordnung als Ventil und sperrt die gegenläufige Phase. Die Abb. 90a zeigt das Glasrohr, in dem das Gas, Quecksilberdampf von $2 \cdot 10^{-3}$ mm Druck, eingeschlossen ist. Damit das Ventil einwandfrei sperrt, muß peinlichst dafür gesorgt werden, daß der Spannungsabfall innerhalb der Gassäule vollständig regelmäßig erfolgt. Mittels eingeschmolzener Hilfselektroden (Abb. 90a) wird der Feldverlauf innerhalb des Ventils von außen gesteuert,

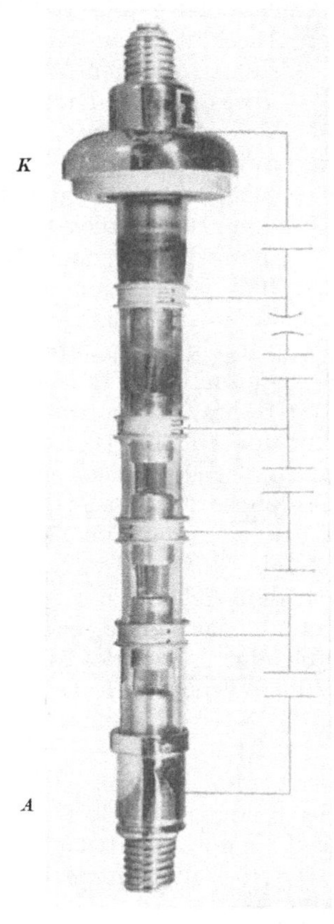

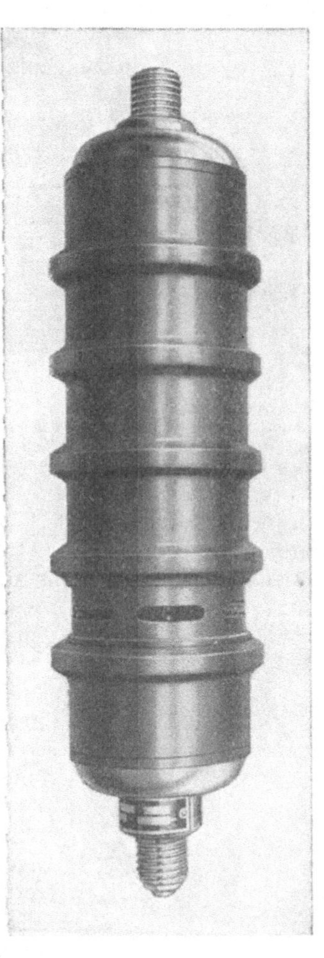

a   b

Abb. 90. Gasgefülltes Glühventil (Philips).
a Glasröhre mit Anode A und Kathode K; die Unterteilung durch die Metallzylinder ist deutlich zu sehen, mit ihr sind die außen gelegenen Ringe zur Verbindung mit den Kondensatoren leitend verbunden. b Ansicht des Ventils.

und zwar dadurch, daß die ganze Sperrspannung außerhalb des Ventils durch Kondensatoren gleichmäßig aufgeteilt wird, wie die Abb. 90b zeigt. Diese Kondensatoren sind als Ringe um den Glaszylinder herum angeordnet. Die Hilfselektroden haben im weiteren noch den Zweck, die ganze Gassäule in einzelne 0,5 cm lange Teilstrecken aufzuteilen. Dadurch wird die Sperrspannung erhöht. Das Gasventil hat den Vorteil, daß trotz geringer Heizleistung ein sehr großer Strom mit sehr wenig, etwa 50 V, Spannungsverlust durchgelassen wird. Die Zündspannung dagegen beträgt etwa 7 kV.

β) Gleichrichtung mit Ventilen.

Verkehrte Spannungsimpulse werden durch die Elektronenröntgenröhren mit kalter Anode allein gesperrt. Es kann also die Röhre direkt an die Enden der Sekundärwicklung des Hochspannungstransformators angeschlossen werden. Grundbedingung ist, daß die Anode während der ganzen Belastung und überall, wo Elektronen auftreffen, kalt bleibt. Diese Forderung ist für kleine Leistungen und durch geeignete Röhrenkonstruktion auch leicht zu erreichen. Für größere Leistungen wird die Röhre durch den *direkten Anschluß* unter Umständen gefährdet. Neue Röhren können den direkten Anschluß auch für große Lasten ertragen. Wenn sie aber älter werden und ihr Brennfleck rauht sich stark auf, sogar so weit, daß kleine Spitzen entstehen, dann können diese Spitzen mangels genügender Kühlung isoliert zum Glühen kommen. Dadurch wird verkehrten Spannungsimpulsen der Weg durch die Röhre freigegeben (Rück-

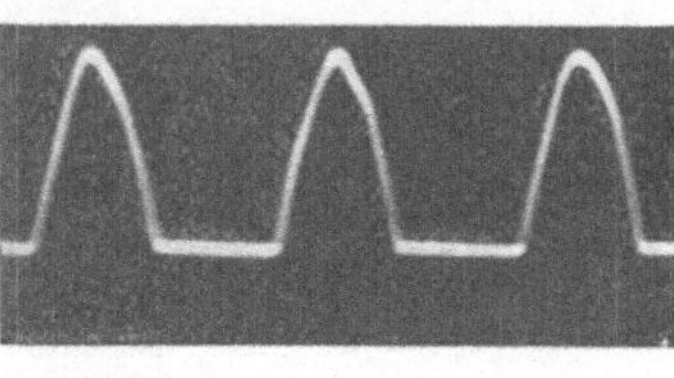

Abb. 91. *a* Anschluß der Röntgenröhre über ein Ventil in Serie. *Tr* Hochspannungstransformator, *V* Ventil, *R* Röhre, T_H Trafo für Ventilheizung, T_R Heiztrafo für Röntgenröhre. — *b* Spannungsverlauf, schematisch. — *c* Oszillographische Aufnahme des Spannungsverlaufes.

zündung) und die Röhre leidet Schaden oder wird akut unbrauchbar (vgl. S. 102).

Übersteigt die benötigte Leistung einen bestimmten Betrag, so daß eine mit ihr betriebene Röhre nicht mehr mit Sicherheit die Fehlphase zu drosseln vermag, müssen andere Vorkehrungen getroffen werden. Am besten schaltet man ein *Glühventil in Serie* mit der Röntgenröhre, nach dem Schema der Abb. 91.

Bei direktem Anschluß der Röhre oder über ein Ventil wird nur die eine Phase des Wechselstromes ausgenutzt *(Halbwellenbetrieb)*. Die Spannung hat die Form der *intermittierenden Gleichspannung*, wie die Abb. 91, unten, schematisch zeigt. Es liegt auf der Hand, daß dann folgende Eigentümlichkeiten des Betriebes in Erscheinung treten müssen: 1. Der Transformator ist ebenfalls nur einphasig belastet; ein Spannungsabfall wird also nur in der belasteten Halbperiode eintreten, und es wird deshalb die Leerphase eine höhere Spannung aufweisen gegenüber der belasteten Halbperiode. 2. Auf der

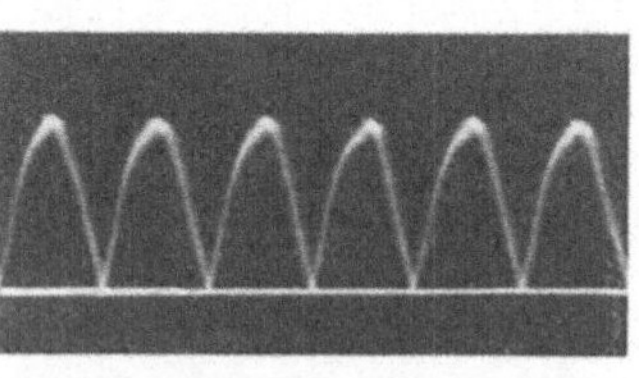

Abb. 92. *a* GRÄTZsche Schaltung (vier Ventile). *Tr* Hochspannungstrafo, *R* Röhre, V_1 bis V_4 Ventile, T_H Heiztransformatoren für Ventile, T_R Heiztrafo für Röhre; *b* Schematischer, *c* oszillographisch aufgenommener Spannungsverlauf.

anderen Seite ist die Momentanbelastung für die belastete Halbperiode doppelt so groß, wie wenn sie auf zwei Phasen verteilt wäre. Dadurch kann der Spannungsabfall für gleiche Röhren belastung empfindlich ansteigen. 3. Um in der Röntgenröhre eine gleiche mittlere Stromstärke zu erreichen wie mit beiden Phasen, muß der Glühfaden kräftiger geheizt werden, damit die momentane Emission desselben doppelt so groß wird. Dadurch wird die Momentanbelastung des Brennfleckes in der Lastphase ebenfalls doppelt so groß als bei gleichgerichtetem pulsierendem Gleichstrom (siehe später). Dadurch wird der Röhrenverschleiß vergrößert bzw. die Belastbarkeit herabgesetzt.

Es liegt deshalb nahe, für größere Leistungen die im Halbwellenbetrieb unbenutzt gelassene Leerphase ebenfalls zur Leistung heranzuziehen. Zu diesem Zwecke braucht man lediglich die abgedrosselte Fehlphase durch geeignete Vorrichtungen umzudrehen nach der schematischen Abb. 92, unten, so daß diese Spannungsimpulse auch nach der positiven Richtung fließen. Dies geschieht mittels vier Glühventilen mit den dazugehörigen Heiztransformatoren in einer Schaltung, wie sie nach Abb. 92 von GRÄTZ erstmals angegeben wurde. Für Diagnostikapparate mittlerer und großer Leistung ist diese GRÄTZsche *Schaltung* sehr geeignet. Von den beiden Enden der Oberspannungswicklung führt je ein Ventil mit Stromrichtung einerseits vom Polhorn weg und anderseits zu demselben. Die Kathoden der ersteren und die Anoden der letzteren werden zusammen verbunden und bilden den Plus- bzw. den Minuspol der Apparatur. Auf der Anodenseite des Systems liegt ein gemeinsamer Heiztransformator für beide Ventile; auf der Kathodenseite des Systems dagegen ist der Heiztransformator für die Röntgenröhre zu suchen. Die kathodenseitigen Ventile werden durch Transformatoren geheizt, die mit dem Hochspannungstransformator im gemeinsamen Ölkessel liegen und gleiche Spannung aufweisen wie seine Pole.

Für höchste Leistungen werden ähnlich der GRÄTZschen Schaltung alle drei Phasen des Drehstromes mit sechs Ventilen gleichgerichtet. Der Aufbau dieses *Drehstrom-* oder *6-Ventil-Apparats*

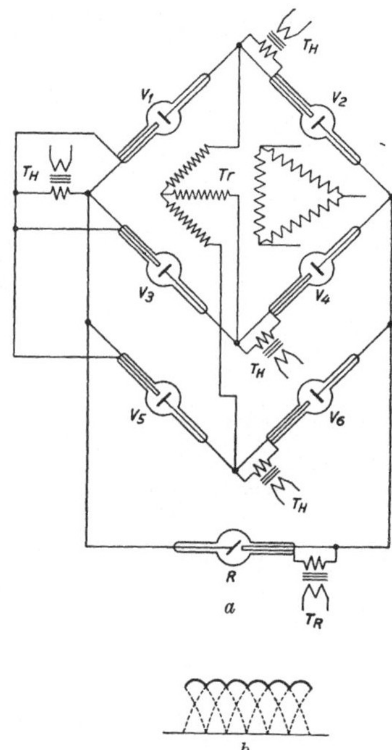

Abb. 93. *a* GRÄTZsche Schaltung (sechs Ventile). Bezeichnungen wie in Abb. 92; *b* Spannungsverlauf (schematisch).

erfolgt nach dem Schema der Abb. 93. Der dreiteilige Transformator liefert den Drehstrom an den einen Enden der drei Wicklungen, während die anderen Enden miteinander verbunden und geerdet sind. Das freie Ende geht je auf zwei Ventile, die bei der oben besprochenen Schaltung je vom Pol weg und zum Pol gerichtet sind. Auf der Plusseite werden die drei Kathoden und auf der Minusseite die drei Anoden zusammengenommen, ganz analog der 4-Ventil-Gleichrichtung. Auch hier liegt die Hälfte der Heiztransformatoren im Ölkessel je an der Spannung des Hochspannungstransformators, wogegen der gemeinsame anodenseitige Heiztransformator auch innerhalb desselben liegt, aber positive Gleichspannung erhält. Schematisch resultiert die Spannungsform der Abb. 93. Man sieht, daß die Spannung, solange sie wirkt, niemals auf Null heruntersinkt; die niedrigste Spannung ist 13% unter der Maximalspannung gelegen. Sowohl beim 4-Ventil- als auch bei einem 6-Ventil-Apparat muß jedes Ventil die volle Transformatorspannung sperren; die Transformatorenspannung ist der Betriebsspannung gleich.

Die Gleichrichterapparate in GRÄTZscher Schaltung geben pulsierende, nicht intermittierende Gleichspannung. Wenn das Bedürfnis besteht nach einer

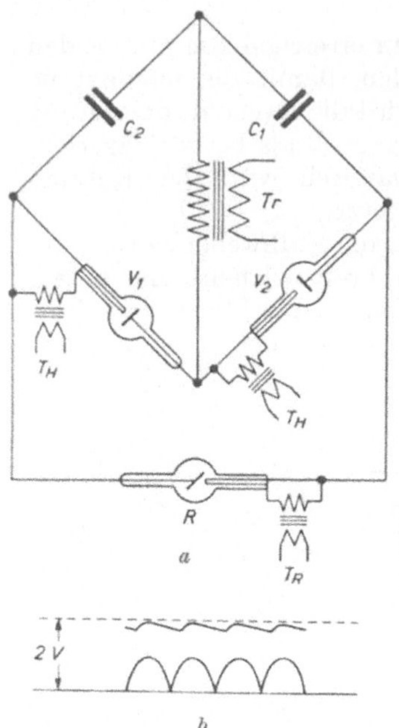

konstanten kontinuierlichen Gleichspannung, so liegt naturgemäß nichts im Wege, die beiden Pole des Generators durch einen Kondensator zu überbrücken. Die Kapazität nimmt dann die einzelnen Teilladungen des Gleichrichters auf und gibt sie als konstante Gleichspannung weiter. Wenn die Kapazität genügend groß gewählt wird, ist es möglich, die pulsierende Gleichspannung vollständig zu glätten, vorausgesetzt, daß die Belastung auf die Dimensionen des Apparats abgestimmt ist.

Zur Erzeugung von praktisch konstanter kontinuierlicher Gleichspannung für Therapiebetrieb bedient man sich aber heute meistens der GREINACHER-DELON-*Schaltung*. Sie ist in Abb. 94 wiedergegeben und benötigt zwei Ventile und zwei Kondensatoren. Das eine Ende der Hochspannungsspule ist mit je einer Belegung der zwei Kondensatoren C_1 und C_2 verbunden. Das andere Polhorn ist mit Kathode bzw. Anode je eines Ventils verbunden. In der einen Halbperiode wird der eine, in der anderen Halbperiode der andere Kondensator je auf die volle, aber entgegengesetzte Transformatorenspannung aufgeladen. An den äußeren Belegen der Kapazitäten kann deshalb die doppelte Transformatorenspannung abgenommen werden. Die GREINACHER-Schaltung ist also eine *Verdoppelungsschaltung* bezüglich der Spannung. Die Ventile und die Kondensatoren haben aber nur die einfache Transformatorspannung zu tragen. Werden die Kondensatoren groß genug gewählt, so resultiert eine nahezu konstante kontinuierliche Gleichspannung von der schematischen Form der Abb. 94, unten. Nur ein Heiztransformator liegt gemeinsam mit dem Hochspannungstransformator an gleicher Spannung. Der zweite Ventilheiztransformator sowie der Transformator für die Röhrenheizung liegen an Gleichspannung, können aber trotzdem im gemeinsamen Ölkessel untergebracht werden.

In der VILLARD-*Schaltung* werden ein Ventil und zwei Kondensatoren nach Abb. 95 geschaltet. Die beiden Kondensatoren liegen mit der Röntgenröhre in Serie, während ein

Abb. 94. *a* GREINACHER-DELON-Schaltung. *Tr* Hochspannungstrafo, V_1 und V_2 Ventile, C_1 und C_2 Kondensatoren, *R* Röntgenröhre, T_H Heiztransformatoren für die Ventile, T_R Heiztrafo für die Röhre. — *b* Schematischer, *c* oszillographisch aufgenommener Spannungsverlauf (zweite Hälfte bei doppelter Kapazität der Kondensatoren).

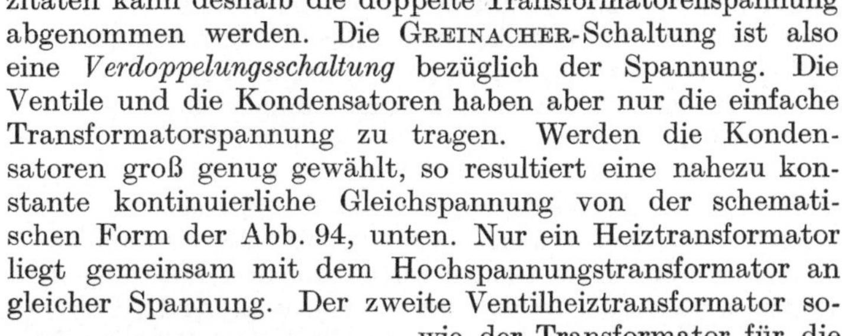

Abb. 95. *a* VILLARD-Schaltung. *Tr* Hochspannungstrafo, *V* Ventil, C_1 und C_2 Kondensatoren, T_H Heiztrafo für das Ventil, T_R Röhrenheiztrafo, *R* Röntgenröhre. — *b* Schematischer, *c* oszillographisch aufgenommener Spannungsverlauf.

Glühventil nach den Kondensatoren parallel zur Röhre eingesetzt ist. Damit wird erreicht, daß in der einen Halbperiode der Strom ungehindert durch das Glühventil hindurchtritt und dabei die Kondensatoren aufgeladen werden. In der zweiten Halbperiode sperrt das Ventil, die Spannung dieser Halbperiode addiert sich zu der vorhergehenden und kann sich über die Röhre ausgleichen. Somit liegt an der Röhre die doppelte Transformatorspannung. Das Ventil muß die ganze Transformatorspannung, also die halbe Betriebsspannung, sperren, wogegen jeder Kondensator nur die Hälfte der Transformatorspannung, d. i. ein Viertel der Röhrenspannung, zu tragen hat. Die Spannungsform wird durch die Abb. 95 b, wiedergegeben. Der Apparat liefert eine zwischen Null und der doppelten Transformatorspannung pulsierende Gleichspannung; die Sinoide erscheint auf die Nullinie gehoben. Da in der ersten Halbperiode, wo nur die Kondensatoren aufgeladen werden, keine nennenswerte Leistung erfolgt, arbeitet der Transformator halbwellig. Dem entspricht ja auch die Spannungsform, indem ein Maximum der Spannung erst nach einer ganzen Periode wiederkehrt. Der Apparat weist alle Nachteile des Halbwellenapparats auf in bezug auf Transformator und Röhre. Für den Therapiebetrieb fallen diese Nachteile jedoch nicht ins Gewicht und werden reichlich durch die Tatsache der Spannungsverdopplung aufgewogen (vgl. jedoch S. 81).

Eine *Verdreifachungsschaltung nach* ZIMMERMANN-WITKA erzeugt eine Spannung, die zwischen der doppelten und der dreifachen Transformatorspannung pulsiert nach dem Schema der Abb. 96. Es läßt sich auf diese Weise eine sehr hohe Spannung mit relativ kleinen Transformatoren herstellen. Stabilität und Leistung sind ceteris paribus nicht so groß. Man vergleiche auch das S. 101 f. über Röhren mit kleinem Durchgriff Gesagte.

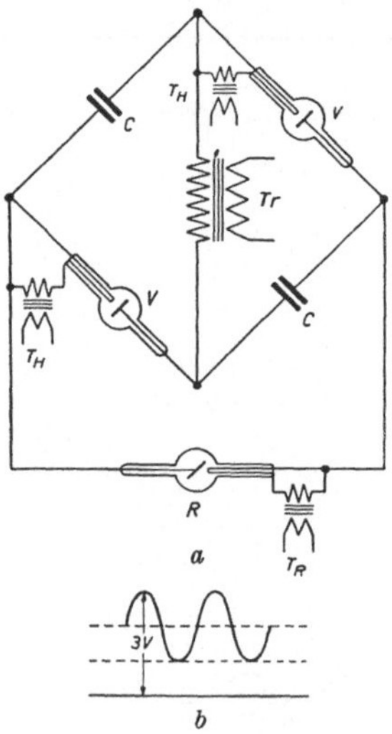

Abb. 96. *a* WITKA-ZIMMERMANN-Schaltung. *Tr* Hochspannungstrafo, T_H Ventilheiztransformatoren, T_R Heiztrafo der Röhre, *R* Röntgenröhre, *C* Kondensatoren, *V* Ventile. — *b* Spannungsverlauf (schematisch).

γ) Mechanische Gleichrichtung und unsymmetrische Spannungsformen.

Zu einer Zeit, als die Glühventile noch nicht zuverlässig arbeiteten, war man auf die mechanischen Gleichrichter angewiesen. Der rotierende Gleichrichter gestattete erstmals größere Leistungen mit pulsierendem Gleichstrom. Er besteht aus einem rechtwinkligen Kreuz (oder einer Kreisplatte) aus isolierendem Material, das an seinen vier Enden metallene Segmente trägt. Im Kreuzungspunkte der vier Arme sitzt die zur Ebene des Kreuzes senkrecht stehende Achse, die zum Antrieb der ganzen Vorrichtung dient und anderseits mit einem Synchronmotor mechanisch verbunden ist. Die Segmente sind paarweise leitend miteinander verbunden und streichen bei Rotation an vier weiteren feststehenden Segmenten, die in der gleichen Ebene gelegen und vom Mittelpunkt des Kreuzes um je 90° abgedreht sind, vorbei. Die Kuppelung mit dem Motor muß so eingestellt sein, daß im Maximum der sekundären Spannung je ein feststehendes und ein bewegliches Segment einander genau gegenüberstehen. Die Schaltung geht aus dem Schema Abb. 97 hervor. Durch die bewegliche Anordnung wird ein feststehendes Segment in der einen Halbperiode mit dem benachbarten rechts, in der darauffolgenden mit dem benachbarten links oder umgekehrt, je nach Drehrichtung, verbunden. Der Gleichrichter stellt nichts anderes dar, als einen kontinuierlich betriebenen Polwender, der bei jedem Wechsel der sekundären Stromrichtung diese in die ursprüngliche Richtung wendet. Da der Synchronmotor auf die negative wie die positive Phase in gleicher Weise anspricht, ist es möglich, daß der mit ihm gekoppelte Gleichrichter den Strom in falscher Richtung durch die Röhre leiten würde, je nachdem, in welche Phase der Motor bei Erreichung des Synchronismus zufällig fällt. Deshalb wird bei rotierenden Gleichrichtern ein Polaritätszeiger angebracht. Er besteht aus einem Drehspulinstrument, das mit einem auf der Welle sitzenden Kontakt verbunden ist, der bei jeder Umdrehung geschlossen wird. Durch diesen letzteren werden stets die positiven oder negativen Halbperioden auf das Instrument geleitet, so daß der Zeiger nach links oder nach rechts ausschlägt, je nach der Polarität. Durch das Umstellen eines Polwenders im Primärkreis kann dann die richtige Polarität wieder erreicht werden für den Fall, daß sie falsch war. Bei den in zwei Ebenen gebauten Gleichrichteranordnungen ist einfach das einebnige Kreuz getrennt. Je zwei gegenüberliegende Segmente sind leitend miteinander verbunden und rotieren in je einer Ebene.

Wir hatten bei der Besprechung des Induktorapparats gesehen, daß durch sogenannte *Nadelschalter* die falsche Phase dadurch unwirksam gemacht werden kann, daß der Nadelschalter erst dann geschlossen wird, wenn die richtige Polarität wirksam wird. Dies gelang dort aus zwei Gründen leicht. Einmal mußte nur die rotierende Nadel mit dem Unterbrecher gekuppelt und richtig eingestellt werden. Dann aber mußte beim Induktor lediglich der Impuls niedriger Schließungsspannung unterdrückt werden.

Grundsätzlich eignet sich die *unsymmetrische Spannungsform* zur Gleichrichtung sehr gut, indem die Seite der niedrigeren Spannung zur Unterdrückung, also zur Sperrung, gewählt werden konnte, während die hochgespannte Phase zur Arbeit verwendet werden kann. Die Elektrizitäts-Gesellschaft Sanitas hatte früher in der sog. Hartstrahlmaschine dieses Prinzip dadurch verfolgt, daß sie durch besondere Konstruktion der primären Stromquelle eine stark unsymmetrische Spannung verwendete.

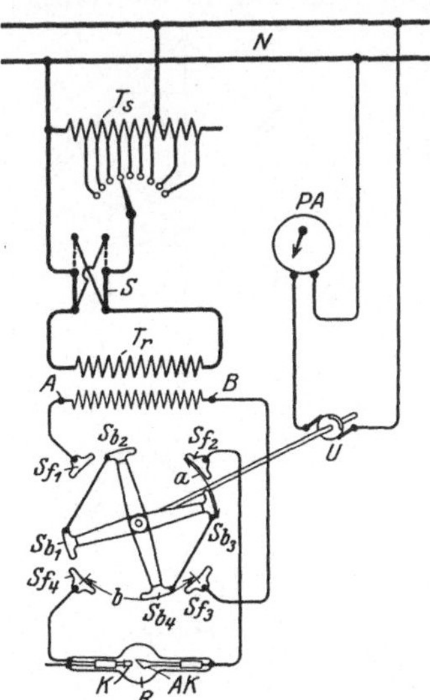

Abb. 97. Schaltschema eines rotierenden Gleichrichters in einer Ebene. N Wechselstromnetz, T_s Stufentransformator, S Polwender, T_r Hochspannungstransformator, A und B Sekundärklemmen desselben, die mit den beiden gekreuzten festen Segmenten S_{f_1} und S_{f_3} leitend verbunden sind. Von S_{f_2} und S_{f_4} wird die pulsierende Gleichspannung für die Röntgenröhre R abgenommen. S_{b_1} bis S_{b_4} bilden die beweglichen in einer Ebene liegenden Segmente des Gleichrichters. Je zwei benachbarte sind miteinander verbunden. U rotierende Kontaktstellen für den Polaritätsanzeiger PA.

δ) Höchstspannungen.

Es gibt Gründe genug, die die Tendenz zu stetiger Steigerung der Spannung rechtfertigen. Einmal verlangt das Laboratorium für Kernforschung darnach, um die Überführung der einen Atomart in die andere zu bewerkstelligen (Atomzertrümmerung, künstliche Radioaktivität, siehe S. 50). Dann aber war in der praktischen Röntgentherapie zu prüfen, ob durch die Steigerung der Spannung ein biologischer Effekt zu erzielen ist, der demjenigen der Radium-γ-Strahlung ähnlich ist, wie dies aus naheliegenden Überlegungen zu erwarten wäre.

Seit zirka zehn Jahren sind wir bis vor kurzem auf 200 kV für die praktische Strahlentherapie stehen geblieben. Man hat 200 bis 220 kV als obere Grenze angesehen, und ich habe die Auffassung, daß sich diese Ansicht auch heute noch stützen läßt, indem Spannungen, die diesen Wert überschreiten, in gewöhnlichen Hausinstallationen nicht mehr leicht zu handhaben sind. Sie bedingen schon bauliche Besonderheiten, die im allgemeinen nicht ohne weiteres zu realisieren sind. Wenn also die Steigerung der Spannung in letzter Zeit nur sehr träge fortschritt, so hat das auch seinen Grund. Der hauptsächlichste Grund für diese Verzögerung liegt in der Isolation. Die Durchbruchfestigkeit der Luft ist nicht der Spannung umgekehrt proportional, sondern nimmt weit steiler, etwa mit der zweiten Potenz ab. Deshalb steigen die Distanzen der einzelnen verschieden aufgeladenen Teile der Apparatur sehr rasch ins Undurchführbare an. Aber nicht nur die Luft, sondern die meisten Isolationsmittel verhalten sich gleich. Es steigen also auch die Größe und die Preise der Isolationsvorrichtungen mit steigender Spannung sehr steil an.

Unter sehr großem Kostenaufwand ist es allerdings möglich, Transformatoren bis 1000 kV zu bauen. Günstiger werden aber die Verhältnisse, wenn man diese hohen Spannungen durch *Kaskadenschaltung* in verschiedene Stufen unterteilt, gleichwie das früher Dessauer schon für Apparate für 250 kV getan hat.

Diese Art der Erzeugung von Höchstspannungen ist freilich in der Röntgentechnik nicht sehr gangbar. Beliebter ist die Vervielfachungsschaltung, wie sie Greinacher angegeben und Bouwers ausgeführt hat, und wie sie in der Abb. 98 schematisch aufgezeichnet ist. Auf diese Weise können Spannungen von 1000 kV mühelos hergestellt werden. Die Abb. 114 gibt eine photographische Ansicht von Höchstspannungsanlagen nach dem erwähnten Prinzip. Der Transformator T liefert 100 kV Spitzenspannung. Bei Erdung des unteren Endes der Sekundärwicklung wird der Kondensator C_6' über das Ventil V_6' auf die volle Scheitelspannung von 100 kV aufgeladen, und zwar dauernd, da das Ventil V_6' ein Abfließen der Ladung verhindert. So wird die obere Belegung des Kondensators C_6' in jedem Moment eine um 100 kV höhere Spannung gegen Erde aufweisen als die untere Belegung. Das heißt, es wird die Spannung zwischen 0 und 200 kV pulsieren (Villard-Spannung). Betrachtet man die obere Be-

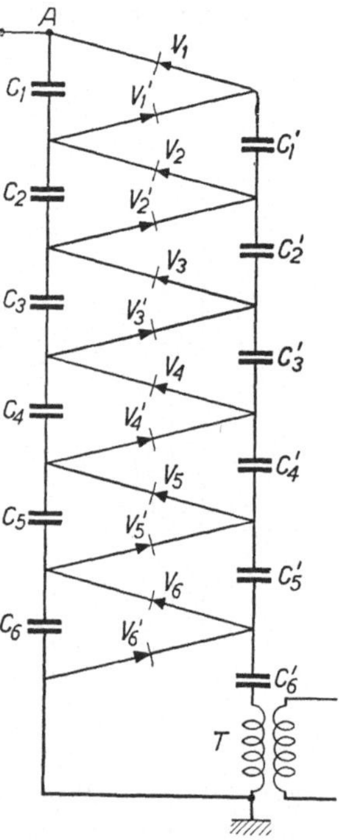

21740

Abb. 98. Vervielfachungsschaltung. C Kondensatoren, V Ventile, T Hochspannungstransformator, A Hochspannungspol am Ende der Säule.

legung von C_6' als neue Spannungsquelle für das nächsthöhere Leitersystem, so ist leicht einzusehen, daß die obere Belegung C_6 über das Ventil V_6 200 kV konstante Gleichspannung erhält. Von hier fließt die Ladung über das Ventil V_5' auf die obere Belegung von C_5' und führt hier ebenfalls zu einer konstanten Potential von 200 kV. Die untere Belegung von C_5', gleich obere Belegung von C_6', führt aber Pulsationen von 200 kV aus, welche Spannung sich zu der Gleichspannung von 200 kV hinzuaddiert. Die obere Belegung von C_5' führt also eine zwischen 200 und 400 kV pulsierende Spannung. Die oberen Belegungen der Kondensatoren C_5 und C_4' erhalten deshalb über die Ventile V_5 bzw. V_4' eine konstante kontinuierliche Spannung von 400 kV. Dazu kommt die Fluktuation der unteren Belegung von C_4 von 200 kV. Zwischen C_4 und C_3 wird man also eine konstante Spannung von 600 kV, zwischen C_3 und C_2 eine Spannung von 800 kV und am Punkte A 1200 kV finden, wenn eine Belastung des Generators nicht stattfindet. Bei Belastung wird die Spannung naturgemäß etwas absinken. Die Heizung der zwölf Ventile erfolgt mittels hochfrequenter Ströme, für welche die Kondensatoren kein Hindernis bilden.

Zum Schluß sei noch der Höchstspannungsgenerator von VAN DE GRAAFF erwähnt, der nichts anderes als eine große und geschickt angeordnete Influenzmaschine darstellt. Auf die beiden Papier- oder Ballonstoffriemen von etwa 120 cm Breite, deren Laufrichtung in der Abb. 99 durch Pfeile angedeutet ist, wird durch die unteren Sprühdrähte oder Saugkämme *uSK* Ladung aufgesprüht. Der laufende und isolierende Riemen transportiert diese Ladung in die Höhe ins Innere einer großen Hohlkugel von über 4 m Durchmesser, wo sie mittels Saugkämme bzw. Kollektoren abgenommen wird. Zum Aufsprühen der Ladung werden nur 20 kV Gleichspannung benötigt. Eine Säule liefert gegen Erde etwa 2500 kV, mit zwei Säulen, die mit ungleichsinnigen Polen gegen Erde arbeiten, kann man also auf 5 000 000 V gelangen.

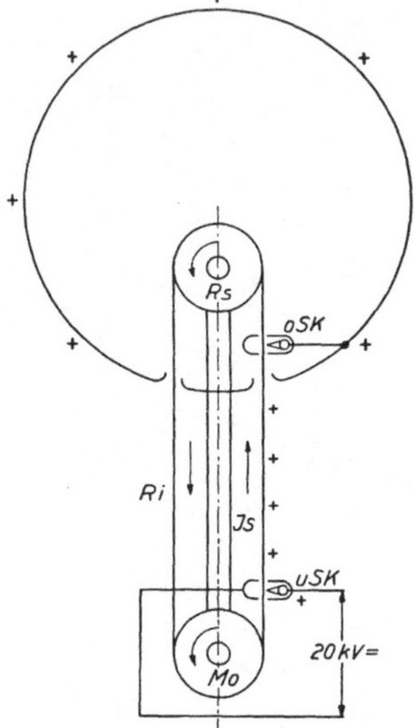

Abb. 99. VAN DE GRAAFFscher Riemengenerator, Schema. *Mo* ist ein Motor mit angeschlossener Riemenscheibe, der den Riemen *Ri* in der Richtung der Pfeile bewegt. Der Riemen läuft durch Schlitze in das Innere einer großen Hohlkugel und über die Riemenscheibe *Rs*. Die Kugel ruht auf dem isolierenden Träger *Js*. Durch die Spitzen eines untern Saugkammes *uSK* wird Ladung auf den Riemen aufgesprüht; durch den obern Saugkamm *oSK* wird sie wieder abgesaugt und auf die Kugel übertragen.

5. Niederspannungsseitige Meßinstrumente und Hilfsapparate.

a) Meßinstrumente.

α) Strom und Spannung.

Vor allem ist die Messung von Strom und Spannung von großer Bedeutung, sei es, daß diese beiden für jeden elektrischen Apparat grundlegenden Betriebsdaten unter stete Kontrolle durch ein Meßinstrument gestellt sind, sei es, daß eine Messung nur von Zeit zu Zeit vorgenommen werden muß. Es wäre in letzterem Falle möglich, ein und dasselbe Meßinstrument unter Umständen für verschiedene sukzedane Messungen zu verwenden. Es soll aus den folgenden Erörterungen hervorgehen, inwieweit dies möglich ist, insbesondere im Hinblick auf die Messung von verschiedenen Größen. Es soll z. B. Strom und Spannung des primären Anschlusses bestimmt werden; die beiden Größen müssen oft auch innerhalb des Apparatesystems noch gemessen werden. Für Gleich- und Wechselstrom werden oft gleiche, oft verschiedene Meßsysteme verwendet, je nachdem, ob Genauigkeit oder Billigkeit im Vordergrund steht.

Für die technische Messung der Wechselstromgrößen genügt wohl allgemein das *Weicheisenmeßsystem*. Es beruht auf der Tatsache, daß weiches Eisen in eine mit Wechselstrom durchflossene Spule hineingezogen wird. Weil das weiche Eisen beim Wechsel der Stromrichtung auch seine eigene Polarität wechselt, ist die Kraft, mit der das Eisen in die Spule hineingezogen wird, in jeder Halbwelle gleichgerichtet, um so größer, je größer der in den Windungen fließende Strom und dessen Quadrat proportional. Die Bewegung des Eisens wird durch einen geeigneten Mechanismus auf einen Zeiger übertragen, der seinerseits sich über eine Skala bewegt. Wegen der quadratischen Wirkung des Stromes auf das Eisen würde eine quadratische Skala resultieren, wenn nicht in dem Übertragungsmechanismus oder durch andere Vorkehrungen eine Kompensation der quadratischen Bewegung bewerkstelligt werden könnte. Durch Ausnutzung eines veränderlichen Drehmoments oder durch bestimmte Formung des Eisenstückes oder durch Verwendung einer veränderlichen, z. B. quadratischen Gegenkraft kann erreicht werden, daß wenigstens streckenweise die Teilung der Skala linear wird. Als Richtkraft wird entweder die Erdbeschleunigung oder eine Spiralfeder benutzt; sie hat die Tendenz, den Zeiger in die Nullage zu bringen. Bei den heutigen Weicheisensystemen wird nicht das Eisen in die Spule hineingezogen, sondern dasselbe wird exzentrisch gestaltet, und beim Stromfluß wird der Schwerpunkt nach dem Zentrum der Spule hin bewegt, welche Bewegung von vornherein eine Drehung um eine bestimmte und festgelegte Achse darstellt.

Naturgemäß spricht das Weicheiseninstrument auch auf Gleichstrom an. Jedoch weicht die Gleichstromangabe von derjenigen für Wechselstrom ab, und zwar im Sinne niedrigerer Werte um so mehr, je höher die Frequenz des Wechselstromes. Die Frequenzabhängigkeit kommt durch die Hysterese des Eisens zustande.

Bei Erwärmung dehnen sich Metalle mehr oder weniger aus. Diese Tatsache wird in den sog. *Hitzdrahtsystemen* als Meßprinzip verwendet. Es wird die Verlängerung eines vom Strom durchflossenen Drahtes (Hitzdraht) auf ein Meßwerk übertragen, das letzten Endes wieder einen Zeiger bewegt. Die Verlängerung des Hitzdrahtes ist dem Quadrat der Stromstärke proportional; es muß also auch bei diesem Meßsystem für möglichsten Ausgleich der quadratischen Skala gesorgt werden. Da die Richtung der Stromimpulse für die JAOULEsche Erwärmung bedeutungslos ist, eignet sich das Hitzdrahtinstrument grundsätzlich auch für Gleich- und Wechselstrom. Es ist sogar weitgehend von der Frequenz unabhängig, weil keine Verluste, ähnlich denjenigen durch die Hysteresis, beim Weicheisensystem zustande kommen.

Ein drittes System hat für die technische Messung von Strom und Spannung keine wesentliche Bedeutung: das *dynamometrische* System. Hier wird das weiche Eisen durch eine zweite Spule ersetzt, die von dem zu messenden Strom durchflossen ist. Die Ebenen der beiden Spulen schneiden sich und suchen sich unter Strom mit einer Kraft, die dessen Quadrat proportional ist, parallel zu stellen. Diese Drehung wird auf den Zeiger übertragen. Dieses System ist bis zu einer gewissen Grenze ebenfalls frequenzunabhängig; es kann also auch für Wechsel- und Gleichstrom Verwendung finden.

Zur Messung von Gleichstrom benutzt man das sog. *Drehspulsystem* nach DÉPREZ-D'ARSONVAL. In seinem kräftigen magnetischen Felde (permanenter Hufeisenmagnet) ist ein leichter Rahmen drehbar angebracht. Der Rahmen ist mit Draht bewickelt, durch welchen der zu messende Strom unter Vermittlung von zwei Spiralfedern, die zugleich zur Herstellung der Richtkraft verwendet werden, geschickt werden kann. Bei Stromfluß dreht sich der Rahmen (Drehspule). Die auf die Windungen wirkende Kraft ist dem Strom proportional; die Teilung der Skala fällt also linear aus. Das Drehspulsystem spricht nur auf Gleichstrom an; es bleibt auf Wechselstrom stumm. Es hat gegenüber den anderen Systemen den großen Vorteil der Linearität seiner Zeigerangaben. Es ist aber auch wichtig zu wissen, daß es eine beträchtliche Empfindlichkeit aufweist, die diejenige des Weicheisensystems um das Vielfache übertrifft und zudem noch sehr weit gesteigert werden kann, so daß Empfindlichkeitsunterschiede von mehreren Zehnerpotenzen erreicht werden können.

In neuerer Zeit wird deshalb versucht, auch den Wechselstrom mit dem Drehspulsystem zu messen. Dies gelingt auch auf zwei Wegen sehr befriedigend. Nach der ersten Art wird dem Meßinstrument ein *Gleichrichter* vorgeschaltet. Es kann damit jeder Wechselstrom als Gleichstrom gemessen werden, unter der Voraussetzung, daß er symmetrisch ist, was für die Wechselspannungen unserer Netze sehr präzis der Fall ist. Als Gleichrichter werden sog. Trockengleichrichter verwendet. Sie stellen eine Kontaktstelle zwischen geeignet gewählten Metallen oder Mineralien dar (Detektor). Der elektrische Widerstand ist in solchen Anordnungen wesentlich von der Stromrichtung abhängig; darauf beruht der Gleichrichtereffekt. Praktisch findet im wesentlichen der Kupferoxydulgleichrichter Verwendung.

Eine weitere Möglichkeit, Wechselstromgrößen mit Drehspulsystemen zu messen, besteht in der sogenannten *Thermoumformung* mittels des Thermokreuzes. Die genannte Anordnung ist zusammengesetzt aus einem Heizdraht, durch den der Wechselstrom fließt, und einem Thermoelement, dessen Lötstelle in engem Kontakt mit dem ersteren, z. B. durch Umschlingen, gebracht wird. Durch die Erwärmung entsteht eine Thermokraft an beiden Enden des Elements, die mittels eines Drehspulinstruments gemessen werden kann.

Schaltung der Meßsysteme.

Bei den besprochenen Systemen wird der Zeiger durch den fließenden Strom betätigt; sie zeigen also grundsätzlich den Strom an. Es sind aber alle genannten Systeme auch zur Spannungsmessung geeignet. Werden sie mit dem Apparat in Reihe geschaltet, so messen sie die durch ihn fließende Stromstärke, wenn ihr Meßbereich paßt. Wird aber ein solches Meßinstrument direkt an die Klemmen einer Spannungsquelle angeschaltet, so zeigt es die Höhe der Spannung an, wieder vorausgesetzt, daß der Meßbereich auf die zu messende Größe abgestimmt ist.

Ein und dasselbe System kann für verschiedene Meßbereiche eingestellt werden. Das *Voltmeter* erhält für höhere Spannungen einen entsprechend dimensionierten *Vorwiderstand*. Dadurch wird der Strom im System entsprechend verkleinert; der Ausschlag wird bei der gleichen Spannung proportional den Gesamtwiderständen kleiner.

Ganz ähnlich kann der Meßbereich eines *Strommessers* angeglichen und verändert werden. In diesem Falle hat man aber dafür zu sorgen, daß ein Teil des Stromes außerhalb des Systems durchgeleitet wird, wenn der Strom für das betreffende System zu groß ist. Parallel zu demselben muß also ein *Nebenwiderstand* oder *Shunt* gelegt werden. Wenn also die Empfindlichkeit eines *Amperemeters* auf die Hälfte herabgesetzt werden soll, legt man den gleich großen Widerstand, den das System selbst aufweist, parallel zu demselben. Es wird dann nur die Hälfte des Gesamtstromes durch das System fließen und dementsprechend einen Zeigerausschlag bewirken, der nur die Hälfte beträgt. Ein Nebenwiderstand von $1/_9$ oder $1/_{99}$ des Systemwiderstandes drückt die Empfindlichkeit des Instruments auf $1/_{10}$ bzw. $1/_{100}$ herab. Wird dagegen einem Voltmetersystem sein eigener Widerstand noch dazu in Reihe gelegt, so sinkt die Empfindlichkeit ebenfalls auf die Hälfte herab. Setzt man dem Systemwiderstand noch 9- oder 99mal zu, macht also den ganzen Instrumentwiderstand 10- bzw. 100mal größer, so sinkt die Empfindlichkeit auf $1/_{10}$ bzw. $1/_{100}$ der ursprünglichen. Die Meßbereiche lassen sich also entsprechend erweitern.

Das gilt ganz besonders für das empfindliche Gleichstromsystem der Drehspule; es kann grundsätzlich jeder beliebige Spannungs- und Stromstärkemeßbereich eingestellt werden durch Wahl von geeigneten Vor- bzw. Nebenwiderständen. Dasselbe gilt beim Weicheisensystem nur für die Spannung, nicht aber für die Veränderung der Strommeßbereiche, indem sich dieses System nicht shunten läßt. Es kann zwar die Empfindlichkeit des Systems selbst durch Wahl der Windungszahl und der Drahtdicke der Spulen in gewissen Grenzen verändert werden.

Für höhere Stromstärken der Wechselströme muß dann zu einem anderen Mittel gegriffen werden. Der *Stromwandler* ist grundsätzlich ein Transformator, der auf der einen Seite aus wenigen, oft nur einer Windung besteht. Sekundär ist seine, in entsprechend vielen Windungen gewickelte Spule nur mit einem Amperemeter von meistens 1 oder 5 A Endausschlag belastet. Je nach dem Übersetzungsverhältnis zeigt dieses kleine Amperemeter proportional der vielfach größeren Stromstärke im primären Wandlerkreis. Es liegt auf der Hand, daß nur Wechselstromgrößen mit diesen Meßwandlern bestimmt werden können. Sie bieten aber noch einen weiteren Vorteil. Es steht nämlich nichts im Wege, die beiden Seiten des Meßwandlers durch hochwertige Isolation zu trennen. Es kann dann die Primärspule z. B. im Hochspannungskreis liegen; die sekundäre Seite kann trotzdem unbedenklich auf den Schalttisch geführt und dort gemessen werden. Wir werden später sehen, daß diese Art der Stromstärkemessung unter Umständen am Platze ist.

Es sei erwähnt, daß in der Technik auch *Spannungswandler* zu Meßzwecken Verwendung finden. Sie haben aus naheliegenden Gründen in der Röntgentechnik keinen Eingang gefunden und seien deshalb hier nur der Vollständigkeit halber erwähnt.

An dieser Stelle sei noch ein System besprochen, das lediglich zur Spannungsmessung geeignet ist; das *elektrostatische Voltmeter*. Sein System beruht auf der elektrostatischen Anziehung. Es wird eine auf einer Achse sitzende biskuitförmige, metallische Lamelle in das Feld von zwei ähnlich geformten parallelen Metallplatten hineingezogen. Auf der gleichen Achse sitzt ein Zeiger, der über einer geeichten Skala sich bewegt und so die Spannung anzeigt. Der elektrostatische Spannungsmesser eignet sich am besten für Spannungen von einigen Kilovolt (1 bis 20 kV). Jedoch werden heute auch kleine technische elektrostatische Systeme für 120 V Endausschlag gebaut, die 30 und mehr Volt bequem zu messen gestatten. Diese Voltmeter sind transportabel und zeichnen sich durch ihre äußerst minimale Leistungsaufnahme aus. Die Last ist rein kapazitiv durch einige wenige 10 pF ($= 10^{-6}\,\mu$F) bedingt. Wir werden in Kap. X auf eine andere Ausführungsform des elektrostatischen Voltmeters für hohe Spannungen noch zurückzukommen haben.

β) Zeit.

Die Zeit wird mit der Uhr gemessen; zur bequemen Messung von kleinen Zeitdifferenzen dient die sog. *Stoppuhr* oder der Chronograph. Wenn man dafür sorgt, daß das Uhrwerk mit dem Moment des Einschaltens des Stromes in Bewegung gesetzt wird und daß es dann seinerseits nach einer beliebig wählbaren Zeit einen Kontakt betätigt, der den Stromkreis des Apparats wieder unterbricht, so haben wir damit ein *Zeitrelais* geschaffen, das geeignet ist, Stromkreise beliebig lange Zeit zu betätigen. Als Zeitrelais sind früher tatsächlich Uhrwerke verwendet worden zu einer Zeit, wo die Belichtungszeiten noch relativ lang waren, nach mehreren Sekunden maßen. Auch heute werden für weniger leistungsfähige Apparate, die noch längere Belichtungszeiten erfordern, noch *Uhrwerkrelais* verwendet. Sie müssen allerdings schnellaufend sein, d. h. sie müssen eine Achse haben, die in einigen wenigen Sekunden einmal umläuft, damit die halben, unter Umständen die Zehntelsekunden noch gemessen werden können.

Zur Steigerung der Genauigkeit ist man von den Federwerken zu der sog. *Motorrelais* übergegangen. Die Drehung der Zeigerachse wird hier durch einen kleinen Synchronmotor bewerkstelligt. Da die Frequenz der Wechselspannung sehr gut konstant gehalten werden kann, sind die Uhren mit *Synchronmotor* recht präzise. Auf genaue Schaltung muß aber um so mehr geachtet werden, je mehr die Apparate und Röhren an Leistungsfähigkeit gewinnen und damit die Belichtungszeiten verkürzt werden. Auf die angeführte Weise gelingt es leicht, Zeiten bis 0,1 Sekunden genau zu schalten. Will man aber noch kleinere Zeiten genau bestimmen, so kommt man bald an eine Grenze; es wird nämlich $^1/_{50}$ Sekunde durch eine Phase des Wechselstromes bestimmt. Dadurch tritt eine neue Schwierigkeit auf. Es ist bei diesen kurzen Zeiten schon nicht mehr gleichgültig, in welchem Zeitmoment der Spannungskurve die Ein- und Abschaltung erfolgt, wenn die Zeit unter 0,02 Sekunden heruntersinkt und wenn sekundärseitig nicht konstante Gleichspannung benutzt wird.

Um noch sicherer zu schalten, hat man den Synchronmotor durch den sog. Stoßmagneten ersetzt, der mit jedem Wechsel, d. h. jede $^1/_{100}$ Sekunde an einem Steigrad um einen Zahn weiterschaltet. Mit dem *Stoßmagnetrelais* kann das Hundertstel einer Sekunde noch genau geschaltet werden.

Es ist aber beizufügen, daß unter der Zeit von $^3/_{100}$ noch eine außerhalb des Zeitrelais gelegene Schwierigkeit hinzutritt: nämlich die Übertragung der Schaltung auf den Hochleistungsschalter, der den Primärstrom zum Hochspannungstransformator schaltet. Es liegt auf der Hand, daß das Zeitrelais nicht direkt die großen Leistungen schalten kann. Die Schaltung erfolgt deshalb über ein Schaltrelais, das sog. *Schütz* (Abb. 100). Je größer die Leistung, um so größer die Schaltkontakte, um so schwerer der Anker und letzten Endes um so länger der Zeitverlust beim Anziehen des Ankers. Auf dem Anzugsweg geht eine gewisse Zeit verloren, welche die Schaltzeiten unter $^3/_{100}$ unsicher macht, wenn nicht besondere Vorsichtsmaßregeln getroffen werden. Die Hauptschwierigkeit liegt dabei in dem die Ausschaltung unregelmäßig verzögernden Unterbrechungsfunken. Bei gewöhnlichen Schützen kann man diesen durch Unterbringung der Kontakte in *Öl*, statt atmosphärischer Luft, fast

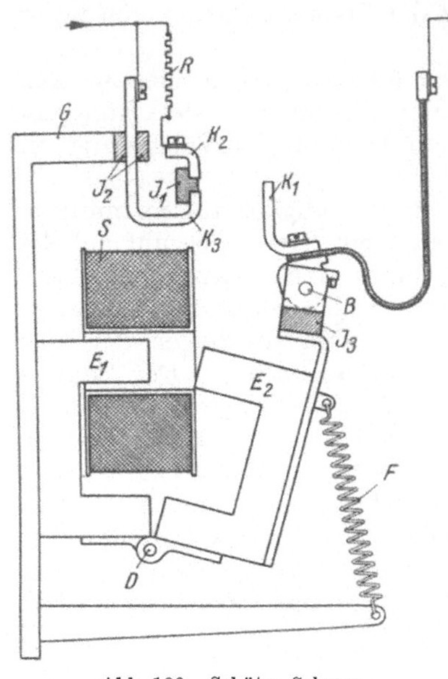

Abb. 100. Schütz, Schema.
S Spule, E_1 und E_2 Eisenkernhälften, die in *D* gelenkig verbunden sind. K_1 beweglicher Kontakt, K_2 und K_3 feste Kontakte, *R* Widerstand, *I* Isolationen. (Sanitas.)

vollkommen beseitigen. Für Kurzzeitschaltungen ist diese Maßnahme aber deshalb nicht angängig, weil durch den mechanischen Ölwiderstand die Möglichkeit genügend rascher Betätigung des an und für sich schon trägen Mechanismus noch weiter reduziert würde. Man versucht deshalb die Funkenlöschung durch *Stoßmagnete*, deren Anker die Schalteröffnung mechanisch unterstützt und *Löschmagnete*, welche den Unterbrechungsfunken durch seitliche Ablenkung zum raschen Abreißen bringen. Ferner muß man bei Schaltzeiten von nur einigen Hundertstelsekunden dafür sorgen, daß der rasch hin und her bewegte Schalthebel nicht wieder in die Einschaltstellung zurückprallt. Bei einem *Präzisionsschütz* (Abb. 101) ist dies derart gelöst, daß das Schütz im Abfallen einen freibeweglichen Anker entgegen der Schwerkraft seiner unsymmetrisch verteilten Masse in eine Einklinkstellung bringt, von welcher aus er nach Beruhigung des Schaltmechanismus von selbst wieder in die Ausgangsstellung zurückkehrt. Auf diese Weise sind in Kombination mit entsprechenden Zeitschaltern genaue Schaltungen bis hinunter auf $^1/_{100}$ Sekunde möglich.

Sollen Zeiten unter 1 bis 2 Hundertstel gleich 10 bis 20 Millisekunden (ms) geschaltet werden, müssen die üblichen bis anhin angegebenen Methoden verlassen werden. Einmal kann, wie schon erwähnt, die Phase eines pulsierenden

Gleichstroms nicht mehr benutzt werden. Und zwar weder für die Erzeugung der Röntgenstrahlen noch für die Messung der Zeit. Ferner aber müssen auch in der Übertragung der Zeit alle trägen Elemente weggelassen werden. Diese Überlegungen führen zu drei Forderungen: 1. Es muß an der Röhre mit kontinuierlich konstanter Gleichspannung oder mit einer solchen mit kleiner Welligkeit gearbeitet werden, um die zeitliche Einstellung der Belichtung in einem bestimmten Bezirk der Halbperiode zu umgehen (Dreiphasen- oder Kondensatorapparat). 2. Es muß die Schaltung trägheitslos erfolgen. Das bedingt die Umgehung von trägen mechanischen (Schütz) oder trägen elektrischen (Induktanz-) Elementen (siehe S. 124). 3. Kommt man dazu, die Messung der Zeit ebenfalls elektrisch zu vollführen.

Grundsätzlich kann jede fast beliebig kleine Zeit auf rein elektrischem Wege dadurch realisiert werden, daß ein Kondensator über einen Widerstand aufgeladen wird. Wenn die Spannung eine gewisse Höhe erreicht hat, wird die Röhre abgeschaltet. Diese *elektrostatischen Relais* können naturgemäß auch für längere Zeiten angewendet werden, also im Gebiet der ganzen und Zehntelsekunden. Im Bereiche von Schaltzeiten von 0,01 Sekunden ist es jedoch geradezu unentbehrlich. Die Abb. 102 zeigt die schematische Prinzipschaltung. Die Anzeige der Aufladung des Kondensators C besorgt in bequemer Weise eine Gastriode (Stromtor) G. R ist ein kleines, massearmes Relais, das die Abschaltung der Hochspannung besorgt, die vorher durch „Expos. ein" des Betriebsschalters Sch eingeschaltet worden war.

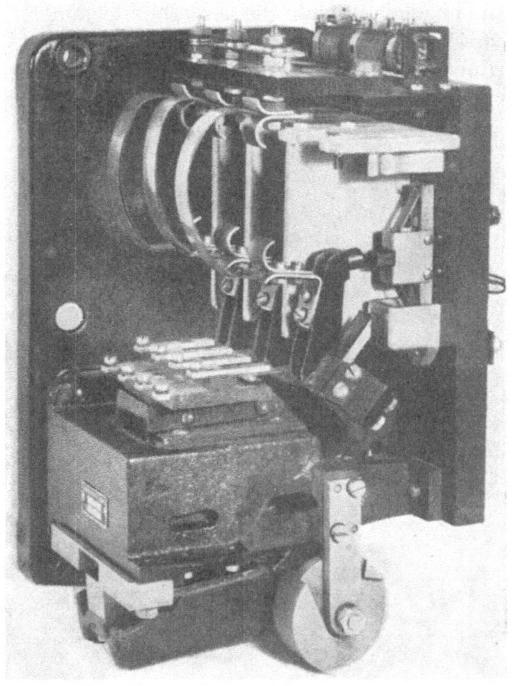

Abb. 101. Präzisionsschütz, Ansicht (siehe Text).
(Siemens.)

γ. Milliamperesekundenmesser.

In neuerer Zeit wird zur Messung kurzer Expositionszeiten eine Vorrichtung benutzt, die das Produkt aus Stromstärke mal Zeit

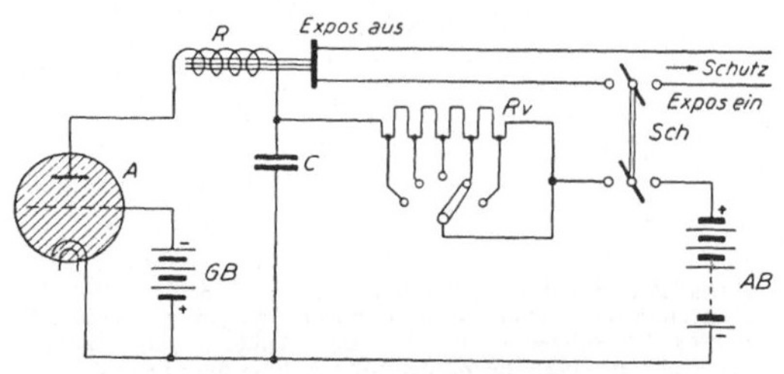

Abb. 102. Elektrischer Zeitschalter.
G ist eine Gastriode mit konstant auf die Spannung $-U_g$ geladenem Gitter. Durch den Betriebsschalter Sch wird der Spulenkreis des Schütz geschlossen und die Belichtung beginnt. Zugleich wird auch der Kondensator C über dem Widerstand Rv von der Spannungsquelle AB her aufgeladen, und zwar bis zu seiner Spannung, die etwa 20mal größer ist als U_g. Ist diese Spannung erreicht, zündet die Gastriode und es wird durch das Relais R der Spulenkreis des Schütz unterbrochen. C ist entladen und die Belichtung kann von neuem beginnen.

mißt. Der *Milliamperesekundenmesser* ist ein ballistisches Drehspulinstrument. Dabei ist das drehende Meßsystem mit einer trägen Masse beschwert. Für kurze Zeiten ist dann der ballistische, einmalige Ausschlag sowohl von der

Stromstärke als auch von der wirksamen Zeit, also von dem Produkt dieser beiden Größen abhängig. Naturgemäß mißt das besprochene Instrument nur bei kleinen Zeiten, also bei kurzen Impulsen richtig; je länger die Zeit, desto mehr gleicht sich die Angabe derjenigen eines (trägen) Drehspulstrommessers an. Das Milliamperesekundenprodukt (mAs) ist bei gegebener Spannung, aber nur dann ein Maß für die von der Röhre abgegebene Strahlenmenge.

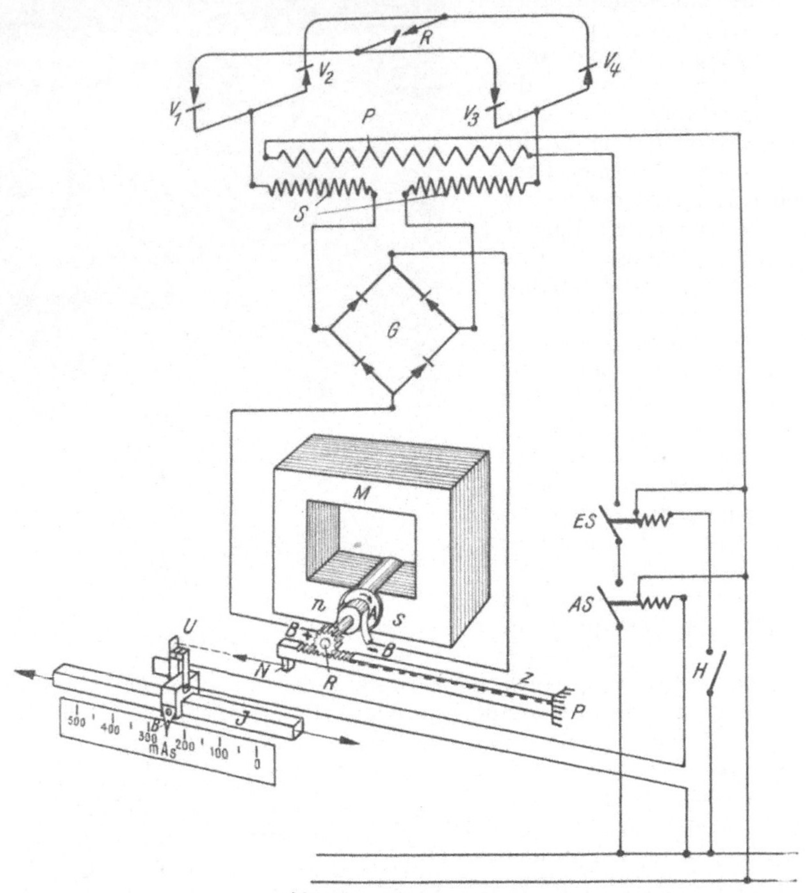

Abb. 103. mAs-Relais (Sanitas).

Durch den Schalter H werden die beiden Schütze $E S$ betätigt und damit bei geschlossenem $A S$ der Hochspannungstrafo primärseitig P unter Spannung gesetzt. Der in S fließende Wechselstrom wird in dem Gleichrichter G gleichgerichtet und zu dem Anker A eines Gleichstrommotors M geführt. Mittels eines Zahnrades an der Welle R wird eine Zahnstange P vorwärts bewegt und eine Nase N öffnet in Extremstellung den Kontakt U, der seinerseits durch Ausschaltschütz $A S$ den Primärkreis unterbricht. U kann durch J längs der Skala mAs verschoben und dadurch die mAs-Zahl eingestellt werden.

Das *mAs-Relais* ist eine Vorrichtung, die die Spannung vom Apparat abschaltet, wenn ein voreingestelltes mAs-Produkt gewirkt hat. Man denke sich in Abb. 102 die konstante Anodenbatterie $A B$ ersetzt durch eine veränderliche Spannungsquelle, und zwar so, daß die Spannung proportional der Röhrenstromstärke ist. Es wird dann die Kapazität C nicht nach einer bestimmten Zeit (konstante Spannung $A B$) auf eine durch die negative Gitterladung bestimmte Spannung aufgeladen, sondern um so rascher, je größer die Spannung von $A B$ ist. Die Aufladezeit wird dieser umgekehrt proportional, also auch umgekehrt proportional dem Röhrenstrom. Mit der Einstellung des Widerstandes Rv stellt man also ein bestimmtes mAs-Produkt ein. Die Zeit richtet sich dann nach der Stromstärke. Als veränderliche Spannungsquelle AB dient ein vom Röhrenstrom durchflossener, entsprechend bemessener Widerstand. Auf die besprochene Art arbeitet das mAs-Relais im Kondensatorapparat von Siemens.

Schon früher hat Sanitas die mAs-Zählung auf etwas andere Weise bewerkstelligt. Sie leitet den zeitlich begrenzten Röhrenstrom über einen in der Zählertechnik längst benutzten Amperestundenzähler. Der mAs-Zähler muß für die vorliegenden Zwecke entsprechend empfindlicher gemacht werden. Er besteht, wie die Abb. 103 zeigt, aus einem *Gleichstrommotor*, dessen Anker um so rascher dreht, je größer der Strom ist, und dessen Drehzahl also der Zeit und der mA-Zahl proportional ist. Die Welle des Motors schiebt eine Zahnstange vorwärts. Die Verschiebung dieser Stange ist ein Maß für das mAs-Produkt. Man braucht also nur diese Verschiebung wählbar zu gestalten und dafür zu sorgen, daß am Ende der gewählten Verschiebung ein Kontakt betätigt wird, der seinerseits die Röhre am Schluß der Exposition abschaltet, so wie es die Abb. 103 zeigt.

Das besprochene Motor-mAs-Relais geht zurück auf eine noch ältere Konstruktion von Gaiffe, die einem Induktionsleistungszählersystem mit Aluminiumscheibe einen *Wechselstrom* über einen Stromwandler zuführte. Eine Gleichrichtung wie bei Sanitas ist deshalb nicht nötig. Die Spannungsspule des Zählers wurde mit einer konstanten Spannung von 220 V beschickt.

Das mAs-Relais kann erst bei sehr kleinen Zeiten und bei hochspannungsseitiger Schaltung mittels einer Schaltröhre voll ausgenutzt werden. Für die primärseitige Schaltung soll der Schützfehler nicht korrigiert werden können.

b) Regel- und Schaltorgane.

α) Regelorgane.

Regelorgane dienen dazu, die Betriebsbedingungen der Apparate konstant zu erhalten, bzw. für die verschiedenen Zwecke zu verändern.

Einfache variable *Vorschaltwiderstände* genügen zur Regulierung der Heizung der Röhren und Ventile. Sie können als Schiebe- oder Drehwiderstände ausgebildet sein. Für größere Leistung sind jene Widerstände bemessen, die den Induktorapparaten primärseitig zur Regulierung der sekundären Spannung vorgeschaltet sind. Da dieselben Ströme bis 20 A führen, sind sie meistens als Kurbelrheostaten konstruiert, d. h. es kann durch Drehen einer Kurbel eine mehrfache Kontaktfeder wahlweise auf verschiedene Kontaktknöpfe gestellt werden. *Hochohmige Widerstände*, meist aus Kohle, trifft man oft neben *Drosseln* im Hochspannungskreis zur Dämpfung etwa auftretender Resonanzschwingungen, die die Gefahr von Überspannungen abgeben.

An Stelle der Widerstandsregulierung wird heute vielfach die *induktive Regelung* vorgezogen. An Stelle einer dichtgewickelten, eisenlosen Spule aus Widerstandsdraht (Konstantan, Nickelin usw.) wird eine Kupferdrahtspule mit geschlossenem Eisenkern gesetzt. Dadurch wird ein Teil der Spannung auf induktivem Wege vernichtet. Die Spannung wird, wie bei einem Schiebewiderstand, durch einen Läufer von den Kupferwindungen direkt abgegriffen. Äußerlich sieht ein solcher induktiver Spannungsregler gleich aus wie ein doppelter Schiebewiderstand.

Selbsttätige Spannungsregler, Stabilisatoren.

Oft ist die Spannung des Netzes aus irgendeinem Grunde sehr unregelmäßig, sei es, daß die Querschnitte der ferneren Zuleitungen relativ zur Leistung zu klein bemessen sind, sei es, daß im Werk die Spannung nicht einwandfrei konstant gehalten wird. Die Elektrizitätswerke sind gehalten, womöglich größere Schwankungen als 5% nicht aufkommen zu lassen. Es kommt aber vielfach vor, daß die Schwankungen viel größere sind, z. B. wenn bei zu kleinem Querschnitt ein stark belasteter Nebenzweig ein- oder abgeschaltet wird. Die Netzschwankungen machen sich vor allem auf die Heizung sehr unangenehm bemerkbar. Namentlich bei hohen Röhrenstromstärken bei diagnostischen Aufnahmen, die eine relativ hohe Heizleistung verlangen, bewirkt eine kleine Spannungsschwankung eine sehr große Änderung des Röhrenstromes. Steigt die Spannung plötzlich an und steigert sie dadurch die Heizung des Röhrenglühfadens, so kann bei der nachfolgenden Aufnahme die Röhre leicht Schaden nehmen, wenn sie ohnehin an der oberen Grenze belastet werden sollte. Zudem bewirkt die zu große Belastung unter Umständen ein ungebührliches Absinken der Röhrenspannung. Sinkt

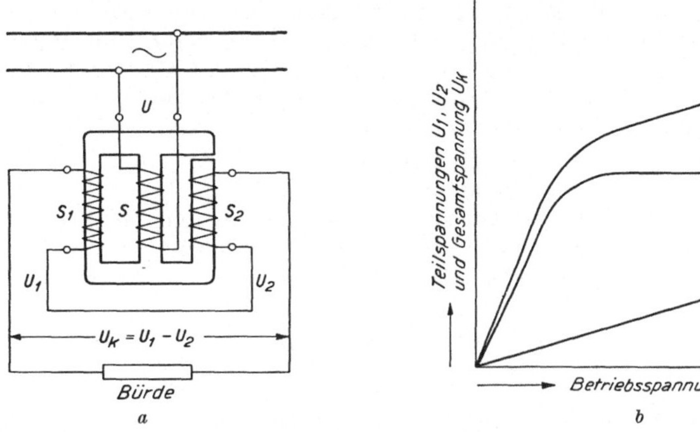

Abb. 104. Induktiver Spannungsregler.

a Schaltschema, Trafo mit verschieden stark gesättigten äußeren Schenkeln; *b* Verlauf der Einzelspannungen U_1 und U_2 sowie der geregelten Spannung U_k.

dagegen die Netzspannung plötzlich ab, so kann die Strahlenmenge gegebenenfalls zu gering sein, um ein brauchbares Bild zu geben. Allerdings ist der zweite Fall weniger verhängnisvoll.

Es gibt zwei Möglichkeiten, diesen Untugenden des Netzes zu begegnen. Einmal kann das besprochene mAs-Relais benutzt werden, wenn, wie schon erwähnt, die primär geschalteten Zeiten nicht zu klein sind. Es werden dann die fehlenden Milliamperes in gewissen Grenzen durch die automatisch verlängerte Zeit ersetzt, bzw. umgekehrt, wenn der Röhrenstrom ansteigt, wird durch das Relais, an dem vorher das Produkt von Zeit und Röhrenstrom eingestellt war, automatisch die Zeit verkürzt. Es kann aber auch ein sog. Spannungsregler eingebaut werden. Er regelt die Spannung automatisch auf induktivem Wege.

Beim *Regler nach* PUGNO-VANONI erfolgt die Regelung durch Verschieben einer in Öl schwebenden Spule. Sie ist die Sekundärwicklung eines Manteltransformators, dessen Mittelsäule senkrecht steht. Die Primärwicklung ist unter dieser Schwebespule auf dem Kern befestigt. Wenn der Transformator unter Spannung und auf Leistung gesetzt wird, entfernt sich die Schwebespule von der festen, entsprechend einem Gleichgewicht, das sich zwischen der abstoßenden Kraft der beiden Spulen und der Schwerkraft einstellt. Die abstoßende Kraft zwischen beiden Spulen ist von der primären Spannung abhängig. Wenn diese also steigt, entfernt sich die Schwebespule. Dadurch wird die Streuung vermehrt und die sekundäre Leistung ist trotz der primären Spannungsänderung gleichgeblieben. Beim Absinken der Spannung geschieht das Umgekehrte, die Spulen nähern sich und die Streuung wird kleiner, die sekundäre Stromstärke bleibt unverändert. Es ist klar, daß dieser Vorgang, d. h. die Stabilisierung nur in gewissen Grenzen richtig spielt. Langsame Schwankungen werden durch den Pugno-Vanoni-Stabilisator sehr gut ausgeglichen. Für rasche Veränderungen ist er zu träge.

Sozusagen trägheitslos arbeiten die *selbsttätigen elektromagnetischen Strom- und Spannungsregler*. Die Konstanz der Sekundärspannung wird dadurch erreicht, daß man sie einmal aus zwei Teilspannungen zusammensetzt, die gegeneinander geschaltet sind. Ferner wird die Tatsache benutzt, daß in einem übersättigten Transformator die Sekundärspannung auch bei großen Schwankungen die Primärspannung nur wenig ändert. Die Verknüpfung dieser beiden Prinzipien kann auf die mannigfaltigste Weise erfolgen. In der Abb. 104 a ist das Schaltschema einer der vielen Möglichkeiten wiedergegeben. Die dazugehörige Abb. 104 b zeigt den Spannungsverlauf U_1 an der Sekundärspule S_1. U_2 ist die Spannung an der ungesättigten Drossel S_2. $U_1 - U_2 = U_k$. Im Bereiche der Sättigung verläuft U_k horizontal, was bedeutet, daß auch bei Änderung der Betriebsspannung U (Abszisse) keine Änderung der Sekundärspannung U_k zustande kommt.

Die Anordnung der Abb. 104 setzt $\pm$ 10 bis 25%ige Primärschwankungen auf etwa $^1/_{20}$ herab. Ganz besonders wirksam ist eine Schaltung von KEINATH, die noch größere (bis 50%) Schwankungen auf $^1/_{100}$ herabzudrücken vermag. Sie ist zusammengesetzt aus einem Transformator, einer Drossel und einem Kondensator.

Die induktiven Stabilisatoren sind frequenzabhängig. Zudem liefern sie eine Spannungsform, die von der Sinoide entsprechend der starken Sättigung unter Umständen erheblich abweicht. Beide Tatsachen müssen bei ihrer Verwendung gegebenenfalls berücksichtigt werden. In der Röntgentechnik ist die veränderte Spannungsform ohne nennenswerte Bedeutung, da die stabilisierte Spannung lediglich zur Speisung der Heizstromkreise verwendet wird.

β) Schalter.

Schalter kommen bei Röntgenanlagen derart häufig und in so vielen Variationen vor und bilden eine so überwiegende Quelle von Störungen, daß es sich wohl lohnt, ihnen ein besonderes Kapitel zu widmen. Sie bilden im Rahmen unserer Betrachtung meist Elemente von *Starkstromanlagen* und fallen deshalb unter hierfür bestehende amtliche Bestimmungen oder Vorschriften der stromliefernden Werke.

Nach Maßgabe der Begriffserklärung verstehen wir unter einem Schalter einen Apparat, welcher zum betriebsmäßigen Schließen und Öffnen von Stromkreisen unter Belastung dient, so daß hiernach jeder Schalter nicht nur die Belastung im geschlossenen Zustande, sondern auch die Öffnung unter Belastung vertragen muß, ohne daß ein eventuell hierbei entstehender Unterbrechungsfunke oder gar Flammenbogen irgendwelchen Schaden verursachen kann. Eine Ausnahme machen Hochspannungsschalter von Röntgenanlagen, welche grundsätzlich nicht unter Belastung betätigt werden.

Laut den üblichen *Vorschriften* müssen Schalter in Stromkreisen, in denen Belastungen von mehr als 250 V gegen Erde auftreten, die Leitungen allpolig unterbrechen. Naturgemäß findet man deshalb in Drehstromkreisen ausschließlich dreipolige Schalter, während in Gleich- und Wechselstromkreisen, speziell als Bestandteil der Stromverbraucher selbst, vorwiegend einpolige statt zweipolige Konstruktionen verwendet werden. Solche sind billiger und beanspruchen weniger Platz und werden deshalb nach Möglichkeit bevorzugt. Sie sind unter Umständen sogar konstruktiv bedingt und diesfalls auch zulässig, selbst wenn obige Grenzwerte überschritten werden. Nur muß dafür gesorgt werden, daß möglichst nahe davon noch eine allpolige Abtrennung des Stromverbrauchers möglich ist.

Am gebräuchlichsten sind die mechanischen Schalter, bei welchen feste metallische Elektroden in atmosphärischer Luft miteinander in Kontakt gebracht oder voneinander entfernt werden. Ihre Vorteile sind Billigkeit und vielseitige Verwendbarkeit, speziell zur Schaltung mehrerer Stromkreise zugleich oder nacheinander, wie z. B. bei *Betriebsschaltern* (Abb. 105), *Wahl- und Regelschaltern*. Demgegenüber steht aber der Nachteil großer Abmessungen für hohe Ströme und Spannungen und dadurch bedingt die großen Schaltkräfte, welche zu ihrer Betätigung erforderlich sind.

Kontaktelektroden nennt man auch schlechtweg *Kontakte*. Sie sind meist aus Kupfer oder Bronze verfertigt und ihre Berührungsflächen müssen selbst bei tadellos gleichmäßigem Anliegen meistens gleich dem zwei- bis dreifachen Leiterquerschnitt sein, damit sie sich infolge des *Übergangswiderstandes* nicht unzulässig erwärmen und durch den *Unterbrechungsfunken* nicht oberflächlich anbrennen, so daß der Übergangswiderstand zusehends noch größer wird, bis zum vollständigen Unterbruch auch bei geschlossenem Schalter.

Man geht folglich nicht über eine *spezifische Kontaktflächenbelastung* von zirka 2 A pro Quadratmillimeter bei

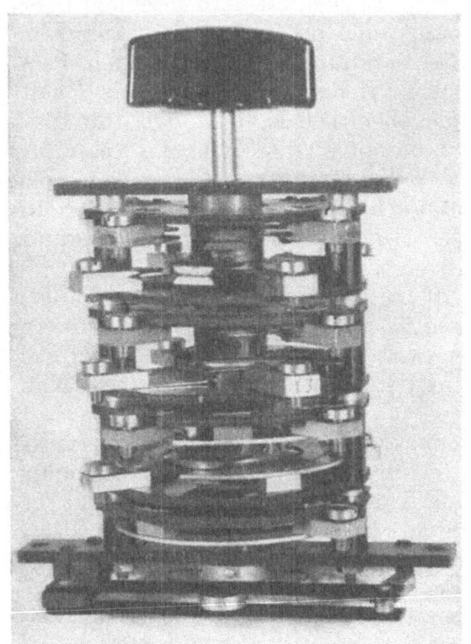

Abb. 105. Betriebsschalter.

kleineren und zirka 1 A bei größeren Schaltleistungen und entlastet bei gewissen Schaltern die Schaltkontakte. K_1 und K_2 vom Unterbrechungsfunken durch mit Verzögerung öffnende Neben- oder *Abreißkontakte*, K_2, welche direkt oder über einen Widerstand zwecks Verminderung der Öffnungsbelastung mit den Hauptkontakten verbunden sind und an denen der Unterbrechungsfunke ohne Schaden für die Hauptkontakte abreißen kann (Abb. 100).

Einen ähnlichen Zweck erfüllt der bewegliche Nebenkontakt von Stufenschaltern, welche beim Schalten nach oben von einem stromlosen Ruhekontakt über den folgenden festen Hauptkontakt geleitet und von diesem erst vollständig auf den folgenden Ruhekontakt übergeht, nachdem der bewegliche Hauptkontakt den nächsten festen erreicht hat, so daß eine vollständige Unterbrechung nie stattfindet. Naturgemäß werden dabei auf halbem Wege zwei benachbarte feste Hauptkontakte bzw. Stufen über den beweglichen Haupt- und Hilfskontakt mit dazwischenliegendem Begrenzungswiderstand kurzgeschlossen. Schaltet man also zu langsam, unvollständig oder läßt man gar den Schalter auf halbem Wege stehen, so kann dieser aus konstruktiven Gründen nur für Kurzbeanspruchung bemessene Widerstand durchbrennen, so daß beim weiteren Schalten zwischen jeder Stufe eine vollständige Unterbrechung und kontaktzerstörende Funken entstehen können.

Zwecks Gewährleistung guten Anliegens werden die Kontakte federnd aneinander gepreßt und bei größeren Abmessungen unterteilt, indem man pro Teil nicht über 10 bis höchstens 20 mm² Kontaktoberfläche bei sehr genauen Konstruktionen gehen sollte. Für kleine Schaltleistungen verwendet man Platin-, Silber-, Nickel- oder Wolframkontakte, weil solche widerstandsfähiger sind gegen den zerstörenden Einfluß des Unterbrechungsfunkens.

Mit einer geringen Veränderung der Kontaktflächen durch den Unterbrechungsfunken ist aber auch bei Einhaltung normaler Abmessungen zu rechnen. Indessen kann sie unschädlich gemacht werden dadurch, daß die Kontakte nicht nur senkrecht zu den Flächen aneinander gepreßt, sondern zugleich parallel zu denselben, wie man sagt, „aufgerieben" werden, wodurch eine automatische Selbstreinigung und -egalisierung eintritt. Je nachdem, ob die Hauptschaltbewegung dem ersten oder zweiten dieser Vorgänge entspricht, können wir zwischen *Druckkontakten und Gleitkontakten* unterscheiden.

Gleitkontakte findet man z. B. bei dem sehr zuverlässigen *Messerschalter*, dessen Bezeichnung daher rührt, daß messerartige Kontakte zwischen federnde schlaufenartige Doppelkontakte geschoben werden (Abb. 106). Oft findet man aber auch aus konstruktiven Gründen den umgekehrten Weg beschritten, wo die Messerkontakte (Kontaktzungen oder Segmente) fest und die Federkontakte beweglich angeordnet sind (Abb. 105). Ebenso trifft man häufig an Stelle federnder Doppelkontakte nur einfache.

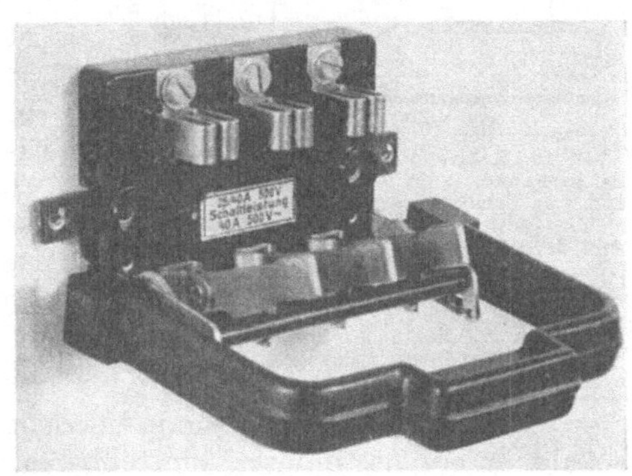
Abb. 106. Messerschalter. Schaltleistung: 40 A., 500 V.

Schalter mit Druckkontakten benötigen geringere Schaltkräfte als solche mit Gleitkontakten. Der einfachste Schalter (mit Gleitkontakten) ist der *Steckkontakt*. Im übrigen jedoch sind meist die beweglichen Kontakte an einem Hebel oder um eine Drehachse angeordnet. Je nachdem hat man es mit *Hebelschaltern* oder *Drehschaltern* zu tun.

Eine Abart des Hebelschalters ist der *Kippschalter*, bei welchem ein fest angeordnetes Kontaktpaar durch ein am Ende eines Kipphebels gelagertes Metallwälzchen überbrückt wird, und ferner der *Druckknopfschalter*, bei welchem bewegliche Kontakte oder Kontaktbrücken an einem waagebalkenähnlichen Hebel sitzen, welcher bei kleinen Typen beidseitig, bei mittleren nur einseitig durch einen Knopf niedergedrückt wird, indem sich zugleich eine Feder spannt, welche beim Drücken eines zweiten Knopfes die Ausschaltung bewirkt.

Auch andere mechanische Schalter werden meist von Hand, entweder direkt oder auf geringe Entfernung über mechanische Zwischenglieder, wie Ketten, Drahtseile oder Wellen, betätigt (*Handschalter* und *Handantrieb*). In solchen Fällen ist dann ganz besonders dafür zu sorgen, daß die beweglichen Kontakte nicht unvollständig geschlossen oder geöffnet werden können. Deshalb sitzt z. B. bei Drehschaltern mit vier Schaltstellungen auf der Schaltachse eine Vierkantscheibe, welche durch beidseitige Flachfedern automatisch vollkommen in die gewollte Schaltstellung gedrückt wird (Abb. 105). Bei mehr oder weniger zahlreichen Schaltstellungen kann statt der *Kantenscheibe* eine entsprechend gewellte, gezahnte oder gelöcherte *Rastenscheibe* treten, auf welche eine federnde Rolle bzw. Kugel drückt.

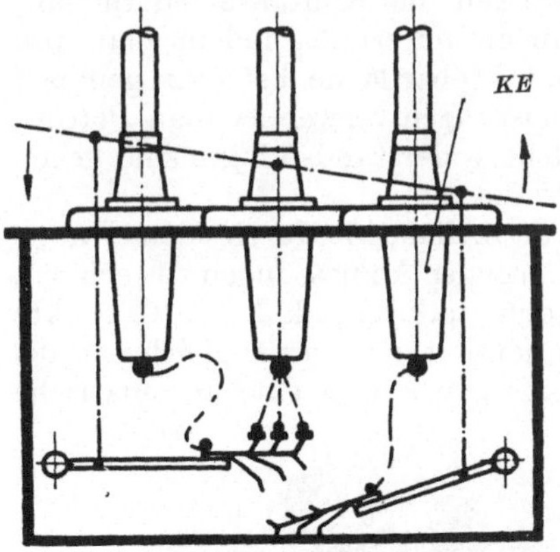

Außer mechanischen Schaltern für Handbetätigung gibt es noch verschiedene Ausführungen, welche automatisch, z. B. auf eine der folgenden Arten, betätigt werden:

mechanisch: Hilfsgeräteschalter, Federzeitschalter, Wasserdruckschalter, Türblokkierungsschalter usw.;

elektromagnetisch: auf kleine oder große Entfernung;

für größere Leistungen (Schütze), oder für kleinere Belastungen (Relais);

elektrostatisch: durch Beeinflussung eines Elektrometerblättchens (Hammerdosimeter);

elektrodynamisch: durch Drehung einer Wirbelstromscheibe (mAs-Schalter);

thermisch: durch Ausdehnung eines direkt erwärmten sog. Bimetallstreifens (Températureraturschalter);

elektrothermisch: durch Ausdehnung eines vom Strom erwärmten Leiters (eine Art von Sicherungs- und Verzögerungsschaltern).

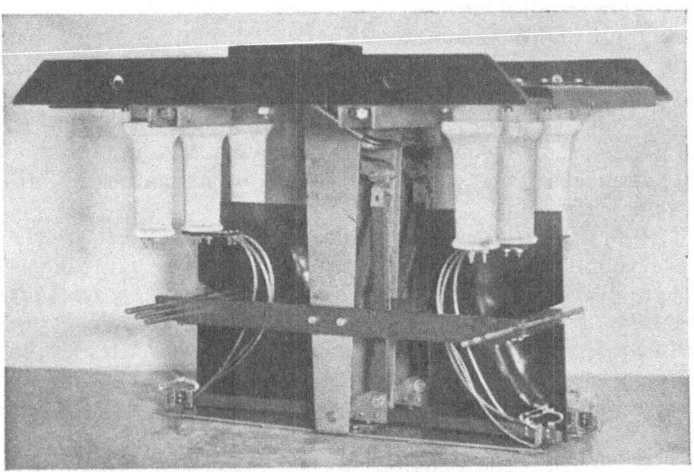

Abb. 107a. Ölschalter.
Über die Kabelendverschlüsse *KE* wird die Hochspannung zum Schalter (in der Mitte) und vom Schalter weg zu den Arbeitsplätzen geführt (seitliche *KE*). Je nach Hebelstellung wird der links- oder rechtsseitige bewegliche Hebel mit seinen Federn gegen die Kontaktleisten gedrückt. Der linksseitige Kontakthebel ist in Arbeitsstellung, der rechtsseitige in Ruhestellung, die nach unten gerichteten Federn liegen dann an Erde.

Die *Überstromschalter* sind Vorrichtungen, die den Strom unterbrechen, sobald er ein bestimmtes, einstellbares Maximum überschritten hat. Die Abschaltung kann auf elektromagnetischem Wege, und dann schnell wirkend, oder

Abb. 107b. Innenansicht eines Hochspannungsölschalters ohne Ölkessel.

thermisch, und dann verzögert, bewerkstelligt werden. Beide Auslösungsarten können vereinigt werden. Mutatis mutandis können Schalter gebaut werden, die auf Spannung reagieren, z. B. Überspannungsschalter und Nullspannungsschalter, welch letztere den Stromkreis unterbrechen, wenn die Spannung Null oder ein Minimum wird.

Zu den mechanischen Schaltern ist auch der *Quecksilberschalter* zu rechnen, bei welchem zwei Kontakte in einem teils mit *Quecksilber* gefüllten Glasröhrchen derart eingeschmolzen sind, daß sie nur bei annähernd horizontaler Lage des Röhrchens durch das Quecksilber überbrückt sind. Solche Schalter werden für Wechselstrombelastungen bis zu 25 A gebaut und zeichnen sich durch den Bedarf noch wesentlich geringerer Schaltkräfte aus, als Schalter mit Druckkontakten.

Auch die elektrothermisch wirkenden *Schmelzsicherungen*, z. B. in der bekannten Form eines in einer Schutzpatrone zwischen zwei Elektroden gespannten Silberdrähtchens, welches bei Überlastung schmilzt, können noch zu den mechanischen Schaltern, und zwar den automatischen gezählt werden.

Hochspannungsschalter in offener Ausführung, d. h. zum Einbau in nicht geschützte Hochspannungsleitungen, kennzeichnen sich lediglich durch ihre großen Abmessungen, die dafür sorgen, daß die hohen Spannungen nicht zu Überschlägen führen. Seit der Einführung der Vollschutzanlagen wird der Hochspannungsschalter in Öl verlegt. Die Abb. 107 a und 107 b gibt einen Hochspannungsölschalter wieder, wie er für die Wahl der Arbeitsplätze in Gebrauch ist (vgl. nächsten Abschnitt, S. 158).

Hochspannungsschaltröhren sind Gitterröhren, die so dimensioniert sind, daß sie mit etwa 1200 bis 1500 V am Gitter etwa 120 kV sperren.

6. Der Röntgenapparat als Ganzes.

a) Allgemeines.

Wenn wir bis anhin die einzelnen hauptsächlichsten Teile eines Röntgenapparats besprochen haben, so soll im folgenden noch kurz auf den Röntgenapparat als Ganzes eingegangen werden. Bei dem Zusammenbau der Einzelteile werden wir auf Einzelheiten stoßen, die noch näher zu besprechen sind. Wir betrachten am besten vorerst die einzelnen Stromkreise:

α) Obligate Stromkreise.

Der primäre Stromkreis des Hochspannungstransformators setzt den Hochspannungstransformator in Gang. Seine Spannung kann reguliert sein, wie wir bereits S. 133 in der Abb. 88 gezeigt haben. Sein Stromfluß muß zudem zeitlich begrenzt sein, und zwar bei Diagnostikapparaten auf sehr kurze Zeit.

Wird der Hauptkreis durch ein Schütz getätigt, so ist der *Zeitrelaiskreis* von diesem getrennt. Der letztere steuert dann den Schütz über das Zeitrelais durch die Magnetspule des Schütz.

Die *Heizkreise* sind sehr wichtig. Ihre *sekundären* Seiten liegen an der Hochspannung; sie sind also mit dem Sekundärkreis des Hochspannungstransformators (Röhrenkreis) verbunden. Und zwar sowohl die sekundären Heizkreise der Röhre als auch meist diejenigen der Ventile. Die sekundären Heizkreise sind meist ununterbrochen von der Spannungsquelle, dem Heiztransformator, bis zum Verbraucher, dem Glühfaden, durchgeführt. Die *primären Heizkreise* für Röhre und Ventile dagegen enthalten die Wähl- und Regulierorgane (S. 151). Gegebenenfalls beziehen sie ihre Spannung von einem Stabilisator (S. 152).

β) Fakultative Stromkreise.

Neben diesen obligaten Stromkreisen können noch mehrere und kompliziert geschaltete Neben- und Hilfsstromkreise nötig sein.

Es sind meist *Steuerstromkreise*. Am meisten verbreitet ist z. B. die elektrische Auslösung und *Steuerung der beweglichen Rasterblenden*. Grundsätzlich die gleiche Vorrichtung finden wir bei Kymographen. Auch *stereoskopische Vorrichtungen* benötigen besondere Steuerstromkreise. Wir sehen dabei ab von den gewöhnlichen Speiseleitungen für Hilfsmotoren, z. B. zum Bewegen von Geräten usw. Dagegen sei der Stromkreis angeführt, der den *Stator der Drehanode* mit Strom versorgt. Besondere Steuerkreise erfordern auch die sog. *Zielgeräte*, die es erlauben, momentan den Leuchtschirm mit der Kassette zu vertauschen und dabei den Apparat von Durchleuchtung auf Auf-

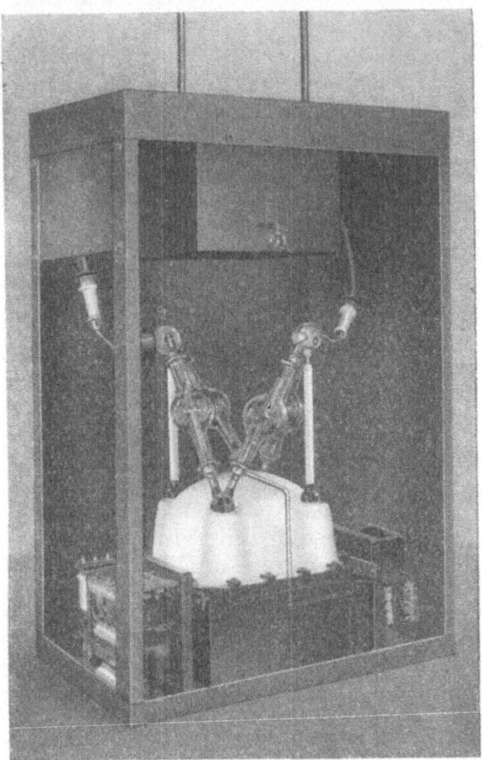

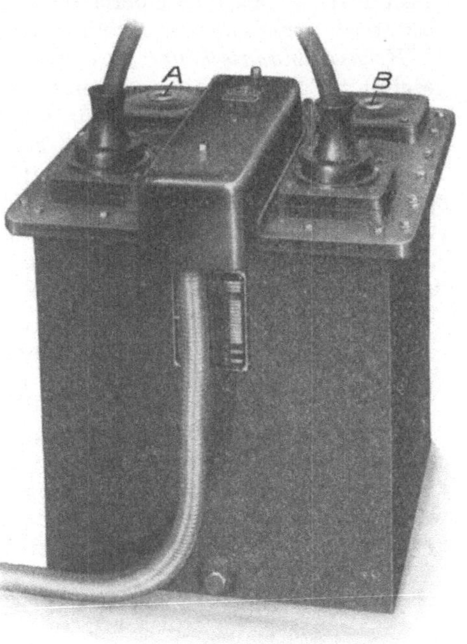

Abb. 108. Hochspannungsgenerator, offene Bauweise. Schrankumbau, oben Hochspannungsölumschalter (nach Abb. 107), der vom Schalttisch aus gesteuert wird.

Abb. 109. Hochspannungsgenerator, geschlossene Bauweise. *A* und *B* Zugang zu den Ventilen, zwei Ventile gegen Erde in Serie.

nahme umzuschalten. Zur Betätigung der Magnetspulen der *Arbeitsplatzwähler* (Hochspannungsschützen) sind ebenfalls besondere Stromkreise erforderlich.

Signalstromkreise werden zu verschiedentlichen Zwecken verwendet. Bei fernbetätigten Schaltern, bei Arbeitsplatzwählern, im Statorkreis der Drehanoden sind Signale am Platze.

b) Aufbau des Röntgenapparates.

Bei Apparaten mittlerer und großer Leistung, die einen Gleichrichter erfordern, können wir grundsätzlich drei Teile unterscheiden: den Hochspannungstransformator, den Gleichrichter, den Schalttisch.

α) Der Hochspannungsgenerator.

Die beiden erstgenannten Teile sind früher einzeln eingehend behandelt worden, es bleibt hier nur noch übrig, über den mechanischen Aufbau nachzutragen. Meistens sind Hochspannungstransformatoren und Gleichrichter zusammengebaut. Früher hat man die Ventile und Kondensatoren neben den Transformator gestellt und die Verbindungen hochspannungsseitig durch starre

Rohre oder flexible Metallschläuche hergestellt. Bei den meistgebräuchlichen Schaltungen nach GREINACHER und GRAETZ sowie beim direkten Anschluß mit oder ohne Ventil in Serie reiht sich wenigstens ein Heiztrafo, bei der GRAETZ-Schaltung zwei Heiztransformatoren direkt an die Hochspannungsspule an und liegt mit derselben auf gleicher Spannung. Man hat deshalb beim Übergang von trockenen zu den Öltransformatoren die Heiztransformatoren in das gleiche Ölbad gelegt. Es können dann die zugehörigen Ventile direkt auf die Polhörner des Transformators aufgesetzt werden.

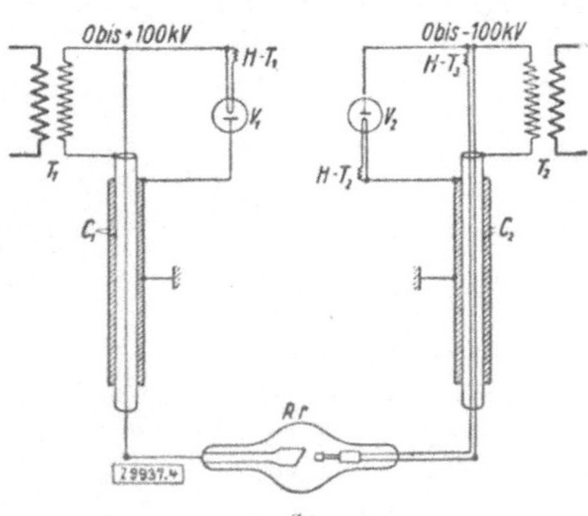

Es besteht aber kein Hinderungsgrund, auch Heiztransformatoren, die nicht auf gleicher Spannung wie die Hochspannungsspule sind, ebenfalls in den gemeinsamen Ölkessel mit hineinzubauen. So entstehen sehr gedrungene Hochspannungsgeneratoren, die naturgemäß ihre Vor- und Nachteile haben. Bei den Generatoren der ersten Art, wie die Abb. 108 ein Exemplar

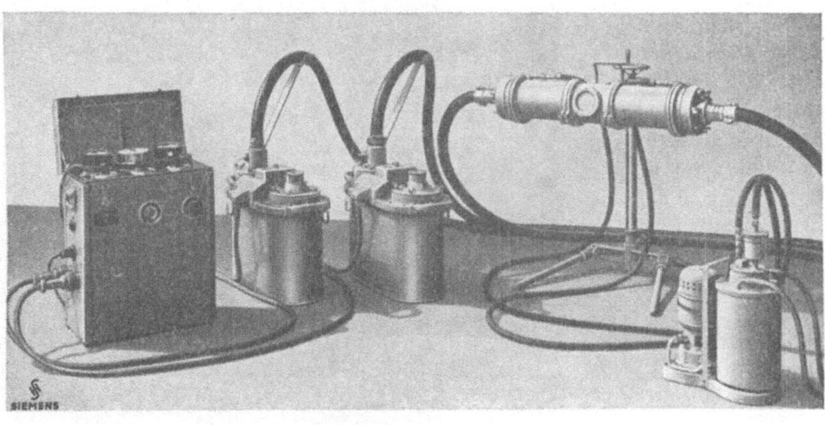

b

Abb. 110. Grobstrukturapparat. 2 × 100 kV, 8 mA.
a Schema; C_1 und C_2 Hochspannungskondensatorkabel, V_1 und V_2 Ventile, T_1 und T_2 Hochspannungstransformatoren, HT Heiztransformatoren. — *b* Ansicht; H_1 und H_2 Hochspannungserzeuger, K Schaltkasten, HK Hochspannungskabel, R Röhrenbehälter, St Ständer, P Ölpumpe (Siemens).

zeigt, sind alle Teile leicht zugänglich, leicht zu reparieren und zu ersetzen. Bei der zweiten Art, wie sie Abb. 109 zeigt, wird vor allem Platz gespart. Durch den gedrungenen Bau schwindet aber die Übersichtlichkeit, und es kommen die Vorteile dieser Konstruktion erst recht zur Geltung, wenn alle Einzelteile absolut zuverlässig arbeiten.

Bei der mittelpunktgeerdeten VILLARD-Schaltung wird der Hochspannungstrafo in der Mitte geerdet. Das einzige Ventil der Abb. 95a wird durch zwei ersetzt, die ungleichsinnig gegen die Erde arbeiten. Der Ventilheiztrafo der Anodenseite reiht sich an den Hochspannungstrafo unmittelbar an. Derjenige der Kathodenseite dagegen liegt an Erde. Der Heiztrafo für die Röntgenröhre schließt auf der Minusseite des kathodenseitigen Hochspannungstrafo an und liegt mit diesem in Öl. Auch die beiden Ventile liegen hochspannungsseitig im gemeinsamen Ölbad. Wenn man, wie bei dem Grobstrukturapparat der Abb. 110, die Kabel als Kondensatoren ausbildet, so entstehen handliche Einheiten. Beim abgebildeten Apparat gibt jede Hälfte $+ 100\,\mathrm{kV}$ bzw. $- 100\,\mathrm{kV}$, zusammen also 200 kV. Die Verbindung der beiden Hälften erfolgt mittels des erwähnten Hochspannungskondensatorkabels, niederspannungsseitig geschieht die Verbindung mit Leitungen zwischen den beiden Teilstücken bzw. dem Schaltkasten. Die mechanische Verbindung der Hochspannungskabel mit dem Gehäuse erfolgt auf die in Abb. 80 wiedergegebene Weise mit tels Endverschluß und Muffe. In allerletzter Zeit haben MÜLLER und die C. G. R. einen Hochstromapparat nach gleichen Prinzipien aufgebaut (Abb. 111).

Es ist von vornherein verlockend, schon wegen der hohen Isolationsfähigkeit, Röhren und Ventile in ein flüssiges Isolationsmittel zu legen. Dies wurde schon frühzeitig von den Franzosen bewerkstelligt. Die Röhre wurde in ein Ölbad gebracht; die Wanne

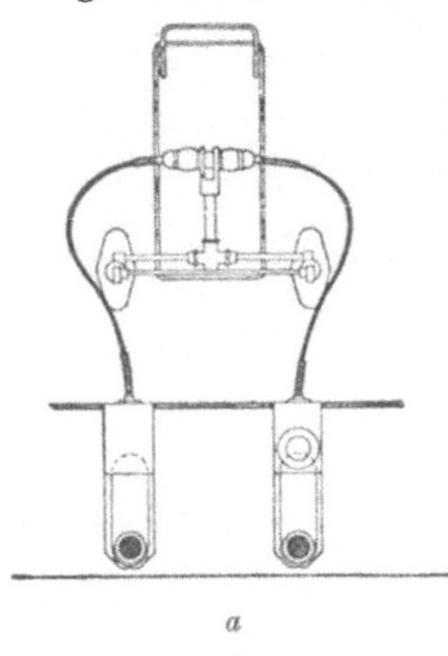

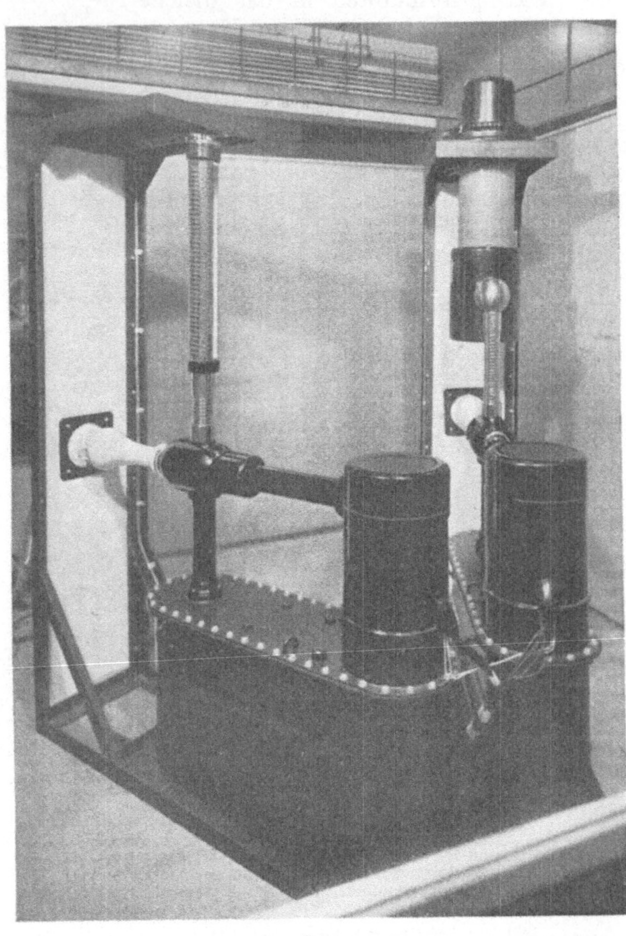

Abb. 111. Doppelblock, mittelpunktgeerdete VILLARD-Schaltung, Hochstromapparatur 200 kV, 30 mA (Metalix). *a* Grundrißskizze, *b* Ansicht.

hatte ein unteres Fenster zum Strahlendurchtritt; die Durchführung der Hochspannung erfolgte durch den Deckel auf übliche Weise. Das Prinzip der Ölisolation haben GAIFFE, GALLOT und PILON von dieser etwas unhandlichen Therapieröhre aus weiter bearbeitet und gelangten zu der leichteren Ausführung der Diagnostik-Ölbadröhre. Während die Spannungsführung bei der alten Therapie-Cuve zum Teil ungeschützt erfolgte, wurden für die Diagnostikröhre Gummikabel verwendet, so daß auf diese Weise ebenfalls Vollschutz entsteht. Die Weiterentwicklung der getrennten ölisolierten und auch ölgekühlten Röntgenröhren führte zu den modernen *Ölhauben*, die nach und nach eine weitgehende Handlichkeit dadurch bekommen haben, daß die Form des Ölbehälters der Form der Röhre und den Isolationsbedürfnissen angepaßt ist und daß ihre Dimensionen so knapp wie möglich gehalten sind. Die Ölhaube für die Röhre allein mit Gummikabelzuleitung hat in Amerika und in England und Frankreich weite. Verbreitung.

Auf der anderen Seite ist man dazu übergegangen, den ganzen Apparat, also Transformator und Röhre, in einen *gemeinsamen Ölbehälter* zu bringen. Meines Wissens haben dies wieder GAIFFE, GALLOT und PILON erstmals für Apparate kleiner Leistung getan. Für mittlere und große Leistungen hat sich die genannte Anlage aus naheliegenden Gründen nicht bewährt. Vor allem war die Unhand-

lichkeit der weiteren Entwicklung hinderlich. In letzter Zeit bringt aber Amerika wieder einen Apparat auf den Markt, der nach dem Prinzip des gemeinsamen Ölbades gebaut wird, und zwar für sehr hohe Spannungen von 400 kV. Wie schon früher hervorgehoben, sind Spannungen über 220 kV für Hausinstallationen im ge- wöhnlichen Sinne nicht mehr geeignet, wenn diese in einem Stockwerk untergebracht wer- den müssen und wenn Luft als Isolator verwendet wer- den soll. Durch Anwendung von Öl können die Dimen- sionen stark herabgesetzt wer- den, so daß Vorrichtungen entstehen, wie sie die Abb. 113 zeigt.

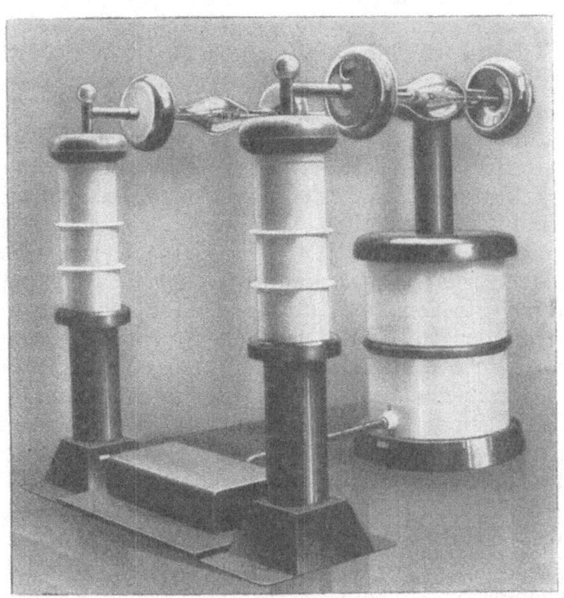

Abb. 112. Hochvoltanlage in offener Aufstellung von KOCH und STERZEL, 400 kV kontinuierlich konstante Gleichspannung.

Wenn auch die gegebene Darstellung eine ganze Reihe von Apparaten zeigt, die alle in einer Entwicklungslinie liegen, so gilt diese gerad- linige Entwicklung doch nur in gewissem Sinne. Sicher machen die kompendiösen modernen Generatoren mehr Anspruch an die Konstruktion. Trotzdem verdrän- gen sie aber die älteren Aufbauprinzipien nicht. Je nach Verwendungszweck kann die eine oder die andere Art des Baues leichter und besser zum Ziele führen. Z. B. hat Siemens für den bestimmten Zweck der Grobstrukturuntersuchung den symmetrischen VILLARD-Apparat nach der Abb. 110 gebaut, während für medizi- nische Apparate, die weniger dem Wetter und anderen Schädlichkeiten ausgesetzt sind, andere Bauarten vorgezogen wurden, sei es, daß die VILLARD-Schaltung mehr oder weniger offen durchgeführt wird oder daß die Schaltung überhaupt durch eine andere, z. B. diejenige nach GREINACHER, ersetzt wird.

β) Der Schalttisch.

Sämtliche Bedienungshebel und -knöpfe der Regulierorgane sind in dem Schalttisch oder der Schalttafel zusammengefaßt. Im allgemeinen wird der Schalttisch vorgezogen. Es handelt sich dabei um einen fahrbaren, meist pult- förmigen Tisch, der auch sämtliche Regelorgane enthält. Man bemüht sich heute, den Schalttisch möglichst dadurch zu entlasten, daß verschiedene Elemente anderswo untergebracht werden. Z. B. wird das Schütz am Generator angebracht, der Regeltransformator kann bei Fernregulierung ebenfalls vom Schalttisch zum Generator gebracht werden.

Wichtig ist vor allem die bequeme und übersichtliche Anordnung der Meß- und Regelorgane. Im allgemeinen finden wir ein *Kilovoltmeter*, das die Röhrenspannung angibt, ein Meßinstrument für Strom oder Spannung gibt ein Maß für die *Heizung* des Röntgenröhrenglühfadens, bei Mittelpunktserdung kann sich auch das *Milliamperemeter* für den Röhrenstrom auf dem Schalttisch befinden. Die *Ventilheizung* kann entweder mit einem besonderen Instrument gemessen werden oder die Messung kann durch Umschaltung auf eines der schon vorhandenen Systeme erfolgen. Einstellen der *Zeit* oder der Strom-Zeit-Produkte erfolgt ebenfalls auf dem Schalttisch.

Ferner sind im allgemeinen auf dem Schalttisch angebracht die *Regelgriffe* für die Daten des Hauptkreises, nämlich *Spannung* des Röhrenstromes, sowie dessen Stärke durch Wahl der *Heizdaten*. Bei Diagnostikapparaten ist der Hauptkreis in zwei Kreise aufgespalten, die getrennt regelbar sind: die *Aufnahme-* und die *Durchleuchtungskreise*. Außerdem befindet sich auf dem Schalttisch der sog. *Betriebsschalter*, der die Heizung und in einer zweiten Stellung die Hochspannung einschaltet. Ein weiterer Schalter gestattet unter Umständen die *grobe Wahl der Betriebsbedingungen*: Heizbereich, Meßbereich, Fokus usw. Bei Diagnostikapparaten kann oft auch der Arbeitsplatz durch einen Schalter oder durch Stecken eines mehrpoligen Steckers gewählt werden. Weitere Schalter betätigen Hilfsgeräte, wie den Stator der Drehanode, Buckyblenden, Schieber vor dem Strahlenaustrittsfenster bei Therapieapparaten usw.

Der Schalttisch ist mit dem Hochspannungsgenerator durch eine Anzahl Leitungen verbunden, die aber alle Niederspannung führen. Der Hochspannungsgenerator seinerseits ist durch Hochspannungsleitungen (offen oder Kabel) mit der Röhre in Verbindung. Im allgemeinen sind Schalttisch, Apparat und Arbeitsplatz in verschiedenen Räumen untergebracht. Oft aber ist dies bei Platzmangel nicht möglich. Es empfiehlt sich dann, Generator und Röhre zusammen im Arbeitsraum, auf alle Fälle aber den Schalttisch in einem eigens dazu bestimmten kleinen Schaltraum aufzustellen (siehe später, Kap.: Schutz).

c) Vorrichtungen und Maßnahmen zum Schutze des Apparats und zur Sicherung der Funktion desselben.

α) Schutz.

Um den Apparat, die Röhren und Ventile sowie alle übrigen Akzessorien zu schützen vor den Folgen von Unvorsichtigkeiten und Fehlern des Bedienungspersonals oder vor anderen kleinen Unzulänglichkeiten anderer Genese, sind von jeher gewisse Maßnahmen getroffen worden. Damit z. B. die Hochspannung nicht eingeschaltet werden kann, bevor der Glühfaden geheizt ist, werden diese beiden Schaltungen durch ein und denselben Schalter, aber in verschiedenen Schaltstellungen getätigt. Damit der feine Fokus einer Doppelfokusröhre nicht zerstört wird bei irrtümlicher Wahl des feinen Fokus bei zu hohen Heizdaten, wurde in den Heizstromkreis eine Drossel eingesetzt. Mit Widerständen wurde eine Überheizung des Glühfadens verunmöglicht. Das sind heute ganz selbstverständliche Dinge. Nicht ohne weiteres selbstverständlich ist aber, daß die Drehanode von Überlastung geschützt werden muß, die z. B. durch eine Belastung bei ruhender Anode zustande kommen könnte. Der Schutz der Röhre besteht in einer Blockierung des Betriebsschalters durch Verzögerungsrelais, so lange die Anode ihre normale Drehzahl noch nicht erreicht hat. Es lohnt sich nicht, hier alle einschlägigen Möglichkeiten aufzuzählen. Jedoch sei noch eine besonders elegante Lösung des Schutzes der Anode vor Überlastung erwähnt. Siemens wirft das Licht der glühenden Anode über ein Prisma auf eine Photozelle, welche die Abschaltung der Spannungsquelle besorgt, wenn sie bei Überlastung des Brennfleckes zu stark belichtet wird.

β) Automatisierung.

Mit zunehmender Erweiterung der Röntgenanlagen ging auch das Bedürfnis nach zunehmendem Schutz des Apparats, nach zunehmender Sicherung der Funktion desselben, d. h. nach Vergrößerung der Sicherheit, aber auch nach Bequemlichkeit, nach Vereinfachung der Bedienung. Die heute vielbesprochene sog. *Belichtungsautomatik* ist nichts anderes als die konsequente Fortführung des Gedankens der Sicherung der Funktion, des Schutzes der Apparate und der Vereinfachung seiner Bedienung.

Es soll eine Aufnahme gemacht werden: 1. Einstellung der Spannung, Regelung und Beobachtung des entsprechenden Instruments. 2. Einstellung der Heizstromstärke, ebenfalls Regelung und Beobachtung. 3. Einstellung der Zeit (oder der mAs). Wir haben früher gesehen, daß der zulässige Röhrenstrom von der Spannung abhängig ist und das Produkt dieser beiden Größen hinwiederum sich nach der Zeit richten muß, entsprechend der Leistungscharakteristik. Man wird also aus einer Tabelle oder einem Nomogramm für jede Zeit und jede Spannung den dazugehörigen Röhrenstrom bestimmen müssen. Diese Arbeit wird man aber nicht bei jeder Aufnahme neu leisten wollen. Man greift deshalb einige geeignete Stromstärken heraus, die so eingestellt sind, daß auch bei höchster Spannung eine Überlastung nicht zustande kommen kann, wenn die jeder Stromstärke bzw. der entsprechenden Heizung zugeordnete maximale Zeit nicht überschritten wird. Wir merken uns z. B.:

$$\begin{array}{lllll}
20 \text{ mA Heizstrom} & 4{,}0 & \text{A bis} & 10 \text{ s,} \\
100 \text{ mA} & \text{,,} & 4{,}2 & \text{A ,,} & 1 \text{ s,} \\
200 \text{ mA} & \text{,,} & 4{,}25 & \text{A ,,} & 0{,}5 \text{ s.}
\end{array}$$

Es steht nichts im Wege, diese Heizdaten durch eine Hebel- oder Stöpselstellung einzustellen, wenn der Heizstromkreis stabilisiert ist (partielle Automatik). Dabei ist aber die mA-Zahl auf die Maximalzeit und Maximalspannung eingestellt. Bei kleineren Zeiten und niedrigeren Spannungen könnten also erheblich größere Ströme verwendet werden.

Die ideale Vorrichtung wäre diejenige, die bei jeder Zeit und bei jeder Spannung die dazugehörige Stromstärke automatisch einstellen würde. Zusammen mit dem früher besprochenen Prinzip der Belastung mit fallender Last hat Philips diesen Gedanken der sog. *Vollautomatik* erstmals zu realisieren versucht. Wir haben früher gezeigt, daß die fallende Last dadurch verwirklicht wird, daß im Verlaufe der Belichtungszeit der Röhrenstrom annähernd hyperbolisch vermindert wird. Somit ist jede Last der gewählten Zeit angepaßt. Eine wesentliche Unterbelastung soll nicht vorkommen, ebenso soll eine Überlastung ausgeschlossen werden. Zur Vollautomatik der Belichtung fehlt aber noch die Automatisierung der Spannungsabhängigkeit. Diese wird dadurch bewerkstelligt, daß zwangsläufig mit dem Spannungswähler (Stufenschalter) der Röhrenstrom entsprechend verändert wird. Man hätte also an zwei kalibrierten Drehknöpfen nur noch Spannung und Zeit (oder mAs) einzustellen, wenn der Generator stets mit ein und demselben Rohr betrieben wird und wenn ferner noch die Spannung wirksam stabilisiert werden kann; der Röhrenstrom wird dann automatisch eingestellt. Die *Stabilisierung* ist um so leichter möglich, als ja lediglich die Heizspannungen absolut konstant gehalten werden müssen. Über Stabilisatoren siehe S. 152. Grundsätzlich kann diese weitgehende Automatisierung für beliebig viele Röhren so durchgeführt werden, daß mit der Röhrenwahl die entsprechenden Heizeinstellungen in die Automatik mit einer Hebelstellung eingeführt werden.

Bei der geschilderten Vollautomatik ging man ursprünglich von dem Gedanken aus, die Leistung der Röhre bei jeder Spannung und bei jeder Zeit voll auszunutzen. Wird diese 100%ige Ausnutzung wirklich an der obersten Grenze auch eingehalten, so geht das auf Kosten der Lebensdauer der Röhre. Es gibt sicher Fälle, wo volle Ausnutzung am Platze ist. Zweifellos aber gibt es auch andere Fälle, und ihre Zahl ist größer als diejenige der erstgenannten, wo es gar keinen Zweck hat, die Röhre bis aufs letzte anzustrengen. Die Vollautomatik hat deshalb eine Bereicherung erfahren mit der Möglichkeit, die *Röhrenausnutzung prozentual* zu wählen (Koch und Sterzel, neuerdings auch Siemens).

d) Apparatetypen und Leistungsfragen.

Der Röntgenapparat hat sich den verschiedenen Verwendungszwecken anzupassen. Es sei vorweggenommen, daß grundsätzlich jede Leistungsverbesserung erstrebenswert ist. Aber die Leistung ist nur ein Gesichtspunkt; Volumen, Gewicht, Form, Beweglichkeit, Standfestigkeit, dann Konstanz, Solidität usw. sind andere Gesichtspunkte, die mit verschiedener Stärke in Wettstreit treten und im Zusammenspiel zu einer Bauart führen, die für einen bestimmten Zweck bestimmt sein soll. Wir haben schon gesehen, daß die gleiche Schaltung ganz anders ausgeführt werden muß, wenn sie für das Krankenzimmer oder für das Prüffeld, bzw. für den Bauplatz bestimmt ist. Immerhin steht die Leistungsfrage sensu ampliori stets im Vordergrund, und um sie gruppieren sich die übrigen, mehr spezifischen Gesichtspunkte. Dieser Wettstreit zwischen Leistung einerseits und Volumen, Gewicht, Beweglichkeit anderseits, hat z. B., unter Verzicht auf die Leistung, zur Konstruktion der Röntgenkugel geführt. Die Forderung der extrem hohen Spannung dagegen führte dazu, auf die Beweglichkeit der Röhre überhaupt zu verzichten. Es handelt sich also grundsätzlich stets darum, bei größtmöglicher Leistung bestmöglichst allen anderen Forderungen entgegenzukommen. Diesem Wettstreit sind nun allerdings gewisse Grenzen gesetzt: Einmal durch das Material und seine Eigenschaften und andernteils durch die Gesetze der Physik.

Wenn wir die Hochspannungsgeneratoren wie folgt einteilen wollen:

1. Hochspannungsapparate für Grobstruktur (Durchleuchtung von Werkstücken, Bildern usw.);

2. für Feinstruktur in Technik, Chemie, Mineralogie;

3. für Physik und Forschung (Atomzertrümmerung);

4. für Medizin:
   a) Diagnostik,
   b) Therapie;

dann kommen wir aber doch in jeder Gruppe zu einer Querschichtung, die nach einem Gesichtspunkt erfolgt, der den Leistungsbegriff in sich birgt, Leistung oder Spannung. Wir sprechen vorläufig von medizinischen Apparaten.

α) Spannungsanspruch.

Diagnostik. Die obere und untere Grenze der diagnostischen Spannungen sind gegeben. Ein Apparat, der 120 kVs-Maximalspannung als obere Grenze liefert und bis auf 35 kVs abgeschaltet werden kann, gestattet bei genügender Leistung sämtliche diagnostischen Arbeiten. Höhere Spannungen geben leicht,

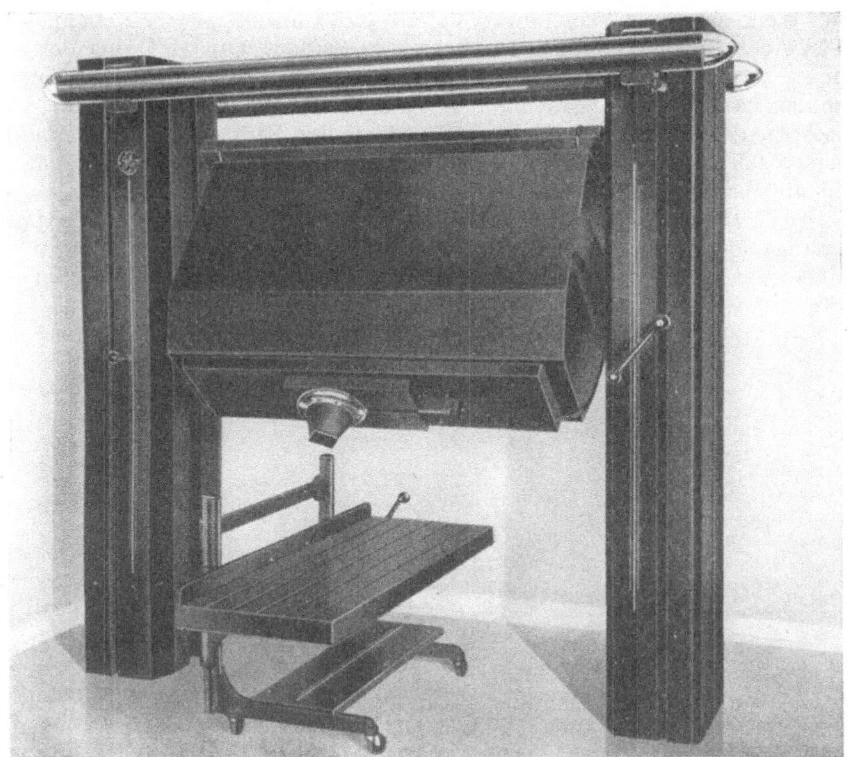

Abb. 113a. 400-kV-Anlage, Röhre und Trafo in gemeinsamem Behälter (General Electric).

namentlich bei nicht peinlicher Blendentechnik, graue und unbrauchbare Bilder. Anderseits ist es bequem, für Kinderhände niedere Spannungen einstellen zu können. Apparate, die nur zu Lungendurchleuchtungen bestimmt sind, brauchen nur etwa 80 kVs herzugeben, sie genügen dann auch zu Aufnahmen kleinerer Knochen und Gelenke bis zu Schulter und Knie bzw. Hüftgelenk kleinerer Individuen.

Kontinuierliche Regulierung der Spannung ist bequem, aber keineswegs absolutes Erfordernis, vorausgesetzt, daß die Spannungsintervalle zwischen den einzelnen Stufen nicht allzu groß sind. Es ist sicher richtig, die stufenlose Regulierung nicht zu erzwingen, wenn damit andere Vorteile hintangesetzt werden

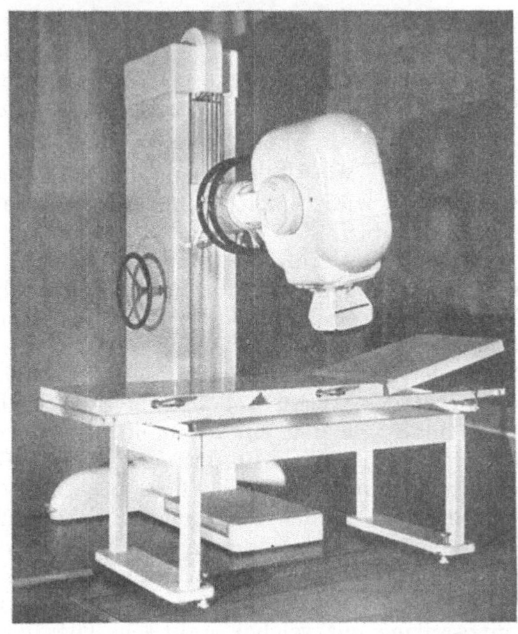

Abb. 113b. 200-kV-Anlage, Röhre und Trafo in gemeinsamem Behälter (Sirewa).

müssen. Wenn man das Stufenintervall mit 4 kVs ansetzt, so braucht man für
die 85 kVs des ganzen Spannungsumfanges 20 Stufen. Oft wird aber der oben
genannte Umfang nicht innegehalten, so daß man mit 16 Stufen ohne Nachteil
auskommen kann. Meines Erachtens ist es nicht richtig, die Unterteilung logarithmisch zu gestalten. Da die Streuung nach der Seite höherer Spannungen
von etwa 70 kVs an aufwärts, photographisch beurteilt, rasch zunimmt, ist
es nicht angebracht, die Intervalle hier größer (prozentual) zu machen.

Therapie. Im Gegensatz dazu muß bei den Therapieapparaten die Spannung
konstant gehalten werden können, zumal die Spannungsschwankungen mit
ihrem Quadrat in die Röntgendosis eingehen. Ob dies durch Spannungsstabili-

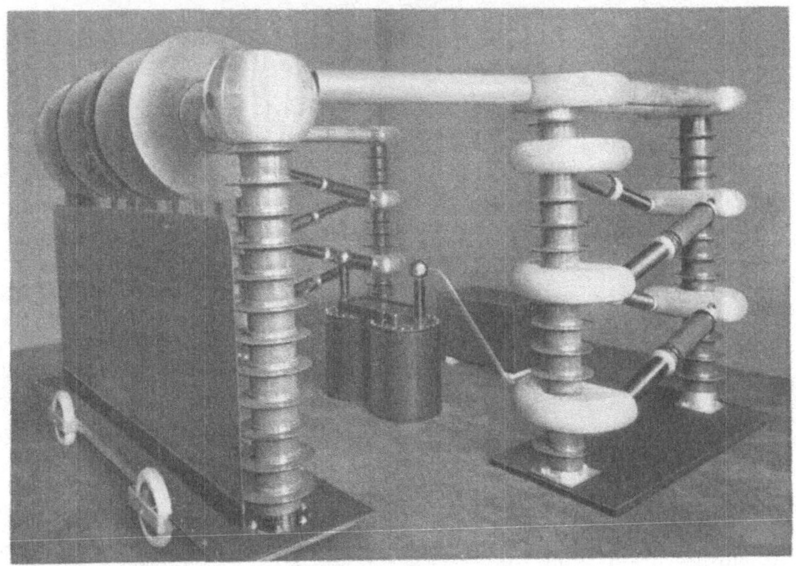

Abb. 114. Höchstspannungsanlage nach Abb. 98 für 1 Million Volt (Ansicht), mit angeschlossener Röhre für
für 1000 kV und 2 mA (Philips).

sierung oder, wie üblicher und billiger, durch kontinuierliche Regulierung bewerkstelligt wird, hängt mehr von konstruktiven Ansichten ab als von einem
strikten Bedürfnis.

Die untere Grenze der Therapiespannung läßt sich, abgesehen von den Grenz-
strahlspannungen von 5 bis 12 kVs, ebenfalls mit etwa 40 bis 50 kVs angeben.
Wir rechnen 40 bis 130 kVs für Oberflächentherapieapparate. In der Tiefentherapie sind 220 kVs für gewöhnliche, zum Teil offene Hausinstallationen im
Sinne der Elektrizitätsgesetze immer noch eine obere Grenze. Für Spannungen
über 220 kVs müssen schon zwei Stockwerke in Anspruch genommen werden,
wenn man von den einfachen und bewährten Aufbauprinzipien in Luft nicht
abweichen will. Die Abb. 113 a zeigt eine 400 kV-Anlage, bei der im Gegensatz
zur freien Aufstellung der Abb. 112 Öl als Isolator benutzt wurde. Dadurch
kommt man wieder in Dimensionen hinein, die nicht besondere Lokalitäten
erheischen. Höhere Spannungen, also 800 kVs und 1000 kVs (= 1 MV, Megavolt),
stoßen dann wieder auf Schwierigkeiten, die diese extremen Spannungen vorläufig
meist noch in das Laboratorium zurückdrängen. Die Abb. 114 zeigt eine Höchstspannungsanlage, mit welcher praktische Therapie betrieben wird (vgl. die Unterschrift
zu Abb. 114). Für bescheidenere Verhältnisse ist es, so weit wir heute zu sehen

imstande sind, geraten, in bezug auf die praktische Therapie mit der Anwendung der Höchstspannungen zurückhaltend zu sein. Diese Stellungnahme bezieht sich auf die Röntgentherapie und leitet sich leicht aus folgenden Überlegungen her. Wenn man in Abb. 138, S. 212, den Verlauf der Tiefendosis mit der Spannung oder deren Funktion, der Halbwertschicht betrachtet, so ist leicht zu erkennen, daß mit steigender HWS die Tiefendosis sich asymptotisch einem Maximalwert nähert, d. h. daß eine weitere Steigerung der Härte der Strahlung die Dosis in 10 cm Tiefe sich nur noch recht wenig steigern läßt. Diese Tatsache ist durch die Wirkung des COMPTON-Effekts auch erklärlich. Auf den genannten Effekt ist es auch zurückzuführen, daß in 10 cm Tiefe auch die Qualität sich nicht mehr wesentlich ändert. Schon bei einer HWS von 1,2 mm Cu beginnt die Kurve sich stark zu verflachen. Der Tiefendosengewinn scheint also durch Spannungserhöhung teuer erkauft zu sein. Die Akten sind indessen über alle Fragen der Höchstspannungen noch längst nicht abgeschlossen.

β) Leistungsanspruch.

Diagnostik. Die Leistung eines Röntgenapparats ist durch die Leistungsfähigkeit der Röntgenröhre begrenzt. Die Technik stellt uns anderseits Transformatoren jeglicher Spannungen und beliebiger Leistungen zur Verfügung. Wir sehen ab von den Kleinstapparaten, wie die früher erwähnte Siemenskugel und ähnliche Apparate, die eine Sekundärleistung von etwa 600 W aufbringen.

Die nächste leistungsfähigere Gruppe wird durch die Röntgenkamera von Siemens, das Mittel-D-Aggregat von Müller, vertreten. Sie leisten etwa 4 kW. Man hat auf ein Ventil noch verzichtet.

Wenn verlangt wird, daß Aufnahmen in kurzen Zeiten, d. h. vorerst unter 0,5 Sekunden, ausgeführt werden können, dann müssen die Leistungen gesteigert werden. Es gab schon Röhren mit festen Anoden, die eine Leistung von 12 kW aufnehmen konnten. Diese Leistungen sind schon nicht mehr ohne Ventile oder Gleichrichter aufzubringen. 12 kW war lange Zeit die obere Grenze der Leistung, solange nämlich, als die feste Anode eine weitere Leistungssteigerung verhinderte. Wie wir früher (S. 93) gesehen haben, konnte aber eine Leistungssteigerung nicht mehr erreicht werden, ohne den wirksamen Brennfleck zu vergrößern und dadurch einen empfindlichen Schärfeverlust zu verursachen.

Der Stillstand in der Leistungssteigerung der Apparate wurde vor wenigen Jahren durch die Drehanode jäh beendet, dadurch, daß sie die Leistung auf ein Vielfaches steigerte. Gute Drehanodenröhren leisten heute schon 40 kW durch Vergrößerung des Anodentellers bis 64 kW bei Hochtemperaturstrahlungskühlung. Dabei ist der Fokus nur 2,0 mm breit. Die Kilowattangaben gelten für eine Zeit von 0,1 Sekunde.

Therapie. Für Oberflächentherapieapparate genügt eine sekundärseitige Leistung von 1 kW. Tiefentherapieapparate wurden entsprechend einer Röhrenleistung von 200 kV und 4 bis 8 mA mit einer Leistung von höchstens 3 bis 4 kW gebaut. In letzter Zeit paßt man sich den Erkenntnissen der Therapie maligner Geschwülste an und steigert die Stromstärken bis zu 30 mA. Damit muß naturgemäß der Apparat ebenfalls leistungsfähiger gestaltet werden. Durch Verdoppelung der Kilowattzahl auf etwa 6 bis 7 ist allen Anforderungen Genüge getan. Auch bei Höchstspannungsapparaten dürfte diese Leistung nicht überschritten werden.

Der *Nutzeffekt,* d. h. das Verhältnis der Röhrenleistung zur primären Wechselstromleistung, ist bei Röntgenapparaten ziemlich klein, weil durch die Ventile sowie durch Nebenkreise eine starke Belastung der Primärseite zustande kommt. Freilich spielt der Nutzeffekt für Apparate kleiner Leistung eine untergeordnete Rolle. Die Expositionszeiten bei Hochleistungsdiagnostikapparaten sind derart kurz, daß trotz hoher Last ein geringer Elektrizitätsverbrauch gemessen wird. Bei Therapiegeneratoren ist der Stromverbrauch schon wichtiger, aber trotzdem fällt es in der Berechung der Wirtschaftlichkeit nicht nennenswert in die Waagschale. Von diesem Gesichtspunkte aus darf jedenfalls keine Komplikation erwartet werden.

Dagegen tritt bei der Beurteilung des Anschlusses von sehr großen Apparaten ein anderer Gesichtspunkt in den Vordergrund. Wollen wir eine 40-kW-Röhre bei einem Nutzeffekt des Generators von 0,6 mit Vollast betreiben, so müssen dem Netz 67 kVA entnommen werden. Soll dies einphasig an 220 V geschehen, so bedeutet das eine Stromentnahme von 300 A. Das würde für die meisten Netze eine unerträgliche Last darstellen. Schwache Netze würden einen derart beträchtlichen Spannungsabfall zeigen, daß der Betrieb des Apparats nicht durchgeführt werden könnte. Zudem würde der momentane Spannungsabfall auch die anderen von demselben Netz gespiesenen Anschlüsse stören. Kann der Anschluß an zwei Phasen, d. h. an 380 V erfolgen, so sinkt der Strom schon auf 175 A ab, welche Strombelastung nun schon erträglicher wird. Am allerbesten aber geschieht der Anschluß an alle drei Phasen. Dabei wird nicht nur die Stromentnahme pro Phase auf 100 A herabgesetzt, sondern es wird dadurch eine gleichmäßige Belastungsverteilung bewirkt im Gegensatz zur einphasigen Belastung, die die Elektrizitätswerke zu vermeiden suchen, wo es angängig ist.

γ) Apparatetypen.

Wenn wir am Schlusse dieses Kapitels noch kurz einzelne Apparatetypen herausschälen sollen, so wollen wir dies für Diagnostik- und Therapiegeneratoren getrennt tun.

Eine *erste Kategorie* stellen für die *Diagnostik* die Kleinapparate dar mit Röhrenleistungen unter einem Kilowatt. Sie lassen sich an der Lichtleitung mittels Steckkontakt anschließen; bei 220 V genügt die übliche Sicherung von 6 A. Besondere Vorsichtsmaßnahmen sind also in dieser Hinsicht nicht zu treffen, vorausgesetzt, daß nicht besondere Vorrichtungen vorgesehen sind, die es gestatten, den Kleinapparat zu überlasten, wie z. B. der „Verstärker" zum früheren transportablen Philipsapparat. Die Apparate dieser Kategorie sind tragbar; sie können an einem Stativ befestigt, fahrbar gemacht werden, oder sie können bei Aufnahmen im Krankenzimmer auf irgendeine Unterlage aufgelegt werden. Meist ist Röhre und Hochspannungstransformator zusammengebaut. Erstere kann mit letzterem aber auch mittels Kabel, heute wohl fast ausschließlich mit hochspannungsgeschützten Gummikabeln, verbunden sein, und es hat diese Vorrichtung dann den Vorteil, daß nur das kleine Gewicht der Röhre bewegt werden muß, während der Transformator am Boden stehenbleiben kann. Man hat auch an die Enden einer normalen Schutzhaube zwei Halbtransformatoren direkt angebaut (Koch und Sterzel, Medix). Meist aber bildet der Transformator nur ein Stück, so daß eine möglichst kugelige Form entsteht (vgl. S. 132). Es kann auch der (Öl-)Transformator durch ein kurzes starres Rohr mit der Strahlenquelle verbunden sein, wie bei Coolinax von Sanitas. Eine Regulierung von Strom und Spannung ist an diesen kleinen Apparaten für gewöhnlich nicht möglich. Durch Primäranzapfung kann aber die primäre Sollspannung eingestellt werden. Hierhin gehören neben den erwähnten Apparaten der Centralix von Philips, der die Röhre im Kern angeordnet hat und Coolinoxos von Sanitas.

Eine *zweite Kategorie* von etwa 3 kW gleicht der ersten Art insofern, als die Apparate zum Teil ebenfalls zusammengebaute Röhre und Transformator aufweisen. Die Röntgenkamera von Siemens, die 50 mA bei 90 kVs leistet, enthält im gemeinsamen Kasten zwei getrennte Ölbehälter für Röhre und Transformator. Das Aggregat ist etwas schwerer als eine gewöhnliche Röhrenhaube, es muß deshalb an einem kräftigen Stativ befestigt werden können. Die Regulierung erfolgt in einem Schalttisch mit mehreren Stufen. Die Schaltung kann zum Teil auch automatisiert werden. Hierher gehört die Röntgenkamera von Siemens und das Röntgenauge von Sanitas. Auch Koch und Sterzel und Philips bauen einen Apparat dieser Kategorie. Der entsprechende Apparat von Golde, Perfex 40 ist in der Abb. 115 im Schnitt gezeichnet.

In der *dritten Kategorie* wollen wir die größeren Halbwellenapparate zusammenfassen. Ein gemeinsames Aggregat von Röhre und Transformator würde hier schon zu schwer ausfallen; deshalb sind sie durch Gummikabel verbunden. Diese Apparate leisten ungefähr 6 kW ohne Ventil (Coolinax von Sanitas, Mittel-D von Philips, Perfex 100 von Golde). Soll die Leistung größer werden, dann

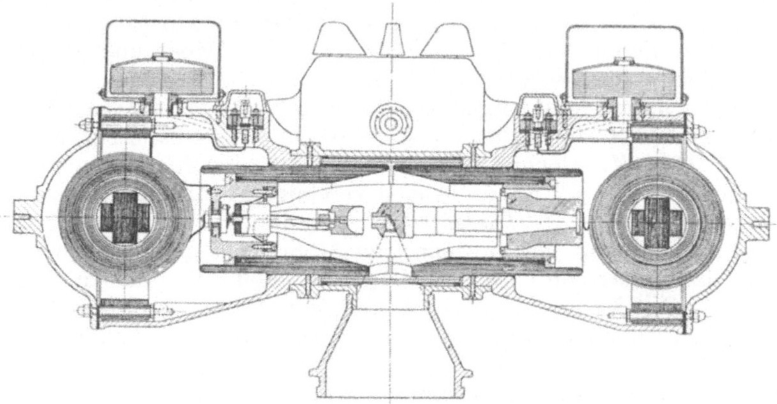

Abb. 115. Kleinapparat mit geteiltem Transformator. Zu beiden Seiten der Röhre (Totalix-Einsatzröhre) befindet sich je eine Trafohälfte. 40 mA bei 60 kV (Golde).

muß schon ein Ventil in Serie mit der Röhre geschaltet werden. Wir gelangen dann allerdings leicht auf 12 kW Leistung wie beim Ventil-Groß-Coolinax von Sanitas, Ventil-Groß-Heliodor von Siemens.

Die Apparate dieser mittleren Kategorie weisen heute meist Automatisierung in irgendeiner Form auf. Sie eignen sich zum Betrieb von festen Anoden und kleineren Drehanoden. Die Expositionszeiten unterschreiten $1/_{10}$ Sekunde wohl selten.

Die folgenden drei Kategorien rechnet man unter die *Großapparate* für Diagnostik: 4-Ventil-Großapparate, 6-Ventil-Großapparate und sog. Kondensatorapparate.

Vierte Kategorie. 4-Ventil-Großapparate. Sie leisten bis 55 kW und sind zum Betrieb aller Röhren, auch der leistungsfähigsten Drehanoden, bestimmt. Meistens bieten sie noch ansehnliche Leistungsreserven. Je größer die Leistung, um so notwendiger werden die verschiedenen früher besprochenen Hilfsmittel, wie Stabilisierung und Automatik. Siemens: Heliophos. Sanitas fertigt einen 4-Ventil-Großapparat unter dem Namen Neograph mit Vollschutz und Automatik; Apparat und Schalttisch sind getrennt. Koch und Sterzel dagegen baut bei zwei hierher gehörenden Apparaten die Generatoren in den Schalttisch ein. So beim Kostix B einen vollautomatisierten, aber nicht sekundär regulierten Gleichrichter und beim sekundär regulierten Kostix-A S. Beim dritten Apparat dieser Firma in dieser Kategorie sind Generator und Schalttisch getrennt; er ist sekundär reguliert, leistet 1000 mA bei 80 kV, weist aber nicht die weitgehende Automatik auf wie seine Brüder. Der Neo-Polyphos von Siemens besitzt die gleiche Leistung, 800 mA bei 80 kVs. Die Spannungsregulierung ist ferngesteuert und erfolgt durch Primäranzapfung so, daß lange Verbindungsleitungen wegfallen. Zudem ist die Schaltung so gewählt, daß der zu erwartende Spannungsabfall bei der sehr hohen Stromentnahme in den Angaben der Meßinstrumente berücksichtigt ist; diese geben also die wahren Kilovoltwerte an.

Die *fünfte Kategorie, 6-Ventil-Großapparate*, umfaßt die Drehstromapparate. Sie sind gebaut, größte Leistungen bis zu 150 kW aus dem Netz zu entnehmen. Da sie dreiphasig an dasselbe angeschlossen sind, ist die Belastung der einzelnen Phase nicht so groß und zudem wird dadurch eine große unsymmetrische Last des Netzes vermieden. Die kleineren Apparate leisten etwa 75 kW, d. h. 1000 mA bei 80 kVs = 76 kV_{eff}. Man beachte, daß die Leistungsangabe von 1 A bei 80 kVs hier zu der angegebenen Kilowattzahl führt, während die Leistung eines 4-Ventil-Apparats bei gleichem Strom und gleicher Spitzenspannung nur 56 kW beträgt, weil in diesem Falle 80 kVs = 56 kV_{eff} sind. Koch und Sterzel hat die ersten Dreiphasenapparate gebaut mit einer Leistung von 75 kW. Es war ein recht großer, voluminöser Generator mit ebensolchem Schalttisch. Der heutige Titanos-SE ist sekundär reguliert und leistet mit Spezialventilen 2000 mA bei 80 kVs, also 150 kW. Generator und Schalttisch sind hier getrennt, während beim vollautomatisierten Titanos-As eine Vereinigung von Schalttisch und Generator vorgenommen wurde. Dieser Apparat besitzt den sog. Prozentwähler zur wahlweisen Einstellung der prozentualen Röhrenausnutzung. Auch Siemens baut seit langem einen großen (Gigantos) 150 kW und einen kleineren (Tridoros) 75 kW 6-Ventil-Apparat. Sanitas hat das Verdienst, erstmals (1934) einen kleineren Dreiphasenapparat, den Triphas, in den Schalttisch eingebaut zu haben.

Sechste Kategorie: Die sog. *Kondensatorapparate.* Wir hatten früher (S. 125) gesagt, daß eine Kondensatorentladung geeignet sei zur Speisung von Röntgenröhren. Siemens hatte vor sieben Jahren einen Kondensatorapparat konstruiert. Er war damals vorwiegend für schwache Netze bestimmt und konnte für den normalen Betrieb eines diagnostischen Röntgeninstituts nicht Eingang finden. Für beschränkte Zwecke (Lungendiagnostik) baute Metalix einen Kondensatorapparat im sog. Lungenarbeitsplatz. Anläßlich der Münchener Tagung 1938 der Deutschen Röntgengesellschaft wurde von Siemens und von Metalix ein nach neuesten Gesichtspunkten gebauter Kondensatorapparat gezeigt.

Beim Kondensatorapparat treten zwei Elemente in den Vordergrund, die bis anhin für Diagnostikapparate wenig oder nicht bekannt waren: der Kondensator und das Schaltventil (S. 157). Der Metalixapparat Maximus D stellt grosso modo eine GREINACHER-Schaltung dar, bei der die beiden Kondensatoren die erhebliche Kapazität von je 4 μF (Mikrofarad) erhalten haben. Die Gesamtkapazität beträgt also 2 μF. Die Kondensatoren werden mit kleiner Leistung von höchstens 6 kW aufgeladen, um in beliebigen Zeiten und mit wählbaren Stromstärken entladen zu werden. Eigentlich werden die Kondensatoren nie ganz entladen. Eine Restladung bleibt bestehen, nachdem ein bestimmtes mAs-Produkt entnommen worden ist, das zur Aufnahme benötigt wurde. Das rein elektrische mAs-Relais (siehe S. 149) begrenzt die Elektrizitätsmenge. Die Stromstärke der Röhre wird durch die Schaltröhre gesteuert. Diese bewirkt auch, wie ihr Name sagt, die Schaltung im Hochspannungskreis; die Einschaltung wie die Abschaltung. Die Nachladung erfolgt schon während der Aufnahme. Das Prinzip der fallenden Last ist auch bei diesem Apparat durchgeführt. Der Kondensatorapparat von Siemens, Kodiaphos, besitzt eine Kapazität von 4 μF. Die Spannung sinkt während der Exposition ab, entsprechend der Entladung bis 300 mAs. Langzeitige Aufnahmen über 300 mAs werden mit einem weiteren, eingebauten Generator, der 100 mA bei 80 kV leistet, bestritten. Die Schaltung erfolgt ebenfalls mittels einer Gitterröhre.

VII. Wirkungen der Röntgen- und Gamma-Strahlen.

A. Physikalische Wirkungen.

1. Elektrische Wirkungen.

a) Äußerer lichtelektrischer Effekt.

Wird eine isoliert aufgestellte negativ aufgeladene Metallplatte mit genügend kurzwelligem Licht, mit Ultraviolett-, Röntgen- oder γ-Strahlen bestrahlt, so wird die Platte nach und nach entladen. War sie ungeladen, so ladet sie sich unter Umständen positiv auf. Diese Erscheinung wird lichtelektrischer Effekt genannt. Die Schnelligkeit der Entladung ist abhängig von der Intensität und der Qualität der Strahlung und vom Material der Platte. Am raschesten tritt bei Lichtstrahlen die Entladung von Natrium, Kalium, und Rubidium ein. Auch Amalgame wirken gut lichtelektrisch. Sie werden in den lichtelektrischen Zellen zur Messung der Lichtintensität verwendet. Die auffallende Strahlung wirkt ceteris paribus um so intensiver, je kürzer ihre Wellenlänge. Der lichtelektrische oder HALLWACHS-Effekt kommt dadurch zustande, daß aus der bestrahlten Substanz Elektronen ausgelöst und fortgeschleudert werden. Durch Verlust von negativer Elektrizität bleibt die Platte positiv geladen zurück.

Die *Zahl* der aus der Metalloberfläche herausgeschleuderten Elektronen ist ausschließlich abhängig von der Intensität der betreffenden Strahlung und dieser streng direkt proportional. Anderseits ist die *Geschwindigkeit* der emittierten Elektronen einzig und allein abhängig von der Wellenlänge der Strahlung und dem Material der Platte derart, daß, je kurzwelliger das auffallende Licht, desto schneller die Elektronen. Sichtbares Licht wird also sehr langsame, Röntgen- und γ-Strahlen sehr schnelle lichtelektrische Elektronen liefern.

Beim Austreten eines Elektrons aus der Oberfläche eines Körpers hat es eine Arbeit zu leisten gegen jene Kraft, die es normalerweise zwingt, im Körperinnern zu verweilen. Jene Arbeit nennen wir die *Austrittsarbeit*. Zu dieser Austrittsarbeit gesellt sich noch eine zweite Komponente hinzu, die durch diejenige Arbeit dargestellt wird, die das Elektron leisten muß, wenn es den Atomverband verläßt (*Ionisationsarbeit*). Ionisationsarbeit und Austrittsarbeit zusammen ergeben in ihrer Summe die *Abtrennungsarbeit*. Gerade diese Abtrennungsarbeit ist es aber, welche die Abhängigkeit der Elektronengeschwindigkeit vom Metall und seiner Oberfläche bedingt, weil sie nicht für jedes Metall die gleiche Größe hat. Am leichtesten erfolgt der Austritt bei Kalium. Diese Tatsache steht mit der Elektropositivität dieses Metalls in Zusammenhang, und jedenfalls macht sich dies bei langwelligen Strahlen bemerkbar, indem ein erheblicher lichtelektrischer Effekt mit sichtbarem Licht lediglich an Alkalimetallen beobachtet werden kann. Dies deswegen, weil für langwelliges Licht die resultierende Elektronengeschwindigkeit in die Größenordnung der Austrittsarbeit fällt.

Die Geschwindigkeit von Elektronen wird als „Voltgeschwindigkeit" angegeben. Eine Geschwindigkeit von 1000 V heißt, das Elektron bewegt sich ebenso rasch, wie wenn es ein elektrisches Feld von 1000 V frei durchflogen hätte. Die Geschwindigkeit eines durch sichtbares Licht lichtelektrisch ausgelösten

Elektrons beträgt etwa 3 V. Davon geht an Austrittsarbeit etwa 1 bis 2 V verloren, so daß für die effektive Geschwindigkeit des austretenden Elektrons etwa 1 bis 2 V übrig bleiben. Im Röntgengebiet dagegen, wo viel größere Energiebeträge zur Verfügung stehen, wird die Elektronengeschwindigkeit 20 bis 200 kV.

Der lichtelektrische Effekt bedeutet genau das Umgekehrte wie der Vorgang der Röntgenstrahlenerzeugung durch gebremste Elektronen an der Anode (vgl. Kap.: Entstehung der Röntgenstrahlen, S. 75). Beiden Vorgängen liegt die EINSTEINsche Gleichung

$$e \cdot U = h \cdot v - p$$

zugrunde, worin e die bekannte Elementarladung, U die Potentialdifferenz, in der sich die Elektronen bewegen, v die Frequenz der Wellenstrahlung, h das PLANCKsche Wirkungsquantum und p die Abtrennungsarbeit bedeutet. Lesen wir die obige Formel von links nach rechts, so bedeutet sie den Übergang von durch die Spannung U beschleunigten Elektronen in Wellenstrahlen von der Frequenz v, die Energietransformation, wie sie beim Bremsvorgang an der Anode realisiert ist. Lesen wir die EINSTEINsche Gleichung von rechts nach links, so stellt sie die Transformation von Wellenstrahlenenergie in Energie bewegter Elektronen dar, den lichtelektrischen Effekt (vgl. Kap.: Über Röntgenstrahlen und Atombau, S. 14).

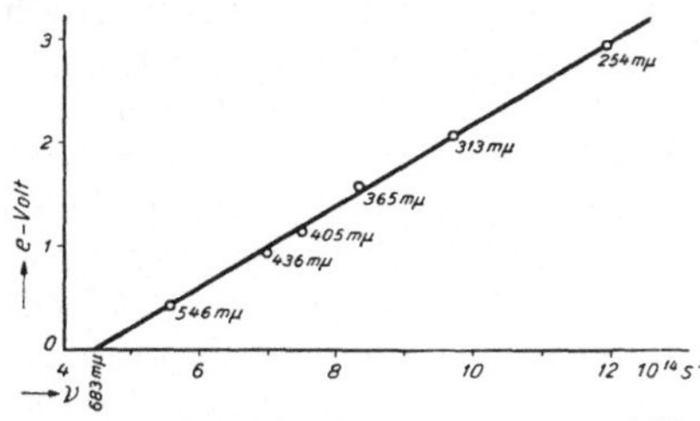

Abb. 116. Maximale Elektronenenergien (eV) in Abhängigkeit von der Schwingungszahl (v) nach TOMASCHEK in Grimsehls Lehrbuch.

Nach diesen allgemeinen Bemerkungen über den lichtelektrischen Effekt sollen noch einige Angaben über Quantitatives folgen. Grundbedingung, daß ein lichtelektrischer Effekt überhaupt auftritt, ist die genügende Kurzwelligkeit des einfallenden Lichtes. Das bedeutet nach den Messungen von MILLIKAN z. B., daß für die photoelektrische Auslösung von Elektronen aus einer Natriumoberfläche eine Wellenlänge von weniger als 683 mμ nötig ist. Die Abb. 116 zeigt die Abhängigkeit der größten Voltgeschwindigkeit von der Wellenlänge, bzw. von der Frequenz. Die ultraviolette Hg-Linie 254 mμ löst also aus Na Elektronen mit der Höchstgeschwindigkeit von etwa 3 V. Nicht alle emittierten Elektronen weisen aber diese maximale Geschwindigkeit auf. Selbst bei monochromatischem Licht hat RAMSAUER eine Geschwindigkeitsverteilung gefunden, die als erste Ableitung einer ogivalen Kurve bekannt ist. Diese S-förmige Ogive findet man auch, wenn man nach der Gegenspannungsmethode zur Ermittlung der Voltgeschwindigkeiten den lichtelektrischen Strom in Abhängigkeit von der Gegenspannung aufträgt. Wenn wir von der besprochenen unteren Grenze des lichtelektrischen Effekts nach der Richtung kleiner Wellenlängen in das Gebiet der Röntgen- und γ-Strahlen fortschreiten, so trifft man naturgemäß auf immer größere Geschwindigkeiten der emittierten Elektronen. Die Energie derselben entspricht derjenigen des auffallenden Quants, vermindert um den Betrag der Anregungsspannung für die charakteristische Strahlung des Metalls. So entstehen Elektronengeschwindigkeiten von bis zu mehreren hundert Kilovolt. Diese großen Geschwindigkeiten werden mittels Ablenkung im definierten magnetischen Felde gemessen.

Durch die Bildung von Elektrizitätsträgern wird die Luft in der Umgebung einer belichteten Platte leitfähig. Es sind nicht einmal Ionen der Luft nötig, sondern es entsteht auch in der vollständig evakuierten Röhre in geeigneten Fällen ein lichtelektrischer Strom, auch ohne daß eine Spannung an die Elektroden angelegt wird. Durch Anlegen einer geeignet gerichteten Spannung werden die Elektronen wegtransportiert. Betrachtet man den so entstehenden Strom, so kann man für gewisse Metalle die Beobachtung machen, daß der Strom, bezogen auf gleiche absorbierte Lichtmengen mit abnehmender Wellenlänge, stark zunimmt. Einige Metalle, namentlich Alkalimetalle, z. B. das stark elektropositive Rubidium, ebenso wie einige metallisch leitende Verbindungen sind bis in das Infrarote hinein empfindlich. Wismut z. B. und Kupfer weisen eine sog. normale lichtelektrische Wirkung auf, d. h. die Zunahme der Empfindlichkeit mit sinkender Wellenlänge erfolgt stetig. Einige andere Metalle, wie gerade das genannte Rubidium, ebenso Kalium, Natrium, Lithium dagegen zeigen ein Maximum ihrer lichtelektrischen Wirkung. Die Abb. 117 gibt die Verhältnisse anschaulich wieder.

Grundsätzlich wirken alle festen Körper photoelektrisch, sofern sie das Licht absorbieren. Die Beschaffenheit der Oberfläche spielt aber eine ausschlaggebende Rolle. Absorbierte Gasschichten sind für die Streuung von Beobachtungen anläßlich gleicher Experimente sowie für die zeitliche Inkonstanz ein und desselben Metalls in bezug auf den photoelektrischen Effekt verantwortlich zu machen.

Die lichtelektrische Wirkung findet seine praktische Anwendung in den sog. *Photozellen*. Diese dienen zur Umwandlung des Lichtes in elektrische Energie. Sie bestehen aus einer lichtempfindlichen Elektrode als Kathode, die meist eine besonders präparierte Schicht von aufgedämpften Alkalimetallen darstellt. Als Anode dient meist ein Drahtbügel der

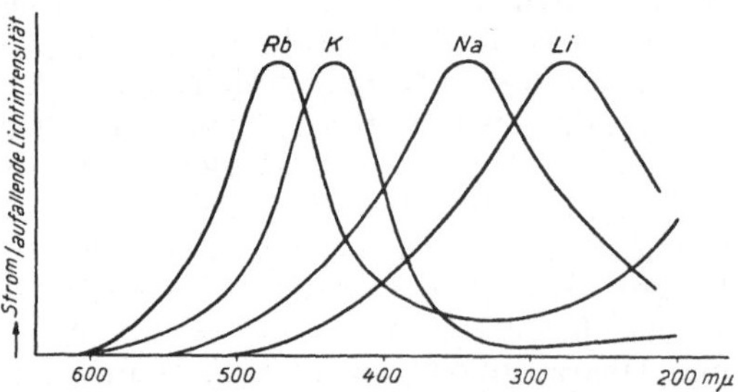

Abb. 117. Selektive lichtelektrische Wirkung der Alkalimetalle Rb, K, Na und Li, schematisch.

den Lichteinfall nicht stört. Die Elektroden sind in Glas oder Quarz eingeschlossen. Die Röhre ist entweder hoch evakuiert oder mit Edelgas gefüllt. Die Photozellen werden meist unter Spannung bis etwa 100 V betrieben. Bei Vakuumzellen läßt sich leicht Sättigung erzielen; bei der Gaszelle dagegen steigt der Strom mit steigender Spannung stark an, bis die Glimmspannung erreicht ist. Dies kann zur Zerstörung der Zelle führen. Während die Vakuumzelle einen Strom bis $10\,\mu$A/Lm liefert, steigt für die gleiche Lichtintensität der Gaszellenstrom bis $100\,\mu$A/Lm und darüber, wenn eine Spannung angelegt wird, die dicht unter der Glimmspannung gelegen ist. Die Photozellen arbeiten absolut trägheitsfrei.

b) Innerer lichtelektrischer Effekt.

Ebenso wie bei der äußeren lichtelektrischen Wirkung Elektronen aus der Oberfläche von festen Körpern (und selten von wäßrigen Lösungen) herausgeschleudert werden, so können im Innern von durchsichtigen Körpern Elektronen freigemacht werden. Dieselben bewirken ebenfalls, als Elektrizitätsträger, einen Strom, wenn eine äußere Spannung an den bestrahlten Körper angelegt wird. Die innere lichtelektrische Wirkung äußert sich also, ganz allgemein gesagt, in einer *Leitfähigkeitsänderung*; sei es, daß ein Isolator durch Bestrahlung leitfähig wird, sei es, daß eine schon im Dunkeln vorhandene Leitfähigkeit vergrößert wird. Wie GUDDEN und POHL in mühsamen Untersuchungen zeigen konnten, handelt es sich hier um außerordentlich verwickelte und vielgestaltige Vorgänge in der Struktur der Materie. Es wurden gut isolierende Kristalle, wie

Diamant, Steinsalz, Zinksulfid, untersucht. Auch die Halogenide sind herangezogen worden. Meist geht die Bestrahlung von Kristallen mit *Verfärbung* derselben einher. Unter Bestrahlung mit Röntgen- oder γ-Strahlen verfärben sich Steinsalz (RÖNTGEN und JOFFÉ, GUDDEN und POHL, GYALAI), KCl-Kristalle, einige natürliche Mineralien, wie Fluorit, Apatit, Adular usw. (PRZIBRAM). Einige Kristalle erhalten mit der Verfärbung Eigenschaften von Phosphoren, indem sie photoluminescent werden oder indem ihre schon vorhandene Luminescenz verändert wird. Durch Erhitzen der Kristalle oder Bestrahlung mit langwelligem Licht kann die Verfärbung wieder rückgängig gemacht werden; man spricht von *Auslöschung*. Die Erscheinungen der Verfärbung stehen im Zusammenhang mit der Leitfähigkeitsänderung durch den inneren lichtelektrischen Effekt. Sie sind durch Elektronen bedingt. Man kann nämlich leicht zeigen, daß dieselbe Verfärbung auch durch auf andere Weise ins Gitter hineingebrachte Elektronen bewirkt werden kann: durch Diffusion von Alkalimetall, durch Elektronen aus spitzer Kathode und durch Beschießen mit Kathodenstrahlen.

In bezug auf die Verfärbung verhalten sich die Gläser ähnlich wie die Kristalle. Röntgenröhren mit manganhaltigem Glas verfärben sich bekanntlich braun, bleihaltige violett unter der dauernden Einwirkung von Röntgenstrahlen.

Lichtelektrische Leitfähigkeitsänderungen konnten von J. J. THOMSON, P. CURIE und JOFFÉ in flüssigen Dielektrika bei Bestrahlung mit Röntgenstrahlen nachgewiesen werden; sie untersuchten Petroläther, Tetrachlorkohlenstoff, Benzol, Schwefelkohlenstoff. Dasselbe fand man mit ultravioletten Strahlen an Paraffinöl (SZIVESSY und SCHÄFER). Aber auch feste Isolatoren (BECKER) und Quarz (JOFFÉ) zeigen nach Einwirkung von Röntgenstrahlen eine Zunahme des Leitwertes, und zwar so, daß die Widerstandsänderung unter Umständen längere Zeit (bis mehrere Tage) anhält, um nachher langsam wieder auf den Normalwert anzusteigen.

Die *Selenwiderstandszelle*. Eine ganz ausgesprochene Empfindlichkeit in bezug auf die Leitfähigkeitserhöhung durch innere lichtelektrische Wirkung weist das Selen in seiner grauen Modifikation auf. Das Selen wird zwischen zwei drahtförmige, aufgewickelte Elektroden gegossen. Durch Belichtung sinkt der Widerstand erheblich ab. Die Selenwiderstandszelle bildet den Meßkörper des FÜRSTENAU-Intensimeters. Es wird der sog. lichtelektrische Sekundärstrom verwendet, der proportional der Intensität des auffallenden Lichtes oder Röntgenstrahlen sein soll. Die Leitfähigkeitszunahme setzt langsam ein und klingt auch langsam wieder ab. Zudem ist der resultierende Strom vom Zustand des Selens, d.h. von seiner Vorgeschichte, abhängig (Trägheit, Ermüdung), so daß man den Seleneffekt als Dosimeterreaktion gerne verließ zugunsten der Ionisation. Ähnlich wie Selen wirkt auch eine Schmelze des Oxyds und Sulfids von Thallium (Thallofidzellen), sie führt zu recht starken Strömen.

Das *Sperrschichtphotoelement*. Durch geeignete Oxydation von Kupfer entsteht an der Oberfläche eine Kupferoxydulschicht (Cu_2O). Die Grenzschicht zwischen Cu und Cu_2O stellt eine sog. Sperrschicht dar, indem bei angelegter äußerer Spannung nur ein Strom fließen kann, wenn die Elektronen vom Cu zum Oxydul bewegt werden. In der anderen Richtung sperrt die Schicht einige Volt. Sie wirkt demnach als Ventil. Eine geeignete Kombination von solchen Sperrschichten kann als Gleichrichter (sog. Trockengleichrichter) arbeiten. Wenn in einer solchen Sperrschicht durch Bestrahlung ein photoelektrischer Effekt zustande kommt, so wandern die Elektronen nur nach der einen Richtung: es entsteht somit bei Belichtung eine Spannungsdifferenz zwischen Cu und Oxydul, und zwar so, daß das Metall ein negatives Vorzeichen bekommt. Wird diese Spannung über ein Galvanometer abgeleitet, so kann ein Strom von ziemlicher

Stärke gemessen werden, der sofort mit der Belichtung trägheitsfrei einsetzt. An Stelle von Kupferoxydul kann auch glasiges Selen als wirksame Schicht verwendet werden.

Photozelle und Sperrschichtphotoelement sind die beiden Anordnungen, die praktisch eine ungeheure Wichtigkeit erlangt haben und bei denen durch Licht — über den lichtelektrischen Effekt — eine Steuerung der *elektrischen Verhältnisse an einer Grenzschicht* erfolgt. Es wurde gezeigt, daß es im Prinzip gleichgültig ist, ob ein fester Körper gegen Gas oder Vakuum grenzt (äußerer lichtelektrischer Effekt) oder ob Grenzen zwischen verschiedenen festen Körpern betrachtet werden (innerer lichtelektrischer Effekt sensu strictiori). Es ist aber kein Zweifel, daß auch der

BECQUEREL-*Effekt* als lichtelektrische Wirkung sensu ampliori aufzufassen ist. Wird eine in angesäuertes Wasser tauchende, anodisch polarisierte Goldelektrode mit sichtbarem Licht bestrahlt, während eine beliebige andere in demselben Wasser stehende Elektrode im Dunkeln bleibt, so zeigt sich eine mit endlicher Geschwindigkeit, aber ziemlich rasch einsetzende Potentialänderung zwischen den beiden Elektroden. Dieser Effekt wurde 1839 von BECQUEREL entdeckt und später nach ihm benannt. An Stelle der oben genannten Elektrode kann eine mit Sulfid, Jodid, Bromid oder Chlorid beschlagene Silber-, Kupfer , Zink-, Zinn- oder Eisenplatte, die an der Oberfläche mit einem ihrer Salze verunreinigt ist, verwendet werden. Im Bunsenbrenner oxydierte Kupferelektroden in Kochsalzlösung geben einen einfachen Vorlesungsversuch (GREINACHER). Ganz reine Metalle zeigen den Effekt nicht (KOCHAN). Der Sinn der Änderung der EMK ist von Elektrode zu Elektrode verschieden; ebenso die Empfindlichkeit auf gleiche Lichtintensitäten. Bei vielen Elektroden ist die Änderung des Potentialgefälles der Lichtintensität proportional, bei anderen besteht Proportionalität mit der Wurzel aus der Intensität. Es gibt Elektroden, die ein ausgesprochenes Maximum der Wirkung bei einer bestimmten Farbe zeigen. Unter gewissen Bedingungen kann die Spannungsänderung mit fluorescierenden Substanzen sensibilisiert werden. Die Röntgenstrahlen wirken äußerst intensiv auf solche Elektroden, so daß oft fünf Tage nach der Bestrahlung der ursprüngliche Potentialwert noch nicht erreicht ist. Es handelt sich hier also um eine lichtelektrische Wirkung an den Grenzen eines festen Körpers gegen einen Elektrolyten. Damit sind aber die experimentellen Befunde noch nicht erschöpft. Spannungsänderungen konnten auch an Elementen ohne Metalle an

Kettenpotentialen beobachtet werden. Im Moment der Bestrahlung einer CREMERschen Glaskette mit Röntgenstrahlen steigt ihre Potentialdifferenz um mehrere Millivolt an, um beim Sistieren des Strahleneinflusses mit endlicher, aber großer Geschwindigkeit wieder auf den früheren Wert abzusinken (LIECHTI). Dasselbe Phänomen läßt sich auch bei Ölketten nachweisen, bleibt aber aus bei Potentialen, die von Ferrocyankupfer- oder nicht ausgetrockneten Kollodiummembranen herrühren. Der Mechanismus dieser Beeinflussung wurde als Umladung durch eine Art lichtelektrischen Effekt an der Glasmembran bzw. an den Grenzflächen gedeutet. Nach der durch MICHAELIS erweiterten Porentheorie der Permeabilität müßte sich, durch eine Ladungsänderung der Membran, ihre Permeabilität auch für andere Teilchen in bestimmter Richtung ändern. Daraus wurde im Verein mit anderen Tatsachen (Ionenverschiebungen im bestrahlten Gewebe, KROETZ, LIEBER) die Berechtigung einer Permeabilitätstheorie der biologischen Strahlenwirkung abgeleitet (LIECHTI, LIEBER).

Bei *Elektrolyten* konnte eine Leitfähigkeitsänderung ähnlich wie die lichtelektrische Wirkung mit Röntgenstrahlen nie nachgewiesen werden, trotzdem das Augenmerk verschiedener Forscher gerade auf diese Erscheinung gerichtet war. So fielen die Versuche von HENNING und KOHLRAUSCH und HENNING an Bariumchloridlösungen mit Röntgen- und Radium-γ-Strahlen und von JANITZKY an Kupfersulfat und Natriumacetat negativ aus. Dabei ist zu bedenken, daß ein kleiner leitfähigkeitssteigernder Bestrahlungseffekt bei Gasen und Dielektrika, Stoffen mit äußerst hohem Dunkelwiderstand, relativ mehr ausmacht als eine gleich große Widerstandsänderung bei Stoffen mit an sich schon hoher Leitfähigkeit, wie die Elektrolyte (SAUTER und OBERGUGGENBERGER).

c) Ionisierung von Gasen.

Ein aus elektrisch neutralen Molekülen bestehendes Gas leitet den elektrischen Strom nicht. Die Leitung in Gasen kommt durch elektrisch geladene kleine Teilchen zustande, die in Analogie zu dem Elektrizitätstransport in Elektrolyten auch hier als *Ionen* bezeichnet werden mögen, trotzdem die Elektrizitätsträger in Gasen und in Elektrolyten eigentlich nichts gemein haben als ihre Ladung. Insbesondere ist die Art der Genese hier und dort eine ganz verschiedene. LENARD bevorzugt deshalb den Ausdruck *Elektrizitätsträger*, wenn es sich um Gase handelt.

Wir haben es in der Hand, den Ionisierungszustand von Gasen beliebig zu verändern. Durch verschiedene Mittel, *Ionisatoren*, läßt sich der Vorgang der Ionisierung, d. h. also der Leitfähigkeitserhöhung, bewerkstelligen. Chemische Energie, Stöße durch hochtemperierte neutrale Moleküle (thermische Ionisation), Energie von elektromagnetischer Wellenstrahlung (kurzwelliges Ultraviolett, Röntgen- und γ-Strahlen) sowie korpuskulare Strahlen (α- und β-Strahlen, Kathodenstrahlen, Kanalstrahlen) kann ausreichen, um neutrale Moleküle zu Elektrizitätsträgern umzuwandeln. Uns interessiert vor allem die Ionisierung durch Röntgen- und γ-Strahlen. Einzelheiten findet man in Kap. VIII. Dosimetrie. Wir wissen, daß die Ionisation von Gasen durch Röntgenstrahlen so zustande kommt, daß ein Teil der absorbierten Röntgenstrahlenenergie dazu verwendet wird, um aus dem neutralen Atom oder Molekül des Gases ein Elektron mit einer gewissen Geschwindigkeit herauszuschleudern. Dabei bleibt ein positiv geladenes Ion zurück. Das ausgeschleuderte Elektron ist befähigt, wenn sein Inhalt an kinetischer Energie groß genug war, noch weitere Elektronen aus anderen Atomverbänden zu lösen. Das durch die primären Röntgenstrahlen ausgeworfene Elektron heißt *Primärelektron*. Die weiteren durch dieses Primärelektron befreiten sind *Sekundär-*, eventuell *Tertiärelektronen*. Dadurch, daß ein Elektron weitere solche auslöst, nimmt die Anfangsenergie, die gegeben ist in dem Ausdruck $\dfrac{m \cdot v^2}{2}$, ab. Zuletzt, d. h. wenn seine Energie auf ein Minimum gesunken ist, verfängt es sich in einem Atom, indem es von diesem absorbiert wird und macht aus ihm ein negatives Ion, indem es seine Ladung auf das Atom überträgt. An diesem Mechanismus wirken nicht nur die Photoelektronen, sondern auch die COMPTON-Elektronen, die bei dem Streuakt entstehen, mit (vgl. Kap.: „Röntgenstrahlen und Atombau", COMPTON-Effekt, S. 24). Dem Vorgang der Ionenbildung steht der entgegengesetzte der *Rekombination* von entgegengesetzt geladenen Teilchen zu neutralen Atomen und Molekülen entgegen, und die resultierende Ionisation ist als ein Gleichgewichtszustand der beiden Vorgänge der Ionisierung und der Rekombination zu betrachten.

Es ist leicht einzusehen, daß bei dem geschilderten Vorgang der Ionisation stets gleichviel positive und negative Träger entstehen müssen und daß demnach der betrachtete Gasraum als Ganzes nach wie vor elektrisch neutral bleibt.

Bringen wir das Gas zwischen zwei Kondensatorplatten und legen an dieselben eine bestimmte Potentialdifferenz, so zeigt, wie gesagt, ein in den Stromkreis: Spannungsquelle-Kondensator in Serie geschaltetes Galvanometer keinen Ausschlag, weil das Gas keine Leitfähigkeit besitzt. Werden aber durch dasselbe z. B. Röntgenstrahlen hindurchgeschickt, so tritt Ionisierung ein, die geladenen Teilchen werden im elektrischen Feld entsprechend dem Sinn ihrer Ladung bewegt, das Gas wird leitfähig, das Galvanometer schlägt aus. Läge keine Spannung an den Kondensatorplatten, so würden die Ionen unregelmäßige, ungerichtete Bewegungen ausführen, weil mangels des elektrischen Feldes keine gerichtete Kraft an ihnen angreifen würde. Den Strom, den das Galvanometer anzeigt, nennen wir *Ionisationsstrom*.

Im Beginn der Einwirkung der ionisierenden Strahlung sowie beim Sistieren derselben steigt der Ionisationsstrom nicht momentan, sondern in einer bestimmten endlichen Zeit auf den Maximalwert an, bzw. sinkt auf den Wert Null zurück. Das Absinken erfolgt um so rascher, je größer die Spannung an den Elektroden ist. Bei gleicher ionisierender Intensität steigt bei steigender Potentialdifferenz der Ionisationsstrom anfänglich proportional der angelegten Spannung und gehorcht dabei also annähernd dem OHMschen Gesetz. Später steigt der Ionisationsstrom langsamer an, um sich bei noch höherer Spannung asymptotisch einem maximalen Grenzwert zu nähern. In Abb. 118 sind die Verhältnisse graphisch veranschaulicht. Die Spannung, bei der der Ionisationsstrom nicht mehr zunimmt, heißt

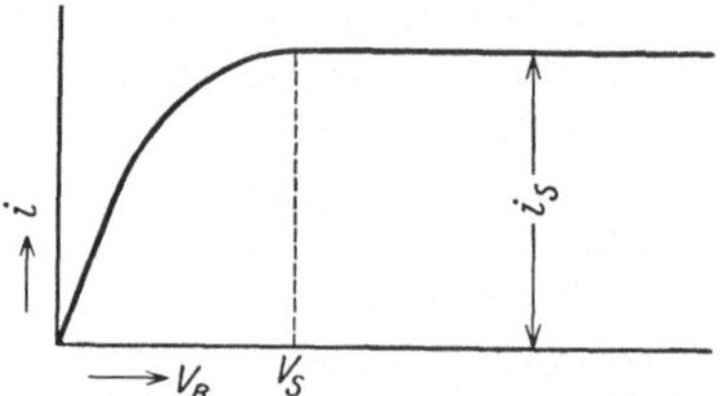

Abb. 118.
Sättigungskurve des Ionisationsstromes. Abszisse: Spannung, V_B; Ordinate: Ionisationsstrom i, V_s Sättigungsspannung, i_s Sättigungsstrom.

Sättigungsspannung (U_s) und den bei dieser oder einer höheren Spannung fließenden Strom nennen wir *Sättigungsstrom* (i_s). Der Sättigungsstrom wächst mit der Größe des durchstrahlten Raumes und mit der Intensität der ionisierenden Strahlung.

Der Elektrizitätstransport in ionisierten Gasen ist stets von einem Transport von Materie verbunden (Ionenwind).

2. Wärmeentwicklung durch Röntgen- und γ-Strahlen.

Werden Röntgenstrahlen in einem Körper absorbiert, so wird derselbe erwärmt. Die Strahlenenergie wird letzten Endes nach dem Schema S. 36 in Wärmeenergie übergeführt. Diese Tatsache ist zur Messung der Röntgenstrahlenenergie benutzt worden. Jedoch bietet diese, auf bolometrischem Verfahren beruhende Methode mancherlei Schwierigkeiten, namentlich wegen der Streustrahlung und der unvollständigen Absorption harter Röntgenstrahlen im Absorptionskörper und schließlich wegen Wärmeverlusten im Bolometer selbst, die um so schwerer ins Gewicht fallen, als die zu messenden Wärmemengen äußerst gering sind.

3. Lumineszenzerscheinungen.

Werden bestimmte Körper von strahlender Energie getroffen, so senden sie selbst Licht von bestimmter Farbe aus, sie sind *lumineszent*. Die Lumineszenzerscheinungen durch strahlende Energie (sichtbares, ultraviolettes Licht, Röntgen- und Radium-γ-Strahlen), die Photo-, Röntgen-, Radiolumineszenz, steht in Parallele zu der Kathodenstrahlen-, Kanalstrahlen-, Elektronen-, Chemo-, Thermo-, Tribolumineszenz, die durch Bestrahlung mit Kathoden- oder Kanalstrahlen, durch elektrische Entladung, durch chemische Reaktion, durch hohe Temperaturen bzw. durch mechanische Einflüsse zustande kommt. Bei der Thermolumineszenz wird die zur Strahlung nötige Energie der Wärmeenergie des Systems entnommen. Im Gegensatz dazu entsteht Lumineszenz durch Einstrahlung von Wellenstrahlen dadurch, daß einzelne bevorzugte Atome oder Moleküle eine erhöhte Energie empfangen haben, deren Energieniveau dadurch weit über demjenigen des mittleren Wärmeenergieniveaus steht und die das Atom zur Emission der Fluoreszenzstrahlung befähigt. Solche Atome befinden sich in einem, wie man sich ausdrückt, erhöhten Anregungszustand. Die allgemeine Bedingung für das Zustandekommen der Lumineszenz ist daher gegeben einerseits in dem Vorhandensein von Erregungsprozessen überhaupt, anderseits aber muß die Wahrscheinlichkeit, daß die aufgenommene Energie durch Stoß an benachbarte Moleküle abgegeben werden kann, bevor die Emission der Lumineszenzstrahlung erfolgt, möglichst herabgesetzt werden. Die letzte Bedingung ist in den verdünnten Gasen, in einigen ziemlich komplexen anorganischen und organischen Substanzen sowie in einigen Kristallen gegeben. Sie kann, im Körper latent, durch Temperaturerhöhung frei gemacht werden (Thermolumineszenz).

Findet die Lichtemission nur während der Einstrahlung statt, so wird diese Erscheinung als *Fluoreszenz* bezeichnet. Überdauert die Lumineszenz die Zeit der Einstrahlung, so haben wir es mit *Phosphoreszenz* zu tun. Lange nachleuchtende Körper werden *Phosphore* genannt.

Unter den durch Röntgenstrahlen lumineszenzfähigen Stoffen sind wohl diejenigen der Leuchtschirmtechnik der medizinischen Radiologie die wesentlichsten und bekanntesten. Das etwas teure Barium-Platin-Cyanür ist in letzter Zeit auch wegen der selektiven Absorption harter Therapiestrahlen durch die Barium- und Platinatome bei Verwendung der Leuchtschirmhelligkeit als Dosimeterreaktion durch das wohlfeilere Zinksilikat (Astralschirm) verdrängt worden. Das reine Kalziumwolframat hat für Röntgenstrahlen den Vorteil, daß bei ihm das lästige Nachleuchten auf ein Minimum beschränkt ist.

Als Fluoreszenzschirm für Ultraviolett werden heute ebenfalls meistens als Pulver mit einem Bindemittel auf eine feste Unterlage aufgestrichene Zink- oder Kalziumsulfide mit verschiedenen aktivierenden Materialien als Zusatz (sog. Lenardphosphore) angewandt, die sich namentlich dadurch auszeichnen, daß sie für Röntgenstrahlen nicht fluoreszenzfähig sind.

Was den Mechanismus der Luminescenzerscheinungen anbelangt, ist er sowohl nach Strahlenart als auch bei verschiedenen luminescenten Stoffen verschieden. Während die Photoluminescenz sehr oft dadurch zustande kommt, daß die eingestrahlte Energie selbst zur Auslösung eines Emissionsaktes verwendet wird, ist für Röntgen- und γ-Strahlen anzunehmen, daß die Emission von Fluorescenzlicht über den Umweg der Photoelektronen vonstatten geht.

Röntgenluminescenz ist also als Kathodenstrahlenluminescenz zu deuten. Dies aus folgendem Grund: Die Absorption von Röntgenstrahlen in luminescierenden Medien ist zu gering, die einzelnen Absorptionsakte sind also zu selten, als daß ein so intensives Luminescenzlicht, wie wir es bei den erwähnten Lichterscheinungen beobachten, auftreten könnte. Dagegen wird durch den einzelnen Absorptionsakt eine relativ große Energiemenge in das System hineingebracht, es werden schnelle Photoelektronen ausgelöst, und diese ihrerseits geben ihre Energie stufenweise an die fluorescenzfähigen Moleküle ab, derart, daß die Energie des bewegten Elektrons für viele Emissionsakte von Fluorescenzlicht ausreicht. Darnach ist es auch erklärlich, daß bestimmte Substanzen, wie z. B. das sog. „Keton", trotz ausgiebiger Kathodenstrahlenluminescenz keine Röntgenluminescenz zeigen.

Die Tatsache, daß fast alle Körper, wie Wasser, Eis, Alkohol, Chloroform, Schwefelkohlenstoff, Öle, Fette, Wachs, Blutserum und Albumine, bei Bestrahlung mit γ-Strahlen ziemlich stark sichtbar und ultraviolett fluorescieren (MALLET), wird von verschiedener Seite so gedeutet, daß das Fluorescenzlicht der eigentliche Überträger der Röntgen- und Radiumwirkung im Körper sei (GUILLAUME, v. RIES).

Die Intensität des Fluorescenzlichtes nimmt bei vielen fluorescierenden Körpern mit der Zeit des Fluorescierens ab, die Fluorescenz ermüdet. Diese Ermüdungserscheinungen sind auf chemische Veränderungen der fluorescierenden Substanz zurückzuführen. Es sei noch erwähnt, daß die Fluorescenzerscheinungen durch geeignete Substanzen sensibilisiert werden können.

B. Physikalisch-chemische Wirkungen.
4. Auf disperse Systeme.

Es liegt an sich ziemlich nahe, die biologische Wirkung der Röntgenstrahlen auf deren Effekt auf kolloidale Systeme zurückzuführen, da doch die Kolloide im Körper eine gewaltige Rolle spielen. BORDIER hat als erster auf den Umweg der Röntgenstrahlenwirkung über die dispersen Systeme der lebenden Substanz aufmerksam gemacht, und eine Reihe Untersuchungen beweisen die Möglichkeit, mit strahlender Energie Veränderungen an Eiweißen in vitro hervorzurufen. So haben FERNAU und PAULI sowie früher schon DREIER und HANSSEN zeigen können, daß Eiweiße mit Radiumstrahlung (β- und γ-Strahlen) zum Ausflocken gebracht werden, wenn die Einwirkungszeit des Radiums eine genügend lange war. Schon kleine Dosen führten aber zu einer Dispersitätsänderung, gemessen an der Viskositätsänderung im Sinne einer Vergrößerung der Teilchen. FERNAU und PAULI schlossen aus der von ihnen beobachteten Tatsache, daß im wesentlichen nur positiv geladene Teilchen zur Fällung gebracht werden können, auf eine direkte entladende Wirkung der negativen β-Strahlen des Radiums. Beziehungsweise nahmen sie an, daß die durch die γ-Strahlung ausgelösten sekundären Elektronen für die Ausflockung verantwortlich gemacht werden müßten. Dies um so mehr, als auch anorganische positive Sole durch Radium- und Röntgenstrahlen leicht ausgefällt werden können (FERNAU und PAULI, CROWTHER und FAIRBROTHER, HENRY und MAYER). RIGHI beobachtete Flockung an Eisenhydroxydsolen durch β-Strahlen, konnte aber dasselbe Kolloid nicht fällen, wenn auch die positiven α-Strahlen des Radiumpräparats mitwirkten. Faßt man aber die Resultate aller der zahlreichen Arbeiten über Beeinflussung von Kolloiden durch Röntgen- und Radiumstrahlen zusammen (BETSCHACHER, NAKASHIMA, v. GALECKI, JORISSEN und WOUDSTRA, HARDY, PAULI und MATULA) und berücksichtigt man auch den Einfluß des sichtbaren Lichtes (RAFF und ROSSI, STINTZING, JOUNG, AUDUBERT), so wird es zum mindesten fraglich, ob die Fällungen durch einfache Entladung erklärt werden können. Wenn man sich vorstellt, daß ein Transport negativer Elektrizität in Form von Elektronen auf die Teilchen stattfindet, so könnten dieselben allerdings entladen und so dem isoelektrischen Punkt nähergebracht werden, in welchem bekanntlich ein Fällungsoptimum besteht. Durch diesen Mechanismus wäre aber vorerst nur eine Entladung von positiven Teilchen erklärlich.

Wie NORDENSON und WELS nachgewiesen haben, können aber auch negative Sole ausgeflockt werden. Die Möglichkeit einer entladenden Wirkung von β-Strahlen oder von sekundären Elektronen darf aber, gestützt auf diese Tatsache, nicht ohne weiteres von der Hand gewiesen werden, denn es wäre denkbar, daß nicht ein Transport von negativer Elektrizität *auf* die Teilchen, sondern ein solcher von diesen *weg* in das Suspensionsmittel stattgefunden hat. Durch eine Art lichtelektrischen Effekt würde dann das Teilchen positiver aufgeladen und es würde, wenn es vorher negativ war, entladen. Welcher der beiden Vorgänge vorherrscht, der lichtelektrische Effekt der Teilchen oder der Elektronentransport auf die Teilchen, hängt ab von der chemischen Natur der Teilchen und des Suspensionsmittels, von deren Dielektrizitätskonstanten und von den wirkenden elektrostatischen Verhältnissen. Gerade beim Vorherrschen dieser letzteren wäre es auch möglich, daß auf alle Fälle eine Entladung zustande kommen müßte, gleichgültig, ob wir es mit einem negativen oder mit einem positiven Kolloid zu tun haben (LIECHTI). Es würde das positive Kolloidteilchen vornehmlich negative Träger (Elektronen) absorbieren, wogegen das negative Kolloid solche abstoßen würde. RAJEWSKY hat bei ultramikroskopischen Untersuchungen an bestrahlten Eiweißen die Feststellung machen können, daß nach der Bestrahlung eine Vergrößerung der Teilchen, also eine Verkleinerung ihrer Zahl im Gesichtsfeld zustande kommt. Interessant ist das periodische Auftreten dieser Veränderungen des Dispersitätsgrades.

Wenn auch die Möglichkeit einer Entladung besteht und wenn auch die Flockung von Solen, deren Ursache eine Entladung sein kann, feststeht, so ist doch anderseits auch hier sichergestellt, daß bei Bestrahlung von Eiweißen mit Röntgenstrahlen chemische Veränderungen zustande kommen, und zwar zeitlich vor der Koagulation der Sole, vor einer Dispersitätsänderung überhaupt. Den Beweis für diese Tatsache konnte WELS dadurch erbringen, daß er zeigte, daß die Farbe des durch dunkles Ultraviolett erzeugten Fluorescenzlichtes von Eiweißlösungen nach Bestrahlung mit ultravioletten oder Röntgenstrahlen sich sehr bald ändert. Farbänderungen von Fluorescenzlicht stehen aber immer mit Konstitutionsänderungen des fluorescierenden Moleküls im Zusammenhang.

Es wird angenommen, daß diese chemische Veränderung identisch ist mit der längst bekannten Denaturierung der Eiweiße, die vielleicht als innere Anhydridbildung, wie sie PAULI und MATULA postulieren, zu Recht bestehen mag. Primäre chemische Veränderungen sind jedoch bis anhin nur bei Eiweißen streng bewiesen, und rein physikalische Vorgänge (z. B. Entladung) dürften bei diesen und anderen Kolloiden gleichwohl eine gewisse Rolle spielen.

5. Auf die Wasserstoffionenkonzentration.

Bei Bestrahlung von verschiedenen Solen (Albumin-Lecithin-Emulsion) konnten FERNAU und PAULI eine deutliche Steigerung der Wasserstoffionenkonzentration beobachten, während die elektrische Leitfähigkeit unbeeinflußt blieb. Eine Steigerung der Wasserstoffionenkonzentration der lebenden Subcutis fanden auch LIECHTI und KAPLANSKY und SOLOWEITSCHIK.

C. Chemische Wirkungen.

In diesem Abschnitt sei von einigen Reaktionen berichtet, die durch die Röntgenstrahlen bedingt sind und unter die Rubrik der photochemischen Reaktionen gezählt werden, bei denen also feststeht, daß ihr Mechanismus wirklich als chemische Reaktion anzusprechen ist. Indessen darf man sich der Tatsache nicht verschließen, daß Physik und Chemie gerade auf diesem Gebiete auf das engste miteinander verbunden sind, sowohl was Methodik als auch was Fragestellung anbelangt.

Es sind eine Unmenge photochemischer Reaktionen bekannt, die unter Bestrahlung mit sichtbarem und ultraviolettem Licht ablaufen. Im Gegensatz dazu ist die Literatur über Reaktionen mit Röntgenstrahlen, außer der photo-

graphischen Wirkung derselben, recht dürftig. Ein Grund hierfür mag wohl
darin liegen, daß die Energie der kurzwelligen Strahlen in einem Reaktions-
gemisch nur geringgradig absorbiert wird und daher außerordentlich große
Röntgendosen zur Erreichung einer bestimmten chemischen Reaktion erforderlich
sind, Dosen, die wohlfeil zu liefern die Röntgenlichtquellen im allgemeinen noch
nicht imstande sind. Es seien im folgenden einige weitere chemische Röntgenstrahlenwirkungen angeführt. Sie sind zum Teil mit mehr oder weniger Erfolg
als Dosimeterreaktionen verwendet worden.

6. Photochemische Reaktionen im Röntgen- und γ-Strahlengebiet.

Aus einem Gemisch von Ammoniumoxalat und Sublimat (EDERsche Lösung)
wird durch Röntgenstrahlen (und durch sichtbares Licht) unter Leitfähigkeitsänderung Kalomel ausgefällt (SCHWARZ, LÜPPO-CRAMER, GRANN, RICHARDS
und WELLS, SCHWARZ und SIRK).

Orthonitrobenzaldehyd geht bei Belichtung mit Röntgenstrahlen über in
Orthonitrobenzoesäure (WINTZ, für Sonnenlicht: *Ciamician* und *Silber*).

Aus einer chloroformigen Lösung von Jodoform wird bei Anwesenheit von
Sauerstoff unter Oxydation Jod ausgeschieden (HARDY und WILLCOCK, FREUND
u. v. a.). Ebenso wird der Jodwasserstoff oxydiert. Ferrosulfat wird zum
Ferrisalz oxydiert (CLARK und PICKETT).

Jodsäureanhydrid wird unter Belichtung mit Röntgenstrahlen zersetzt
(BERTHELOT). Ebenso Tetrachlorkohlenstoff (ROFFO und CORREA).

Unter dem Einfluß von kurzwelligen Strahlen vereinigen sich Kupfer und
Sauerstoff zu Kupferoxydul. Chloride und Oxyde vieler Metalle werden durch
Röntgenstrahlen zersetzt (M. CURIE, GOLDSTEIN, BOSE).

An Photopolymerisationen ist diejenige des Acetylens zu Benzol beobachtet
worden (BERTHELOT und GAUDECHON).

Aldehyde werden mit Ketonen zusammen kondensiert (CLARK und PICKETT).

Es sind auch Wirkungen auf katalytische Vorgänge bekannt. So wird z. B.
die Platinkatalyse des Hydroperoxyds durch Bestrahlung mit Röntgenstrahlen
gehemmt (SCHWARZ und FRIEDRICH). Die aufgezählten photochemischen Reaktionen sind vorwiegend mit Röntgenstrahlen beobachtet. Mit *Kathodenstrahlen*
hat man Reduktion von Metalloxyden, Zersetzung von Acetylen (McLEMANN)
und Kaliumchlorat (MEILER und NOYES) bewirken können. Radiumstrahlen
bewirken die Synthese von Chlorknallgas (JORISSEN und RINGER). Die Zersetzung des Wassers durch α-Strahlen haben DUANE und SCHEURER beobachtet.

In der Wirkung der Röntgen- und γ-Strahlen auf die photographische Emulsion
erblicken wir aber die weitaus wichtigste photochemische Reaktion.

7. Wirkung auf die photographische Schicht.

Wie bereits die ersten Versuche RÖNTGENS ergaben, schwärzen Röntgenstrahlen wie sichtbares und ultraviolettes Licht die photographische Platte.
Die lichtempfindliche Schicht derselben ist eine Emulsion von Silberhalogeniden
(Chlorid, Bromid, Jodid) in Gelatine. Bei den üblichen photographischen Verfahren mit sichtbarem, ultraviolettem und Röntgenlicht sind nach der Belichtung keinerlei Bildspuren sichtbar. Das Bild muß erst durch einen weiteren
Prozeß entwickelt werden. Beide Prozesse, die Vorgänge bei der *Belichtung*
und bei der *Entwicklung*, sind verschiedener Natur, d. h. haben getrennte
Mechanismen.

Bei der *Belichtung* findet eine Trennung der Halogenide in Silber und Halogen
statt. Die Zahl der getrennten Moleküle ist jedoch bei den üblichen Expositions-

zeiten so gering, daß eine Schwärzung der belichteten Partien nicht beobachtet werden kann. Daß aber tatsächlich bei Anwendung größerer Lichtmengen eine Spaltung des AgBr-Moleküls durch und während der Belichtung stattfindet, ist in neuerer Zeit einwandfrei nachgewiesen, indem es P. P. KOCH und VOGLER gelang, das Silberstrukturgitter an belichteten, nicht entwickelten Bromsilberplatten durch DEBYE-SCHERRER-Aufnahmen nachzuweisen. Der Nachweis von metallischem Silber konnte auch von SCHAUM und FEICK durch Messung der Dielektrizitätskonstante geführt werden, während die Abspaltung des Halogens durch SCHWARZ und HARTUNG bewiesen ist. Den Mechanismus der Silberhalogenidspaltung stellt man sich am einfachsten als inneren lichtelektrischen Effekt nach WINTHER vor. Neuerdings ist von FAYANS diese Theorie weiter ausgebildet worden. Nach seiner Annahme wird infolge der Absorption eines Strahlenquants ein Elektron aus dem Halogen des Kristallgitters (das Silberhalogenid befindet sich in der Emulsion in kristalliner Form) herausgeschleudert und lagert sich nach kürzerer oder längerer Bahn an das Kation Silber an. Dadurch ist sowohl das negativ geladene Halogen als auch das Silber neutralisiert. EGGERT und NODDAK haben nachgeweisen, daß durch die Absorption eines Quants einer Strahlung von $400\,\mathrm{m}\mu$ gerade ein Elektron transportiert, d. h. ein Silberatom in metallischen Zustand gebracht wird. Die energiereicheren Röntgenstrahlen, z. B. von $\lambda = 0{,}45$ Å, dagegen haben einen viel

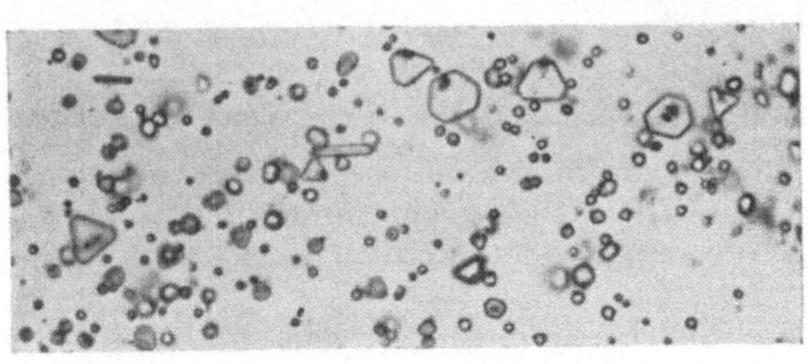

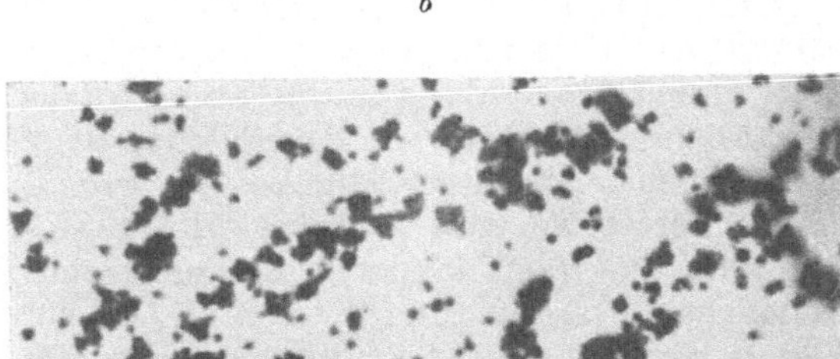

Abb. 119. Vorgang der Entwicklung.
Die Bilder von oben nach unten zeigen die fortschreitende Reduktion der Bromsilberkriställchen der Emulsion. *a* unentwickelte, *b* kurz, *c* ausentwickelte Körner. Vergrößerung 1 : 1500. (Nach MANKENBERG.)

größeren Effekt. Jedes absorbierte Quant (vgl. Kap.: Röntgenstrahlen und Atombau) dieser Strahlung spaltet etwa 1000 Silberatome ab (EGGERT und NODDAK).

Üblicherweise wird der eben besprochene primäre Belichtungsprozeß von dem *Entwicklungsprozeß* gefolgt. Vergleicht man die bei der Belichtung primär ausgeschiedene Silbermenge mit derjenigen nach vollendeter Entwicklung, so findet man letztere 10^7- bis 10^8mal größer. Das Silber des latenten Bildes muß als Katalysator gedient haben. Wenn z. B. belichtetes Chlorsilber rascher durch die Entwicklungsflüssigkeit reduziert wird, so zeigt sich doch das unbelichtete ebenfalls, wenn auch weniger rasch reduzierbar. Diese Tatsache findet ihren Ausdruck in der Schleierbildung der photographischen Platten. Gestützt darauf wurde die Silberkeimtheorie der Entwicklung von OSTWALD, ABEGG und SCHAUM ausgebildet. Diese besagt, daß um den beim Absorptionsakt vorgebildeten Silberkeim sich bei der Entwicklung weitere metallische Silberatome ansammeln, und zwar so, daß bei beendeter Entwicklung das ganze primär befallene Korn, d. h. jedes einen Silberkeim tragende Kriställchen der Emulsion, vollständig reduziert ist. Den Vorgang der Entwicklung zeigen die folgenden Bilder (Abb. 119) in drei Stufen.

Die wesentlichsten Eigenschaften einer photographischen Emulsion sind Empfindlichkeit und Gradation. Die *Empfindlichkeit* ist vornehmlich abhängig von der Zahl und der Größe der Körner, welche Körnereigenschaften ihrerseits wieder abhängig sind von dem sog. Reifeprozeß der Emulsion. Je größer das Korn, je reifer die Emulsion, um so empfindlicher die Schicht.

Unter *Gradation* verstehen wir den Verlauf von Lichtintensität und Schwärzung der Platte. Tragen wir die Schwärzung in Abhängigkeit von der Lichtmenge in ein Koordinatensystem ein, so ergibt sich die Kurve *1* der Abb. 120 nach EGGERT und RAHTS für sichtbares, Kurve *2* für Röntgenlicht. Beide Kurven zeigen links unten ein ziemlich horizontal verlaufendes Stück, das der Schleierschwärzung entspricht. Auch bei der Belichtung 0 findet sich eine merkliche Schwärzung. Nach dieser horizontalen Strecke steigen beide Kurven ungefähr linear, die Lichtkurve steiler, die Röntgenkurve flacher an. Die Verlängerung des geraden Teiles der Röntgenkurve zielt in den 0-Punkt, diejenige der Lichtkurve schneidet dagegen die Achse der Belichtungszeiten, wie ersichtlich, bei 20 Sekunden, was nichts anderes

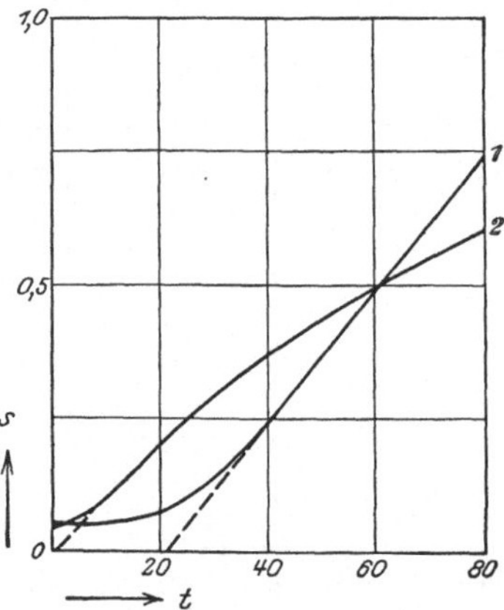

Abb. 120. Schwärzungsverlauf einer photographischen Emulsion bei Einwirkung von sichtbarem Licht (Kurve *1*) und von Röntgenstrahlen (Kurve *2*), schematisch. (Nach EGGERT und RAHTS.)

heißt, als daß Belichtung unterhalb 20 Sekunden keine Schwärzung bewirkt. Es besteht also für die Lichtschwärzung einer photographischen Emulsion eine Schwelle, für die Röntgenstrahlenwirkung dagegen fehlt dieselbe. Auf die theoretische Bedeutung dieses Verhaltens kann hier nicht eingegangen werden, es sei nur bemerkt, daß sich α-Strahlen gleich verhalten wie Röntgenstrahlen und daß diese Tatsache mit dem Energiereichtum der beiden Strahlenarten im Zusammenhang steht.

Da die Schwärzung nur durch absorbierte Strahlen verursacht sein kann und da die Absorption der Röntgenstrahlen in der photographischen Schicht sehr gering ist, hat man in neuerer Zeit die sog. doppelt begossenen Filme in die Röntgentechnik eingeführt. Dadurch, daß die Strahlen zwei Schichten passieren müssen, wird die Empfindlichkeit der Filme auf das Doppelte erhöht.

Dasselbe wird in erhöhtem Maße durch die Verstärkerfolien aus Kalziumwolframat bewirkt. Durch dieselben wird das Röntgenlicht in blauviolettes Fluorescenzlicht verwandelt, das dann seinerseits die Platte schwärzt. Dadurch wird eine Verstärkung um das 5- bis 10fache erreicht, wenn zwei Folien Verwendung finden. Entsprechend dem steileren Verlauf der Lichtkurve 1 in Abb. 120 gegenüber der Röntgenkurve 2 und in Anbetracht, daß durch Folienverstärkung das Bild mehr ein Lichtbild und zum allergeringsten Teil ein Röntgenbild wird, ist auch die Gradation des ganzen Systems Film + Verstärkungsschirm steiler. Die Tatsache ist ein sehr günstiges Moment für die Aufnahme, da das Bild dadurch an Kontrast gewinnt.

Die Gradation hängt auch von der Korngröße ab, und zwar in dem Sinne, daß sie um so steiler wird, je kleiner das Korn. So wird durch den Reifeprozeß, bei dem die Korngröße zunimmt, die Emulsion zwar empfindlicher, aber ihre Gradation flacher, der Kontrast also ceteris paribus geringer. Die Steilheit der Schwärzungskurve ist in geringerem Maße bei gleichem Plattenmaterial im ferneren auch abhängig von der Entwicklersubstanz.

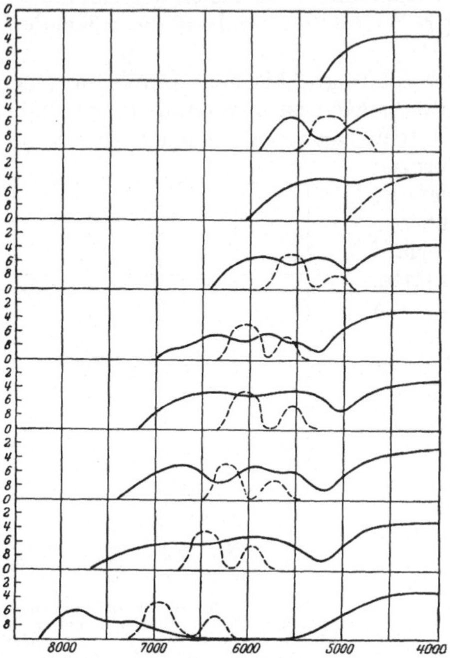

Auf folgende theoretisch interessante Tatsache sei noch kurz verwiesen. Der Schwärzungswert eines bestimmten Plattenmaterials bei einer bestimmten auffallenden Röntgenstrahlenmenge ist gegeben durch das Produkt aus Intensität und Zeit. Der Schwärzungseffekt ist also, gleiche Röntgendosen vorausgesetzt, gleich, ob eine kleinere Intensität in längerer Zeit oder eine größere Intensität auf kurze Zeit eingestrahlt wird (Gesetz von BUNSEN und ROSCOE). Das Gesetz von BUNSEN und ROSCOE gilt wohl für Röntgenstrahlen, nicht aber für sichtbares Licht. Hier ist im allgemeinen die Wirkung größerer Intensitäten größer als die Wirkung kleinerer Lichtintensitäten auf entsprechend lange Zeit ausgedehnt, eine Tatsache, die sich für Röntgenstrahlen in ihrer Wirkung auf biologische Objekte ebenfalls nachweisen läßt (HOLTHUSEN, LIECHTI u. v. a.). Den Mechanismus dieser letzten Tatsache (SCHWARZSCHILDsches Gesetz) kann man sich so denken, daß mehrere Absorptionsereignisse in einer bestimmten Zeit nötig sind, um einen Silberkeim zu schaffen.

Abb. 121. Wirkung einiger Sensibilisatoren auf die photographische Schicht. (Nach EGGERT u. RAHTS.) Auf der Abszisse sind die Wellenlängen in Å, auf der Ordinate die Logarithmen der Belichtungsintensitäten, die zur Erreichung der Schwärzungsschwelle nötig sind, aufgetragen. Die ausgezogenen Linien stellen die Empfindlichkeit der verschiedenen sensibilisierten Bromsilberplatten dar, während die gestrichelten Kurven den Absorptionsgebieten der betreffenden Sensibilisatoren entsprechen. Man beachte, daß das sensibilisierte Gebiet gegenübre dem Absorptionsgebiet des Sensibilisators bei allen angegebenen Stoffen um ein beträchtliches nach der Seite der längeren Wellenlängen verschoben ist.

Werden auf eine und dieselbe lichtempfindliche Schicht erst sichtbares und daraufhin ultraviolettes oder Röntgenlicht eingestrahlt, so addieren sich die beiden Lichtmengen in ihrer Wirkung angenähert. Werden aber erst die kurzwelligeren Strahlen und nachher das sichtbare Licht appliziert, so findet eine gegenseitige Vernichtung der schwärzenden Wirkung statt (CLOYDEN- und VILLARD-Effekt). Ultrarotes Licht soll befähigt sein, ein irgendwie entstandenes latentes Bild vollständig zu löschen (HERSCHEL-Effekt).

Bromsilberschichten sind nur empfindlich auf Licht mit kleinerer Wellenlänge als $500 \mu\mu$. Dies deshalb, weil längere Wellen gar nicht absorbiert werden. Bringt man aber einen Stoff in engen Kontakt mit dem Bromsilbermolekül, der die langwelligen Strahlen absorbiert und anderseits befähigt ist, die absorbierte Energie dem Silberhalogenid weiterzugeben, so ist es möglich, die lichtempfindliche Schicht zu sensibilisieren. Solche Sensibilisatoren finden in großer

Zahl in der Phototechnik Verwendung. Von ihnen seien als die gebräuchlichsten genannt: Eosin, Erythrosin, Pinoflavol, Pinochrom, Pinoverdol, Pinocyanol, Dicyanin und Rubrocyanin, Neocyanin. Die folgende Abb. 121 gibt einen Überblick über das sensibilisierende Wellenlängengebiet der verschiedenen im Handel erhältlichen Stoffe.

Mit Rubrocyanin sensibilisierte Schichten werden empfindlich auf Strahlen bis zu der Wellenlänge 800 $\mu\mu$. Neocyanin und Allocyanin sind Sensibilisatoren für Ultrarot- und Wärmestrahlen bis zu 1200 $\mu\mu$.

D. Biologische Wirkung der Strahlen.

8. Allgemeines über die Strahlenwirkung aller Wellenlängen.

Nachdem wir Wesen und physikalische Wirkungen der kurzwelligen Strahlungen abgehandelt haben, wollen wir uns an die allgemeinsten und sinnfälligsten biologischen Wirkungen dieser Strahlenarten erinnern: die wachstumshemmende, die epithelzerstörende, die entzündungserregende Wirkung. Zwischen dem, was wir oben besprochen haben, und diesen gewaltigen Wirkungen liegt verständlicherweise ein langer Weg und eine außerordentlich mannigfaltige Kette von Reaktionsabläufen, die wir heute nicht oder nur zum Teil kennen. Jedenfalls ist sicher, daß die oben erwähnten biologischen Reaktionen nicht *direkt* durch eine oder mehrere jener physikalischen Reaktionen bedingt sein können.

Es gibt grundsätzlich von vornherein zwei Wege, den Problemen der biologischen Strahlenwirkung näherzukommen. Einmal kann man sich langsam von dem weitgehend gesicherten Boden der Physik her gegen die organische Materie vorarbeiten. Auf diesem Wege werden wir zur Untersuchung von Phantomen, von Eiweißen und anderen kolloiden Systemen gelangen, um so das Verständnis für die Vorgänge der lebenden Materie zu vertiefen. Anderseits aber können wir vom lebendigen Organismus selbst ausgehen und, immer tiefer vordringend, über einfache und einfachste Lebewesen nach jener Zone hinzielen, die angeblich die Grenze zwischen dem physikalisch-chemischen und dem biologischen Geschehen sein soll. Beide Richtungen der Forschung sind gangbar und aussichtsreich und haben schon zu weitgehenden Aufschlüssen geführt. Bald steht der eine Weg, bald der andere im Vordergrund, und es ist zu hoffen, daß sie beide dereinst jener besagten Zone, wo das Leben beginnt, so nahe kommen, daß wir uns ein anschauliches Bild von den Reaktionen machen können, die an der Grenze des Organischen ablaufen. Wir wollen diesen Reaktionen aber schon jetzt Namen geben: *Primärvorgänge*. Der rein physikalische Vorgang, der allerdings auch in der toten Materie ablaufen kann, der aber zu dem ersten, rein biologischen Prozeß führt, heißt *physikalischer Primärvorgang*. Die durch ihn bedingte, aber streng an die lebende Materie gebundene Reaktion nennt man *biologischen Primärvorgang*.

Der Inhalt dieses Abschnittes bezieht sich lediglich auf die Frage, inwieweit über die Primärvorgänge etwas Näheres ausgesagt werden kann.

Es liegt auf der Hand, daß die strahlende Energie nur wirken kann, wenn sie in der reagierenden Substanz steckenbleibt. Das ist der Inhalt des GROTTHUS-DRAPERschen Gesetzes. Die Absorption der Strahlung ist wohl Voraussetzung, niemals aber zureichende Bedingung für den Einsatz einer strahlenspezifischen Reaktion. Bei der Frage der Absorption ist also das Negative insofern wichtiger, als dann eine Strahlenbeeinflussung der Materie ohne Hilfsmittel nicht in Frage kommt. Findet Absorption dagegen statt, dann ist die Grundvoraussetzung erfüllt, und im einfachsten Falle wird die Strahlenenergie in Wärme überführt. Die Temperatur des absorbierenden Körpers steigt an. Ob aber und in welchem

Ausmaß eine andere, qualifiziertere Reaktion eintritt, darüber entscheiden andere Bedingungen. Wir verstehen unter qualifizierten Veränderungen *strahlenspezifische Reaktionen* der Materie überhaupt, wie sie früher besprochen worden sind: Anregung, Ionisation, Dissoziation, Sekundäremission, Elektronenemission. Es sei zuerst die Grundvoraussetzung näher besprochen.

a) Absorption.

Überblickt man den gesamten Spektralbereich elektromagnetischer Schwingungen nach Abb. 122, mit der kosmischen Strahlung beginnend, über die γ-Strahlung des Radiums, über die Röntgen-, ultravioletten, sichtbaren, infraroten und Massestrahlen bis zu den längsten Wellen der drahtlosen Telephonie, und überlegen wir uns vorerst nur roh die Absorptionsverhältnisse für die lebende Substanz, so stoßen wir, wie die Abb. 122 zeigt, auf ein ausgesprochenes Maximum im Ultravioletten. Die Kurve steigt in wenigen und kleinen Sprüngen im Bereiche

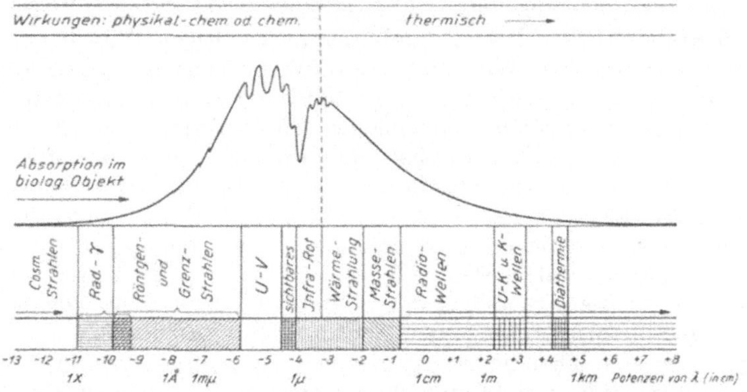

Abb. 122. Die Absorption der verschiedenen Strahlen im biologischen Objekt.

der Röntgenstrahlen an. Die schematische Kurve der beistehenden Abbildung soll dann weiter zeigen, daß im Ultravioletten und Sichtbaren sich die Absorptionssprünge in eine Unzahl vermehren oder, besser gesagt, vermehren können. Naturgemäß ist Zahl und Lage der Unstetigkeiten hier weitgehend durch die Art und Zusammensetzung des absorbierenden Stoffes bedingt. Anderseits bestimmen Zahl, Lage und Ausmaß der Sprünge die absorbierte Energie sehr stark. In dieser Hinsicht besteht zwischen dem Gebiet des Sichtbaren und UV einerseits und dem Röntgengebiet anderseits ein sinnfälliger und wahrscheinlich auch bedeutender Unterschied.

Im Bereiche des kurzwelligen Infraroten nimmt die Absorption durch biologische Objekte wieder ab, um im langwelligen Infraroten einem zweiten Maximum zuzustreben. Bald hernach erreicht man das Gebiet der Massestrahlen, das in bezug auf die Absorption noch völlig unabgeklärt ist.

Es folgen nun die Wellen der Radiotelegraphie; es ist nicht leicht, über ihre Absorption schlechthin eine Vorstellung zu bekommen. Schwierigkeiten bestehen nach zwei Richtungen. Einmal muß man sich klar sein, daß es nicht gleichgültig sein kann, in welcher Lage sich der absorbierende Körper zur Strahlenquelle befindet. Es gibt drei Möglichkeiten, die in der Abb. 123 eingetragen sind. Im Falle der Lage *C* ist der Körper leitend *(galvanisch)* in die Bahn des hochfrequenten Stromes eingeschaltet. Von einer Strahlenwirkung können wir dabei nicht sprechen; der Körper wird vom Strom durchflossen, der entsprechend dem Quadrat seiner Stärke in JOULEsche Wärme umgewandelt wird. Erst wenn die

Übertragung der Wellenenergie *über das Vakuum* erfolgt, also in Stellung A, B, D und E, dürfen wir eigentlich von Strahlenwirkung sprechen. Wenn sich der Prüfkörper im Kondensatorfeld befindet, fließt durch ihn ein reiner Verschiebungsstrom, der bei kurzen Wellen eine beträchtliche Intensität annehmen kann. Dieser Verschiebungsstrom wirkt wohl wie der galvanisch übertragene Strom bei C durch seine Wärme. Sein elektrischer Vektor ist gegenüber dem magnetischen Vektor um 90° verschoben. Am Rande des Kondensators schnüren sich Kraftlinien ab. Die Energie der elektromagnetischen Schwingung verläßt in kleinen Mengen den Kondensator; er streut wie ein Spulenfeld. Dieser Teil der Energie ist der eigentlich ausgestrahlte. Wir finden abgeschnürte Wellen z. B. außerhalb der Antennenanlage (Antenne und Erde) eines Radiosenders. Wie gesagt, strahlt auch das Spulenfeld eines Schwingungskreises, wie in Abb. 123 bei D angedeutet ist. Wir haben es aber in der Hand, einmal durch

Wahl der Dimensionierung der beiden Elemente den Kondensator oder die Spule vorwiegend streuen zu lassen. Außerdem kann die Selbstinduktion oder die Kapazität abgeschirmt werden und letzten Endes kann das Objekt mehr dem einen oder anderen Element genähert (Platz B oder D) werden. Der Platz B (oder D) hat also eine Sonderstellung in bezug auf den Wellenerzeuger. Es liegt die räumliche Beziehung vor, wie sie

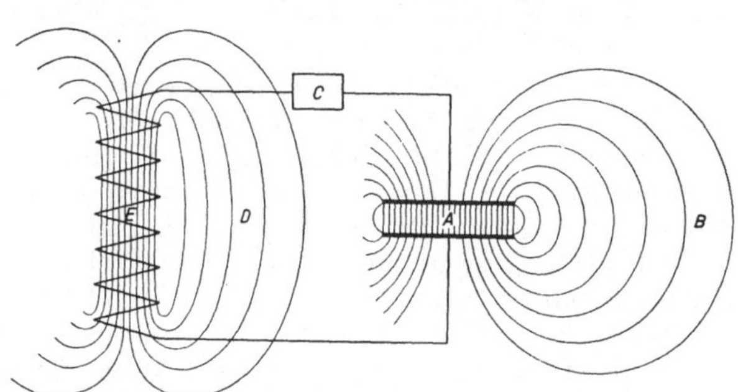

Abb. 123. Elektrischer Schwingungskreis, die verschiedenen Möglichkeiten der Ankoppelung eines biologischen Objektes: A im Kondensatorfeld, B außerhalb desselben in seinem Streufeld, C direkt galvanisch gekoppelt, E im Spulenfeld, D außerhalb desselben in ihrem Streufeld.

der Radioempfänger zu seinem Sender aufweist. Magnetischer und elektrischer Vektor sind konphas, wenn B mehr als $1\,\lambda$ vom Kondensator entfernt ist.

Die Vorstellung der Absorption der Radiowellen wird durch eine weitere Eigentümlichkeit erschwert, nämlich durch das Mißverhältnis ihrer Wellenlänge zur Größe des absorbierenden Körpers. Jeder Gegenstand, der in einem Wellenzug gelegen ist, wirkt störend, d. h. er wird selbst zu einem Oszillator. Da die biologische Substanz keinen idealen Leiter darstellt, treten Wirbelstromverluste auf. Dieser Teil der Energie entspricht der Absorption. Er ist sicher außerordentlich klein, aber um so größer, je kleiner die Wellenlänge. Die Absorption sinkt also wohl asymptotisch für die längsten Wellen auf Null ab.

Wenn wir kurz die einzelnen Wellenlängengebiete durchgehen und dabei unser Augenmerk vornehmlich auf die Absorption richten wollen, so fallen folgende fünf Gruppen auf:

α) Die *kosmische Strahlung* wird vom biologischen Objekt kaum absorbiert, weil sie zu penetrant ist. Man nimmt an, daß dabei Geschwindigkeiten im Spiele sind, die mehreren Millionen Volt Spannungsgefälle entsprechen müssen.

β) *Radium-γ- und Röntgenstrahlen* werden im Gewebe deutlich bis stark absorbiert bzw. geschwächt. Die Bedingungen ihrer Schwächung sind durch atomare Verhältnisse des Objekts gegeben. An Stelle der biologischen Substanz kann Wasser oder sonst ein äquivalentes Material ohne Fehler betrachtet werden. Einige wenige Absorptionskanten spielen energetisch keine nennenswerte Rolle.

γ) *Ultraviolettes und sichtbares Licht.* Bei dieser Gruppe ist die Absorption durch molekulare Verhältnisse bedingt. Diese können für die gleiche Strahlung

12 a*

je nach chemischer Zusammensetzung sehr verschieden sein. Sehr viele Absorptionslinien und -banden können für den biologischen Effekt eine gewichtige Rolle spielen und sind eben der Ausdruck der chemischen Zusammensetzung der biologischen Substanz.

δ) Das *Infrarote* zeichnet sich wieder durch größere Durchdringungsfähigkeit aus. Es wird jedoch weitgehend absorbiert, zum Teil in den sog. HENRIschen Banden, und zeichnet sich aus als Grenzgebiet gegenüber einem wenig erforschten Gebiet bis zu den Ultrakurzwellen.

ε) *Hertzsche Wellen,* von deren Stellung wir schon gesprochen haben.

b) Penetrante Strahlungen.

Von diesen fünf Gruppen seien die erste und die letzte vorweggenommen. Entsprechend ihrer großen Durchdringungsfähigkeit für die biologische Substanz ist von ihnen nach dem Gesetz von GROTTHUS-DRAPER kaum eine Wirkung zu erwarten.

In der Tat scheint auch experimentell die kosmische Strahlung biologisch unwirksam zu sein. Versuche an weißen Mäusen haben ergeben, daß die in Bergwerken vor dem Einfluß der genannten Strahlung mehr oder weniger geschützten Tiere lediglich im Durchschnitt ein etwas größeres Gewicht aufwiesen als die Kontrollen. Zudem ist von vornherein nicht anzunehmen, daß die Natur vor einer Strahlung nicht geschützt sei, die bei ihrer Penetranz als allgegenwärtig anzusprechen ist.

Aber auch die langen Wellen der drahtlosen Telegraphie sind biologisch nicht wirksam. Einmal aus den oben erwähnten Gründen, zweitens aber, weil das Quant viel zu klein ist, um eine biologische Reaktion auszulösen, und drittens wiederum, weil wir praktisch keinen Anhalt für deren Wirkung auf die lebende Substanz haben. So sind in der Umgebung von kräftigen Sendern keine Veränderungen von Mensch und Tier beobachtet worden. Es wäre ja denkbar, daß sehr langsam verlaufende Verschiebungsströme in Annäherung an den Gleichstrom durch Trennung der Ionen zu einer Wirkung gelangen könnten, die einer langperiodigen Elektrolyse ähnlich wären. Die Ströme sind indessen zu gering, um eine biologische Wirkung zu entfalten.

In den Wellenbereich der HERTZschen Wellen gehören aber auch die Hochfrequenzschwingungen der Diathermie, der Kurzwellen und der Ultrakurzwellen. In bezug auf die Wirkung auf Mensch und Tier kommt es dabei auf dasselbe hinaus, ob der hochfrequente elektrische Strom durch direkten galvanischen Kontakt verabfolgt wird, wie bei der älteren Diathermie (10^4 bis 10^5 cm), oder ob der Verschiebungsstrom im Kondensator- oder Spulenfeld angewendet wird, wie z. B. bei der Ultrakurzwellenbehandlung. In beiden Fällen ist der Effekt eine *Wärmewirkung.* Die Diathermie war eine auf reine Wärmewirkung abzielende Methode. Der Unterschied gegenüber dem Wärmekissen liegt neben der Applikationsart lediglich in der Tiefenwirkung, also in der räumlichen Verteilung der Temperatur. Dasselbe gilt für die sog. Kurz- und Ultrakurzwellenbehandlung. Es scheint, daß selbst die Wellen von 10^2 bis 10^3 cm (1 bis 10 m) nur durch die Erwärmung auf den menschlichen Körper wirken. Jedoch ist dabei die Tiefenwirkung noch homogener, die Durchstrahlung gleichmäßiger. Es ist angenommen worden, daß durch die Ultrakurzwellen im Körper Resonanzen erzeugt werden, die ihrerseits die biologischen Wirkungen vermitteln sollen (LIEBESNY). Ich halte diese Annahme für nicht bewiesen. Im tierischen Gewebe sind keine Größenordnungen von 10^2 bis 10^3 cm zu finden. Ob eine solche Vorstellung im Gebiete der Dezimeter- und Millimeterwellen (10^{-1} bis 10^1 cm) dereinst brauchbar sein wird, ist heute nicht abzusehen. Mir scheint die Resonanztheorie der biologischen Wirkung aber eher im Gebiete der Massestrahlen (10^{-2} bis 10^{-3} cm) erst berechtigt. Es kann heute nichts über diese Möglichkeiten ausgesagt werden, da die experimentellen Grundlagen fehlen, weil diese kurzen Wellen noch nicht in genügender Intensität hergestellt werden können.

c) Ultraviolettes und sichtbares Licht.

Die Wellenlängengruppen des sichtbaren und ultravioletten Lichtes erstrecken sich von 10^{-6} bis $4 \cdot 10^{-5}$ cm (UV), bzw. von $4 \cdot 10^{-5}$ bis $8 \cdot 10^{-5}$ cm (Sichtbares). Kürzere Wellenlängen als $1 \cdot 10^{-6}$ cm sind sehr schwer in genügenden Intensitäten herzustellen.

Wenn man von Lichtwirkungen spricht, denkt man an die Rötung der Haut und der Schleimhäute, an die Sterilisation von Bakterienkulturen und anderen Einzellern oder niedriger Lebewesen durch das Licht der Sonne oder der sog. künstlichen Höhensonne. Man denkt aber auch weiter an den Akt des Sehens mit dem Auge, an die Krankheiten von Mensch und Tier, die durch Sensibilation mittels geeigneter Körper in Erscheinung treten. Und endlich denkt man an einen in dem Stoff- und Energiewechsel der Natur hochwichtigen Vorgang, nämlich an die Assimilation von CO_2 durch das Chlorophyll der grünen Pflanze im Licht.

Es interessieren uns hier nur die Primärreaktionen. Wir sind weit davon entfernt, darüber etwas Genaues und Bindendes auszusagen. Es wird allgemein und sicher mit Recht angenommen, daß der biologische Primäreffekt und damit der Grundvorgang aller aufgezählten Wirkungen im Gebiete des UV und Sichtbaren in einer oder einer Vielzahl von *chemischen Reaktionen* zu suchen ist. Ob nur eine oder mehrere qualitativ verschiedene Reaktionen den Primärvorgang bilden, mag von Fall zu Fall verschieden sein, und es kann selten angegeben werden, welche Reaktionen in Frage kommen. Daß zweifellos chemische Reaktionen bei allen biologischen Lichtreaktionen die weitaus größte, wenn nicht ausschließliche Rolle spielen, dafür sprechen Beobachtungen aus der Photochemie und der Lichtbiologie. Es scheint erwiesen, daß dem Sehakt im Auge ein chemischer Prozeß im Sehpurpur zugrunde liegt. Durch UV werden Eiweiße koaguliert, Zucker verändert, z. B. Disaccharide invertiert, Fette verseift usw. Oxyhämoglobin wird in Methämoglobin umgewandelt, Fermente können zerstört werden. Fermentwirkungen können verstärkt oder abgeschwächt werden; z. B. werden die Wirkungen von Oxydasen und Peroxydasen verstärkt, wogegen in vitro Katalasen gehemmt werden. Und endlich sind wohl auch die vielgestaltigen Wirkungen auf Toxine und Antitoxine auf photochemische Reaktionen zurückzuführen. Wir sprachen dabei lediglich von den *direkten chemischen Lichtreaktionen*. Daneben gibt es noch eine Unzahl von Reaktionen, die als *Folgereaktionen* aufzufassen sind und daher durch das Licht nur ausgelöst wurden. Diese können dann mit oder ohne Lichtwirkung weiter ablaufen.

Wir kennen die Lichtreaktionen nicht in allen Einzelheiten. Es scheint jedoch sicher zu sein, daß von der relativ großen Menge Lichtenergie, die z. B. vom UV im biologischen Objekt steckenbleibt, nur ein Teil für den Primärvorgang aufgebraucht wird; ein relativ großer anderer Teil geht in Wärme über. Es ist oft schwierig oder unmöglich, Wärmereaktionen von Lichtreaktionen zu trennen. Im praktischen therapeutischen Gebrauch des Lichtes ist es oft gar nicht erwünscht, die Trennung der beiden Vorgänge vorzunehmen, weil vielleicht gerade die Kombination von Erwärmung und Lichtwirkung von praktischtherapeutischem Standpunkt aus biologisch von Wichtigkeit ist. Für die Erfassung des biologischen Wirkungsmechanismus der Lichtstrahlen muß aber unbedingt die Forderung der reinlichen Trennung gestellt und auch durchgeführt werden. Das heißt, wir müssen versuchen zu vernehmen, welche *Reaktionen durch Erwärmung* und welche Reaktion *durch das Lichtquant* hervorgerufen werden. Nur die letzteren sind Gegenstand lichtbiologischer Forschung.

Die angeführten Lichtreaktionen treten nur ein unter der Voraussetzung der Absorption. Das ist wohl einer der (wenigen) Gründe, warum das UV auf das biologische Objekt eine besonders intensive Wirkung entfaltet, bzw. warum die Empfindlichkeit der biologischen Substanz derart rasch nach der längerwelligen Seite zu abnimmt, daß z. B. die tötende Wirkung auf Bakterien schon bei 600 mμ fast Null geworden ist. Ein anderer Grund könnte in der Verkleinerung der Quantenenergie gesucht werden, die entsprechend der Beziehung $\nu = \dfrac{3 \cdot 10^{10}}{\lambda}$ mit abnehmender Frequenz (ν) proportional kleiner wird. Dies ist, jedenfalls für das Gebiet des Sichtbaren und Infraroten, nicht oder noch nicht der Fall, indem es möglich ist, auf Bakterien z. B. eine Lichtwirkung bis zu der Wellenlänge 820 mμ zu erreichen, wenn man nur dafür sorgt, daß das Quant aufgenommen wird. Freilich muß dies auf geeignete Weise erfolgen, durch *Sensibilation.*

Sensibilatoren sind Körper, die die Eigenschaft haben, einmal das Licht eines gewissen Wellenlängenbezirkes zu absorbieren und dann die aufgenommene Energie an reaktionsfähige Molekelsysteme weiterzugeben. Der *Sensibilator* oder besser seine Molekel, tritt also nicht in die chemische Reaktion ein; er besorgt lediglich die Aufnahme und Weiterleitung der Energie an die richtige Stelle. Gerade dieser letzte Punkt bedingt, daß es mit der Absorption allein nicht gemacht ist. Der Zusatz eines Sensibilators kann entweder bewirken, daß eine Reaktion, die schon ohne Licht abläuft, schneller und ausgiebiger wird. Oder aber es kann eine Lichtreaktion hervorgerufen werden, die ohne Sensibilator überhaupt nicht vor sich geht. Z. B. erfolgt die Bildung von Salicylsäure aus Benzoesäure nur im Licht und nur bei gleichzeitiger Anwendung eines Sensibilators. Die sensibilierende Substanz ist in diesem Falle ein *Schwermetallsalz* (Ferrisulfat). Die Salze der Schwermetalle (Mo, Ur, Fe) bilden die eine Gruppe von Lichtsensibilatoren. Ihre Wirkung gleicht derjenigen der Fermente und zielt dahin, aus reaktionsunfähigen Baustoffen der lebenden Materie reaktionsfähigere zu bilden: Aldehyde, Ketone, Phenole. *Farbstoffe,* wie Erythrosin, Eosin, Hämatoporphyrin usw., bilden die zweite Gruppe der biologischen Sensibilatoren. Sie sind in den klassischen Versuchen mit der weißen Maus und in dem Selbstversuch von MEYER-BETZ mit Licht benutzt worden.

Wir wollen also im Einvernehmen mit den meisten Forschern annehmen, daß der biologische Primärvorgang in einer photochemischen Reaktion bestehe, wenn das eingestrahlte Licht UV oder Sichtbares ist. Im Bereiche der HERTZschen Wellen haben wir es, soweit ein Effekt mangels Absorption überhaupt in Frage kommt, mit reiner Wärmewirkung zu tun. Anderseits ist es schon im Sichtbaren schwer, eine Trennung zwischen Erwärmung und Quantenwirkung streng durchzuführen. Das kurzwellige Infrarot um $1,2 \cdot 10^{-4}$ cm ist durch geringe Absorption ausgezeichnet. Es wirkt aber bei Anwendung von geeigneten Sensibilatoren noch auf die photographische Schicht. Es ist anzunehmen, daß auch biologische Reaktionen mit diesen Wellen noch ausgelöst werden können unter der Voraussetzung einer günstigen Sensibilation. Wir haben soeben gesehen, daß die bakterientötende Wirkung der Wellenlänge 820 mμ mit Dicyanin A noch sensibiliert werden kann. Wahrscheinlich ist aber die Grenze der Quantenwirksamkeit weiter im Infraroten gelegen, also z. B. bei 1200 mμ. Jenseits dieser Grenze würde die Wirkung der Quanten aufhören und die Wärme käme allein zur Geltung. Es ist anzunehmen, daß die Grenze selbst nicht scharf ist, daß vielmehr die verschiedenen photochemischen Reaktionen beim Übergang von größeren zu kleineren Frequenzen an verschiedenen Stellen auslöschen. Die geschätzte Grenze von 1200 mμ entspricht einer Voltgeschwindigkeit der emittierten Elektronen 1,0 bis 0,5 V.

9. Physikalisches zur biologischen Wirkung der Röntgen- und Radiumstrahlen.

Wir haben S. 181 einen Teil der photochemischen Reaktionen, die unter dem Einfluß von Röntgen- und Radiumstrahlen beobachtet werden, aufgezählt. Nachdem im vorhergehenden Abschnitt die Frage der biologischen Strahlenwirkung mehr phänomenologisch betrachtet wurde, soll nun hier vorerst noch auf einige Einzelheiten eingegangen werden, die den Vergleich der UV- und Röntgenstrahlenwirkung betreffen.

a) Allgemeines und Vergleichendes.

Wenn zwei chemische Körper zusammengebracht werden (z. B. in Lösung), und es spielt sich zwischen ihnen eine Reaktion ab, so erfolgt diese dank der Wärmebewegung, die den einzelnen Molekülen oder Teilchen innewohnt, *thermochemische Reaktion*. Die nötige Energieänderung des reagierenden Systems geht auf Kosten seiner Temperatur.

Davon unterscheidet sich die *photochemische Reaktion* dadurch, daß zu ihrem Ablauf ein Lichtquant nötig ist. Das benötigte Quant ($h\cdot v$) muß also absorbiert sein (GROTTHUS-DRAPERS Gesetz).

Oft gilt das BUNSEN-ROSCOE*sche Gesetz*, wonach die photochemische Reaktion, das Produkt aus *auffallender* Lichtintensität mal Zeit, also der Lichtmenge proportional sei. Allgemein gültig ist das VAN 'T HOFF*sche Gesetz*, wonach die Umsetzung der absorbierten Lichtmenge proportional ist.

Es gibt aber Lichtreaktionen, bei denen das VAN 'T HOFFsche oder BUNSEN-ROSCOLsche Gesetz nicht gilt. Z. B. ist die Schwärzung der photographischen Schicht durch Licht, $i\cdot t^p$ proportional; SCHWARZSCHILD*sches Gesetz*.

Die Geltungsbereiche aller dieser verschiedenen Gesetzmäßigkeiten lassen sich nur unter Zuhilfenahme quantentheoretischer Vorstellungen erklären. Nach dem EINSTEIN*schen Äquivalenzgesetz* soll im Idealfall, d. h. wenn die entstandenen Produkte nicht zu weiteren Reaktionen führen, die Zahl der absorbierenden Moleküle gleich der Zahl der reagierenden Moleküle sein: Äquivalenz der physikalischen und der chemischen Primärprozesse. Es müßte also das Verhältnis der Zahl der umgesetzten Moleküle m zur Zahl der absorbierten Quanten n,

d. h. die *Quantenausbeute* $\dfrac{m}{n} = 1$ sein.

Das Äquivalenzgesetz gilt nur jenseits jener Wellenlängengrenze, die die Strahlen genügender Energie von denjenigen ungenügender Energie, bezogen auf den Energieanspruch der Reaktion, scheidet; *Minimalfrequenz*.

Das Lichtquant kann allein genügen, um in einem mit der Absorption gekoppelten Primärakt zur Dissoziation (oder Ionisation) zu führen; EINSTEIN-WARBURG-ERNST*scher Mechanismus*.

Es gibt jedoch photochemische Reaktionen, bei denen die Energie des eingestrahlten Quants allein zur Dissoziation nicht ausreichen würde. Es entsteht dann lediglich ein *angeregtes* Molekül (STERN-VOLMER*scher Mechanismus*), das zur chemischen Reaktion noch eine thermische Energieergänzung durch einen Stoß mit einem zweiten Molekül nötig hat, um zu einer Reaktion zu gelangen. Freilich muß der Stoß innerhalb der Anregungszeit erfolgen, ansonst innerhalb etwa 10^{-8} s unter Strahlung der frühere inaktive, energieärmere Zustand wieder hergestellt wird.

Das Gesagte gilt vornehmlich für das Gebiet des UV und Sichtbaren, wo auch die Forschung am weitesten vorgedrungen ist. Wir sehen auch, daß die Minimalfrequenzen für verschiedene Reaktionen in diesem Gebiet gelegen sind. Je mehr der Energieinhalt eines eingestrahlten Quants die Energiegröße der Minimalfrequenz unterschreitet, um so unwahrscheinlicher wird der Eintritt eines STERN-VOLMER-Mechanismus. Je mehr anderseits die Minimalfrequenz überschritten wird, um so weniger wahrscheinlich wird die betrachtete photochemische Reaktion. Die angebotenen Quanten müssen also auf den Anspruch an Reaktionsenergie passen. Das ist bei den Lichtquanten auch der Fall.

Im Gebiet der Röntgen- und Radium-γ-Strahlen dagegen, wo die Quanten eine viel tausendfach größere Energie mitführen, ist die Minimalfrequenz entsprechend vielmal überschritten. Es reicht die Energie stets zur Ionisation aus, d. h. sie kann stets ein tiefsitzendes (K-, L-, M-) Elektron durch Streuung oder Absorption (siehe S. 14ff.) aus dem Atomverbande herausschleudern. Es steht demnach die Elektronenemission weit im Vordergrund. Die große Energie der bewegten Elektronen wird nun entsprechend dem Schema der S. 36 langsam umgewandelt. Da die Einleitung einer photochemischen Reaktion nicht abhängig ist von der Größe der Bewegungsenergie selbst eines Elektrons, also nicht von seiner Geschwindigkeit, sondern lediglich von dem abgegebenen Teilbetrag, so kann a priori angenommen werden, daß von einem emittierten Photo- oder COMPTON-Elektron eine ganze Anzahl photochemischer Elementarprozesse ausgelöst werden. Die Zahl der möglichen Elementarprozesse hängt vom Energieinhalt des bewegten Elektrons einerseits und von dem Energieanspruch der Reaktion anderseits ab. Wir haben also im Röntgengebiet nicht mehr die Wirkung der absorbierten Quanten, sondern der emittierten Elektronen zu betrachten. Wir wollen von nun an diese Reaktionen mit LIND *radiochemische Prozesse* nennen. Für sie gilt das GLOCKER*sche Gesetz*, wonach die Wirkung der Röntgenstrahlen proportional dem Gesamtelektronenumsatz γ ist, und zwar unabhängig von der Wellenlänge der benutzten Strahlung. Die Größe für γ entspricht der Summe der Größen α_e (Photoemissionskoeffizient) und σ_r (Rückstoßkoeffizient).

Die Röntgenstrahlen unterscheiden sich also von dem Licht lediglich in der Größe ihrer Quanten, d. h. 1. Es sind die Minimalfrequenzen sicher überschritten, und zwar so, daß Energieanspruch und Angebot nicht im entferntesten mehr aufeinanderpassen. 2. Sie führen stets zur Ionisation, und zwar durch Herausschleuderung eines kernnahen Elektrons. 3. Die photochemischen Reaktionen sind unwahrscheinlich gegenüber der Möglichkeit der radiochemischen Prozesse.

Auf S. 181 sind einige chemische Röntgenreaktionen zusammengestellt.

b) Theorien der biologischen Röntgenstrahlenwirkung.

α) Photochemische Theorie.

Es liegt kein Grund vor, aus den oben angeführten Gründen eine chemische Grundlage der biologischen Röntgeneffekten abzulehnen. Die Ansicht, daß alle die tiefgreifenden Wirkungen der Röntgen- und Radiumstrahlen ihren Grund in einer radiochemischen Reaktion hätten, ist vornehmlich von HOLTHUSEN in mehreren Abhandlungen vertreten worden. Wir wollen aber weiter ausholen und zur phänomenologischen Betrachtung der biologischen Dinge, unter Ausschaltung der Diskontinuitäten, zurückkehren. Und da zeigen sich dann beim Vergleich der experimentellen Ergebnisse mit UV und Röntgenstrahlen zum Teil grundsätzliche Unterschiede, an denen nicht achtlos vorübergegangen werden kann. Beobachtungen an der Latenzzeit des Erythems und an überempfindlichen

Häuten, ferner an Einzellern, z. B. an der Spontanschädigung von Ascariden-
eiern, bezogen auf ihre Röntgen- bzw. UV-Empfindlichkeit, lassen darauf schließen,
daß die Reaktionsabläufe für UV auf anderen Bahnen sich bewegen als für
Röntgenstrahlen. In derselben allgemeinen Richtung gehen die Beobachtungen
über den Verlauf der Schädigungskurven von Ascariseiern (LIECHTI) und von
Hefe und Amöben (HOLVECK und LACASSAGNE), über den Verlauf der Empfindlichkeit von Bakterienkulturen in Abhängigkeit von ihrem Alter (LIECHTI),
über den Zeitfaktor bei verschiedenen Lebewesen für UV- und Röntgenstrahlen.
Und endlich weist darauf hin die unvollständige Summation von Röntgen-
und ultravioletten Strahlen (LIECHTI und MÜLLER).

Wenn man an die oben hervorgehobenen Unterschiede denkt, und wenn man
ferner aus der spärlichen Liste der chemischen Röntgenreaktionen (S. 181)
diejenigen, die für das tierische Gewebe möglich sind, herausholen möchte, so
drängt sich einem wohl von selbst die Frage auf, ob wirklich UV- und Röntgen-
wirkung durch die gleichen Primärvorgänge verursacht wird. Unter Berücksichtigung der Tatsache, daß Licht und Röntgenstrahlen von den gleichen biologischen Systemen absorbiert werden, kann man wohl sagen, daß die lange Kette
von Reaktionsabläufen, von der Absorption bis zu einem sichtbaren Etappen-
effekt sich für UV- und Röntgenstrahlen auf verschiedenen Wegen bewegt. Das
soll freilich vorerst nicht besagen, daß die verschiedenen Wege nicht einen gemeinsamen Ausgangspunkt, die photochemische Reaktion, haben können.

β) Permeabilitätstheorie.

Unter Zuhilfenahme von experimentellen Resultaten (siehe S. 189), unter
Benutzung der oben dargelegten Argumente und unter Berücksichtigung der
Tatsache der cellularen Struktur der lebenden Materie hat Verfasser vor ge-
raumer Zeit eine rein physikalische Vorstellung vom Wirkungsmechanismus zur
Diskussion gebracht. Er nimmt von den wirkenden Elektronen nicht deren
$\frac{m}{2} v^2$, sondern deren Ladung $-e$ zu Hilfe und betrachtet den biologischen Primärvorgang als eine Permeabilitätsänderung, verursacht durch eine Art inneren
lichtelektrischen Effekt (siehe S. 173). Während der Bestrahlung eines Zell-
verbandes entstehen Elektronenwolken oder besser Elektroneninfiltrate. Die
Verteilung der freien Elektronen, offenbar kleiner Geschwindigkeiten, erfolgt
nach der Dielektrizitätskonstante, und zwar so, daß sie sich an Orten kleinerer DK
anhäufen. Dazu werden Elektronen in Anspruch genommen, deren Geschwindigkeit
so weit gesunken ist, daß ihre Energie zu einem Anregungs- oder gar Ionisationsakt
nicht mehr ausreicht. Diese energiearmen, langsamen Elektronen kommen also
vor allem an den Orten mit Diskontinuitäten in der DK zu besonderer Wirkung.
Sie führen hier zu einem Grenzflächeneffekt, der seinerseits wieder Umladung
von Membranen zur Folge hat. Unter Zuhilfenahme der Siebtheorie der Permeabilität (MICHAELIS) läßt sich eine Steuerung der Ionen durch die Umladung der
Membran oder einer Grenzfläche überhaupt, zwanglos erklären. Auf diese Veränderung des Stoffaustausches zwischen Zelle und Umgebung, bzw. zwischen
Kern und Plasma können alle die chemischen oder physikalisch-chemischen
Folgereaktionen zurückgeführt werden. Es sei der Vergleich der Permeabilitätsänderung durch Röntgenbestrahlung mit dem Gitterrohr gestattet, bei welchem
durch die Gitterladung (Membranladung) der Anodenstrom (Ionenstrom, Permeabilität) gesteuert wird.

Zur experimentellen Stütze der auseinandergesetzten Ansicht seien die früher
mitgeteilten Wirkungen der Röntgenstrahlen angeführt (Sperrschichteffekt).
Weiterhin aber ist zu erwähnen, daß viele disperse Systeme sich durch Radium-

und Röntgenstrahlen fällen, oder ihre Fällung durch andere Mittel beschleunigen lassen. Es hat sich gezeigt, daß der elektrische Widerstand, insbesondere die Polarisationskapazität von lebendem Gewebe, durch Bestrahlung verändert wird. Die Säuerung des Blutes und des subkutanen Gewebssaftes, ebenso wie die Beeinflussung von Modellen von bioelektrischen Potentialen durch Röntgenstrahlen, sprechen wohl auch für eine physikalisch-chemische Wirkung der kurzwelligen Strahlungen. Und endlich seien die Versuche von LIEBER und von KRÖTZ über die Kalium- und Kalziumverschiebungen, und von KRÖTZ über Permeabilitätsänderungen des Peritonäum usw. angeführt.

Wir möchten also vorläufig in Erwägung ziehen, daß der biologische Primärvorgang ein physikalisch-chemischer ist, und zwar wahrscheinlich ein Grenzflächeneffekt, der als innere lichtelektrische Wirkung zu einer Permeabilitätsänderung durch Umladung der Membranen führt. Schon die ersten Folgereaktionen, *die Sekundärwirkungen am Orte der Strahlenabsorption*, mögen rein chemischer Natur sein.

γ) Punktwärmehypothese.

DESSAUER führt die biologischen Röntgenstrahlenwirkungen auf sog. Punktwärmen zurück. Er nimmt an, daß durch den und gleichzeitig mit dem physikalischen Primärvorgang der Absorption die ganze Quantenenergie in Wärme übergeführt wird, die entsprechend der Kleinheit des affizierten Bezirkes zu außerordentlich hohen Temperaturen führt. Die Punktwärmen haben Denaturierung und Koagulation der Eiweiße zur Folge. Da aber der Energieabbau großer Quanten offenbar, wie uns die Atomforschung lehrt, auf anderen Wegen als durch direkten Übergang in Wärme erfolgt, scheint die Entstehung von Punktwärmen im wahren Sinne des Wortes eher weniger wahrscheinlich.

c) Diskontinuierliche Wirkungen der Strahlen, Mutationen.

So sicher wir wissen, daß die Aufnahme der strahlenden Energie durch den reagierenden Körper, also der physikalische Primärvorgang, nach quantentheoretischen Gesichtspunkten, also diskontinuierlich, quantenhaft erfolgt, so sehr sind wir gewohnt, im Auftreten von biologischen Strahlenphänomenen eine ausgesprochene Kontinuität zu erkennen. Das ist an sich nicht erstaunlich, wenn man bedenkt, wie grob unsere biologischen Methoden sind, und insbesondere wenn wir deren Fehler mit der minimen Größe eines Strahlenquants vergleichen. Es erscheint deshalb von vornherein ausgeschlossen, einen Quantensprung, z. B. einer 0,1 Å langen Röntgenwelle, an ihrer biologischen Wirkung wahrnehmen zu wollen. So etwas könnte nur geschehen, wenn das biologische Objekt außerordentlich fein auf diskrete Quanten reagieren würde, ähnlich etwa wie ein GEIGERscher Spitzenzähler oder wie ein hochwertiger Verstärker. Wenn man allerdings die kleinen Eingangsenergien und die gewaltigen End- (Ausgangs-) Effekte der biologischen Strahlenwirkungen sieht, liegt es freilich nahe, einen „Verstärkereffekt" anzunehmen (Verstärkertheorie der organischen Wirkungen, JORDAN). Indessen würde aber ein solcher Verstärker stetig arbeiten, d. h. sein Endeffekt hat nach den gewöhnlichen Beobachtungen nicht den Charakter des Quantenhaften.

Um so erstaunlicher waren 1927 die Beobachtungen der Genmutationen durch H. J. MULLER. Es war bekannt, daß in der Stammesentwicklung der Organismen von Zeit zu Zeit Mutationen eintreten, d. h. daß eine plötzliche Änderung bestimmter Merkmale (Gene) zustande kommt. Bei Versuchen mit Eiern der Fliege Drosophila melanogaster hat sich gezeigt, daß diese *spontane*

Mutationsrate durch Bestrahlungen mit Röntgen-, Radium-γ- oder -β-Strahlen ganz bedeutend, d. h. bis zum 150fachen, erhöht werden kann. Die künstliche, induzierte Mutationsrate ist direkt proportional der applizierten r-Dosis; etwa 3000 r führen zu 15% tödlichen Mutationen. Im allgemeinen sind die Mutationen *„pathologische"*, nur sehr selten *nützliche*, oft führen sie zum Tode der Tiere, *Letalmutation* (TIMOFEEFF). Die induzierte Mutationsrate ist wellenlängenunabhängig. Sie ist nur abhängig von der absorbierten, an ihrer Ionisation gemessenen Strahlenmenge, gleichgültig, in welcher Zeit diese eingebracht wird. Die Wirkung gehorcht dem BUNSEN-ROSCOEschen Gesetz, der Zeitfaktor ist also 1, es findet, anders ausgedrückt, vollständige Summation der differentiellen Teildosen statt.

Die Erzeugung von künstlichen Mutationen, welche sich übrigens von den Spontanmutationen erbbiologisch in keiner Weise unterscheiden, ist die erste Beobachtung einer *sprunghaften* biologischen Wirkung.

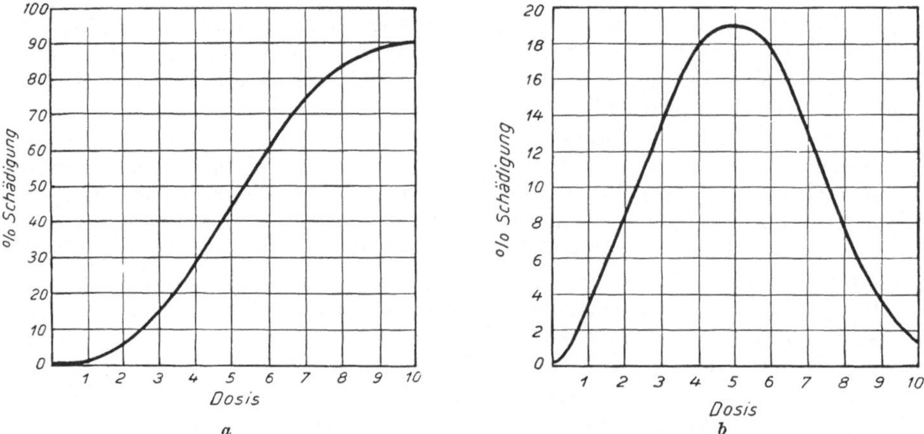

Abb. 124. *a* Absterbeordnung (Röntgenstrahlen); *b* Summenkurve.

Schon vor den besprochenen experimentellen Beobachtungen ist auf theoretischem Gebiet 1922 ebenfalls ein Ansatz für eine quantenhafte Vorstellung der biologischen Strahlenwirkung gemacht worden, der sich in den letzten Jahren in mancher Hinsicht als erfolgreich erwiesen hat. Wenn nämlich eine Population von Einzelindividuen, z. B. Eiern von Ascaris, Drosophilen, Seeigel oder Axolotl, oder Pflanzensamen oder Keimlingen bestrahlt wird bis zu einer bestimmten Schädigung oder bis zum Tode einzelner Individuen, so erhält man als sogenannte Schädigung- oder Absterbekurve stets eine S-förmige, ogivale Kurve von der allgemeinen Form der Abb. 124a. Auf der Abszisse sind die Strahlenmengen, auf der Ordinate der Prozentsatz getöteter oder geschädigter Organismen aufgetragen. Teilt man die Abszisse in beliebig viele Dosisabschnitte ein, und trägt man auf der Ordinate die jeweils zu jedem Abschnitt gehörige Zahl der getöteten oder geschädigten Individuen, so erhält man eine Kurve der Abb. 124b, die als erste Ableitung der sigmoidalen Kurve (Abb. 124a) erkannt wird und einer Kurve gleicht, die als Variationskurve bekannt ist.

Man hat früher allgemein angenommen, daß die Absterbeordnung durch die verschiedene Empfindlichkeit der Einzelindividuen zu erklären sei, daß also die fluktuierende Variabilität der Organismen für die Häufigkeitsverteilung des Absterbens nach Abb. 124b verantwortlich zu machen sei. Man nahm dabei die allgemeine Tatsache zu Hilfe, daß insbesondere Einzeller im Stadium der

Teilung auf Röntgenstrahlen bedeutend sensibler sind als in Stadien relativer Ruhe. Die nähere Betrachtung hat aber gezeigt, daß die von Holthusen genau untersuchten Empfindlichkeitsunterschiede nicht ausreichen, um die experimentelle Verteilungskurve zu erklären. Es gewinnt dadurch die Treffertheorie an Bedeutung, die 1922 von Blau und Altenburger inauguriert und später von Crowther, Candon und Terrill, Holweck und Lacassagne, Wyckoff und Glocker ausgebaut wurde.

Nach der *Treffertheorie* sind zur Schädigung oder zum Tod einer Zelle eine ganz bestimmte Anzahl Trefferereignisse in einem bestimmten empfindlichen Bezirk notwendig. Wird die Wahrscheinlichkeit der Schädigung aus der *Trefferwahrscheinlichkeit* berechnet, so erhält man ogivale Kurven, die denjenigen der Absterbeordnung sehr ähnlich sind und sich sogar unter bestimmten Bedingungen mit den experimentell bestimmten Kurven weitgehend decken. Es tritt jetzt an Stelle der Empfindlichkeit der Zelle eine rein physikalische Größe, die Trefferwahrscheinlichkeit bei bestimmter Größe des *empfindlichen Bezirkes.*

Es handelt sich nun darum, die experimentellen Kurven mit den theoretischen in Einklang zu bringen. Ein großes Beobachtungsmaterial ist schon zusammengetragen an Eiern, Bakterien, Hefe, Pflanzen usw., aber es reicht wohl noch lange nicht aus, um die Akten über die Trefferfrage zu schließen. Eine besondere Stütze erhält die reine Theorie der Trefferwahrscheinlichkeit durch die Versuche von Wyckoff, durch welche gezeigt werden konnte, daß der empfindliche Bereich der getroffenen Zelle zur Erzeugung einer Mutation größenordnungsmäßig mit einem Eiweißmolekel übereinstimmt, das dann als Träger eines Erbfaktors angesehen werden kann. Die Größe der empfindlichen Zone wird auf 10^{-5} cm geschätzt.

Durch Vergleich der experimentellen mit den errechneten Kurven kann aber vor allem die Zahl der nötigen „Treffer" leicht ermittelt werden. Es hat sich gezeigt, daß für die bis anhin untersuchten obengenannten Reaktionen einige wenige, d. h. 1 bis etwa 40 Treffer, benötigt werden, und es tritt die nächste Frage in den Vordergrund, was unter einem „Treffer" zu verstehen sei. Da 1 r etwa $2 \cdot 10^9$ Ionen erzeugt, kann jedenfalls ein „Treffer" nicht mit einem Ionisationsakt identisch sein. Was man unter einem „Treffer" zu verstehen hat, ist wahrscheinlich einerseits von der ins Auge gefaßten Reaktion, anderseits von dem beobachteten Objekt abhängig. Drittens mag ferner auch die Wellenlänge eine Rolle spielen. Jordan hat neuerdings einen Teil des Materials vom physikalischen Gesichtspunkt aus gesichtet und kommt zum Schluß, daß ein „Treffer" als eine koordinierte Vielzahl von Ionisationen, also als ein Ionenhäufchen (Röntgenstrahlen) oder Ionensäule (α-Strahlen) gedacht werden soll.

Bei besonderer Berücksichtigung des bestuntersuchten Objekts, des Eies der Ascaris megalocephala, hat sich aber aus verschiedenen Gründen gezeigt, daß die reine Treffertheorie nicht allen Forderungen des biologischen Geschehens gerecht wird (Holthusen). Unter Zugrundelegung der Trefferwahrscheinlichkeit, aber unter gleichzeitiger Berücksichtigung der biologischen Variabilität, hat Meissner schon 1929 Kurven abgeleitet, die, wie Zuppinger zeigen konnte, für bestimmte Objekte ganz besonders gut passen. Holthusen und Mitarbeiter nehmen deshalb an, daß bei der Erklärung der Absterbeordnung einer Population von Individuen, die nächste Annäherung an die Tatsachen in der Mitte zwischen reiner Trefferwahrscheinlichkeit und reiner Variabilität gelegen ist; d. h. daß die Meissnerschen Kurven das experimentelle biologische Geschehen am besten wiedergeben.

VIII. Messung der Röntgenstrahlen.

A. Messung der Qualität.

1. Spektrographie.

Wie haben S. 10 von der Beugung und Reflexion der Röntgenstrahlen an Kristallgittern gesprochen und auch bereits eine Beziehung zwischen der Gitterkonstante d, dem Glanzwinkel φ und der Wellenlänge λ gegeben in der BRAGGschen Gleichung:

$$n\,\lambda = 2 \cdot d \cdot \sin \varphi \quad (n \text{ ist eine ganze Zahl}).$$

Diese Beziehung gilt nur für den Fall, daß Reflexion eintritt; in allen anderen Winkeln φ werden die Strahlen der gleichen Wellenlänge gelöscht. Reflexion eines bestimmten λ findet also nur in bestimmten Richtungen statt, oder aber es werden aus einem Gemisch von Röntgenstrahlen in bestimmten Winkeln φ nur jene Wellenlängen reflektiert, die der obigen Beziehung genügen. Wenn man den Winkel eines Kristalls gegenüber einem Strahlenbündel stetig in bestimmten Grenzen wechselt, dann gilt die BRAGGsche Gleichung für stets wechselnde φ.

SEEMANN hat bei der Lochkammermethode die Veränderung von φ durch Drehung des Kristalls mitsamt der Kammer um eine Längsachse im Spalt realisiert. In Abb. 125 fällt das zu untersuchende Bündel auf einen Spalt, der durch einen Blei- oder Wolframklotz n einerseits und eine Wolframschneide S anderseits gebildet wird. Hinter dem Klotz schließt der Kristall direkt an. Im Strahlengang wird eine photographische Platte P eingeschaltet, die für jedes φ das dazugehörige λ aufzeichnet. Wir zeigen in Abb. 126 eine Ansicht eines SEEMANN-Spektrographen. Die Beschreibung ist dort im Text nachzulesen.

Die Abb. 127 zeigt ein mit dem Spektrographen nach SEEMANN gewonnenes Spektrogramm. Man sieht an der kurzwelligen Seite den scharfrandigen Beginn der Schwärzung bei

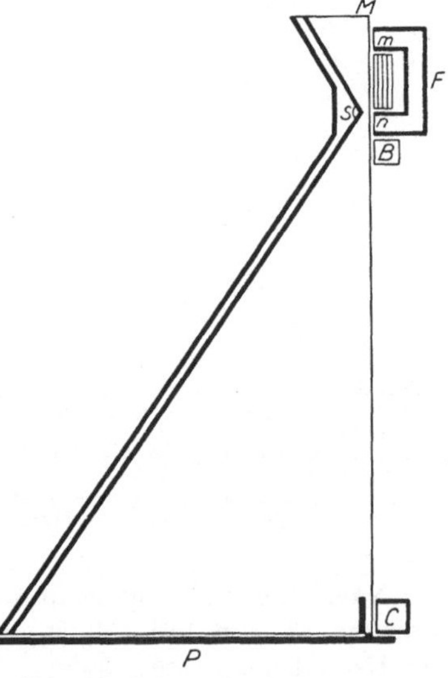

Abb. 125. Schema des SEEMANN-Spektrographen, Lochkammermethode. Der Kristall ist in einer Fassung F fest eingekeilt. Der eine Fuß n dieser Kristallbrücke aus Wolfram wird gegenüber die Schneide S gestellt und bildet mit dieser den Spalt der Lochkammer. B ist ein Anschlag für F. Die Kristallfläche liegt in der Ebene MO; an ihr werden die Strahlen reflektiert und treffen auf die photographische Platte P.

einer Wellenlänge von etwa 0,10 Å. Die Schwärzung wird dann rasch recht dicht, auch im oberen Teil der Aufnahme, die durch 0,5 mm Cu filtriert ist, um weiter nach rechts langsam an Intensität abzufallen. Bei $\lambda = 0,18$ und 0,21 Å sieht man zwei sehr intensive Linien, die durch die K-Strahlung des Wolframs der Anode hervorgerufen sind; die kürzerwellige ist K_β, die längere von 0,21 Å K_α. Weiter nach rechts treten die beiden Linien nochmals mit größerer Distanz auf; es ist dies die zweite Ordnung der gleichen Wellenlängen ($n = 2$). Ihr Abstand vom Nullpunkt der Wellenlängenskala ist genau der doppelte als derjenige der Linien erster Ordnung. Die beiden Linien geben der Wellenlängenskala schon ihre Haltepunkte, die also jedesmal mit aufgenommen werden. Wird nun ein solches Spektrogramm ausphotometriert, so ergeben die Schwärzungswerte je ein Maß für die Mengen der dazugehörigen Wellenlängen.

Wir erkennen im Spektrogramm die Grundlage für die Kurven der Abb. 34 als spektrale Intensitätsverteilung und erinnern uns an das DUANE-HUNTsche Gesetz von S. 78

$$\lambda = \frac{12{,}35}{kV}\ \text{Å}.$$

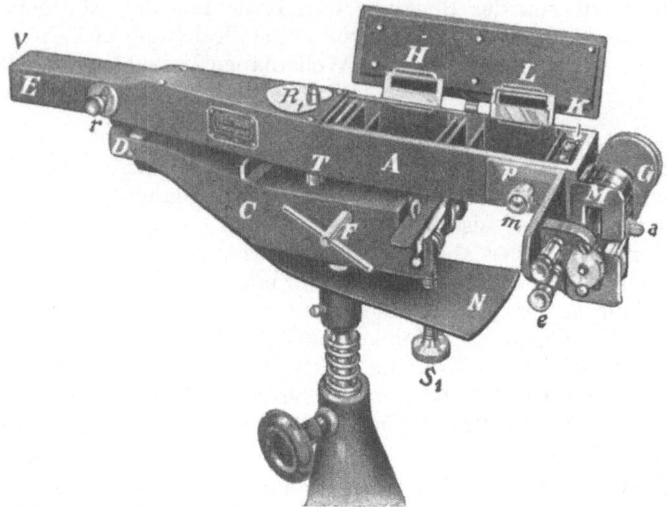

Abb. 126. Ansicht eines SEEMANN-Spektrographen für medizinische Zwecke

Die Kammer A trägt vorne (links) den Kopf E mit dem Kristall, hinten die photographische Platte in einer Kassette K. Die Kammer in toto wird auf einem Gehäuse C um den Zapfen D (in der Spaltachse) mittels Exzenterscheiben, die an einem Nocken T angreifen, um 1,5° oder 5° oder mehr geschwenkt. Die Drehung der Exzenterscheiben erfolgt durch ein in C untergebrachtes Uhrwerk. Durch die Stellschraube S_1 kann der ganze Spektrograph in der Vertikalen geneigt werden. Die Anordnung $M{-}G$ am hinteren Ende dient zur Herstellung von sog. Oszillogrammen. Es kann damit das Spektrogramm in den einzelnen Phasen der pulsierenden Röhrenspannung mittels synchroner Bewegung durch den Motor M aufgenommen werden.

Nach dieser Formel kann also indirekt auf die Höhe der Spannung geschlossen werden. Wegen dem scharf gezeichneten Beginn des Spektrums läßt sich auch λ_0 relativ gut ausmessen, sofern die Spannungen nicht allzu hoch bzw. die λ-Werte, also die Abstände von der Nullkurve, nicht allzu klein sind.

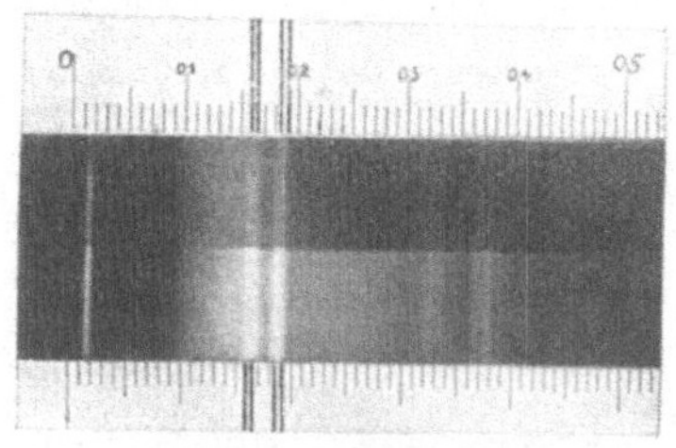

Abb. 127. Spektrogramm.
Die obere Hälfte ist mit 1,2 mm, die untere Hälfte mit 0,6 mm Cu gefiltert. $\lambda_0 = 0{,}1$ Å, entsprechend einer Spannung von 123 kV. Die beiden Linien entsprechen den Wolframlinien K_α und K_β der Anode: $K_\alpha = 0{,}21$ Å, $K_\beta = 0{,}18$ Å.

2. Spannungsmessung.

a) Indirekte Messung.

Die obengenannte Spannungsmessung mittels der *Spektrographie* ist eine indirekte Methode, die aber den Vorzug der Eindeutigkeit in gewissen Grenzen hat.

Dies gilt nicht im gleichen Umfange für die Messung der Sekundärspannung mittels eines in sekundären Kilovolt geeichten *primären Voltmeters*, indem das Übersetzungsverhältnis, wie wir früher sahen, von der Belastung abhängig ist. Auch die *Sklerometerschaltung* von KLINGELFUSS, die durch eine separate Wicklung auf dem Hochspannungstrafo, bzw. ursprünglich auf dem Induktor verwirklicht ist, leidet an dem gleichen Nachteil. Mit Ausnahme der Spektrographie müssen alle indirekten Spannungsmesser mit einem direkten Instrument verglichen und geeicht werden.

b) Direkte Spannungsmessung.

α) Das elektrostatische Voltmeter.

Es funktioniert grundsätzlich wie die früher, S. 147, beschriebenen Instrumente, d. h. es beruht auf der elektrostatischen Anziehung zweier Träger ungleichnamiger Ladung. Für sehr hohe Spannungen von mehreren hundert Kilovolt wird die Konstruktion des Systems allerdings etwas abgeändert; es geht aus der Abb. 128 hervor. Das bewegliche System besteht aus einem kleinen Plättchen D, das aus der Fläche der einen sphärisch gekrümmten Kon-

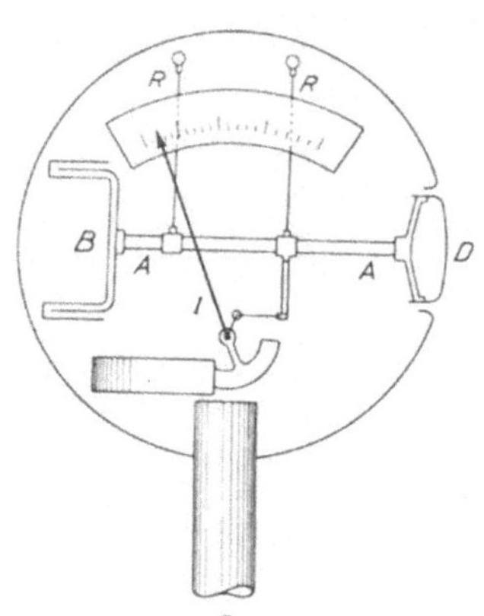
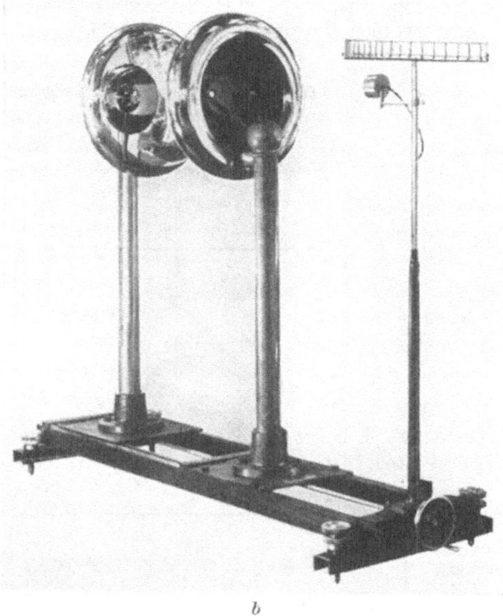

Abb. 128. Elektrostatisches Hochspannungsvoltmeter.
a Schema; D stellt das bewegliche Element der Kugeloberfläche dar, es ist an AA und damit an den Fäden RR aufgehängt. Die Bewegung wird auf den Zeiger übertragen. — *b* Ansicht.

densatorplatte ausgeschnitten ist und dessen Bewegungen einen Zeiger über einer Skala wandern lassen. Das elektrostatische Voltmeter zeigt *Mittelwerte* der Spannung. Soll es Spitzenspannungen anzeigen, muß ein Ventil vorgeschaltet werden.

β) Hochspannungsmessung durch Spannungsteilung.

Grundsätzlich kann man sich die Messung einer nach Hunderten von Kilovolt messenden Gleichspannung wohl auf die gleiche Art denken wie in der Niederspannungstechnik, also z. B. mittels einer Drehspule mit Vorwiderstand. Dieses Verfahren bedingt naturgemäß die Konstanz der Widerstandswerte. Es ist aber sehr schwierig, derart hohe Widerstände, die nach Hunderten von Megohm messen müßten, in ausreichender Konstanz herzustellen. Gelingt die Herstellung dieser Konstanz nicht, dann ist es besser, die bekannten Fehler der primärseitigen Messung wenigstens mit einem sehr zuverlässigen Instrument in Kauf zu nehmen.

Beim *Culmimimeter* von Siemens wird die ganze Hochspannung durch einen Hochohmwiderstand überbrückt. Er wirkt dann als Spannungsteiler, von dem eine beliebige Spannung als Meßspannung abgegriffen werden kann. Um Spitzenwerte der Spannung zu erhalten, wird in die Niederspannung gegen Erde noch ein Ventil in Serie mit dem Meßinstrument geschaltet.

γ) Kugelfunkenstrecke.

Zwischen der Spannung, die gerade in Luft einen Funken auslöst, und der Distanz der beiden Elektroden besteht ceteris paribus eine bekannte Beziehung.

Bei konstanter Distanz ist allerdings die *Überschlagsspannung* noch von verschiedenen Faktoren abhängig, insbesondere von der Form der Elektroden, dann aber von Temperatur und Luftdruck, eventuell von der Feuchtigkeit und Ionisation und endlich von Lage und Potential der in der Nähe der Elektroden vorhandenen Körper, die das Spannungsfeld zwischen den Elektroden beeinflussen können.

Verwendet man als Elektroden zwei Spitzen mit Öffnungswinkel von 20° bis 40°, so ergeben sich Überschlagsspannungen der Tab. 23. Für die Kugelfunkenstrecke dagegen gilt Tab. 24.

Tabelle 23. Überschlagsspannungen (Scheitelwerte) von Spitzenfunkenstrecken bei 20° C und 760 mm QS.

Schlagweite s cm	Überschlags- spannung U kV	Schlagweite s cm	Überschlags- spannung U kV
20	110	40	205
25	134	45	229
30	158	50	253
35	181	55	276

Tabelle 24. Überschlagsspannungen (Scheitelwerte) von Funkenstrecken mit verschiedenen Kugeldurchmessern bei 20° und 760 mm QS Luftdruck.

Kugel- durch- messer cm	10 cm		15 cm		25 cm		50 cm	
Schlag- weite cm	Eine Kugel geerdet kV	Beide Kugeln isoliert kV	Eine Kugel geerdet kV	Beide Kugeln isoliert kV	Eine Kugel geerdet kV	Beide Kugeln isoliert kV	Eine Kugel geerdet kV	Beide Kugeln isoliert kV
0,5	17,5*	17,5*	17,5*	17,5*	17,5*	17,5*	17,5*	17,5*
1,0	32,2	32,2	32,0*	32,0*	32,0*	32,0*	32*	32*
1,5	46,7	46,8	46,5	46,6	46,0*	46,0*	46*	46*
2,0	60,2	60,5	60,7	60,8	60,5*	60,5*	60*	60*
2,5	72,8	73,3	74,2	74,5	74,7	74,8	74*	74*
3,0	84,1	85,4	87,3	87,5	88,5	88,7	88*	88*
4,0	105	107	111	112	115	115	116*	116*
5,0	122*	127	133	135	140	141	143	143
6,0		144	151	155	164	165	170	170
7,0			168*	174	186	187	196	196
8,0				193	207	209	221	222
9,0				208	226	230	245	246
10,0				223*	243	249	269	270
12,0					276	285	315	316
14,0					304*	319	358	361
16,0						349	397	402
18,0						376*	434	441
20,0							468	479
25,0							544*	565
30,0								642
35,0								710*

Die Werte, bei denen eine geringere Meßgenauigkeit zu erwarten ist, sind mit einem Stern bezeichnet.

Es hat sich gezeigt, daß die Kugel die beste Form für die Elektroden darstellt. Je größer ihr Durchmesser, um so größer ist die Überschlagsspannung für die gleiche Distanz. In der Tabelle sind die Werte für die verschiedenen Kugelgrößen angegeben. Abb. 129 zeigt eine bewährte Ausführungsform der Kugelfunkenstrecke für den praktischen Gebrauch.

Was Temperatur und Luftdruck anbelangt, ist zu sagen, daß die Überschlagsspannung proportional der Luftdichte ist. Die nach der Tabelle ermittelten Spannungen korrigieren sich nach der Formel $kV = kV_K \cdot \dfrac{0{,}386 \cdot b}{273 + t}$, wobei b der Barometerstand und t die Temperatur, kV_K die an der Funkenstrecke abgelesenen Kilovolt bedeuten. Bei der Kugelfunkenstrecke spielt die *Feuchtigkeit* keine Rolle. Dagegen muß auf die *Feldausbildung* in der Nähe der Kugeln geachtet werden. Geladene (sprühende) Leiter sollen von den Kugeln ferngehalten werden, und zwar mindestens um das Fünffache des Kugeldurchmessers. Kleine

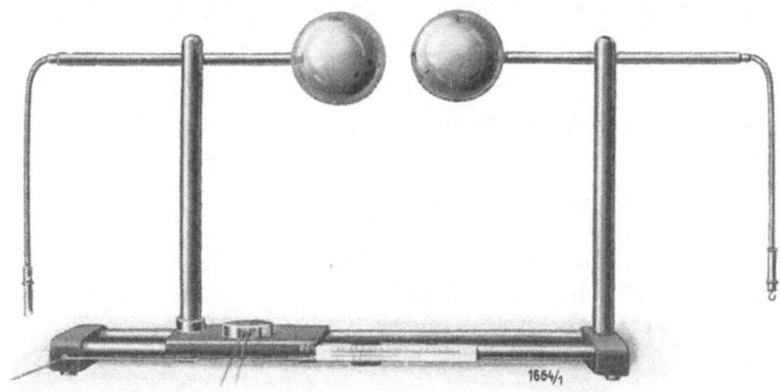

Abb. 129. Kugelfunkenstrecke, 15,0 cm Kugeldurchmesser (C. H. F. MÜLLER).

Spitzen an den Kugeln, z. B. durch Staub, sind zu vermeiden; sie können durch „Einbrennen" der Funkenstrecke versengt werden, wenn es sich um brennbare Teilchen handelt. Die Kugeln sollen gut poliert sein. Die sphärischen Fehler dürfen im Bereiche des Funkenüberganges nicht mehr als 1% betragen.

Wenn der Funke einmal gezündet hat, fließt ein erheblicher Strom durch die stoßionisierte Bahn. Um die Ausbildung sehr großer Ströme, die den Apparat durch Überlastung gefährden könnten, zu verhindern, werden der Kugelfunkenstrecke Widerstände vorgeschaltet, und zwar so, daß bei symmetrischer Spannungslage gegen Erde (kein Punkt des Hochspannungssystems oder dessen Mittelpunkt an Erde) je die Hälfte des Widerstandes vor je eine Kugel gelegt wird. Bei einseitig geerdeten Hochspannungssystemen dagegen soll der gesamte Widerstand vor der nichtgeerdeten Kugel liegen. Der Widerstand soll etwa 20 bis 70 Ohm pro Volt der zu messenden Spannung betragen. Als Widerstände werden üblicherweise Wasserwiderstände verwendet. Ein spiralgewundenes Glasrohr wird mit Wasser gefüllt. Der Widerstand wird durch Mischen von Aqua dest. mit Brunnenwasser eingestellt. Der Ausschlag des Milliamperemeters während des Funkenüberganges gibt nach dem OHMschen Gesetz einen ungefähren Anhaltspunkt für die Größenordnung des Widerstandes.

3. Filteranalyse.

Seit der Entdeckung der Röntgenstrahlen, lange vor der Kenntnis der Röntgenspektrographie, suchte man auch auf der Seite der Physiker Strahlungen durch ihre Absorptionseigenschaften zu charakterisieren. Die Spektrographie hat für den Physiker heute mehr und mehr an Bedeutung gewonnen, weil die Strahlengemische durch das Kristallgitter in ihre Komponenten zerlegt werden können und damit, wenn auch allerdings mit komplizierten Methoden, einzeln der Beobachtung zugänglich werden. Durch Zusammensetzung der einzelnen Komponenten gelingt es auch, das Gesamtgemisch zu bestimmen, seine Intensitätsverteilung festzulegen, seine Spektralbreite, seine kürzeste Wellenlänge, seine mit maximaler Intensität vertretene Linie, seine mittlere Wellenlänge usw. zu bestimmen. Für den Röntgenarzt dagegen handelt es sich darum, auf möglichst einfache Weise ein möglichst eindeutiges Maß der Qualität seiner Strahlung zu gewinnen, ein Maß, das womöglich einen Mittel- oder Integralwert der Gesamtstrahlung darstellt. In diesem Sinne hat in neuerer Zeit die Schwächungsanalyse der Röntgenstrahlen ihre Bedeutung als Qualitätsmaß nicht verloren, gibt doch ein Schwächungswert irgendeiner Form ein Maß für die in der Röntgentherapie wesentlichsten Eigenschaften der Strahlung, nämlich für ihre Durchdringungsfähigkeit.

a) Homogene Strahlung.

Zur qualitativen Charakterisierung einer homogenen Strahlung kann herangezogen werden:

α) die Art ihres Zustandekommens;

β) ihre Wellenlänge;

γ) ihr Verhalten absorbierenden Körpern gegenüber (Filteranalyse);

$\alpha\alpha$) durch den Schwächungskoeffizienten oder Massenschwächungskoeffizienten in einem bestimmten Material,

$\beta\beta$) durch die Schwächung in einer bestimmten Schicht eines gegebenen Materials,

$\gamma\gamma$) durch die Halbwertschicht.

α) Homogene Strahlen kann man dadurch in der Praxis realisieren, daß man die charakteristische Strahlung von bestimmten Elementen verwendet, am besten als sekundäre Fluorescenzstrahlung unter Beobachtung gewisser Kautelen. Es eignet sich vor allem zu diesem Zwecke die K-Strahlung, weil ihre wenigen Komponenten nahe beieinander liegende Wellenlängen aufweisen. Können auf irgendeine Weise die K_α-Linien eliminiert werden, so kann die spektrale Breite der Nutzstrahlung noch weiter eingeschränkt werden, indem dann nur die K_β-Linien verwendet werden können, die äußerst nahe beieinander liegen und nur durch stark auflösende Kristalle getrennt werden können. Oft gelingt es durch Anregung der Fluorescenzstrahlung in der Anode und durch geeignete Filterung unter Ausnutzung der Absorptionskante des Filters eine nahezu einwellige Reststrahlung zu erlangen, z. B. das Platin-Bremsspektrum, das mit Wolfram gefiltert ist. In beiden Fällen genügt zur Charakterisierung der Strahlung die Angabe der Art ihres Zustandekommens dadurch, daß man Metall, Serie und Index der verwendeten Linie angibt. So ist z. B. die K_α-Strahlung des Platins (Pt—K_α) wohl charakterisiert und hat die Wellenlänge 0,187 Å. Vgl. Tab. 3a, S. 22.

Es ist also auf die angedeutete Weise eine Strahlung restlos definiert, wenn die betreffende Linie sorgfältig von anderen Komponenten gesäubert war.

β) Eine weitere Möglichkeit, homogene Strahlungen herzustellen, ist die der spektralen Zerlegung. Dabei wird ein bestimmter, beliebig enger Wellenlängenbereich ausgeblendet, ähnlich wie es für das sichtbare und ultraviolette Licht in den Monochromatoren geschieht. Durch Angabe der Wellenlänge wird ebenfalls eine eindeutige Definition einer homogenen Strahlung gegeben. Die festen Beziehungen der unter α genannten Bezeichnung mit der Wellenlänge lassen sich aus den Tab. 3 bis 5, S. 22, ohne weiteres ablesen.

γ) Ein weiteres Mittel, homogene Strahlen zu definieren, haben wir in der Absorptionsanalyse gegeben. Es liegt nahe, als Maß der Durchdringungsfähigkeit der zu untersuchenden Strahlungen ihre Schwächungskoeffizienten oder Massenschwächungskoeffizienten anzugeben, die nach der auf S. 217 kurz erwähnten Versuchsanordnung leicht bestimmt werden können. Bei homogenen Strahlen genügt die Angabe *eines* Wertes von μ oder $\frac{\mu}{\varrho}$ zur restlosen Definition der Qualität. Die Angabe der beiden Größen ist auch ohne weiteres gleichwertig, da sich dieselben ja nur durch den Faktor $\frac{1}{\varrho}$ unterscheiden.

In der strahlentherapeutischen Praxis ist es jedoch, in Anbetracht dessen, daß es schwierig ist, sich unter μ und dessen Größe etwas Anschauliches vorzustellen, üblich, an dessen Stelle die ursprünglich von CHRISTEN eingeführte Halbwertschicht zu setzen. Um eine Beziehung zwischen μ und der Halbwertschicht (in Formeln $H = \text{HWS}$) herzustellen, greifen wir auf die früher abgeleitete Schwächungsformel $J_x = J_0 \cdot e^{-\mu \cdot x}$ zurück und definieren als HWS (in einem bestimmten Material) einer gegebenen Strahlung diejenige Schichtdicke der betreffenden Substanz, die die Intensität eines dünnen Strahlenbündels auf die Hälfte des ursprünglichen Wertes schwächt. Es gilt dann, indem wir $x = H$, $J_x = J_H = 0{,}5$ und $J_0 = 1$ setzen

$$0{,}5 = e^{-\mu \cdot H}$$

oder

$$2 = e^{\mu \cdot H}$$

und logarithmiert

$$\ln 2 = \mu \cdot H$$

$$H = \frac{\ln 2}{\mu} = \frac{0{,}693}{\mu}.$$

Damit ist die mathematische Relation zwischen dem Schwächungskoeffizienten bzw. $\frac{\mu}{\varrho}$ und der Halbwertschicht in einem bestimmten Material hergestellt. Die Halbwertschicht ist also bei homogenen Strahlen den obengenannten zwei Größen μ oder $\frac{\mu}{\varrho}$ absolut gleichwertig.

In neuerer Zeit konkurriert mit der Halbwertschicht als Qualitätsmaß in der Praxis die durch eine bestimmte Schicht eines gegebenen Materials, z. B. durch 0,5 mm Kupfer verursachte *prozentische Schwächung* ($S = 1 - s$), oder die *prozentuale Restintensität* s einer zu untersuchenden Strahlung. Dieser Methode wird von verschiedenen Autoren (DUANE) der Vorzug gegeben, weil sie weniger zeitraubend sein soll. Aber auch diese Form der Qualitätsangabe ist bei monochromatischer Strahlung den obengenannten absolut gleichwertig, denn es ist

$$s = \frac{J_x}{J_0} = e^{-x \cdot \mu},$$

wenn x die Schichtdicke bedeutet, die zur Schwächung verwendet wird. Und ferner gilt

$$- \ln s = \mu \cdot x.$$

Wenn

$$\mu = \frac{0{,}693}{H}$$

und

$$\mu = -\frac{\ln s}{x}$$

und somit

$$-\frac{\ln s}{x} = \frac{\ln 2}{H},$$

so ist

$$-\ln s = \frac{1}{H} \cdot x \cdot 0{,}693.$$

Somit sind die Beziehungen zwischen den Größen μ, H und s festgelegt. Es ist aber zu beachten, daß sie bei allen Schwächungsmethoden zahlenmäßig *nur ineinander übergeführt werden können bei Untersuchungen homogener Strahlen* und bei Anwendung ein und *desselben Filtermaterials*.

Mit den eben abgeleiteten Formeln ist die Möglichkeit gegeben, bei homogenen Strahlungen die drei genannten Größen ineinander überzuführen. Um die Beziehung zwischen sämtlichen Qualitätsgrößen vollständig zu haben,

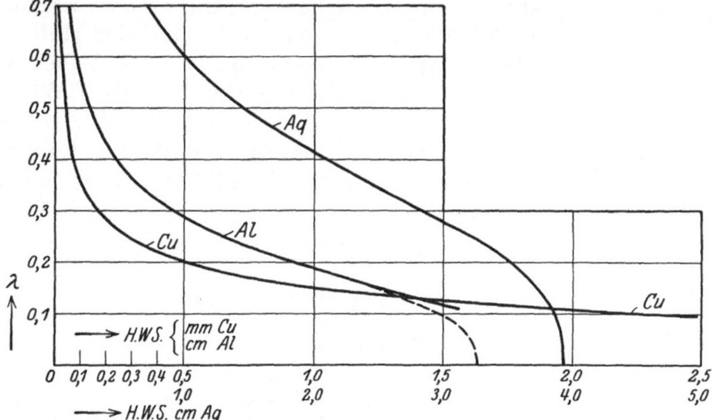

Abb. 130. Beziehung von Halbwertschicht und Wellenlänge homogener Strahlungen. HWS in Kupfer (Cu-Kurve), Aluminium (Al-Kurve) und Wasser (Aq-Kurve). Abszisse: Obere Bezeichnungen HWS in mm Cu bzw. cm Al, untere Bezeichnungen cm Wasser; Ordinate: Wellenlängen.

bleibt nur noch übrig, ihre Abhängigkeit von der Wellenlänge festzustellen. Um diese Aufgabe zu lösen, erinnern wir uns der früher angegebenen Schwächungsgleichungen, die die beiden Variablen μ und λ enthalten. Wenn eine der beiden Größen gegeben ist, so ist auch die andere ohne weiteres zu berechnen. Zum bequemen Ablesen von λ bei gegebenen Halbwertschichten bzw. prozentualer Restintensität bzw. des Schwächungskoeffizienten seien die Abb. 130 bis 133 abgedruckt.

In Abb. 130 sind auf der Ordinate die Wellenlängen λ in Abhängigkeit von der Halbwertschicht in Kupfer, Aluminium und Wasser (Abszisse) dargestellt. Die drei Kurven sind mit dem Filtermaterial bezeichnet. Sie sind so entstanden, daß aus der für das betreffende Material geltenden Schwächungsformel μ für alle λ errechnet, bzw. aus der Tabelle 17 a, S. 64 aus der entsprechenden Kolonne abgelesen wurde. Aus dem Werte von μ wurde dann nach der eben abgeleiteten Formel auf die Halbwertschicht übergegangen. Die Kurven sind durch Ausgleich der Formelwerte und der gemessenen Werte gewonnen. Bei der Aluminiumkurve ist eine Diskrepanz zwischen gemessenen und errechneten Werten (gestrichelte Kurve) bei kleinen Wellenlängen zu erkennen. Auf die theoretische Bedeutung derselben kann nicht eingegangen werden. Für die Aluminium- und Wasserkurven sind zudem gemessene Werte von STATZ herangezogen worden.

Eine weitere Kurvenschar soll die Abhängigkeit von λ und μ darstellen (Abb. 131).

Die Kurven sind für Kupfer und Aluminium zum Teil aus nach Formeln errechneten, zum Teil aus den nach der Tabelle 17a abgelesenen Werten konstruiert.

In Abb. 132 endlich ist in ähnlicher Weise die Abhängigkeit der prozentualen Restintensität s (Ordinate) nach einer Schicht von 0,5 mm Kupfer in Abhängigkeit von λ (Abszisse) dargestellt. Die Kurve ist unter Benutzung der Formel für die Abhängigkeit von μ und s konstruiert worden, nachdem vorher die Abhängigkeit von μ und λ festgelegt war.

Eine weitere Kurve soll in Abb. 133 s als Funktion der Halbwertschicht wiedergeben.

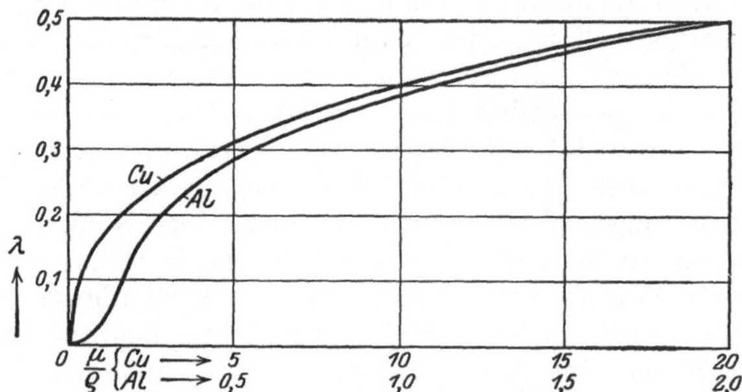

Abb. 131. Beziehung des Massenschwächungskoeffizienten $\frac{\mu}{\varrho}$ in Kupfer (Cu-Kurve) und Aluminium (Al-Kurve) und der Wellenlänge homogener Strahlungen. Abszisse: Massenschwächungskoeffizient; Ordinate: Wellenlänge.

Wir wollen die Wellenlänge als Grundlage für die Qualitätsmessung annehmen und an Hand der ersten drei Bilder sehen, wie sich die drei anderen Größen mit dieser in den verschiedenen Wellenlängenbezirken ändern. Wie aus Abb. 131 hervorgeht, bedingt eine bestimmte kleine λ-Änderung im Gebiete langer Wellen auch eine ausgiebige Änderung des Wertes von $\frac{\mu}{\varrho}$. Im kurzwelligen Gebiet dagegen wird die Empfindlichkeit des Massenschwächungskoeffizienten auf eine proportionale Wellenlängenänderung ganz erheblich geringer, und zwar nimmt die Empfindlichkeit um

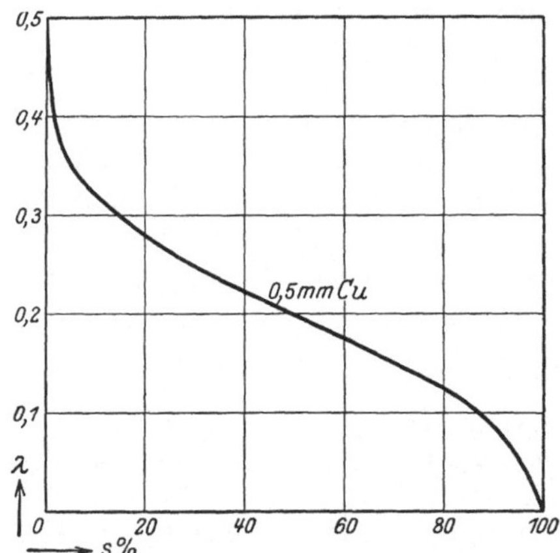

Abb. 132. Die prozentuale Restintensität s homogener Strahlungen nach 0,5 mm Cu in Abhängigkeit von der Wellenlänge. Abszisse: prozentuale Restintensität; Ordinate: Wellenlänge.

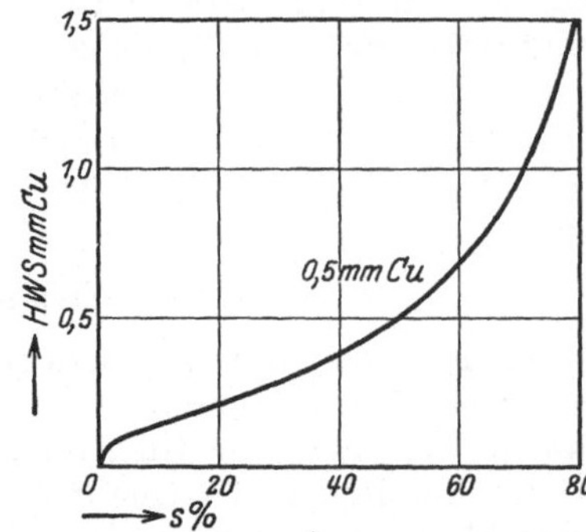

Abb. 133. Beziehungen der prozentualen Restintensität nach 0,5 mm Cu einer homogenen Strahlung zu deren Kupferhalbwertschicht. Abszisse: s; Ordinate: HWS in mm Cu.

so mehr ab, je weiter wir nach kleineren λ vorrücken. Zudem aber wird die $\frac{\mu}{\varrho}$-Änderung bei kurzen Wellen um so geringer, je niedriger die Ordnungszahl der angewendeten schwächenden Substanz, denn wie ersichtlich, verläuft die Aluminiumkurve steiler als die Kupferkurve. Der Grund hierfür ist wiederum das Vorherrschen der Streuung gegenüber der reinen Absorption bei kleinen

Wellenlängen, ganz ähnlich wie wir das früher anläßlich der Wahl des Materials für Homogenisierungsfilter S. 72 gesehen haben. Es ist also auch hier ratsam, als Material für die Absorptionsanalyse nicht zu niedrigatomige Substanzen zu wählen. Das auf S. 72ff. für Homogenisierungsfilter Gesagte gilt mutatis mutandis auch für das Filtermaterial, das bei Schwächungsmessungen verwendet werden soll, trotzdem es sich hier lediglich um eine Empfindlichkeitsfrage handelt.

Wenn der Schwächungskoeffizient seine relativ größte Empfindlichkeit auf lange Wellen zeigt, so ist es bei der Halbwertschicht gerade umgekehrt. Aus Abb. 130 geht hervor, daß gerade im Gebiete kleiner λ eine geringe λ-Änderung eine große HWS-Änderung bewirkt, während die unempfindliche Zone bei langen Wellen zu finden ist. Die Kupferkurve verläuft denn auch unten ziemlich flach, während sie oben sehr steilen Anstieg aufweist. Die Aluminium- und Wasserkurven biegen in der Wellenlängenzone, in der die Streuung über die reine Absorption zu überwiegen beginnt, nach unten neuerdings um, ein Zeichen, daß hier die Empfindlichkeit der HWS wieder abnimmt. Diese Kurvenschar demonstriert mit aller Deutlichkeit die oben aufgestellte Forderung, daß zur Filteranalyse schweres Metall verwendet werden soll. Während die Kupfer-Halbwertschicht bei Wellenlängen um 0,1 Å herum noch äußerst empfindlich ist, ändert sich die Aluminium-Halbwertschicht bei gleicher λ-Änderung in diesen Gebieten in viel geringerem Maße und die Wasser-Halbwertschicht verändert sich überhaupt kaum mehr nennenswert.

Die Kurve der s-Abhängigkeit von λ in Abb. 132 zeigt endlich einen nahezu linearen Verlauf zwischen den Wellenlängen $\lambda = 0,1$ Å und 0,3 Å. Die Empfindlichkeit ist in diesem Gebiet eine ausgezeichnete; oberhalb und unterhalb dagegen nimmt sie rasch und beträchtlich ab.

Aus dem Gesagten dürfte sich folgendes ergeben: Liegen homogene Strahlen zur Qualitätsbestimmung vor, so sind sämtliche angeführten Größen zur Charakterisierung derselben gleichwertig. Wellenlänge, Schwächungskoeffizient, Halbwertschicht und prozentuale Restintensität lassen sich nach bestimmten Gesetzen ineinander überführen, wenn das zur Absorptionsanalyse verwendete Material bekannt und definiert ist. Was die Empfindlichkeit auf Wellenlängenänderung anbelangt, ist für lange Wellen μ, für mittlere s und für kleine und mittlere Wellenlängen die Halbwertschicht vorzuziehen. Das Filtermaterial soll möglichst hochatomig sein, ohne daß aber anderseits seine Absorptionskante in das Gebiet der untersuchten Strahlung hinein fallen darf; es soll möglichst rein sein.

b) Strahlengemische.

Die oben angedeuteten Überlegungen galten für homogene Strahlungen. Haben wir es aber mit heterogenen Gemischen zu tun, so ändern sich die Verhältnisse in verschiedener Richtung.

α) Vom Standpunkt der Qualitätsmessung ausgehend, hatten wir die Qualität einer Strahlung u. a. durch die *Art ihres Zustandekommens* definiert. Diese Möglichkeit ist auch bei komplexen Gemischen gegeben, nur daß in diesem Falle nicht ein atomarer Vorgang zur Charakterisierung dient, sondern die Angabe der Röhrenspannung oder eines dieser prozentual verlaufenden willkürlichen Maße und des Filters, d. h. dessen Material und dessen Schichtdicke, das die Nutzstrahlung passiert hat. Versucht man aber für eine inhomogene Strahlung die Abhängigkeit irgendeiner auf Schwächungsmessungen sich gründenden Größe von Spannung und Filterung festzulegen, so begegnet man gewissen Schwierigkeiten. Einmal ist eine einwandfreie Spannungsmessung nicht ohne weiteres (in praktisch eingestellten Betrieben wenigstens) auszuführen. Abgesehen davon aber sind zwei durch Spannung und Filterung definierte Strahlungen unter Umständen gegenüber der Schwächungsanalyse nicht identisch. Ein Faktor, der hier noch hinzutritt, ist die Form der an die Röhre gelegten Spannung. Man vergleiche die Ausführungen Kap. V A 3 b. Dort ist die Beeinflussung der Qualität durch die Spannungsform besprochen worden. Wenn auch bei Strahlungen der Tiefentherapie, also bei Anwendung schwerer Filter (über 0,3 mm Kupfer) die Streuung der Absorptionsgröße, herrührend von den verschiedenen Spannungsformen, vernachlässigt werden kann, so wird sie bei leichterer Filterung, wie sie in der Oberflächentherapie gebräuchlich ist (unter 0,3 mm Kupfer), etwas größer, wenn auch nicht erheblich. Um eine eindeutige Definition der Qualität eines Strahlengemisches zu geben, müßte also die Stromform noch beigefügt werden (DESSAUER). Diese aber ist dermaßen, nicht nur von dem Apparatetypus, sondern vom einzelnen Apparat derselben Type und zudem noch von Betriebsbedingungen (Belastung der Transformatoren) abhängig, daß diese Forderung mit wenigen Ausnahmen (konstante Gleichspannung) praktisch keinesfalls erfüllt werden kann, und zudem wären auch mit diesen drei Bestimmungsstücken noch nicht alle die Qualität einer Strahlung beeinflussenden Faktoren berücksichtigt. So z. B. spielt die Röhrenwandstärke eine nicht unerhebliche Rolle, ein Umstand, der zwar durch Normalisierung der Röhrenwandstärke aus dem Wege geschafft werden kann (JACOBI und LIECHTI, WUCHERPFENNIG). Alle die zuletzt genannten Faktoren spielen mit Ausnahme von Spannung und Filterung, wie gesagt, bei praktischen Strahlungen der Tiefentherapie eine untergeordnete Rolle.

β) Nicht nur die Definition einer Strahlung nach der Art ihres Zustandekommens ist bei inhomogenen Bremsstrahlungen wesentlich komplizierter als bei homogenen, sondern auch die *Charakterisierung durch die Wellenlänge*. Eine komplexe Strahlung läßt sich nicht durch einen bestimmten λ-Wert definieren. Auch nicht durch *eine* ausgezeichnete Wellenlänge, wie etwa die Grenzwellenlänge λ_0 oder die dem Intensitätsmaximum zugeordnete Wellenlänge λ_{max} oder durch einen integralen Mittelwert aller vertretenen λ der sog. effektiven Wellenlänge (λ_{eff}). Als exakteste Definition wäre die Angabe der Kurve der spektralen Intensitätsverteilung anzusehen, wie sie der Spektrograph liefert.

Es ist zu bedenken, daß z. B. einer bestimmten effektiven Wellenlänge viele sehr verschiedene Strahlengemische von verschiedener spektraler Breite entsprechen können. Deshalb wird auch hier wenigstens ein weiteres Bestimmungsstück benötigt, das über die spektrale Breite des Gemisches Auskunft gibt. Diese spektrale Breite ist unter anderem ein Maß für den Grad der Heterogenität des Gemisches. Die Breite des Spektrums ist, wie früher gezeigt, sehr wenig gut bestimmt, weil die langwellige Grenze derselben recht unscharf ist (vgl. S. 79).

Als weiteres Bestimmungsstück kann z. B. die Grenzwellenlänge angegeben werden (MARCH). Wenn aber auch wenigstens zwei Größen zur Definition einer Strahlung angegeben werden müssen, so weist die spektroskopische Methode gegenüber der unter α besprochenen keinen wesentlichen Vorteil auf, ganz abgesehen davon, daß ihr wegen ihrer Kompliziertheit eine geringere Bedeutung in der strahlentherapeutischen Praxis zukommt.

c) Filteranalyse von Strahlengemischen.

α) Allgemeines.

Die Filteranalyse von Strahlengemischen ist, wie die eben erörterten anderen Charakterisierungen der Strahlenqualität, dadurch gekennzeichnet, daß sie durch irgendeine gebräuchliche Größe der Absorptionsmessung nicht eindeutig bestimmt ist, sondern daß deren wenigstens zwei notwendig sind. Diese Tatsache kommt daher, daß, wie früher gezeigt wurde, die Qualität der Strahlung mit der Schichtdicke sich ändert.

So sahen wir, daß im Verlaufe der Schwächungskurve einer inhomogenen Strahlung der Schwächungskoeffizient sich ändert. Durch einen einzigen Wert von μ, z. B. den Anfangswert, ist also eine Strahlung nicht definiert (vgl. Abb. 134). Man könnte sich also so behelfen, daß man entweder nur sehr dünne absorbierende Schichten anwendet, in denen eine Qualitätsänderung praktisch vernachlässigt werden kann, oder daß man den am Anfang und am Ende der Schwächungskurve gemessenen Schwächungskoeffizienten angibt. Aber auch dann ist die Schwächungskurve nicht eindeutig bestimmt, denn durch zwei Punkte (Schichtdicken) und die zugeordneten Tangenten (μ) lassen sich sehr viele Kurven ziehen.

Aus diesem Grunde ist es empfehlenswert, nicht den Schwächungskoeffizienten, sondern die *Halbwertschicht* als Charakteristikum der Strahlung anzugeben. Aber auch diese Bezeichnung ist nicht eindeutig, denn, wie Abb. 137 nach HOLTHUSEN zeigt, entsprechen gleichen Halbwertschichten ganz verschiedene Absorptionsverläufe.

Das gleiche gilt von der prozentischen Schwächung bzw. der *prozentualen Restintensität s*. Auch hier ist also ein weiteres Bestimmungsstück zur Definition der komplexen Strahlung notwendig.

Die oben abgeleiteten Gleichungen der Abhängigkeit von μ, Halbwertschicht und s gelten für heterogene Strahlungen nur in beschränktem Maße. Jedoch ist es nicht nur erlaubt, sondern angezeigt, die Kurven, die diese drei Größen mit der Wellenlänge verbinden, anzuwenden, indem wir damit die Möglichkeit haben, auf die mittlere Wellenlänge (λ_m) überzugehen, wenn wir als λ_m diejenige Wellenlänge einer homogenen Strahlung definieren, die die gleiche HWS, das gleiche s oder den gleichen Schwächungskoeffizienten in dem gleichen Material hat wie die untersuchte komplexe Strahlung.

β) Halbwertschicht.

Es hat sich herausgestellt, daß die Halbwertschicht (HWS) im gesammten Röntgengebiet für Oberflächen- und Tiefentherapiestrahlungen, unter den oben gemachten Vorbehalten, das angemessenste Maß für die Qualität darstellt. Sie ist deshalb auch anläßlich des IV. Internationalen Radiologenkongresses in Zürich offiziell zur Grundlage bestimmt worden. Und zwar soll die HWS für Tiefentherapiestrahlungen in Cu, für die Oberflächenstrahlungen in Al gemessen werden.

In der Abb. 134 ist der Schwächungsverlauf einer heterogenen Strahlung eingetragen. Auf der Abszisse findet man die Filterdicken in Millimeter, auf der Ordinate die relativen Intensitäten logarithmisch angeschrieben. Nach 1,1 mm ist die ursprüngliche Intensität auf die Hälfte, also auf 50%, heruntergesunken. Die HWS beträgt also 1,1 mm Cu, wenn die Messung mit Kupferfiltern erfolgte.

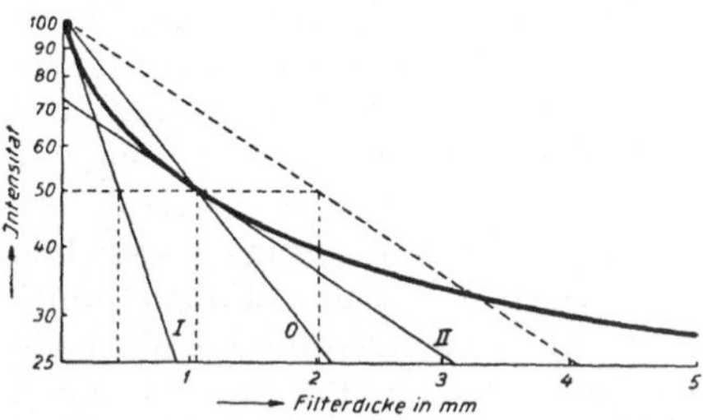

Abb. 134. Schwächungsverlauf einer heterogenen Strahlung im logarithmischen Raster, wahre und reduzierte HWS nach HOLTHUSEN und BRAUN. Abszisse: Filterdicken in mm; Ordinate: Intensitäten. Es handelt sich um eine stark heterogene Strahlung. Die Tangente bei 50% II entspricht der wahren HWS; die Tangente bei 100% I der reduzierten HWS. Die Gerade 0 stellt die homogene Strahlung mit gleicher wahrer HWS dar.

Wir nennen die so gemessene HWS die *wahre Halbwertschicht*. Die homogene Strahlung mit gleicher wahrer HWS wird durch die Gerade I dargestellt. Wir können aber jedem Punkte der Kurve eine Tangente anlegen, so z. B. in den Punkten $y = 100\%$ und $y = 50\%$. Die erste Tangente I würde den Schwächungsverlauf angeben, wenn durch die ersten Filterschichten keine Härtung der Strahlung zustande käme, d. h. wenn wir eine homogene Strahlung vor uns hätten. Sie schneidet die 50%-Ordinate bei 0,45 mm. Die Tangente II versinn-

bildlicht eine Strahlung, die durch weitere Zusatzfilter keine Härteänderung mehr erfahren würde. Diese homogene Strahlung ist nach weiteren 2,05 mm (3,1 minus 1,05) auf die Hälfte ihres Anfangswertes geschwächt. Man nennt diese HWS im betrachteten Falle von 0,45 bzw. 2,05 mm die *reduzierten Halbwertschichten*. Das Verhältnis der beiden HWS beträgt also 4,5. Die nebenstehende Abb. 135 soll zeigen,

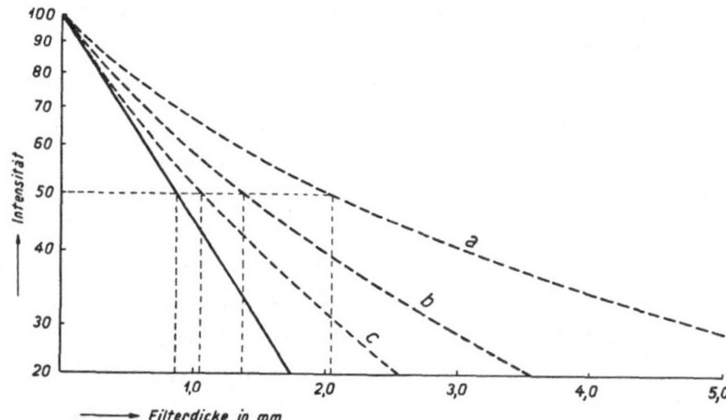

Abb. 135. Heterogene Strahlungen mit gleicher reduzierter, aber verschiedener wahrer HWS. Die Strahlungen a, b, c haben alle die gleiche reduzierte HWS.

daß, wie oben schon hervorgehoben, auch durch die reduzierte HWS eine Strahlung nicht eindeutig bestimmt ist. Die drei Strahlungen a, b, c, haben die gleiche reduzierte HWS von 0,85 mm, aber sehr verschiedene wahre HWS von 1,05, 1,35 und 2,0 mm.

γ) Heterogenitätsgrad komplexer Strahlungen.

Das neue Moment, das beim Übergang von homogenen zu inhomogenen Strahlungen hinzutritt, war die Eigenschaft letzterer, in ihrem Gemisch eine ganze Menge verschiedener Wellenlängen vertreten zu haben, d. h. in der Tatsache der *Heterogenität*. Durch die effektive und mittlere Wellenlänge ist, wie die Ausdrücke andeuten, ein gewisser Mittelwert für die Strahlung gegeben. Desgleichen bedeuten μ, HWS und s einen Integralwert für das Durchdringungsvermögen der Strahlung, ohne aber, wie gesagt, diese eindeutig zu charakterisieren, so daß es immer noch sehr viele Möglichkeiten zuläßt. Durch Lage, Wellenlänge und Schwächungswerte ist die Ausdehnung des Spektrums und die Verteilung der Energie — letztere spielt eine geringere Rolle, weil ja die Form der spektralen Intensitätsverteilungskurve grosso modo bekannt und stets angenähert die gleiche bleibt — nicht gekennzeichnet. Grenzwellenbezeichnungen sind wohl auf der kurzwelligen Seite möglich, versagen aber auf der langwelligen Seite vollkommen, abgesehen davon, daß die Methode ihrer Ermittlung kompliziert ist. Wenn es gelänge, ein anschauliches und zugleich einfach zu bestimmendes Maß für die relative spektrale Wellenlängenbreite, für den *Grad der Homogenität* aufzustellen, so könnte dieser Homogenitätsgrad oder Heterogenitätsfaktor der Größe der Filteranalyse als zweites Bestimmungsstück beigegeben werden. Sowohl der Massenschwächungskoeffizient als auch die HWS und die prozentuale Restintensität würden gemeinsam mit dem Heterogenitätsgrad eine komplexe Strahlung praktisch eindeutig bestimmen.

Erinnern wir uns, daß das Symbol einer homogenen Strahlung die Linearität der Schwächungskurve im logarithmischen Raster ist und daß der Schwächungsverlauf um so gekrümmter ausfällt, je heterogener die Strahlung, je größer die Spektralbreite. Denken wir uns eine komplexe Strahlung fortlaufend durch

Kupferfilter von 0,1 mm Dicke geschwächt, so entsteht die beistehende Kurve (Abb. 136).

Durch die Schicht H_1 wird die Anfangsintensität auf 50% geschwächt, durch die Schicht H_2 abermals auf 50% der Intensität am Ende von H_1, also auf 25% der ursprünglichen Intensität, durch H_3 wieder auf 50% von 25, also auf 12,5% der Intensität 100 usw. Wäre die Strahlung homogen, müßte $H_1 = H_2 = H_3 \ldots$ sein.

Da wir aber die Schwächungskurve einer heterogenen Strahlung aufgenommen haben, so ist $H_1 < H_2 < H_3 \ldots$. Je heterogener aber die Strahlung, um so gekrümmter verläuft die Kurve und um so größer muß das Verhältnis von H_2 zu H_1 bzw. H_3 zu H_2 usw. sein. Das Verhältnis der ersten HWS zur zweiten $h = H_2 : H_1$ hat CHRISTEN als Maß der Heterogenität festgelegt. Je mehr der Wert h von 1 nach oben abweicht, um so heterogener war die untersuchte Strahlung. Für homogene Strahlen ist $h = 1$.

Einen andern Homogenitätsfaktor haben JACOBI und LIECHTI gewählt. Sie definieren als Homogenitätsgrad (ω) den Quotienten aus der mittleren (λ_m) und der kürzesten Wellenlänge (λ_0) des Spektrums

$$\omega = \frac{\lambda_m}{\lambda_0} = \frac{kV_{max}}{kV_m},$$

der demjenigen aus der Spitzenspannung und der dem λ_m nach dem DUANE-HUNTschen Gesetz zugeordneten mittleren Spannung kV_m gleich ist. λ_0 bzw. kV_{max} ist durch die Klemmenspannung der Röhre gegeben, λ_m bzw. kV_m dagegen lesen sie als Funktion einer schwächungsanalytischen Größe, der HWS, aus Abb. 138 ab. Es ist leicht einzusehen, daß $\omega = 1$ eine homogene Strahlung bedeutet, denn ω wird dann $= 1$, wenn mittlere und Grenzwellenlänge identisch sind. Je größer die Abweichung des Homogenitätsgrades von 1 im Sinne $\omega > 1$, desto heterogener ist die Strahlung. Strahlungen, die gleiches ω aufweisen, also *isohomogene* Strahlungen, sind auch nach der CHRISTENschen Definition von gleicher Homogenität, indem auch ihr h von gleicher Größe gefunden wird.

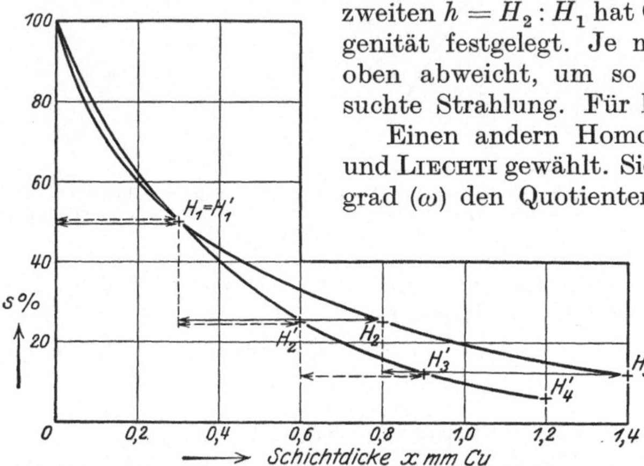

Abb. 136. Zunahme der HWS mit steigender Filterdicke bei inhomogenen Strahlungen. Die gestrichene Kurve gibt den Intensitätsverlauf einer homogenen Strahlung wieder. Die gestrichelten Strecken entsprechen der HWS, und es ist $H_1' = H_2' = H_3' = 0,3$ mm Kupfer. Die ungestrichene Kurve dagegen entspricht einer inhomogenen Strahlung. Die ausgezogenen Strecken stellen die zunehmenden Halbwertschichten dar. Es ist $H_1 = 0,3 < H_2 = 0,5 < H_3 = 0,6$ mm Kupfer.

Es soll nachdrücklich aufmerksam gemacht sein, daß λ_m nicht eine spektrographische, sondern laut Definition eine reine schwächungsanalytische Größe darstellt, daß es also von vornherein nichts mit der effektiven Wellenlänge zu tun hat. Letztere, die zu dem Schwerpunkt der Intensitätsverteilungskurve im Spektrum gehörige Wellenlänge stützt sich im Gegensatz zu λ_m nur auf spektrographische Messungen und ist wahrscheinlich von der mittleren Wellenlänge verschieden oder steht mit dieser in einem wellenlängenabhängigen Verhältnis. Dennoch ist auch die Isohomogenität, die sich auf Schwächungsgrößen stützt, also die Isohomogenität nach h und diejenige nach ω einer spektralen Isohomogenität, die etwa durch die gleiche Größe der Quotienten $\dfrac{(\lambda_{max} + \lambda_0)/2}{\lambda_0}$

charakterisiert sein könnte, wahrscheinlich nicht gleichzusetzen, trotzdem, wie gesagt, Strahlungen, die nach h isohomogen sind, auch nach ω gleichen Homogenitätsgrad aufweisen.

Einen guten Überblick über die Homogenität gibt auch die Angabe der Art, wie eine bestimmte Strahlung zustande kommt, vorwiegend durch die Angabe von Scheitelspannung und Filterung (vgl. S. 212). Daß bei gleicher maximaler Klemmenspannung an der Röhre eine Strahlung um so homogener wird, je dicker und schwerer das Filter, hatten wir schon gesehen. Bei gleichbleibendem Filter wird aber das resultierende Gemisch um so heterogener, je höher die Spannung. Wenn also höhere Spannungen gewählt werden, muß auch das Filter verstärkt werden, wenn gleiche Homogenität erzielt werden soll. In dem Qualitätsdiagramm für Strahlungen der Tiefentherapie (HOLTHUSEN, JACOBI und LIECHTI) auf S. 212 sind in übersichtlicher Weise die Beziehungen von Spannung (kV), Filterung (Cu, Al), Halbwertschicht (mm Cu), Homogenität (ω) für sinoidalen Strom oder konstante Gleichspannung dargestellt. Auf den gestrichelten Linien sind die Orte gleicher Homogenität, also gleicher Größe von ω zu finden. Sie stellen sog. Isohomogenitätskurven dar, die für jede Strahlung das ihr zugeordnete ω ablesen lassen. Aus dem Bild ist

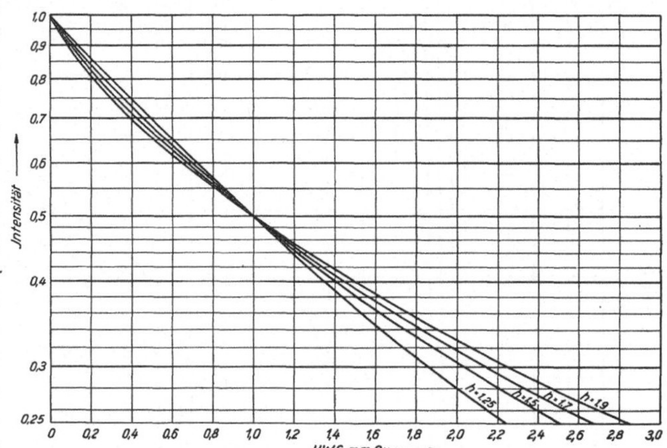

Abb. 137. Strahlungen gleicher wahrer HWS, aber verschiedener Homogenität nach HOLTHUSEN und BRAUN. Abszisse: HWS in mm Cu; Ordinate: Intensität in logarithmischer Teilung (HOLTHUSEN und BRAUN).

ersichtlich, wie weit die praktisch verwendeten Strahlengemische noch von der absoluten Homogenität entfernt sind, wenn man den Abstand des am häufigsten angewendeten Gebietes zwischen $\omega = 1,85$ und $2,05$ von der Linie $\omega = 1$ beachtet.

Um zu zeigen, daß Strahlungen gleicher wahrer HWS, aber verschiedener Homogenität auch verschiedenen Schwächungsverlauf aufweisen können, soll die Abb. 137 nach HOLTHUSEN und BRAUN zeigen. Es sind dort vier Strahlungen mit den Homogenitäten $h = 1,25$ bis $h = 1,9$ und der HWS 1,0 mm Cu eingetragen. Man sieht, daß die homogenere Strahlung $h = 1,25$ zuerst, d. h. vor der Schwächung auf 50%, weniger stark, später stärker geschwächt wird als die wenig homogene Strahlung von $h = 1,9$.

Die Tab. 25 entnehmen wir unter Ergänzung ebenfalls HOLTHUSEN und BRAUN; sie gibt eine übersichtliche Zusammenstellung der Werte von h, ω, den Verhältnissen von wahrer zu reduzierter HWS sowie derjenigen der reduzierten HWS bei 100% und bei 50% Schwächungswert.

Tabelle 25.

h	ω	red. HWS 100% in % der HWS	red. HWS 50% in % der HWS	$\dfrac{\text{red. HWS } 100\%}{\text{red. HWS } 50\%}$
1,25	1,5	82	107	1,31
1,5	1,85	74	116	1,58
1,7	2,3	64	125	2,04
1,9	2,8	55	142	2,64

δ) Qualitätsdiagramm.

Wenn man versucht, die Größe der wahren HWS in Abhängigkeit von der
Spannung und der Filterung zu bestimmen, so gelingt dies vorerst für bestimmte
Spannungsformen unter sich ohne weiteres. Darüber hinaus ist es aber auch
möglich, für die Strahlungen der Tiefentherapie praktisch unabhängig von der
Spannungsform eine Abhängigkeit der HWS von der Spannung und Filterung
festzulegen, wenn man die Spitzenspannung zugrunde legt.

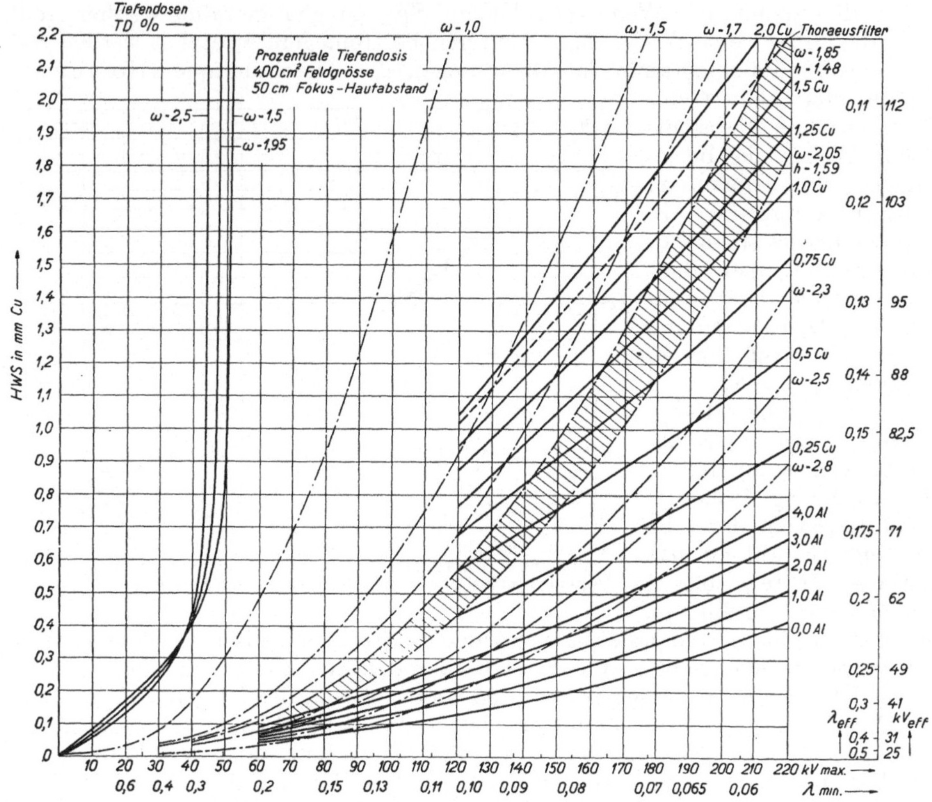

Abb. 138. Qualitätsdiagramm für die Tiefentherapie; siehe Text.

Der Zusammenhang von Spannung, Filterung, Homogenität und HWS
einerseits und den Tiefendosen anderseits ist in der Abb. 138, dem Qualitätsdiagramm für die Tiefentherapiestrahlungen zusammengestellt. Auf der Abszisse
sind die kV$_{max}$-Werte mit den dazugehörigen minimalen Wellenlängen λ_0 aufgetragen. Die Ordinate links weist die HWS in mm Cu auf, während auf der
Ordinate rechts die nach der HWS entsprechend der Kurve der Abb. 130 (S. 204)
berechneten mittleren Wellenlängen λ_m angeschrieben sind. Neben λ_m stehen
die dazugehörigen, nach DUANE-HUNT errechneten Spannungswerte, die als
kV$_m$, mittlere Spannung, bezeichnet sind. Die Bezeichnungen Cu und Al bei den
Kurven bedeuten die verschiedenen Vorfilter. Die mit ω angeschriebenen Kurven
stellen die oben besprochenen Isohomogenitätskurven dar. Die abgetrennte
Abszisse links oben gilt, zusammen mit der gemeinsamen Ordinate links, für die
Kurven, die die Abhängigkeit der Tiefendosen von der HWS und der Homo-

genität darstellen. Das Qualitätsdiagramm gilt für eine Fokushautdistanz von 50 cm; die prozentualen Tiefendosen beziehen sich auf eine Wassertiefe von 10 cm.

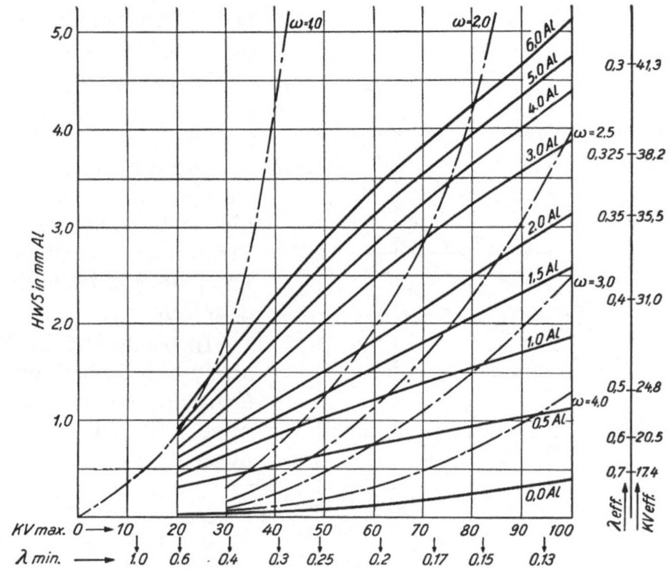

Abb. 139. Qualitätsdiagramm für die Oberflächentherapie; siehe Text.

Das Qualitätsdiagramm gestattet, von den drei in ihm verarbeiteten Größen Filter, Spannung und HWS die eine zu bestimmen, wenn zwei davon bekannt sind. Zudem kann der Homogenitätsgrad ω abgelesen werden. Aus HWS und ω kann dann auf die prozentuale Tiefendosis und damit auf die gesamte räumliche Intensitätsverteilung im Strahlenkegel übergegangen werden.

Für die Oberflächentherapiestrahlungen sind in Abb. 139 die Al-HWS in gleicher Weise zusammengestellt.

In letzter Zeit sind auch Messungen an *Höchstspannungsanlagen* von MAYNEORD und ROBERTS, GLASSER, FAILLA u. a. bis zu 400 kV durchgeführt worden. Es liegt nahe, für diese Spannungen vorerst die HWS in Cu zu messen. Das Qualitätsdiagramm der Abb. 140 zeigt die Abhängigkeit der HWS von der Spannung und Vorfilterung von 200 bis 400 kV nach MAYNEORD und ROBERTS umgerechnet.

Es hat sich jedoch herausgestellt, daß höher atomige Metalle

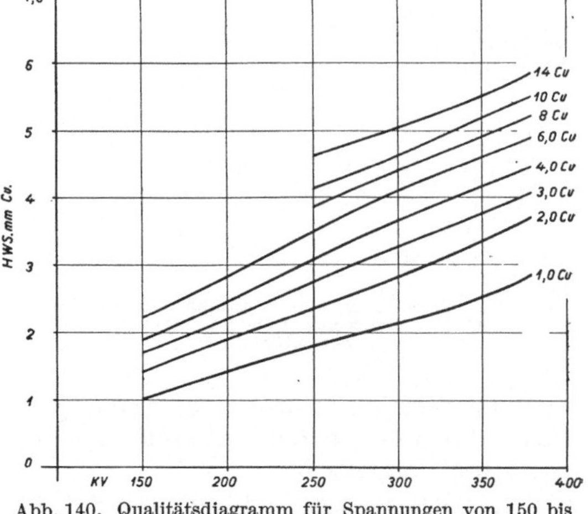

Abb. 140. Qualitätsdiagramm für Spannungen von 150 bis 400 kV, Cu HWS. Abszisse: Spannung in kV; Ordinate: HWS in mm Cu.

sich für die Schwächungsanalyse von Strahlungen, die von sehr hohen Spannungen herrühren, aus früher erörterten Gründen besser eignen. Zinn und Blei sind untersucht worden. Um das ganze Gebiet der Höchstspannungen zu er-

fassen, scheint Blei empfehlenswert. Wir geben deshalb auch ein Qualitätsdiagramm für Pb-HWS wieder; es hat ebenfalls Messungen von MAYNEORD
und ROBERTS zur Grundlage.
Die Einzelheiten sehe man in
der Abb. 141 nach.

In einer weiteren Abbildung
sollen noch fünf Strahlungen
zwischen 100 und 600 kV mit an-
gepaßten Filtern in ihrem Schwächungsverlauf durch Kupfer unter sich und mit Radium-γ-
Strahlung verglichen werden.
Die Abb. 142 ist halbschematisch
gehalten.

In bezug auf die Absorptionsanalyse bestehen im Gebiet der
Grenzstrahlen besondere Verhältnisse. Einmal spielt bei Spannungen bis zu 12 kV die Streuung praktisch keine Rolle; wir
können deshalb die HWS in
einem beliebigen Filtermaterial
angeben. Es geschieht in Aluminium oder Cellon oder in Wasser.

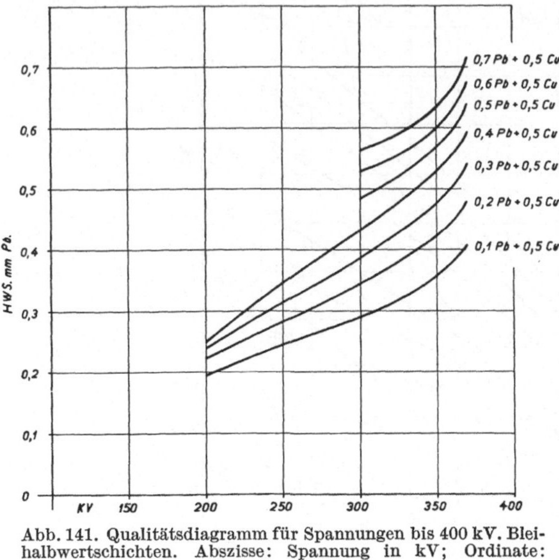

Abb. 141. Qualitätsdiagramm für Spannungen bis 400 kV. Blei-
halbwertschichten. Abszisse: Spannung in kV; Ordinate:
HWS in mm Pb.

Dabei verhält sich die Absorption von Wasser zu Cellon zu Aluminium etwa
wie 1 : 1,2 : 14. Wir geben in Tab. 26 die HWS in Cellon und Al bei Spannungen zwischen 7 und 11 kV nach HOLTHUSEN und BRAUN. Der Vollständigkeit halber sind noch die Schwächungskurven für das gleiche Spannungsintervall in Abb. 143 nach KÜSTNER abgedruckt, damit man sich eine Vor-

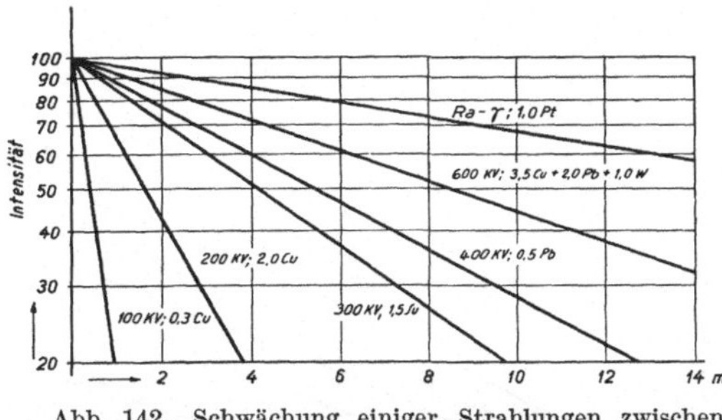

Abb. 142. Schwächung einiger Strahlungen zwischen
100 bis 600 kV, verglichen mit der Radium-γ-Strahlung,
schematisch.

Tabelle 26. Die Änderung der
Durchdringungsfähigkeit mit der
Spannung im Gebiete der Grenz-
strahlen.

kV	HWS Cellon (gemessen)	HWS Al (berechnet)
11	0,56	0,042
10	0,51	0,038
9	0,44	0,033
8	0,38	0,028
7	0,32	0,024

stellung von der Durchdringungsfähigkeit dieser Strahlung machen kann. In
der Abb. 144 ist der Intensitätsabfall verschiedener Strahlungen innerhalb
der Haut dargestellt.

Im weiteren ist zu bemerken, daß bei den Grenzstrahlen die Homogenität
praktisch ohne Belang ist, da ja nur die alleobersten Schichten des Objektes
eine namhafte Menge Strahlen absorbieren, die tieferen Schichten dagegen sind
durch die Überschicht praktisch vollständig abgeschirmt.

Das sind Tatsachen, die die Qualitätsmessung der Grenzstrahlen erleichtern.
Ein weiterer und letzter Punkt trägt aber dazu bei, die Dosierung unsicherer zu

gestalten, nämlich die Absorption der Strahlen in Luft. Entsprechend der großen Wellenlänge der Grenzstrahlen werden diese in Luft schon merklich geschwächt, und zwar in 10 cm ebensoviel wie in 0,1 mm Cellon.

ε) Qualitätsänderungen durch Schwächung in niederatomigen Körpern.

Wir haben früher, S. 24 ff., vom COMPTON-Effekt gesprochen und gesehen, daß durch die COMPTON-Streuung eine Erweichung der gestreuten Strahlen gegenüber der Primärstrahlung zustande kommt. Wir hatten gesehen, daß durch die Wirkung eines *ausgedehnten Streukörpers von niedriger effektiver Atomnummer* unter Umständen eine, gegenüber der Primärstrahlung erhärtete reine (ohne Primärstrahlung) Streustrahlung entstehen kann, und daß die Möglichkeit des Eintretens dieses Phänomens durch die Inhomogenität und die Langwelligkeit der Strahlung einerseits und durch eine gewisse Größe der Atom

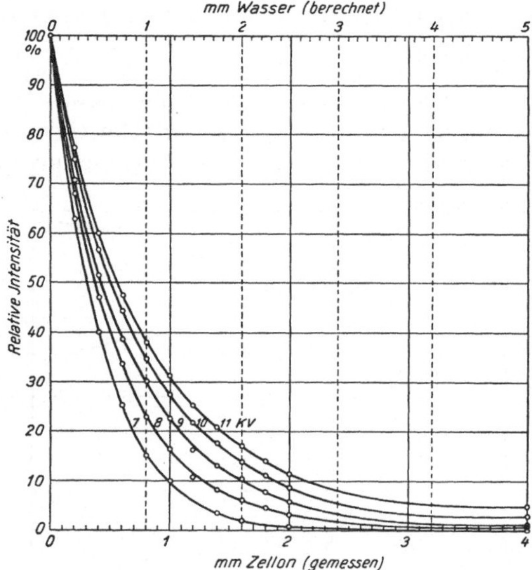

Abb. 143. Schwächung der Grenzstrahlung in Cellon nach KÜSTNER. Ordinate: Intensitäten in linearer Teilung; Abszisse: schwächende Schicht (Cellon und Wasser) in mm.

nummer und Dichte des Streukörpers anderseits gesteigert wird. Die genannte Erscheinung kommt dadurch zustande, daß schon in den ersten Schichten des Streukörpers eine erhebliche Erhärtung der Primärstrahlung eintritt, so daß auch die Streustrahlung gegenüber der Primärstrahlung erhärtet sein kann.

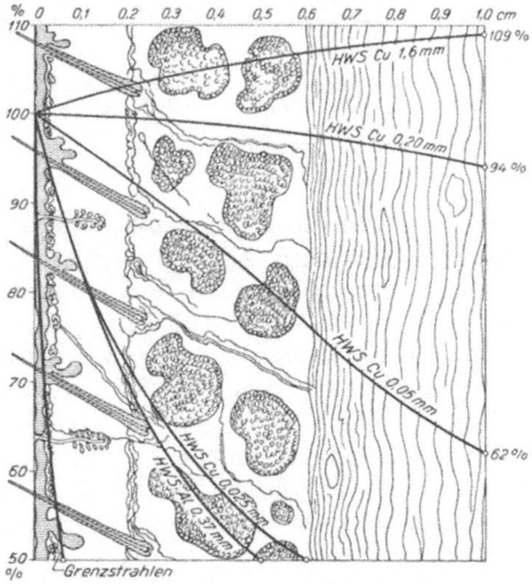

Umgekehrt tritt eine Erweichung der Streustrahlung um so eher und um so stärker ein, je härter und je homogener die Strahlung und je kleiner die effektive Atomnummer und Dichte des Streukörpers sind. So zeigte die Abb. 15, daß z. B. eine Strahlung von 0,33 Å mittlere Wellenlänge aus Paraffinum liquidum eine reine Streustrahlung auslöst, die gegenüber der Primärstrahlung stark erweicht ist. Benutzen wir aber Aluminium als Streukörper, so messen wir an der Streustrahlung eine größere HWS als an der gleichen Primärstrahlung von vorhin ($\lambda_m = 0,33$ Å).

Die Qualitätsverhältnisse von komplexen Strahlungen, die ausgedehnte niederatomige Streukörper durchsetzen,

Abb. 144. Intensitätsabnahme in der Haut. (Nach HOLTHUSEN.) Es sind verschiedene penetrante Strahlen (Grenzstrahlen bis HWS = 1,6 mm Cu) verglichen.

sind also von vornherein sehr verwickelt. Wir wollen uns aber doch noch die Frage vorlegen: Wie ändert sich die Qualität verschieden harter Gebrauchsstrahlungen, also mehr oder weniger heterogener Strahlungen, wenn sie in die Tiefe des Wassers als Streukörper eindringen und sich zu ihnen die nach COMPTON gestreute Sekundärstrahlung hinzugesellt, oder kurz, wie ändert sich die in der Tiefe des Gewebes wirksame Qualität der Strahlung mit der Gewebstiefe und mit der Qualität der Primärstrahlung? Die untersuchte Qualitätsänderung ist eine Resultante aus der erhärtenden Wirkung des Wassers nach dem RÖNTGENschen Absorptionsgesetz (Filterwirkung) und der erweichenden Wirkung desselben durch die COMPTON-Streuung. Die folgende Kurvenschar (Abb. 145) soll diese Qualitätsänderung mit der Wassertiefe für vier verschieden harte Strahlungen wiedergeben.

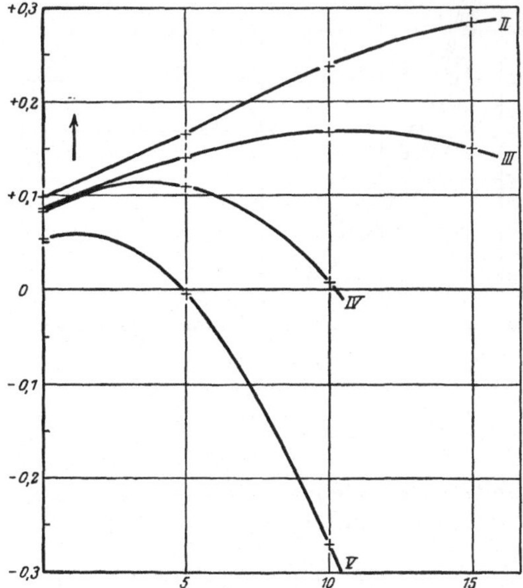

Abb. 145. Änderung der Qualität verschiedener komplexer Strahlengemische mit der Wassertiefe. Abszisse: Wassertiefe in cm; Ordinate: $\dfrac{s_L - s_W}{s_L}$.

Auf der Ordinate sind die Quotienten $\dfrac{s_L - s_W}{s_L}$ aufgetragen, worin s_L die Prozentzahl angibt, auf die die Primärstrahlung in freier Luft durch eine Schicht von 4 mm Aluminium geschwächt wird, s_W dagegen bedeutet die entsprechende Größe in Wasser gemessen. Auf der Abszisse finden sich die Wassertiefen. Die Werte der Ordinate geben ein Maß für die Qualitätsänderung, bezogen auf die Qualität der Primärstrahlung ohne Streukörper, so daß alle positiven Werte eine Erweichung, alle negativen Werte dagegen eine Erhärtung bedeuten. Aus der Abbildung ist ersichtlich, daß eine harte komplexe Strahlung II (Halbwertschicht 0,76 mm Kupfer, Homogenität $\omega =$ $= 2,0$) mit zunehmender Wassertiefe im Anfang rasch, später langsamer, dank des vorwiegenden Einflusses der COMPTON-Streuung erweicht wird. Die weiche Strahlung V (HWS $= 0,06$ mm Kupfer, $\omega = 2,0$) dagegen wird nach einer anfänglichen sehr geringgradigen Erweichung mit zunehmender Tiefe sehr bald erheblich härter wegen des Vorwiegens der RÖNTGENschen Erhärtung. Die Strahlung III (HWS $= 0,36$ mm Kupfer, $\omega = 2,0$) zeigt deutlich die Überlagerung der beiden Effekte. In geringeren Tiefen anfangs ein Überwiegen des erweichenden COMPTON-Effekts, später von 10 cm Tiefe an das Überwiegen des erhärtenden Effekts durch Absorption der weichen Komponenten der in die Tiefe dringenden Strahlung. Da es sich um einen ausgesprochenen Volumeffekt handelt, werden die besprochenen Veränderungen der Qualität um so stärker hervortreten, je größer das Einfallsfeld, also je größer der durchstrahlte Raum.

ζ) Praktische Messung der Halbwertschicht.

Die älteste Form, aus der Wirkung von Filterschichten auf die Durchdringungsfähigkeit der Strahlung zu schließen, besteht darin, daß die Schwächung der Strahlung nach der Fluoreszenz von Bariumplatinzyanür beurteilt wurde. So entstanden die sog. Härteskalen von WALTER, BENOIST, WEHNELT, CHRISTEN.

Letzterer hat erstmals die HWS in den Vordergrund der Qualitätsmessung gerückt. Solange aber kein gutes quantitatives Meßgerät vorlag, stieß auch die Schwächungsmessung jeder Form auf Schwierigkeiten, Deshalb führte erst die Ionisationsmessung auch für die qualitative Definition einer Röntgenstrahlung zum Ziele.

Die Definition der Schwächung verlangt, daß die Streustrahlung möglichst vom Meßinstrument abgehalten wird. Die Schwächungsmessung hat deshalb nach Abb. 146 mit eng ausgeblendetem Strahlenbündel zu erfolgen. Die von der Anode A ausgehende Strahlung passiert die Blende B_0, das Röhrenfenster und das Vorfilter VF. Das Analysenfilter F befindet

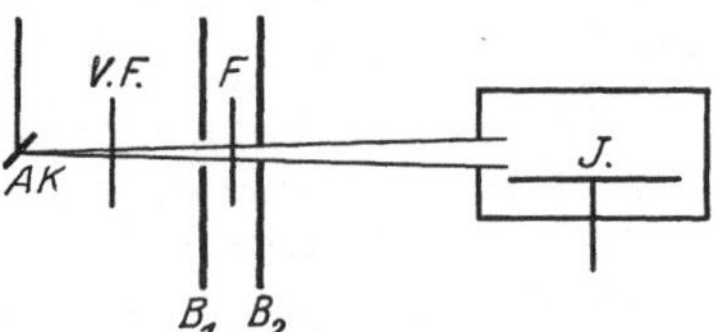

Abb. 146. Anordnung zur Schwächungsmessung. AK Anode, B_1 und B_2 Blenden, VF Vorfilter, F Analysenfilter und J Meßinstrument.

sich zwischen zwei Blenden B_1 und B_2 von der Lage und Größe, wie sie die Abb. 146 ungefähr angibt. J ist ein Ionisationsinstrument irgendwelcher Art.

Im allgemeinen sollen für die Schwächungsmessung große Abstände von Röhre, Blenden und Ionometer verwendet werden. In Abb. 146 ist B_1 als Schutzwand gedacht. KÜSTNER gibt als geeignete Abstände für eine Blendenöffnung von 6 cm und sein Eichstandgerät folgende Zahlen an:

für Hauttherapiestrahlungen
  Anode—Schutzwand (A—B_1) .... 65 cm
  Anode—Ionometer (A—J)...................... 100 „

für Tiefentherapiestrahlungen
  Anode—Schutzwand .... 150 cm
  Anode—Ionometer .... 250 „

Ist nun die Meßanordnung nach Abb. 146 aufgestellt, so kann die Messung beginnen. Die elektrischen Daten der Röhre werden am Schalttisch eingestellt, und es wird vorerst ohne Filter F gemessen, d. h. eine Zeit t_0 abgestoppt. Daraufhin wird ein Filter eingeschoben, das der mutmaßlichen HWS, nach dem Qualitätsdiagramm, also nach Spannung und Vorfilterung beurteilt, entspricht. Wenn das HWS-Filter zufälligerweise gerade richtig gewählt ist, dann muß die neue Zeit t_1 gleich der doppelten Zeit t_0 sein, $t_1 = 2\,t_0$. Im allgemeinen wird dies nicht der Fall sein. Nehmen wir an, die Zeit t_1 sei noch kleiner als $2\,t_0$, dann muß ein weiteres Filter von entsprechend kleiner Dicke zugeschoben werden. Es möge jetzt die Zeit t_2 des Elektrometerablaufes größer sein als $2\,t_0$, das Filter ist jetzt größer als die HWS. Wir suchen nun aber nicht so lange, bis $t_1 = 2\,t_0$ ist, sondern wir messen nun nochmals t_0' ohne Filter und interpolieren die richtige HWS zwischen den beiden Werten t_1 und t_2 linear. Es wurde also die richtige HWS eingegabelt, die HWS selbst wird errechnet, und zwar wird zwischen t_0 und t_0' das Mittel gebildet. Wenn die Eingabelung des wahren HWS-Wertes nicht auf Anhieb erfolgt, so muß so lange probiert werden, bis die Eingabelung vollzogen ist. Es ist auch erlaubt, auf kleine Werte linear zu extrapolieren. Für genaue Messungen muß der beschriebene Vorgang naturgemäß mehrere Male wiederholt und für Konstanz der Strahlung gesorgt werden.

Der Wechsel der Filter bei HWS-Messungen soll rasch und bequem erfolgen können und derart, daß der Untersucher keine Strahlen erhält. Es sind deshalb mehrere Filterwechseleinrichtungen gebaut worden. Z. B. können die verschiedenen dicken Filter kreisförmig auf einem Rad angeordnet werden, das durch eine Welle auf Distanz gedreht werden kann, so daß das richtige Filter vor der Blende steht. Filterrad von HOLTHUSEN. Siemens konstruiert zu ihrem Momentan-

dosismesser auch eine Art Filterrad. Oder die einzelnen Filter können in Form
einer Kette angeordnet sein. Statt die Dicke der Filterbleche zu verändern,
kann man sie auch gegen die Strahlenrichtung neigen. Die wirksame Dicke
folgt dann einem $\dfrac{1}{\cos \varphi}$-Gesetz, d. h. die wirksame Dicke $D = \dfrac{d}{\cos \varphi}$, wenn
d die Dicke des Filterbleches bedeutet. Statt dem Winkel φ in Bogengraden
kann dann direkt die wahre Dicke D angeschrieben werden.

Einen sog. Härtemesser hat LANGE konstruiert. Dadurch, daß er Sperrschichtzellen mit Fluoreszenzfolien als Strahlenmeßgerät verwendet, hat naturgemäß
die Angabe des Instruments einen Gang mit der Homogenität. Zudem zeigt es
wegen der Wellenlängenabhängigkeit die Fluoreszenz nicht richtig. Seine Anordnung ist indessen aus anderen Gründen interessant, und es sei deshalb hier
kurz beschrieben. Beim Multiflexgalvanometer wird der Lichtzeiger, um Platz
zu sparen, mehrmals gebrochen, ehe er eine durchscheinende Skala trifft, die
an einem Kasten angebracht ist, der zudem das Galvanometer selbst in sich
schließt. Wird der Lichtzeiger vom ersten Galvanometerspiegel auf einen zweiten
reflektiert, der eine auf der ersten senkrechte Drehrichtung aufweist, so bestreicht
die Bewegung des einen Spiegels die Abszisse und die andere die Ordinate eines
rechtwinkligen Koordinatensystems. Durch das Zusammenspiel beider Galvanometer wird vom Lichtfleck nicht nur eine gerade Skala, sondern die ganze Fläche
bestrichen werden, die von den Koordinaten begrenzt und bestimmt wird. Das
eine Galvanometer wird nun an eine Sperrschichtzelle angeschlossen, die die
Intensität der einfallenden Strahlung mißt. Das zweite Galvanometer dagegen
mißt die Intensität der Strahlung, nachdem sie ein bestimmtes Filter passiert
hat. Die Lage des Lichtpunktes bzw. die Neigung seiner Verbindungslinie mit
dem Koordinatennullpunkt ergibt ein Maß für die Schwächung im gegebenen
Filter. Man denke sich an Stelle der Sperrschichtzellen mit Fluoreszenzfolien
eine wellenlängenunabhängige Meßeinrichtung, dann kann an den besprochenen
Härtemesser direkt die prozentische Schwächung oder die *prozentuale Restintensität* in richtiger Größe abgelesen werden.

B. Messung der Quantität.

1. Allgemeines über quantitative Dosimetrie.

Die Brauchbarkeit eines Meßverfahrens für Röntgenstrahlen hängt davon
ab, ob es gelingt, einer bestimmten, durch das Verfahren ermittelten Dosis (dem
Begriff einer Menge ähnlich) auch eine bestimmte *Wirkung* auf das biologische
Objekt zuzuordnen (gleiche Dosis ↔ gleiche Wirkung). Nur die im Gewebe
festgehaltene Strahlenenergie wirkt. Die biologische Wirkung wird deshalb nicht
von einer Strahlenmenge schlechthin bestimmt, sondern erstens sie wird bestimmt
durch die absorbierte Energie, und zweitens nur unter der Voraussetzung, daß
die absorbierte Menge, eben die Dosis, durch eine Reaktion ermittelt wurde,
die die Absorption in *gleicher Weise* berücksichtigt, wie das tierische Gewebe
seinerseits die betrachtete Strahlung in sich festhält. Ad 1: Der Begriff der Dosis
ist deshalb mit dem physikalischen Begriff der Menge nicht identisch. Eine
Strahlendosis bedeutet also eine absorbierte Menge von Strahlen. Ebenso ist
der Begriff der Strahlenintensität in unserem besonderen Falle nicht gleich-
bedeutend mit dem physikalischen Begriff einer Intensität; sie bedeutet hier
nicht Menge pro Zeit, sondern absorbierte Menge pro Zeit = effektive Intensität.
Wir sprechen im folgenden der Kürze halber von Intensität, meinen aber die
effektive Intensität. Es muß also gefordert werden, daß die Dosismeterreaktion
ein getreues Bild der Reaktion im Gewebe hinsichtlich der Wirkung darstelle.

Das ist nur der Fall, wenn ein Stoff als Prüfkörper verwendet wird, der die gleichen Absorptionsverhältnisse aufweist wie das Gewebe. Ein solcher Körper ist die Luft. Die Absorption ist zwar im Gewebe rund 1000mal größer, aber dieser Faktor gilt in *allen absorbierenden Schichten*, was nicht der Fall wäre, wenn der Prüfkörper Luft eine vom Gewebe namhaft abweichende effektive Atomnummer hätte.

Die Forderung: gleiche Dosis $\leftrightarrow$ gleiche Wirkung ist nur dann sinnvoll, wenn zwischen den biologischen Wirkungen von Strahlungen verschiedener Wellenlängen kein qualitativer Unterschied besteht. Es hat sich nun gezeigt, daß solche qualitative Unterschiede in der Wirkung der Röntgen- und Radium-γ-Strahlen nie haben nachgewiesen werden können. Man könnte sich denken, daß eine homogene Strahlung von der Wellenlänge λ_1 z. B. eine denaturierende Wirkung auf die Eiweiße, eine andere Strahlung, deren λ_2 ebenfalls in das Gebiet der gebräuchlichsten Röntgenstrahlen falle, dagegen eine H_2O_2-bildende oder razemisierende oder sonst eine Wirkung habe. Oder man könnte sich vorstellen, daß λ_1 denaturiert, λ_2 aber nicht, wie wir das vom UV her kennen. So etwas ist von den Rötgenstrahlen nicht bekannt. Es ist deshalb anzunehmen, daß innerhalb gewisser Grenzen eine Einwirkung auf das biologische Objekt durch jedes λ erfolgt, daß also für die biologische Reaktion grosso modo Wellenlängenunabhängigkeit besteht. Wenn man eine konforme, lineare Abhängigkeit der Beziehung der Dosisgröße zur Größe ihrer Wirkung nach dem oben Gesagten sinnvoll postuliert, so muß eine Dosismeterreaktion gewählt werden, die von der Wellenlänge ebenfalls unabhängig ist.

Nach den Resultaten aller Arbeiten über die Grundprobleme der Dosimetrie hat sich herausgestellt, daß die Elektrizitätsträgerbildung in Luft, die Ionisation, die weitaus geeignetste Dosimeterreaktion darstellt, trotzdem gerade die Wellenlängenunabhängigkeit von vornherein nicht gegeben ist. Eine Strahlung von 200 kV erzeugt (ionisierende) Photoelektronen, von denen die energiereichsten (schnellsten) bis gegen 100 cm weit fliegen. Im Mittel erreichen sie allerdings nur einen Weg von etwa 20 cm. Im Gewebe oder Wasser reduzieren sich diese Zahlen auf $^1/_{1000}$. Eine 80-kV-Strahlung dagegen erzeugt Photoelektronen, die im Mittel eine Weglänge von 6,6 cm, im Maximum eine solche von 18 cm haben. Wollten wir die beiden Strahlungen mit einer kugelförmigen Kammer mit einem Radius von einigen wenigen Zentimetern messen, so liegt auf der Hand, daß wir dann eine große Zahl von Sekundärelektronen nicht mitmessen würden, weil sie außerhalb des Meßvolumens gelangen, bevor sie ihre Energie vollständig abgegeben hätten. Wir würden also beide Strahlungen falsch messen; aber, und das ist der ausschlaggebende Punkt, die beiden Strahlungen würden *ungleich falsch* gemessen. Um alle gebildeten Elektronen in das Meßresultat eingehen zu lassen, d. h. um die Messung wellenlängenunabhängig zu gestalten, gibt es drei Möglichkeiten: 1. Es kann das Meßvolumen vergrößert werden, so daß auch bei härtesten Strahlen sich keine nennenswerte Zahl von Elektronen der Messung entziehen kann *(Faßkammer)*. Oder es kann 2. die Weglänge der Elektronen verkleinert werden, a) durch Kompression der Luft *(Druckluftkammer)* und b) durch Wahl eines dichteren Prüfkörpers, schweres Gas oder Flüssigkeit. Und endlich kann 3. der Ionisationsausfall in Luft von Atmosphärendruck durch irgendeine zusätzliche Ionisation kompensiert werden *(luftäquivalente Kammer)*. Wie dies im einzelnen gemacht wird, sollen die folgenden Abschnitte zeigen.

a) Die Dosis.

Es wurde früher erörtert, daß eine Strahlung nur wirken kann, wenn sie absorbiert wird. Man kann weitergehen und sagen, wenn eine Strahlung wirkt, so tut sie es maßgeblich der Größe ihrer Absorption. Wir wollen uns einen idealen

Prüfkörper von der Dichte ϱ_K der effektiven Atomnummer Z_K denken, der in bezug auf die Prüfreaktion (Dosimeterreaktion) absolut homogen sei. Mit diesem Körper tritt eine Strahlung in Beziehung mit den Wellenlängen Σ_λ und der Intensität J; sie wirke während der Zeit t. Von der den Körper durchdringenden strahlenden Energie wird also ein Teil absorbiert; dieser Teil A_K ist dem Schwächungskoeffizienten μ_K proportional. Von diesem Anteil A wird aber nur ein Teil W_K für die Prüfreaktion verwendet. W_K und A_K sei durch die Gleichung $W_K = n_K \cdot A_K$ verbunden; d. h. die Wirkenergie, die wir letzten Endes bestimmen wollen, beträgt Amal den Faktor n. Es ist also die für die Prüfreaktion verwendete „effektive Energie"

$$E_K \sim J \cdot t \cdot \mu_K \cdot n_K$$

proportional. Auf der anderen Seite betrachten wir das biologische Objekt und stellen die gleichen Überlegungen für dieses bzw. für die effektive Energie E_G an, die im Gewebe zur biologischen Wirkung führt:

$$E_G \sim J \cdot t \cdot \mu_G \cdot n_G.$$

Zur Erfüllung der Forderung der Meßbarkeit der „effektiven Energie" im Gewebe muß sein:

$$J \cdot t \cdot \mu_K \cdot n_K \cdot \varrho_K = J \cdot t \cdot \mu_G \cdot n_G \cdot \varrho_G.$$

Die effektive Energie ist nichts anderes als die *Dosis*. E_K ist die Dosis, die zur Dosimeterreaktion führt, also die *Dosimeterdosis*; E_G ist die Dosis, die zur biologischen Reaktion führt, also die *Gewebedosis*.

Diese Definition der Dosis findet bei den anderen physikalischen Größen kein Äquivalent. Die Intensität J und die Menge $J \cdot t$ ist anderseits für die Dosimetrie der Röntgenstrahlen von praktischer Bedeutung. Der Quotient der Dichten $\dfrac{\varrho_K}{\varrho_G} = C$ geht als Konstante in die Definition der Dosis ein.

Aus der oben angegebenen Beziehung gehen für die Messung zwei Forderungen hervor: 1. Es soll die Schwächung im Prüfkörper und im Gewebe gleich sein. 2. Der Faktor n soll im Gewebe und im Prüfkörper gleich sein. Diese Forderungen sind um so strenger, als sowohl μ als auch n von der Wellenlänge unabhängig sein sollen. Wir entnehmen die Ausdrücke für μ der Tab. 15 auf S. 63:

$$\mu = \varrho \cdot (0{,}00782 \cdot Z^3 \cdot \lambda^3 + C).$$

Daraus ist ersichtlich, daß μ bei gleichem λ von Z^3 und ϱ abhängig ist. Den Quotienten $\dfrac{\varrho_K}{\varrho_G}$ haben wir schon oben in C zusammengefaßt, so daß zur Erfüllung der ersten Forderung lediglich noch die Bedingung übrigbleibt: die effektive Atomnummer des Prüfkörpers soll gleich derjenigen des biologischen Objekts sein. Das tierische Gewebe kann im Mittel hinsichtlich der Schwächung dem *Wasser* mit der effektiven Atomnummer 7,43 gleichgesetzt werden. *Luft* hat die effektive Atomnummer 7,69, die praktisch derjenigen des Wassers gleich ist.

Die Konstante C, also der Quotient der Dichten, beträgt $\dfrac{\varrho_K}{\varrho_G} = 0{,}0013$.

Die zweite Forderung, daß die prozentuale Rate (n) der Wirkungsenergie, bezogen auf die absorbierte Energie (A), unabhängig von der Wellenlänge für die Prüfreaktion und die biologische Reaktion gleich sein soll, ist bedeutend weniger klar erfaßbar. Es ist diese Frage ein Problem der biologischen Wirkung der Strahlen überhaupt, und sie kann erst im Verlaufe weiterer experimenteller Ergebnisse beantwortet werden. Wir wollen jedoch hervorheben, daß die Forderung dann erfüllt sein muß, wenn zwischen der Prüfreaktion und der beobachteten biologischen Reaktion Wellenlängenunabhängigkeit besteht.

b) Ältere Dosimeterreaktionen.

Es ist deshalb nicht verwunderlich, wenn bei älteren Dosimeterreaktionen, bei denen die Forderung der gleichen effektiven Atomzahlen nicht erfüllt war, bald weitgehende Wellenlängenabhängigkeit festgestellt wurde. So hat man schon frühzeitig die Beobachtung gemacht, daß ein und dieselbe SABOURAUD-bzw. HOLZKNECHT-Dosis um so schwächer auf die Haut wirkt, je weicher die Strahlung war. Wir wollen die wichtigsten Dosimeterreaktionen herausgreifen.

Das Bariumplatincyanür verfärbt sich durch die Röntgenstrahlen von einem gelbgrünen zu einem schmutzigen Gelb. SABOURAUD und NOIRÉ haben diese Dosimeterreaktion eingeführt. Sie ist namentlich in der Dermatologie bis vor kurzem heimisch geblieben. Das Radiometer von HOLZKNECHT basierte auf der Kolorimetrie der SABOURAUD-NOIRÉ-Tablette.

Die Wellenlängenabhängigkeit der SABOURAUD-Tablette gegenüber der Hautdosis z. B., oder gegenüber der Ionisation beruht auf dem großen Unterschied der Schwächung durch Bariumplatincyanür und Gewebe. Dabei spielen die Absorptionskanten von Ba und Pt eine wesentliche Rolle. In der nebenstehenden Abb. 147c wird die Beziehung von H (HOLZKNECHT-Einheiten) und X (SABOURAUD-Einheiten) zum *r* in Abhängigkeit von der Qualität (HWS) der Strahlung wiedergegeben.

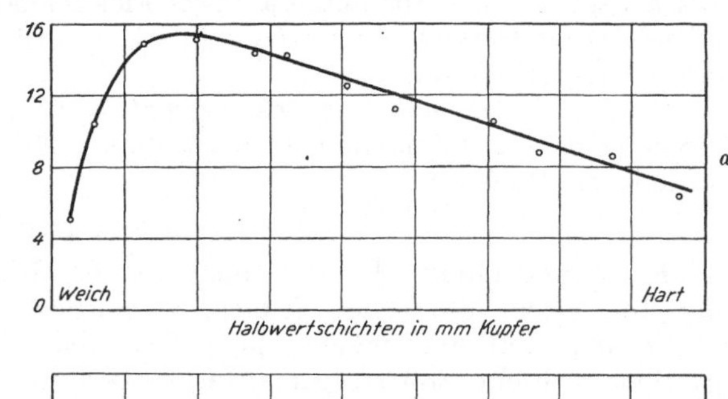

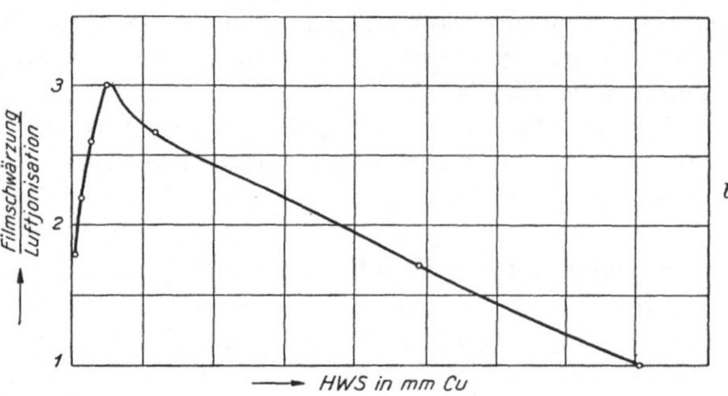

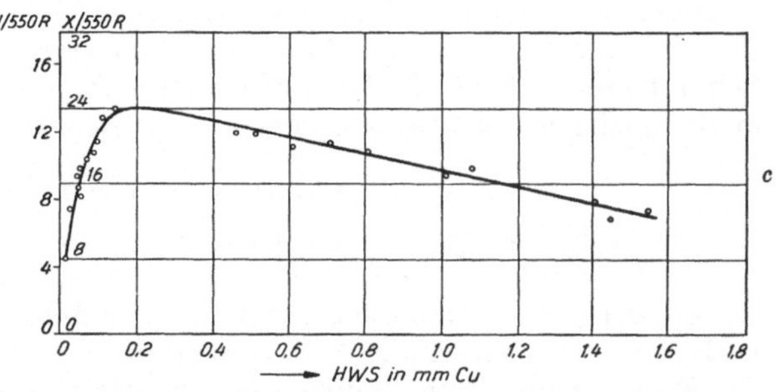

Abb. 147.
a Die Abhängigkeit der Empfindlichkeit der Selenwiderstandszelle von der HWS (KÜSTNER). — *b* Das Verhältnis der photographischen Schwärzung zur Ionisation in Abhängigkeit von der HWS (HOLTHUSEN). — *c* Beziehung der SABOURAUD-HOLZKNECHT-Einheiten zum *r* in Abhängigkeit von der HWS (WUCHERPFENNIG).

Eine ähnliche Abhängigkeit kann aus dem gleichen Grunde auch für die *Bromsilberreaktion* (KIENBÖCK-Streifen) in Abb. 147b festgestellt werden. Und endlich verläuft auch das Verhältnis der Leitfähigkeit des Selens (FÜRSTENAU-Intensimeter) zur Luftionisation nach einer ähnlichen Kurve der Abb. 147a.

2. Ionisationsmessung.

a) Ionisation der Luft.

Wir haben oben erkannt, daß Luft und Gewebe praktisch die gleiche Atomnummer aufweisen und daß dadurch eine Voraussetzung gegeben ist, die Gewebedosis richtig zu messen. Es ist also wünschenswert, Luft als Prüfkörper zu verwenden. Dies liegt um so näher, als wir eine Reaktion der Röntgenstrahlen in Luft schon längst kennen: die Ionisation. Wir haben schon S. 176 davon gesprochen und gezeigt, daß es sich dem Wesen nach um eine Bildung von Elektrizitätsträgern handelt, die ihrerseits dazu führen, daß die Luft leitfähig wird. Bei Anlegung einer Spannung an zwei Elektroden fließt ein Strom, der entweder mittels eines Galvanometers oder durch ein Elektrometer als Spannungsabfall gemessen werden kann.

So einfach der Grundversuch aussieht, so verwickelt war es, eine einwandfreie Messung der Luftionisation durchzuführen. Die Schwierigkeiten lagen an verschiedenen Punkten:

α) Sättigung.

Ein erster Punkt, der zu beobachten ist, besteht in einer Eigentümlichkeit der Ionisation, die schon früher besprochen wurde. Die Spannung an den Elektroden muß aus naheliegenden Gründen so eingestellt sein, daß sämtliche gebildeten Elektrizitätsträger transportiert werden können (vgl. S. 176). Das heißt, es muß Sättigungsspannung angelegt werden, damit ein Sättigungsstrom gemessen werden kann.

Mehrere Vorsichtsmaßregeln bei der Messung der Röntgenstrahlen beziehen sich auf die Abgrenzung des Luftvolumens:

β) Wandschwächung.

Es liegt auf der Hand, daß die Begrenzung des betrachteten Luftvolumens, also die Kammerwand, die zu messenden Stralen nicht wesentlich schwächen darf. Praktisch gelingt es leicht, Wände sehr geringer Schwächung herzustellen. Einmal kann ein Material verwendet werden, das eine kleine effektive Atomnummer besitzt und zudem noch eine geringe Dichte aufweist. Ferner kann die Wand zudem noch entsprechend dünn gefertigt werden. Wesentliche Schwierigkeiten bieten sich also in dieser Hinsicht nicht, um so weniger, als die Forderungen in der gleichen Richtung gehen wie bei den folgenden Punkten.

γ) Zusätzliche Wandstrahlung.

Es wurde oben großes Gewicht auf die Atomnummer des Prüfkörpers gelegt, und es liegt auf der Hand, daß die Ionisationsverhältnisse gestört werden, wenn im Bereiche eines Meßvolumens Körper anderer Absorptions- bzw. Strahlungsverhältnisse vorhanden sind. Z. B. wird durch die sekundäre Elektronenstrahlung der Kammerwände im Volumen eine zusätzliche Ionisation bewirkt, die nicht in der Definition der *Luftionisation* enthalten ist. Die Größe der Zusatzstrahlung ist abhängig vom Wandmaterial und von der Wellenlänge der Strahlung. Bezogen auf die Luftionisation, nimmt die Wandstrahlung prozentual mit dem Schwächungsvermögen der Wand zu. Außerdem nimmt der Anteil der Wandstrahlung mit abnehmender Wellenlänge zu, weil die wirksame, elektronenliefernde Schichtdicke der Wand mit zunehmender Durchdringungsfähigkeit zunimmt.

δ) Wandwirkungsausfall.

Im Gegensatz dazu können durch die Kammerwand Elektronen absorbiert werden, bevor sie ihre Energie vollständig zur Ionisation aufgebraucht hatten. Voraussetzung dazu ist naturgemäß, daß die Wand kräftiger absorbiert als die Luft. Dadurch geht der Messung ein gewisser Anteil verloren. Der Wandwirkungsausfall ist um so bemerkenswerter, je härter die zu messende Strahlung. Er wirkt der Wandstrahlung entgegen.

Die vier angeführten Eigentümlichkeiten bewirken trotz günstigem Prüfkörper, Luft, eine Wellenlängenabhängigkeit der Ionisationsmessung. Die Abb. 148 nach HOLTHUSEN gibt die Verhältnisse bildlich wieder.

b) Messung der reinen Luftionisation.

Es gilt deshalb, Wege und Mittel zu finden, die Luftionisation rein herauszuschälen. Es gibt zwei Möglichkeiten, mittels der *Faßkammer*, bzw. deren Äquivalente, der *Druckluft*- oder *Schwergaskammer* oder mittels der *Kleinkammern* aus *Luftwändematerial*.

Wenn man die Wirkungen einer reellen substantiellen Wand, also die Wandstrahlung und den Wandwirkungsausfall, vermeiden will, so liegt es am nächsten, auf substantielle Wände überhaupt zu verzichten

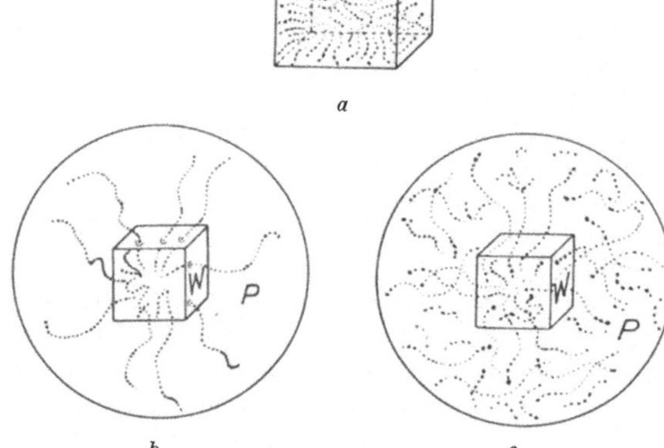

Abb. 148. Die Wirkung der Begrenzung des Meßvolumens nach HOLTHUSEN.
a Wandwirkungsausfall, b Wandstrahlung, c Elektronenverteilung im homogenen Medium.

und an deren Stelle virtuelle Abgrenzungen zu setzen, die zum Teil lediglich durch eine Unstetigkeit im elektrischen Feld dargestellt werden. Betrachten wir die Abb. 149, so erkennen wir leicht, daß das eigentliche, durchstrahlte Volumen V der Faßkammer mit Schutzelektroden nach BEHNKEN einmal durch die Grenzen des axial eintretenden Röntgenstrahlenbündels gegeben ist. An seiner Grenze grenzt Luft gegen Luft, und es fällt in der Richtung senkrecht zur Bündelachse sowohl der positive Wandeffekt als auch der negative Ausfallseffekt weg. Zur Begrenzung des Volumens in der Richtung der Strahlung kann eine quasi funktionelle Grenze durch Begrenzung des elektrischen Feldes gesetzt werden, z. B. dadurch, daß die beiden Schutzelektroden an Erde gelegt werden. Durch diese erstmals von HOLTHUSEN benutzte Faßkammer, insbesondere durch die

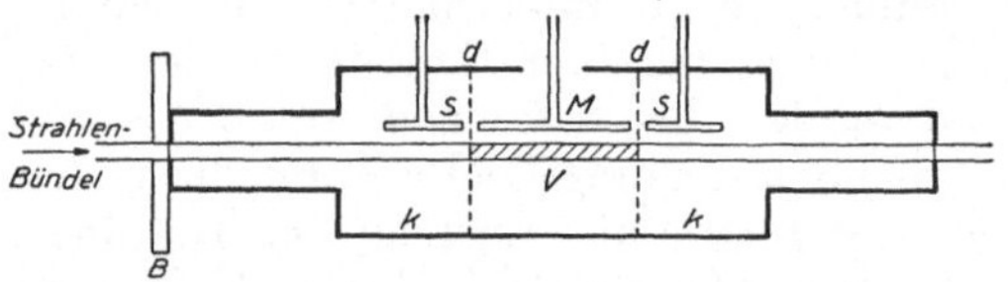

Abb. 149. Faßkammer nach BEHNKEN mit Schutzelektroden S, V Meßvolumen, M Meßelektrode, B Eintrittsblende.

Schutzelektroden nach FRIEDRICH, wird eine nahezu ideale Begrenzung des Meßvolumens erwirkt. Es haben TAYLOR und SCHECHTMANN gezeigt, daß die Schutzelektroden breiter sein müssen als die eigentliche Meßelektrode.

Um den Wandwirkungsausfall vollständig unwirksam zu machen, muß die Faßkammer so dimensioniert sein, daß sich auch die am weitesten reichenden Photoelektronen im vorhandenen Luftvolumen totlaufen können. Das würde für sehr harte Strahlen sehr große Kammern bedingen. Es ist erstmals von BERG, SCHWERTFEGER und THALLER der Weg beschritten worden, die Reichweiten der Elektronen durch Erhöhung des Luftdruckes einzuschränken. Die Druckluftkammer wurde namentlich von BEHNKEN ausgebaut und zu Messungen im ganzen Spektralgebiet der Röntgenstrahlen bis 250 kV verwendet. Neuerdings hat TAYLOR eine graue Faßkammer unter Druck für Messungen bis 1000 kV benutzt.

Wir haben oben gesagt, daß Wandwirkungsausfall und Wandstrahlung in ihrem ionisationsverändernden Effekt einander entgegenwirken. Es ist durchaus denkbar, daß es Bedingungen gibt, bei denen sie sich sogar vollständig oder doch praktisch vollständig aufheben. Wenn diese Bedingungen erfüllt sind, spricht man von *Luftäquivalenz*. Daß ihre Herstellung gelingen muß, kann man aus folgender Überlegung ableiten. Man denke sich in der Faßkammer von Abb. 149 oder in dem Bilde der Abb. 148 die außerhalb des Meßvolumens gelegene Luftmasse bis auf eine dünne Schale komprimiert, die dann das beobachtete Ionisationsvolumen umschließt. Es ist die Bildung von Sekundärelektronen nach der Verdichtung ebenso groß wie vorher, trotzdem jetzt eine reelle Wand um das Meßvolumen gebildet ist.

Wir wollen diesbezüglich den Überlegungen von KOHLRAUSCH und SCHRÖDINGER folgen, die das Problem der Luftäquivalenz durch qualitative Rechnung verfolgt haben. Wir setzen voraus, daß ein gegebenes Volumen Luft von einer Röntgen- oder γ-Strahlung homogen durchstrahlt werde, d. h. so, daß jedes Volumelement dV des betrachteten Volumens V, in der Zeiteinheit dieselbe Strahlenmenge erhalte. Umgeben wir das Volumen V mit einer Wand, die aus anderem Material als Luft besteht, so wird auch bei homogener Bestrahlung der Kammer diese gleichmäßige Verteilung gestört, indem durch die Elektronenproduktion in der Nähe der Wand die Elektronendichte vermehrt wird. Alle Kammern, die ganz oder teilweise von der Primärstrahlung mitbestrahlt werden, messen einen Ionisationsstrom, der sich aus zwei Anteilen zusammensetzt, nämlich der Ionisation durch die Elektronen der Kammerwand und der Ionisation durch die Elektronen der Kammerluft. Davon zeigt der erste Anteil, bezogen auf die Ionisation der Luft, unter gewöhnlichen Bedingungen eine starke Abhängigkeit von der Wellenlänge. Eine solche Kammer mißt also ohne besondere Kautelen nicht definitionsgemäß härteunabhängig.

Wir berechnen die beiden Ionisationsgrößen, zuerst die durch die Wandelektronen bedingte. In der Wanddicke dx wird von der primären Röntgen- oder γ-Strahlung mit der Intensität J der Anteil $\mu_1 \cdot J \cdot dx$ absorbiert und in sekundäre Elektronen umgesetzt, wenn μ_1 den Schwächungskoeffizienten der Primärstrahlung im Kammermaterial bedeutet. Die gebildeten Sekundärelektronen durchlaufen bis zum Eintritt in die Kammer noch die restliche Wanddicke x und werden bis auf einen Anteil $\mu_1 \cdot J \cdot dx \cdot e^{-\mu_1' \cdot x}$ geschwächt. Dabei bedeutet μ_1' den Schwächungskoeffizienten der in der Wand gebildeten Sekundärelektronen im Wandmaterial. Entlang der Luftdicke D können die Wandelektronen die Energie $\mu_1 \cdot J \cdot dx \cdot e^{-\mu_1' \cdot x} (1 - e^{-\mu_2' \cdot D})$ zur Ionisation abgeben. Über alle Wanddicken integriert, ergibt sich die Gesamtionisation der sekundären Wandelektronen zu

$$W \sim J \cdot \frac{\mu_1}{\mu_1'} (1 - e^{-\mu_2' \cdot D}),$$

wenn μ_2' den Schwächungskoeffizienten der Wandelektronen in der Luft der Kammer bedeutet.

Wir berechnen dann die Ionisation in der Kammerluft. In der Luftschicht von der Dicke dy wird der Anteil $\mu_2 \cdot J \cdot dy$ der Primärstrahlung absorbiert und in Sekundärelektronen umgewandelt. Diese geben auf dem restlichen Weg $D-y$ die Energie $\mu_2 \cdot J \cdot dy \cdot [1 - e^{-\mu_2'' \cdot (D-y)}]$ zur Ionisation ab. μ_2 bedeutet den Schwächungskoeffizienten der Primärstrahlung, μ_2'' denjenigen der sekundären Elektronenstrahlung in der Kammerluft. Integriert über die ganze Luftdicke D, ergibt sich die Ionisation der sekundären Elektronen der Luft zu

$$L \sim \mu_2 \cdot J \cdot D - \frac{\mu_2}{\mu_2''} \cdot J \cdot (1 - e^{-\mu_2'' \cdot D}).$$

Der gesamte Ionisationsstrom ist proportional der Summe der beiden Anteile, also:

$$I \sim J \cdot \left[\mu_2 \cdot D - \frac{\mu_2}{\mu_2{''}} (1 - e^{-\mu_2{''} \cdot D}) + \frac{\mu_1}{\mu_1{'}} (1 - e^{-\mu_2{'} \cdot D}) \right].$$

Entwickelt man die e-Funktionen nach Potenzen von e in Reihen nach der Form $1 - e^{-\mu \cdot D} = \mu \cdot D - \frac{1}{2} (\mu \cdot D)^2$ und bricht dieselben nach dem zweiten Gliede ab, so erhält man

$$I \sim J \cdot \left[\frac{\mu_1 \cdot \mu_2{'}}{\mu_1{'}} \cdot D + \frac{1}{2} \left(\frac{\mu_2 \cdot \mu_2{''2}}{\mu_2{''}} - \frac{\mu_1 \cdot \mu_2{'2}}{\mu_1{'}} \right) D^2 \right].$$

Das wäre qualitativ die Ionisation in einer geschlossenen Kammer, die von außen bestrahlt wird.

Verwendet man nun zum Bau der Kammer ein Material, das denselben Massenschwächungskoeffizienten hat wie die Luft, also

$$\frac{\mu_1}{\varrho_1} = \frac{\mu_2}{\varrho_2}; \quad \frac{\mu_1{'}}{\varrho_1} = \frac{\mu_2{'}}{\varrho_2}; \quad \mu_2{'} = \mu_2{''},$$

so verschwindet in der obigen Gleichung das Glied mit D^2, und die Gesamtionisation erhält dann die Form:

$$I \sim J \cdot \frac{\mu_1 \cdot \mu_2{'}}{\mu_1{'}} D \sim J \cdot \frac{\mu_1}{\varrho_1} \varrho_2 D \sim C_1 \varrho_2 \sim C_2 D.$$

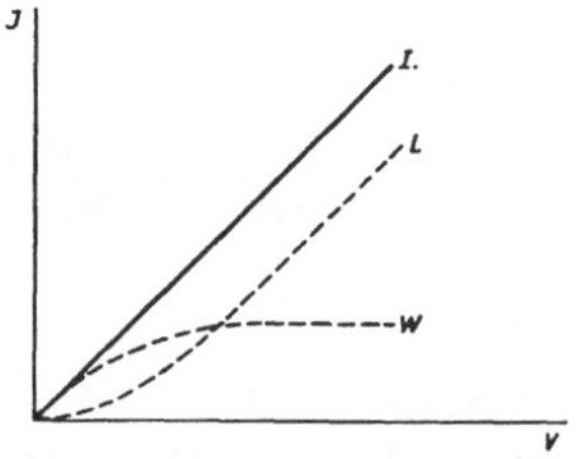

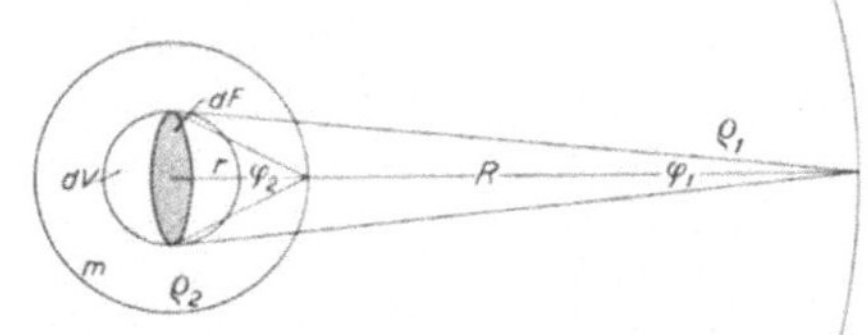

Abb. 150. Zusammensetzung der Luftionisation in einer begrenzten Kammer aus Luftwändematerial. (Nach BEATTY.) J Ionisation, V Volumen der Kammer, W Wandionisation, L Luftionisation.

Die Gesamtionisation ist also linear abhängig vom Luftdruck (ϱ_2) oder, wenn dieser konstant gehalten wird, proportional der Größe (D) der Kammer. Da nun ferner für alle Wellenlängen die Gleichungen für die Massenschwächungskoeffizienten Geltung haben, so mißt eine solche Kammer auch wellenlängenunabhängig, d. h. definitionsgemäß. Das ist die Luftäquivalenzbedingung. Man nennt ein Material, das diese Forderung erfüllt, *luftäquivalent*.

Der Ionisationsstrom einer luftäquivalenten Kammer muß also volumproportional oder druckproportional verlaufen. Es ist diese Proportionalität sowohl für Röntgen- als auch für γ-Strahlen durch zahlreiche Versuche bestätigt worden, wenn die Kammern nicht zu klein (über 1 cm³) werden.

Zur Veranschaulichung diene Abb. 150 nach R. T. BEATTY. Darin sind die beiden Ionisationsanteile W (Wand) und L (Luft) getrennt. Die geometrische Addition ergibt eine Gerade.

Die oben eingangs geforderte Voraussetzung muß allerdings erfüllt sein: Die Kammer muß homogen durchstrahlt werden, d. h. es muß an allen Punkten der Kammer die gleiche Strahlungsdichte vorhanden sein. Dann ersetzt das dichtere Kammerwandmaterial um das Meßvolumen herum den zur ,,vollen Ausnutzung der Sekundärelektronen'' notwendigen Luftraum vollständig, und auch die Verschiedenheit des Raumwinkels, unter dem ein Sekundärelektron das Meßvolumen erreichen kann, ist dann ohne Bedeutung. Es soll diese Tatsache noch durch eine kurze Ableitung dargetan werden, wobei wir dem Prozedere von W. MINDER und E. STAHEL folgen.

Abb. 151. Zur Wandstärke der luftäquivalenten Kammer (siehe Text).

In der Abb. 151 bedeutet dV das Meßvolumen, das einerseits durch freie Luft wandlos umgeben sei, anderseits durch eine luftäquivalente Wand, die den notwendigen Luftraum voll ersetzt, umschlossen werde. Es ist dann dF die Fläche des Volumelements dV, die von der sekundären Elektronenstrahlung, wenn dieselbe noch gemessen werden soll, durchlaufen werden muß. r sei der Radius der notwendigen Schicht luftäquivalentes Material, und R der Radius des notwendigen Luftmantels. φ_2 und φ_1 sind die entsprechenden Raumwinkel, unter denen das Volumelement von den beiden Sekundärelektronen erreicht werden kann. Es ist dann:

$$dF \sim r^2\,\varphi_2 = R^2\,\varphi_1; \qquad \varphi_2 : \varphi_1 = R^2 : r^2.$$

Nun verhalten sich aber die strahlenden Massen mit den verschiedenen Dichten ϱ_1 (Luft), ϱ_2 (luftäquivalentes Material), da sich deren Dichten umgekehrt wie die entsprechenden Radien verhalten, ebenfalls wie die Quadrate der Radien:

$$m = \frac{4}{3} \cdot \pi \cdot \varrho_2 \cdot r^3; \qquad M = \frac{4}{3} \cdot \pi \cdot \varrho_1 \cdot R^3; \qquad \varrho_1 : \varrho_2 = r : R;$$

$$\varrho_2 = \frac{\varrho_1 \cdot R}{r}; \qquad \frac{M}{m} = \frac{\varrho_1 \cdot R^3 \cdot r}{\varrho_1 \cdot r^3 \cdot R} = \frac{R^2}{r^2};$$

$$\frac{\varphi_2}{\varphi_1} = \frac{M}{m} = \frac{R^2}{r^2}.$$

Eine luftäquivalente Kammer muß also noch als letzte Bedingung zur definitionsgemäßen Messung eine *bestimmte Wandstärke* aufweisen.

c) Einheit der Dosis.

Es liegt auf der Hand, daß schon frühzeitig Anstrengungen gemacht wurden, für die Menge der Röntgenstrahlen eine Einheit zu finden. Anläßlich des zweiten internationalen Radiologenkongresses in Stockholm wurde 1928 die Definition der Einheit angenommen. Sie lautet wie folgt:

„Die internationale Einheit der Röntgenstrahlung soll durch die Röntgenstrahlenmenge dargestellt werden, die bei voller Ausnutzung der Sekundärelektronen und unter Vermeidung der Wandwirkungen der Ionisationskammer in einem Kubikzentimeter atmosphärischer Luft bei $0°$ C und 76 cm Quecksilberdruck eine solche Leitfähigkeit bewirkt, daß eine Ladung von einer elektrostatischen Einheit bei Sättigungsstrom gemessen wird. Sie wird 1 Röntgen genannt und mit 1 r bezeichnet."

Diese Definition entspricht fast ohne Änderung der Definition, wie sie 1924 die Standardisierungskommission der Deutschen Röntgengesellschaft, zusammen mit der Physikalisch-Technischen Reichsanstalt gefaßt hatte. Der Unterschied lag lediglich in der Festlegung der Temperatur, die früher $17°$ C, in der internationalen Definition $0°$ C beträgt. Es ist deshalb das alte deutsche Röntgen $6,6\%$ größer als das internationale „r" von 1928.

Der Gedanke, die Röntgenstrahleneinheit auf die Einheit der Zeit, des Volumens und der Elektrizitätsmenge zurückzuführen, geht auf SZILARD 1910 zurück. FRIEDRICH und HOLTHUSEN hatten sich mit diesen Fragen der Einheit eingehend beschäftigt, aber erst BEHNKEN realisierte die ersten einwandfreien Absolutbestimmungen. Später wurden sie mit bemerkenswerter Übereinstimmung in verschiedensten Laboratorien durchgeführt, so durch KÜSTNER, FRIEDRICH, GLASSER, GRELE, TAYLOR, OVEN, FAILLA u. a.

Durch SOLOMON ist ein anderer Weg zur Definition der Röntgenstrahleneinheit beschritten worden. Er legte diejenige Strahlenenergie als Einheit fest, die einer Ionisation von 1 g Radium in 2 cm Abstand entspricht, wenn das Radium durch 0,5 mm Pt filtriert ist. Diese Festlegung hat aber Nachteile verschiedener Art.

Als Haupteinwand sei die Tatsache erwähnt, daß die Eichung der Kammer mit einer Strahlung erfolgt, die außerhalb der üblichen Wellenlängen gelegen ist. Dadurch wird die Kontrolle der Wellenlängenunabhängigkeit nicht gewährleistet. Nach eigenen Messungen ist das französische R nach SOLOMON etwa halb so groß wie das internationale r; TAYLOR fand 1 r = 2,28 R sol.

Zur *Realisierung der Absoluteinheit* der Röntgenstrahlen bedarf es also der genauen Festlegung des Meßvolumens V, der Temperatur t, des Druckes b und des Ionisationsstromes i. Daraus berechnet sich die Einheit wie folgt:

$$r/s = i \text{ e. st. E.}/V \text{ cm}^3,$$

$$= i\,A \cdot 3\,\frac{1}{3} \cdot 10^{-10}/V \text{ cm}^3.$$

Für $i = 1$ und $V = 1$ wird r/s = 1.

$$1 \text{ r/s} = 1 \text{ e. st. E.}/1 \text{ cm}^3,$$

$$= 1\,A \cdot 3\,\frac{1}{3} \cdot 10^{10}/1 \text{ cm}^3,$$

$$1 \text{ r/min} = 1\,A \cdot 5,55\ldots \cdot 10^{-12}/1 \text{ cm}^3.$$

Nach diesem Vorgang, d. h. durch Messung der Stromstärke i, ist die erste Absolutbestimmung durchgeführt worden. i ist allerdings durch Messung der Spannung U, die durch sie an den Enden eines Widerstandes R hervorgerufen wird, bestimmt. Es ist $i = \dfrac{U}{R}$. Diese Stromstärkemessung führt also direkt zu einer Strahlen*intensität* r/s oder r/min.

Fast bequemer und genauer ist die direkte Bestimmung der Strahlenmenge r durch Messung der Elektrizitätsmenge Q nach der Beziehung $Q = i \cdot t = C \cdot U$, wenn t die Zeit, U die Spannung und C die Kapazität bedeutet. Es ist dann

$$r = Q \text{ e. st. E.}/V \text{ cm}^3 = C \text{ e. st. E.} \cdot U \text{ e. st. E.}/V \text{ cm}^3,$$

$$= A \text{ s} \cdot 3\,\frac{1}{3} \cdot 10^{-10}/V \text{ cm}^3,$$

$$= C \text{ cm} \cdot U \text{ 300 V}/V \text{ cm}^3.$$

Für $C = 1$, $U = 1$ und $V = 1$ wird $r = 1$.

$$1 \text{ r} = 1 \text{ cm} \cdot 300 \text{ V}/ 1 \text{ cm}^3.$$

Es handelt sich dann also darum, eine Spannung und die Kapazität des elektrischen Systems neben V zu messen. Die Messung der Spannung erfolgt mittels eines kalibrierten Elektrometers. Die Kapazität dagegen muß durch folgendes Verfahren ermittelt werden.

C_x sei die gesuchte Kapazität von Kammer und Elektrometer, wenn sie zusammengeschaltet sind. Wenn dieses C_x auf die Spannung U_1 aufgeladen wird, so befindet sich in C_x die Elektrizitätsmenge

$$Q = C_x \cdot U_1.$$

Nun wird eine bekannte Kapazität C zu C_x zugeschaltet; es verteilt sich dann Q auf die Kapazität $C_x + C$, und es sinkt die Spannung auf U_2 ab. Es ist dann

$$Q = (C_x + C) \cdot U_2,$$

$$C_x \cdot U_1 = (C_x + C) \cdot U_2 \text{ und}$$

$$C_x = \frac{C \cdot U_2}{U_1 - U_2}.$$

Es ist noch die Korrektur nach dem Luftdruck und der Temperatur vorzunehmen. Zum Zwecke der Reduktion auf 0° C und 760 mm Hg ist der gefundene Wert mit dem folgenden Faktor zu multiplizieren:

$$r_{0°,\,760\,\text{mm}} = r \cdot \frac{760}{b} \cdot \frac{273 + t}{273}.$$

d) Kleinkammern.

Bis anhin haben wir im wesentlichen von den Qualitäten der Faßkammern gesprochen, die vornehmlich zu genauen Messungen geeignet sind. Sie haben aber für die praktische Dosimetrie namhafte Nachteile. Sie sind unhandlich, sie können selten an die Orte der Wirkung gebracht werden; Kammer und Ableseinstrument sind nahe beieinander u. a. m. Die meisten der genannten Nachteile können umgangen werden durch die sog. Kleinkammern. Entsprechend ihren kleinen Dimensionen können mit ihrer Hilfe Strahlungsfelder quasi Punkt für Punkt ausgemessen werden.

Zu einer Zeit, als man mit der Faßkammer wellenlängenunabhängig messen lernte, zeigten die damals gebräuchlichen Kleinkammern, bezogen auf die Angaben der Faßkammern, erheblichen Gang mit der Wellenlänge. Zur Begrenzung des Meßvolumens hatte man vor allem Aluminiumblech verwendet, das nach dem oben über die Wandeffekte Angeführten zu einem Mißerfolg führen mußte. FRIEDRICH, GLOCKER, BRAUN und KÜSTNER haben die Erforschung der Kleinkammern und deren Herstellung weitgehend gefördert.

Wir müssen unterscheiden zwischen Fingerhut-, Löffel- und Topfkammern.

α) Fingerhutkammern.

Die folgende Abb. 152 gibt eine schematische Zeichnung einer Fingerhutkammer; der unterlegte Text enthält alle nötigen Erklärungen. Drei wichtige Teile sind zu unterscheiden: die Außenwand, die Innenelektrode, der Kammerboden.

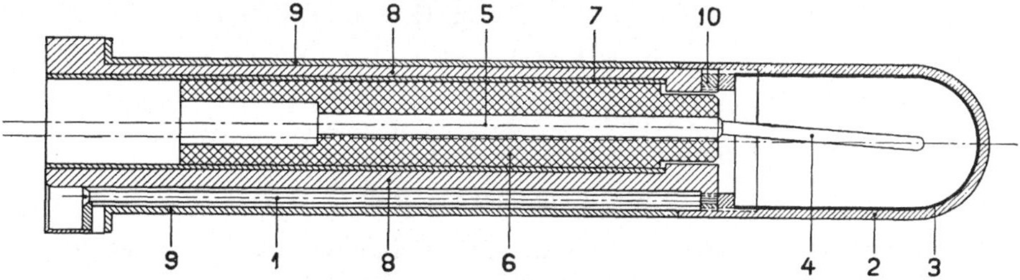

Abb. 152. Fingerhutkammer (schematischer Schnitt).
1 Zuführung der Kammerspannung, *2* Kammer, *3* Belag aus Luftwändematerial, *4* Innenelektrode, *5* Ableitung von *4*, *6* Bernsteinisolation, *7* Schutzzylinder (Erdung), *8* Hauptstück des Kammerträgers, *9* äußere Schutzhülse, *10* Spannungsring zur Überleitung der Kammerspannung auf den Belag *3*.

Die *Außenwand*, der Fingerhut, ist in gewisser Hinsicht der wichtigste Teil. Es ist bei seiner Herstellung doch darauf zu achten, daß die Luftäquivalenz innegehalten wird. Darüber hinaus muß das Material aber noch anderen Anforderungen genügen. Es muß genügende Leitfähigkeit aufweisen und muß genügend fest sein. GLOCKER hat wellenlängenunabhängige, luftäquivalente Kleinkammern erstmals aus Graphit hergestellt, dem Silizium in einigen wenigen Prozenten beigegeben war. Auch graphitiertes Cellophan (BRAUN und KÜSTNER) tut den Dienst, ist allerdings weniger bequem wegen der geringen Stabilität. Das gleiche gilt von graphitiertem Papier. Man kann auch festere Grundlagen, z. B. aus Bakelit, innen mit einer entsprechend zusammengesetzten Paste bestreichen. Diese muß allerdings noch die Eigenschaft haben, daß sie gut haftet und beständig bleibt.

Besonders heikel ist auch der richtige Bau der *Innenelektrode*, des Stiftes. Einmal ist das Material des Stiftes von großer Bedeutung. In bezug auf Strahlung gilt das von der Kammerwand Gesagte; am besten ist es, wenn die Elektrode aus Luftwändematerial gefertigt ist. Ferner spielt auch die Form und Größe eine bedeutende Rolle, indem von diesen beiden Punkten die Verteilung der elektrischen Kraftlinien abhängt. BRAUN und KÜSTNER haben die Stempelform als die günstigste herausgefunden. Es gilt auch hier, zwischen zwei Fehlern einen Mittelweg zu finden. Wird nämlich der Stempel der Innenelektrode zu dick, so führt sie zu einem Fehler durch Schwächung; Schatteneffekt des Stiftes.

Der *Kammerboden* erstellt die Verbindung zwischen der Kammer und ihrem Träger, dem Kammerstiel. Er isoliert die beiden leitenden Teile, die Kammerwand vom Stift, und zwar muß seine Isolation entsprechend der kleinen Ströme eine sehr hochwertige sein. Zudem soll das Isolationsmaterial wieder annähernd luftäquivalent sein. Bernstein genügt beiden Forderungen sehr gut.

Beim Aufbau der Fingerhutkammer ist streng darauf zu achten, daß nicht außerhalb des Kammervolumens irgendwelche Lufträume an die beiden

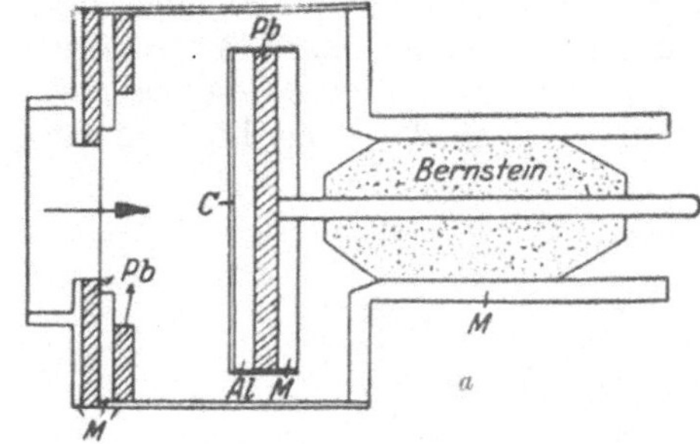

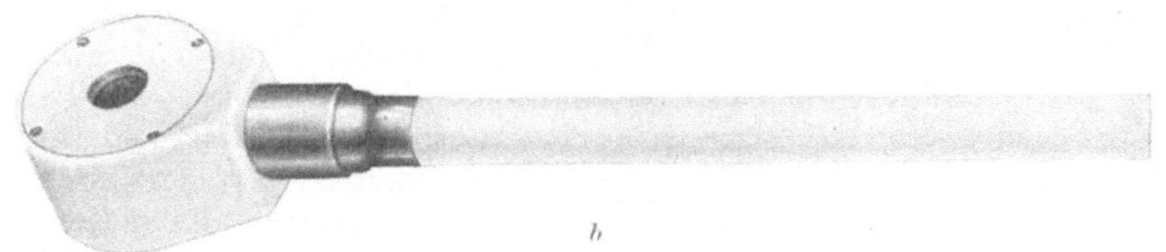

Abb. 153. Topfkammer.
a schematischer Schnitt (KÜSTNER); *b* Ansicht einer Ausführung von Siemens für den Universaldosismesser.

Elektroden oder Zuleitungen angrenzen, die mit der Kammerwand bzw. mit der Innenelektrode in Berührung sind. Dadurch würde ein zusätzliches Ionisationsvolumen geschaffen, das zu einem Richtungseffekt führen könnte.

Als *Richtungseffekt* einer Kammer bezeichnen wir die Tatsache, daß eine Fingerhutkammer auf Strahlen, die unter verschiedenen Winkeln zu ihrer Achse auftreffen, ungleich reagiert. Der Richtungseffekt kann negativ sein, wenn bei schrägem Auftreffen eine Verschattung eintritt. Er kann aber auch positiv sein, d. h. in bestimmten Richtungen können die Strahlen stärker registriert werden als senkrecht zur Achse. Dieses Vorkommnis beobachtet man eben bei zusätzlich wirksamen Lufträumen oder dann, wenn der Kammerboden einen zusätzlichen Wandeffekt aufweist, der bei streifender Inzidenz zurücktritt, wenn die Strahlen senkrecht auf die Kammerachse auftreffen.

β) Topfkammer.

Sie ist durch ihren Aufbau insofern als Topf charakterisiert, als die Strahlung ein sehr dünnes Eintrittsfenster durchtritt, um dann auf den Grund des Topfes aufzutreffen, der zugleich die eine Elektrode darstellt. Die andere Elektrode ist das Eintrittsfenster. Diese Kammer ist besonders geeignet zur Messung der weichen Strahlungen der Oberflächentherapie und der Grenzstrahlen. Sie wurde erstmals von KÜSTNER angegeben und weist mechanisch eine sehr große Festigkeit auf. Die Abb. 153 gibt weiteren Aufschluß über die Topfkammer.

γ) Löffelkammer.

Sie stammt auch von Küstner und stellt eine kleine Faßkammer dar, deren Innenelektrode aus einem Schirm aus graphitiertem Cellon besteht. Die Eintrittsfenster sind ebenfalls sehr dünn gehalten, so daß die Schwächung in den Fenstern und der Innenelektrode vernachlässigt werden kann.

δ) Kondensatorkammern.

Sie fallen insofern aus der Reihe der besprochenen Kammern heraus, als sie von dem Ableseinstrument getrennt werden können und sogar ohne, d. h. bei abgeschaltetem elektrischem Meßinstrument, der Bestrahlung ausgesetzt werden. Würde man eine Kleinkammer üblicher Bauart allein in aufgeladenem Zustand bestrahlen, wäre dieselbe entsprechend ihrer sehr kleinen Kapazität (bei großem Luftvolumen) sofort entladen; sie wäre zu empfindlich. Deshalb hat Sievert an die Fingerhutkammer einen Kondensator direkt angebaut. Ein solches Instrument kann aufgeladen und bestrahlt werden; nach dem Ausmaß des Spannungsabfalles kann man dann auf die Strahlenmenge schließen, die die Kammer getroffen hat. Später hat Sievert das Verhältnis von Kapazität zu Meßvolumen auf sehr einfache Weise vergrößert, indem er einen Kugelkondensator direkt der Bestrahlung aussetzte. Durch Verengerung des Luftspaltes zwischen dem inneren und äußeren Belag der in der Abb. 154 dargestellten Kugelkondensatorkammern wird die Kapazität vergrößert, zugleich aber das Ionisationsvolumen, also der entladende Ionisationsstrom, stark herabgesetzt. Mittels eines Elektrometers wird vor und nach der Bestrahlung die Spannung gemessen. Die Differenz der Spannungen gibt ein Maß für die aufgetroffene Strahlung. Die Physikalisch-Technischen Werkstätten in Freiburg i. Br. stellen ebenfalls Kondensatorkammern her in Form kleiner Flaschen (Abb. 154 b).

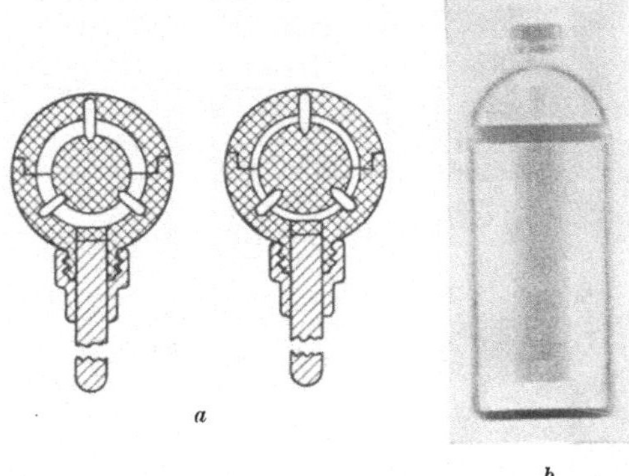

Abb. 154. *a* Kondensatorkammern nach Sievert; *b* Röntgenbild einer Kondensatorkammer der PTW.

Der Kammerträger. Bei jenen Kleinkammern, die während der Bestrahlung an das elektrische Meßinstrument angeschlossen bleiben, muß zwischen der Kammer und dem letzteren eine hochisolierte Verbindung hergestellt werden. Im Hinblick auf gute Isolation muß diese möglichst kurz gehalten werden. Die Isolation ist auch dadurch gefährdet, daß der Isolator durch Bestrahlung durch Ionisation leitfähig werden kann. Durch metallische (Blei-) Abschirmung könnte man sich vor solchen Fehlern schützen. Dadurch wird aber der Kammerstiel undurchsichtig und das Instrument für den Gebrauch während der Bestrahlung am Patienten unbrauchbar, weil durch den Kammerträger ein guter Teil des zu bestrahlenden Gewebes beschattet würde. Desgleichen würden sich aus dem gleichen Grunde bei Phantommessungen Fehler durch Schatteneffekte ergeben. Man ist deshalb heute zum durchsichtigen Kammerträger übergegangen, so daß man die Leitung in ein Material einbettet, das bei Bestrahlung keine Leitfähigkeit erhält. Die Abb. 155 zeigt Röntgenbilder einiger Kammerträger, die ihre Durchsichtigkeit nachweisen.

e) Elektrische Messung der Ionisation.

Während es vieler Einzelarbeiten bedurfte, um die Grundlagen für eine einwandfreie Messung der reinen Luftionisation zu schaffen, gibt uns die Physik die Methoden zur Messung der Ionisationsströme fertig in die Hand. Es handelt sich nur darum, die für jeden Fall geeignete Methode zu finden und ihre Einzel-

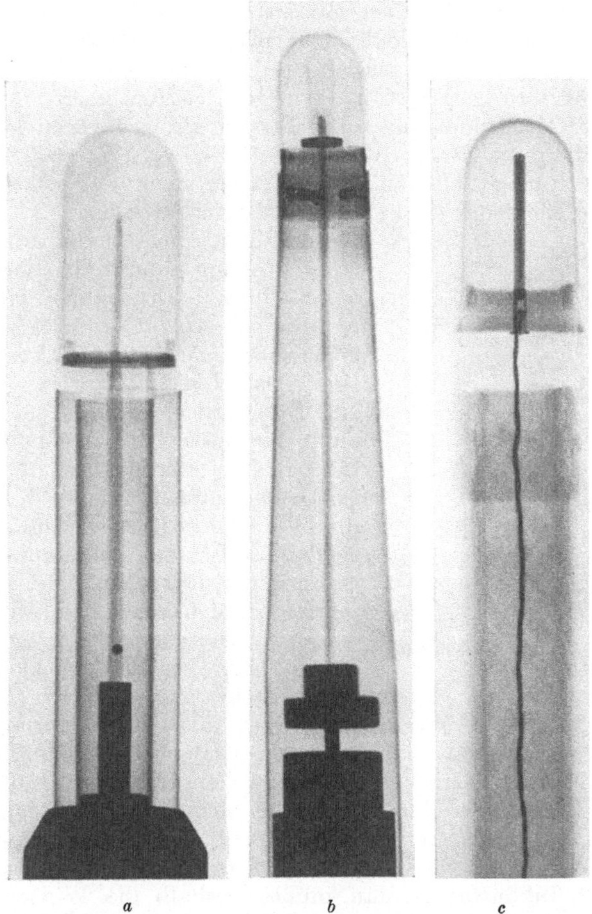

Abb. 155. Röntgenbilder von Kammerträgern.
a Hammer-Dosimeter; *b* Mekapion; *c* Siemens-Universaldosismesser.

heiten den speziellen Bedürfnissen anzupassen. Diese speziellen Forderungen sind gekennzeichnet durch die Kleinheit der zu messenden Ströme. Es ist zu bedenken, daß bei einer Strahlenintensität oder, wie heute wohl allgemein die Bezeichnung heißt, *Dosisleistung* von 1 r pro Minute im Kubikzentimeter Luft ein Strom von nur $5{,}5 \cdot 10^{-12}$ A fließt. Trotzdem ist grundsätzlich zu unterscheiden zwischen Strommessung und *Elektrizitätsmengenmessung*, also zwischen Messung eines Äquivalents der Dosisleistung oder eines Äquivalents der Strahlenmenge.

Wir wollen letztere Methoden vorwegnehmen, weil sie einfacher zu handhaben und deshalb generell in der Praxis exakter sind. Die beiden nötigen Meßinstrumente sind die *Stoppuhr* und das *Elektrometer*. Dieses arbeitet als empfindlicher und genauer Spannungsmesser, wie die Abb. 156 schematisch zeigt. Die Innenelektrode der Kammer K ist mit dem System eines Elektrometers leitend verbunden und kann mit der Spannungsquelle B aufgeladen werden, so daß die Elektrometerplättchen gespreizt werden, wie die Abb. 156 zeigt. Die Kammer und das Elektrometergehäuse sind geerdet. Wird durch das Röntgenstrahlenbündel R die Luft in der Kammer ionisiert und leitfähig, sinkt die Spannung langsam ab, die gespreizten Elektrometerplättchen nähern sich mit einer bestimmten Geschwindigkeit. Je rascher die Spannung absinkt, desto stärker ist die Strahlung, und ihre Dosisleistung ist unter der Voraussetzung der Sättigung proportional der Geschwindigkeit. Die Strahlendosis dagegen ist proportional der Spannungsdifferenz zwischen Anfangs- und Endwert. Die r-Zahl, die zu einem bestimmten Elektrometerablauf nötig ist, ist der Spannung selbst proportional; es kann also die Elektrometerskala in r kalibriert werden. Mißt man die Zeit,

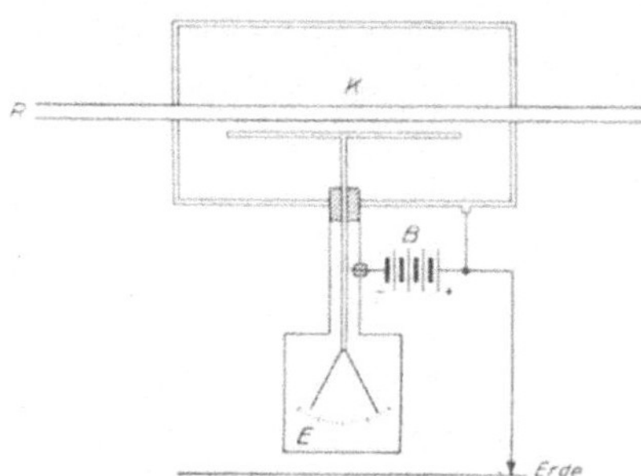

die der Elektrometerfaden braucht, um von einer Stellung A auf ein tieferes Potential der Stellung B abzusinken, dann wissen wir, daß die pro Ablauf festgelegte r-Zahl in der gemessenen Zahl von Sekunden geflossen sind. Das Elektrometer zeigt also direkt eine *Dosis*; zusammen mit einer Zeitmessung kann die Dosisleistung oder Strahlenintensität errechnet werden.

Demgegenüber zeigen die Strommesser direkt die Dosisleistung; unter Berücksichtigung der Zeit kann man auf die Dosis $= i \cdot t$ rechnerisch übergehen. Der *Dosisleistungszeiger* gründet sich also auf eine *Strommessung*. Die galvanometrische Messung ist für die hier errechneten kleinsten Ströme nicht direkt durchführbar. Dagegen steht

Abb. 156. Elektrometrische Messung der Ionisation (schematisch). Das Elektrometer E mitsamt der Elektrode in der Kammer K kann mittels der Batterie B aufgeladen werden. Das Gehäuse der Kammer und des Elektrometers liegt an Erde. R bedeutet das durchtretende Strahlenbündel.

von vornherein nichts im Wege, den Strom über einen Hochohmwiderstand abfließen zu lassen, um an seinen beiden Enden die Spannung messen zu können. Diese Messung setzt eine genaue Kenntnis der Größe des Widerstandes voraus. Die Herstellung von sehr hochohmigen Widerständen stieß bis vor kurzem auf sehr große Schwierigkeiten und gehört noch heute zu den heikelsten Arbeiten. Die hauptsächlichste Untugend dieser Widerstände ist ihre zeitliche Inkonstanz. Man müßte deshalb die Widerstände ständig unter Kontrolle halten. Dies kann aber leicht mittels eines Stromnormals geschehen. Ist aber R genau definiert, dann wissen wir, daß $i = \dfrac{U}{R}$ ist, und es kann das Instrument für U direkt in i angeschrieben sein, wenn R konstant bleibt. Der Spannungsmesser wird dann zum Strommesser, wie wir das schon S. 146 besprochen haben. Naturgemäß darf das Spannungsinstrument keinen Strom aufnehmen; es muß deshalb entweder ein *elektrostatisches Instrument* oder eine Verstärkeranordnung mit einer *Elektrometerröhre* im Eingang sein. Als statische Spannungsmesser kommen in Frage ein gewöhnliches *Fadenelektrometer* großer oder mittlerer Empfindlichkeit, Quadranten- oder Binanteninstrumente und vielleicht noch andere. Als praktische Dosisleistungszeiger werden wir später den Siemensmomentandosismesser als Spannungsmesser mit Lichtzeigerableseinstrument kennenlernen. Ich erinnere auch an den alten Siemensdosismesser als Röhrenvoltmeter bzw. Röhrengalvanometer.

Es liegt nahe, die Konstanz der Instrumente in toto durch das oben erwähnte *Stromnormal* zu prüfen, indem dieses an Stelle oder neben der Kammer eingeschaltet wird. Dadurch kann die gesamte Meßanordnung auf einen bestimmten Sollwert korrigiert werden. Das Stromnormal stellt einen Luftkondensator dar, dessen Lamellen mit Uranoxyd bestrichen sind. Durch das radioaktive Uran wird eine bestimmte oder auch eine veränderliche Leitfähigkeit hergestellt. Der Leitwert hat den Vorteil, daß er innerhalb weiter Grenzen von der Spannung unabhängig wird, wenn man bei Sättigung mißt.

Bei der genannten Ausführung des Stromnormals bewirken α-Strahlen die Ionisation. Es wurde früher im Dosismesser von Siemens verwendet. Das Laboratorium Strauß in Wien konstruiert einen *Urankompensator* auf dem gleichen Prinzip. Auch das Hammerdosimeter benutzt einen α-Strahler als Kontrolle, und zwar so, daß beim Normalrelais eine Nebenkammer, beim Tubusrelais dagegen die eigentliche Ionisationskammer benutzt wird. Das Radiumpräparat beim KÜSTNER-Gerät ist in Aluminium eingeschlossen, so daß die α-Strahlen nicht mehr wirken können. Die Ionisation kommt dann hauptsächlich durch β-Strahlen zustande. Die γ-Strahlenionisation tritt zurück. Das Präparat wirkt direkt auf die Ionisationskammer. Die Ionisation durch einen α-Strahler ist der Luftdichte nicht proportional.

3. Dosismeßgeräte der Praxis.

a) Faßkammern.

α) Eichstandgeräte von KÜSTNER.

KÜSTNER hat als Standardgeräte zwei Faßkammern gebaut, die als Eichgeräte für größere Institute bestimmt sind. Sie weisen beide, das große und das kleine Eichstandgerät, vor allem größte Einfachheit und deshalb beste Präzision und Konstanz auf. Die Faßkammer ist direkt mit dem Elektrometergehäuse zusammengebaut. Die denkbar einfachsten Verbindungen und Mechanismen gehen für das große Gerät aus der Abb. 157b hervor, die einen Längsschnitt durch das Gerät wiedergibt. Die Abb. 157a zeigt eine Ansicht desselben.

Das kleine KÜSTNER-Gerät geht in den Anforderungen weniger weit, genügt aber vollauf für Institute, die Wert darauf legen, einen eigenen Hausstandard zu besitzen. Es sei dieses kleine Gerät ebenfalls in der Abb. 157c in der Ansicht abgebildet. Alle Einzelheiten entnehme man dem Text zu den Abbildungen.

Die Eichstandgeräte sind da am Platze, wo die exakte Wahrung der r-Einheit von besonderer Wichtigkeit ist; insbesondere auch an den Orten, wo indirekt dosiert werden soll, d. h. wenn nur die Dosis in freier Luft gemessen wird, alle anderen dosimetrischen Übergänge aber aus Tabellen und Kurven abgelesen werden. Sie sind geeignet, alle Strahlenqualitäten der Oberflächen- und Tiefentherapie zu messen. Das zu messende Strahlenbündel muß durch eine strahlenschützende Wand hindurchtreten, damit ein genügender Schutz bei der Messung gewährleistet wird. Dagegen sind die Faßkammern nicht geeignet für Messungen am Orte der Wirkung, also z. B. am Phantom oder in der Körpertiefe.

KÜSTNER hat noch ein weiteres Instrument geschaffen, das ebenfalls in bezug auf die Anwendungsmöglichkeiten in die gleiche Klasse fällt: das *Panzerdosimeter*. Es dient für Messungen der Tiefenoberflächen- und Grenzstrahlentherapie und kann mit einer Löffel-, Fingerhut- oder Streustrahlenkammer ausgerüstet werden. Wie die Faßkammern, kann das besprochene Instrument vorwiegend für Frei-

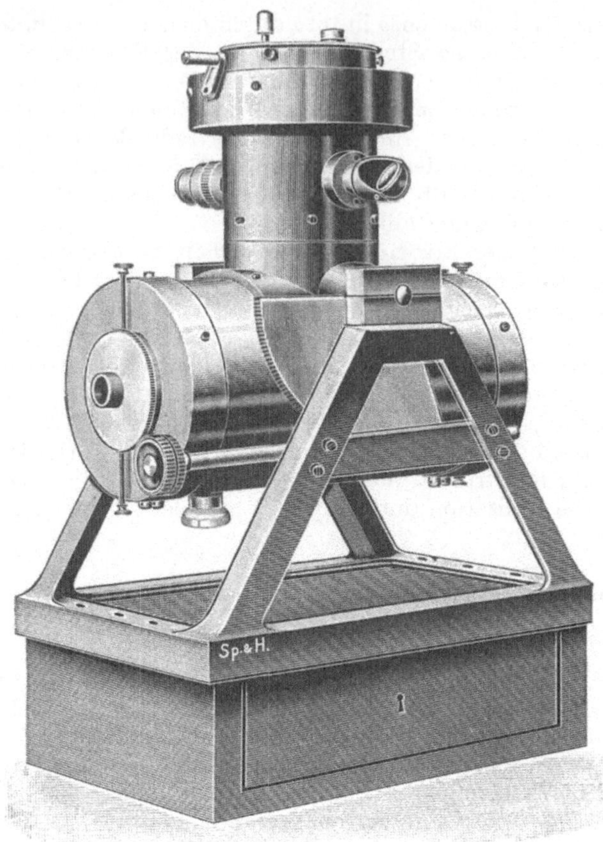

luftmessungen Verwendung finden. In Vollschutzanlagen kann der Tubus der Röhrenhaube auf das Fenster der Löffelkammer des Gerätes aufgesetzt werden. Durch die Verlängerung des Beobachtungsmikroskops und der Betätigung der Aufladevorrichtung ist der Schutz für den Messenden für eine kurze Messung gewährleistet. Bei nicht strahlengeschützten Röhren muß das Mikroskop und die Aufladebetätigung durch zwei Löcher in eine Schutzwand hindurchgesteckt werden können.

β) Universaldosismesser nach Rajewsky.

Der von Rajewsky ausgebildete Universaldosismesser ist ebenfalls nach dem Prinzip der Faßkammer gebaut. Ionisationskammer und Elektrometer sind in gemeinsamem Gehäuse untergebracht. Parallel zur Kammer kann noch ein hochisolierter Konden-

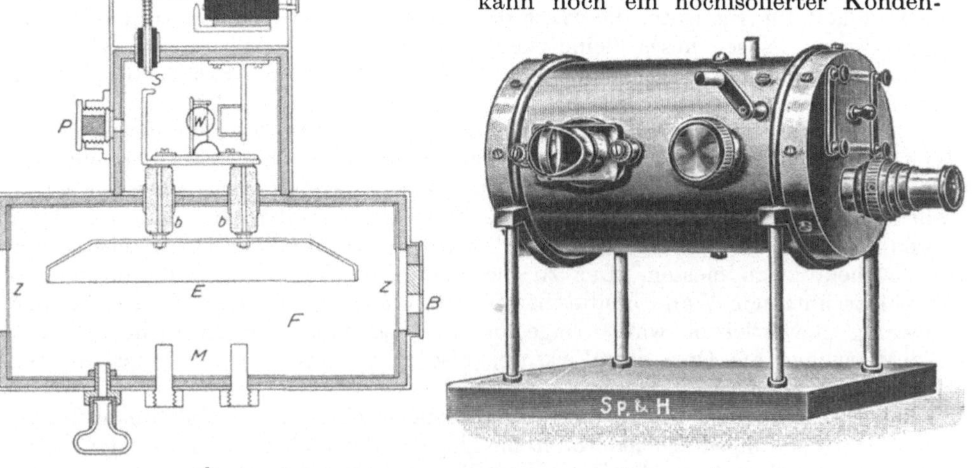

Abb. 157. Eichstandgeräte nach Küstner.

a Großes Eichstandgerät, Ansicht. — b Schnitt: *E* Innenelektrode, *Z* Zellophanfenster, *B* Blende, *b* Bernsteinisolatoren, *W* Elektrometer, *H* Aufladevorrichtung mit Kurbel *K*, *L* Ladeknopf mit Kontaktstift *S*, *P* Zugang zum Elektrometer von außen für die kleinen Kammern, *M* Platz für die Radiumpräparate. — *c* kleines Eichstandgerät

sator zugeschaltet werden. Dadurch gelingt es, sowohl große Intensitäten zu messen oder bei kleiner Intensität größere r-Dosen in einem Meßgang zu

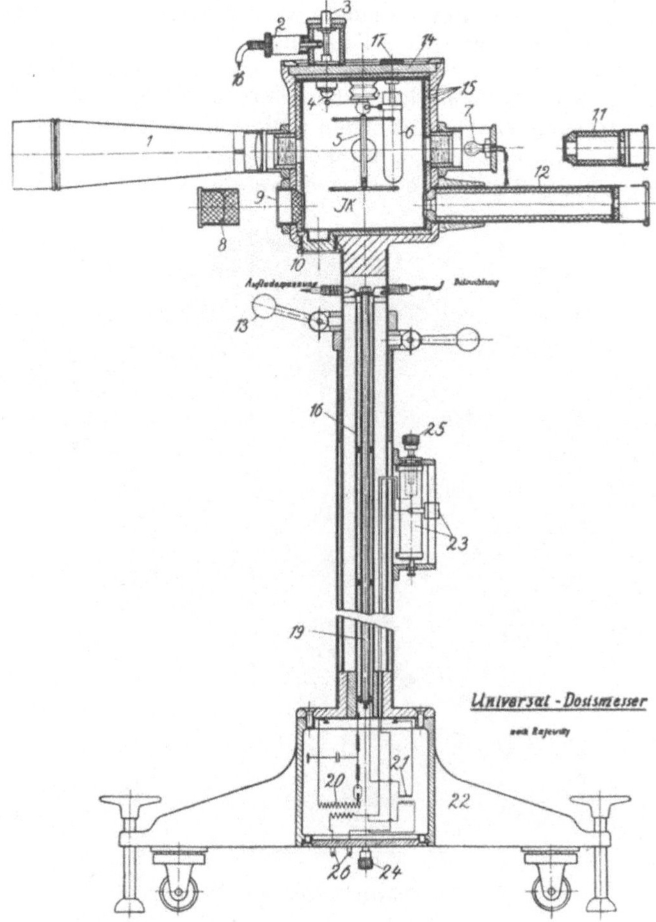

Abb. 158. Universaldosismesser nach RAJEWSKY (Schnitt).

erfassen. Es handelt sich beim Universaldosismesser mehr um ein Laboratoriumsinstrument, das, wie der Name sagt, zu den verschiedensten Meßproblemen geeignet ist. Ein Aufriß ist in Abb. 158 abgedruckt.

b) Meßgeräte mit Kleinkammern.

α) Integrierende Dosismesser.

Das Instrument von RAJEWSKY ist durch Vergrößerung der Kapazität des elektrischen Systems zum integrierenden Dosismesser geworden dadurch, daß der r-Wert pro Ablauf auf diese Weise erheblich und grundsätzlich beliebig erhöht werden kann. Derselbe Gedanke ist früher im *Integraldosismesser* von Siemens verwirklicht gewesen, indem mit diesem Instrument Gesamtdosen gemessen werden konnten. Durch Abschaltung des Kondensators konnte dem Elektrometer seine große Empfindlichkeit wiedergegeben werden, derart, daß es zu Dosismessungen für kleine Mengen verwendet werden kann. Es versteht sich von selbst, daß für die langzeitigen Messungen mit den kapazitätsreichen Systemen eine außerordentlich hohe Isolation verlangt werden muß.

Die gleiche Forderung gilt auch für den *Universaldosismesser von Siemens*, bei welchem nicht ein Kondensator entladen, sondern durch den Ionisationsstrom aufgeladen wird. Die Spannung am Kondensator ist dann ein Maß für die verabfolgte Dosis, wenn bei der Spannung Null begonnen wurde. Als Spannungsmesser dient ein sog. Lichtmarkeninstrument, d. h. ein tragbares, ziemlich robustes Meßsystem nach dem Vorbild des Quadrantelektrometers. Durch Abschaltung der Kapazität und dadurch, daß der Ionisationsstrom über einen entsprechend dimensionierten Hochohmwiderstand geleitet wird, kann in der

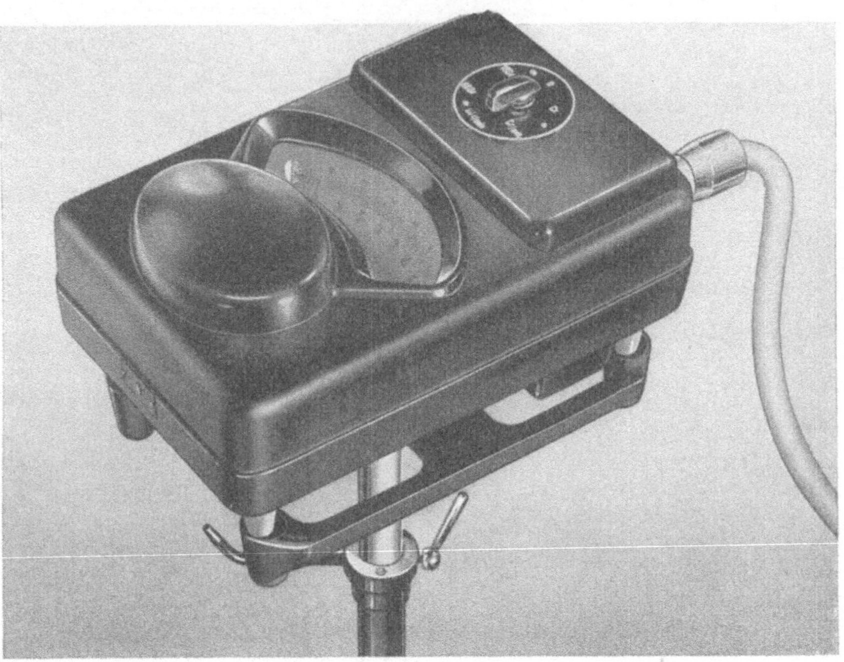

Abb. 159. Universaldosismesser (Siemens).

neuen Schaltung das Voltmeter als Dosisleistungsmesser gebraucht werden, indem es die Spannung an den Enden eines bekannten Widerstandes anzeigt. Ein eingebautes Stromnormal bürgt für Konstanz des elektrischen Meßsystems. Die Kammer ist durch ein mehrere Meter langes Gummikabel mit dem Ableseinstrument verbunden. Die Ader, die den Ionisationsstrom leitet, ist durch eine Schutzlage vor den Kriechströmen der hohen Kammerspannung geschützt. An das Kabel kann eine Fingerhutkammer angeschlossen werden. Für Grenzstrahlen und Oberflächentherapiestrahlungen kann diese gegen eine Topfkammer (Abb. 153) ausgetauscht werden. Und endlich wird auch eine zirka 1 l fassende Streustrahlenkammer angefertigt. Die Abb. 159 gibt das Instrument in der Ansicht wieder.

Das *Hammerdosimeter* ist ebenfalls ein integrierendes Instrument. Jedoch wird hier automatisch nach Entladung oder Aufladung eines Elektrometers *10, 11* der Ausgangszustand dadurch wieder hergestellt, daß bei einer bestimmten Extremstellung des Elektrometerplättchens *12* die Erdung durch einen Kontakt *9* über ein Relais *15* bewerkstelligt wird. Es erfolgt dann die Wiederaufladung durch den Ionisationsstrom von neuem. Diese Vorgänge folgen um so rascher, je größer die Ionisation in der angeschlossenen Kammer ist. Tatsächlich erfolgt am Endausschlag des Elektrometerplättchens ein Kontakt, der ein kleines Relais *15* betätigt. Dieses Relais seinerseits erdet einerseits das Elektrometer *9*, anderseits betätigt es sekundär ein Zählwerk *14*, indem es an dessen Steigrad einen Zahn weiterschaltet. Diese Schaltung um eine Einheit erfolgte früher mittels eines Hitzdrahtes, in letzter Zeit mittels eines kleinen Motors. Das Nötige der Schaltung geht aus dem Schema der Abb. 160a hervor. Die Fingerhutkammer *A* des sog. *Normalrelais* ist durch einen kurzen schattenarmen Träger *4* mit dem Elektrometer fest verbunden. Letzteres ist in einem bleigeschützten zylindrischen Gehäuse *B* untergebracht. Von diesem Gehäuse führt

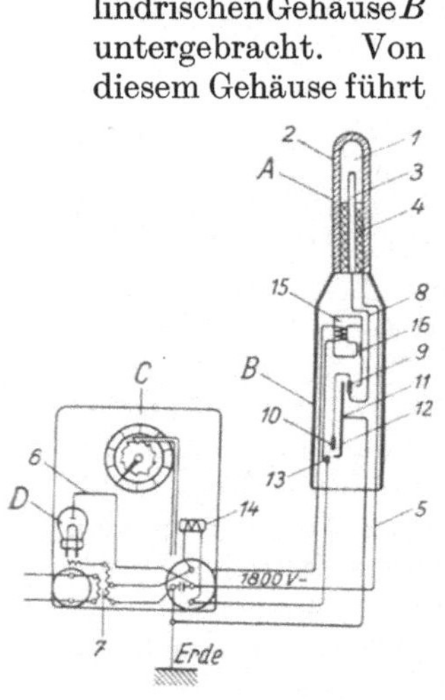
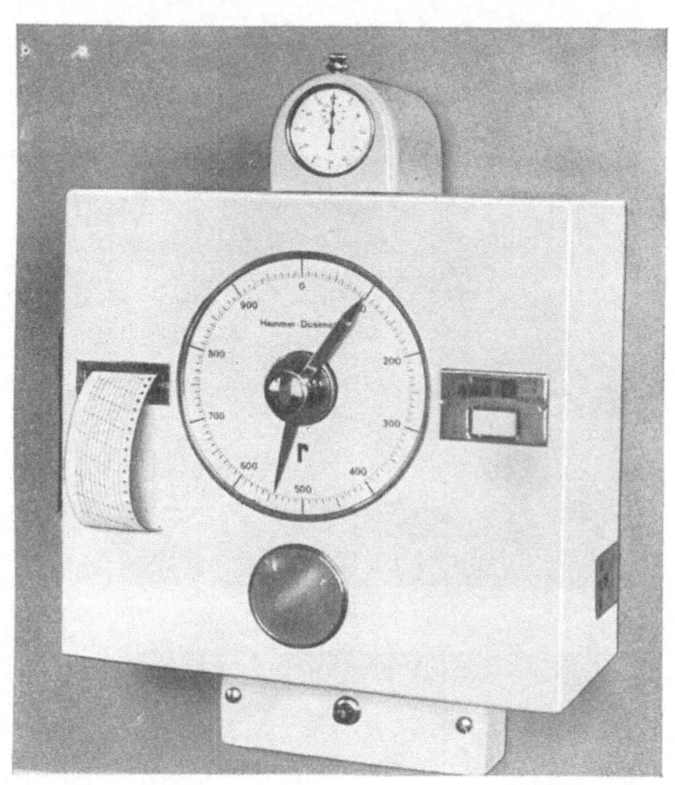

a   b

Abb. 160. Hammerdosimeter. *a* Schema: *A* Kammer, *1* Kammerlumen, *2* Wand, *3* Stift, *4* Träger, *B* Relais (Text), *C* Zählwerk; *D* Gleichrichter. — *b* Zählwerk.

dann ein vieradriges Kabel zum Zählwerk *C*. Dieses flexible Kabel führt keine Meßleitungen mehr, sondern lediglich Steuer- bzw. Speiseleitungen, nämlich die Kammerspannung von etwa 1800 V, die Erde und die Leitungen für die Spule des kleinen Erdungsrelais *15*. Die Abb. 160b zeigt eine Ansicht des Zählwerkes. Neben dem besprochenen Normalrelais konstruiert die Physikalisch-Technische Werkstätte in Freiberg i. Br. noch ein sog. Tubusrelais. Dasselbe ist in bezug auf Volumen und Gewicht stark reduziert. Die Kammer ist ebenfalls kleiner und sitzt an einem abgekröpften Träger, so daß sie, richtig an den Tubus montiert, am Tubusboden aufliegt, wie die Abb. 160d es darstellt. Das Tubusrelais selbst ist nicht strahlengeschützt, es muß deshalb außerhalb des Tubus an geschützter Stelle angebracht werden. Entsprechend den kleineren Dimensionen ist die Genauigkeit nicht derart gut als beim Normalrelais. Der außerordentliche Vorteil des Tubusrelais besteht aber in seiner Verwendbarkeit als während der Bestrahlung stets mitlaufendes integrierendes Dosismeßgerät.

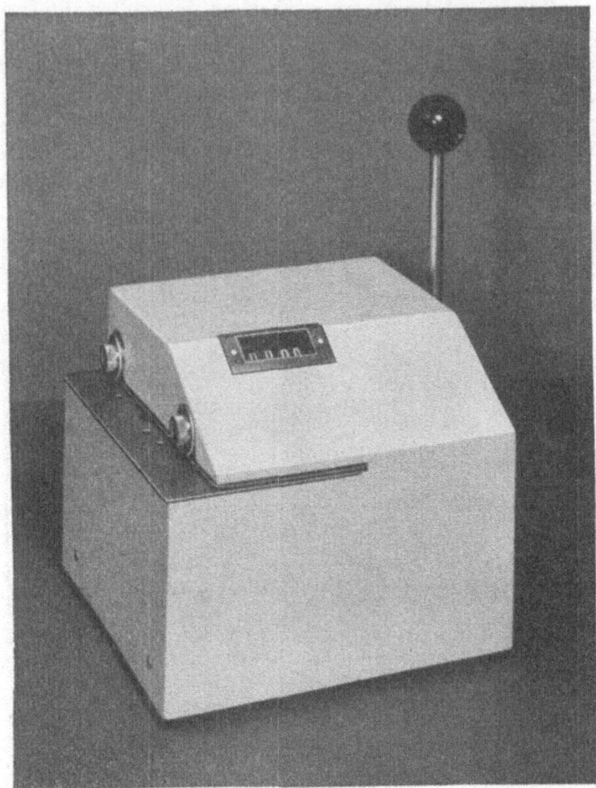

Abb. 160 c. Dosisdrucker.

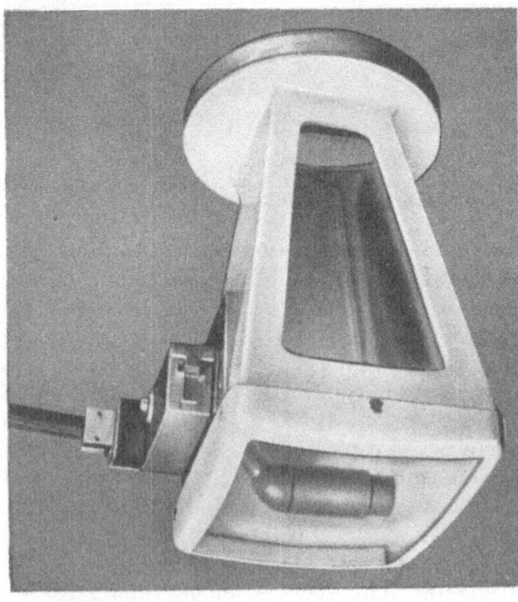

Abb. 160 d. Tubuskammer, im Tubus eingebaut.

Es gibt noch ein drittes Relais zum Anschluß an das gleiche Zählwerk, nämlich das sog. Universalrelais. Es ist nicht geeignet, an den Tubus angebaut zu werden. Bei sog. offenen Bestrahlungen kann es aber während der Bestrahlung direkt auf die Haut aufgelegt werden. Die Abb. 160 d bis g gibt eine Ansicht der drei Hammerrelais.

Ihre Empfindlichkeit kann durch ein Radiumpräparat kontrolliert und außerdem reguliert werden. Beim Normalrelais kann durch Drehen eines geränderten Ringes einem α-Strahler freie Bahn gegeben werden auf eine zusätzliche Ionisationskammer. Beim Tubusrelais wirkt ebenfalls ein α-Strahler, aber auf die Kammer selbst. Das Präparat ist im Aufbewahrungskasten für das Relais selbst untergebracht. Die α-Teilchen treten durch ein Goldschlägerhautfenster an der Stirnseite der Kammer ein.

Das Zählwerk ist so eingerichtet, daß eine bestimmte r-Zahl an einem Zifferblatt eingestellt werden kann. Jedem Sprung entsprechen 5 r. Wenn die eingestellte r-Dosis geflossen ist, ertönt ein Signal, oder es kann der Apparat automatisch abgeschaltet werden. Ein Zusatzgerät schiebt für jeden Sprung 5 mm Papier vor, so daß jedem Millimeter Papiervorschub 1 r entspricht. Die Länge des ausgestoßenen Papierstreifens dokumentiert die applizierte Dosis. Und endlich kann ein weiteres Zusatzgerät angeschaltet werden, das die r/min, also die Dosisleistung angibt.

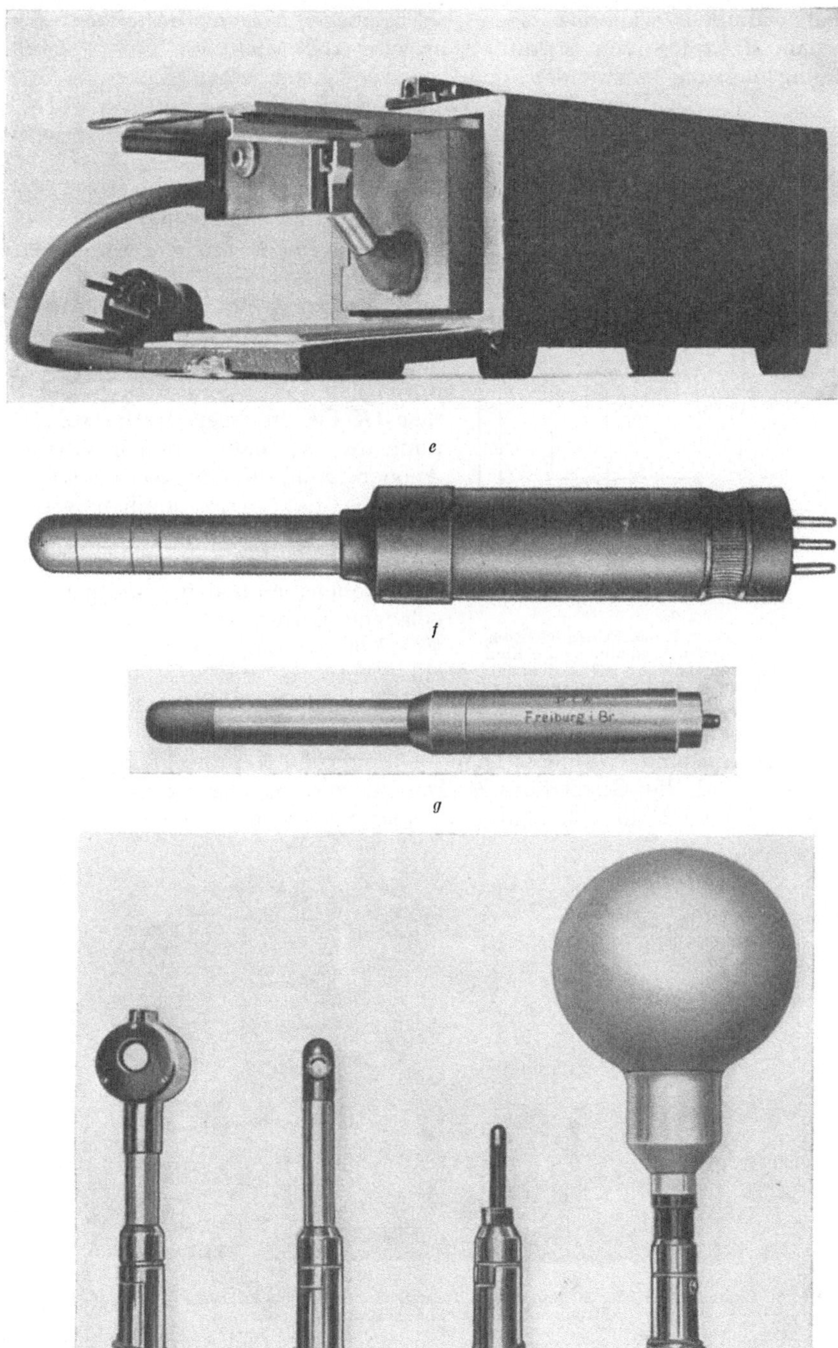

Abb. 160 c bis l. *e* Tubuskammer, zur Radiumkontrolle im Aufbewahrungskasten; *f* Normalrelais; *g* Universalrelais; *h* Topfkammer; *i* Grenzstrahlenkammer; *k* Kammer für große Intensitäten (Kontakttherapie); *l* Streustrahlenkammer.

Ganz ähnlich wie das eben beschriebene Hammerdosimeter arbeitet auch das *Mekapion* von Strauß. Hier wird aber nicht ein Elektrometer zur Spannungsmessung verwendet, sondern das Gitter einer Elektrometertriode nach dem Schema der Abb. 161 a. Mit der Innenelektrode der Ionisationskammer JK steht das Gitter G einer Triode in Verbindung; der Kondensator C realisiert eine bestimmte notwendige Kapazität. Solange das Gitter mit der Innenelektrode negativ aufgeladen ist, sperrt dasselbe den Anodenstrom, der der Anode der Röhre über die Spule eines kleinen Relais zugeführt wird. Lädt sich das Gitter durch den Ionisationsstrom in der Kammer JK bis zu einer bestimmten Spannung auf, so fließt ziemlich plötzlich ein Anodenstrom, der das Relais AR betätigt. Dasselbe hat, ganz ähnlich wie beim Hammerdosimeter, nun seinerseits über ein zweites Relais VR wieder zwei Funktionen: einmal das weitgehend aufgeladene Gitter wieder auf eine negative Vorspannung zu bringen und dann ein Zählwerk um eine Einheit weiterzudrehen. Das Zählwerk entspricht demjenigen des Hammerdosimeters. Wie an Letzterem Kammer und Elektrometer zusammengebaut sind, so sind es beim Mekapion die Kammer, auch eine Fingerhutkammer, und die Gitterröhre R. Die Verbindungen zwischen dem Röhrengehäuse und dem Zählwerk sind auch hier Speise- und Steuerleitungen. Die

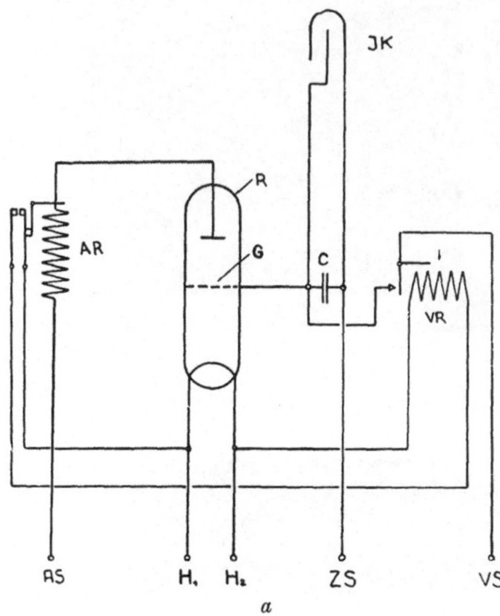

Abb. 161 a. Mekapion. Schema, Prinzipschaltung. (Text) H Heizung, AS Anodenspannung, ZS Kammerspannung, VS Sperrspannung, AR Anodenrelais, VR Verriegelungsrelais, JK Ionisationskammer.

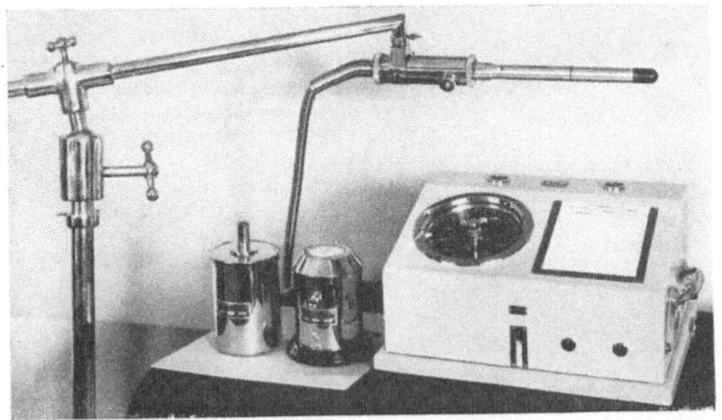

Abb. 161 b. Gesamtansicht des Mekapion mit Normalkammer. Rechts Zählwerk, links auf dem Tisch Stromnormal, dazwischen Elektrostoppuhr.

genannte Verbindung kann deshalb hier wie dort auf beliebige Distanz, unter Umständen über fest verlegte Leitungen, erfolgen. Das Laboratorium Strauß baut ebenfalls einen sog. Dosisnachweiser, der über die verabfolgte Dosis ein Dokument verabfolgt. Die Abb. 161 b zeigt das Mekapion in seiner letzten Form.

β). *Nichtintegrierende Kleinkammerdosimeter.*

Die Dosimeter dieser Klasse, die bis vor wenigen Jahren noch durch das MARTIUS-Ionometer, das WULF-Elektrometer, das SOLOMON-Instrument und andere

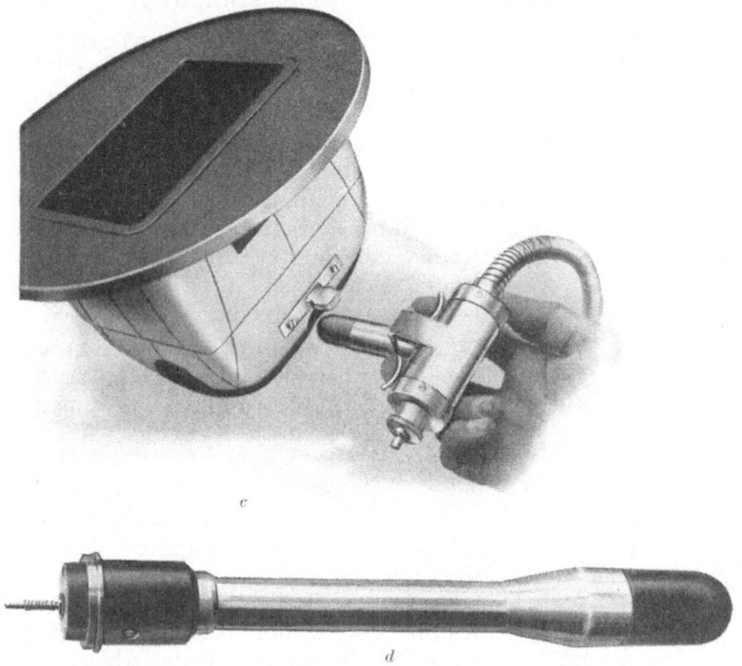

Abb. 161 c und d. *c* Tubusrelais; *d* empfindliche Kammer (0,5 r).

vertreten gewesen waren, treten heute mehr und mehr in den Hintergrund.

Wir hatten einen moderneren Vertreter, das PANZER-Dosimeter, schon früher (S. 233) erwähnt und beschrieben. Es gehört hierher noch das *Ionognom* der Physikalisch-Technischen Werkstätten in Freiburg i. Br. Dieses Instrument ist zur Freiluftdosierung vornehmlich für dermatologische Strahlungen bestimmt und stellt ein für diesen Zweck genaues und preiswertes Dosimeter dar. Eine Topfkammer ist in einem kegelstumpfförmigen Gehäuse, zusammen mit dem Hammerelektrometer und einem Radiumpräparat untergebracht. Es integriert aber nicht automatisch, sondern betätigt nach Ablauf des Elektrometers und durch die Kontaktgebung lediglich die Elektrostoppuhr. Es handelt sich also um einen Dosismesser. Die Abb. 162 zeigt sein Äußeres.

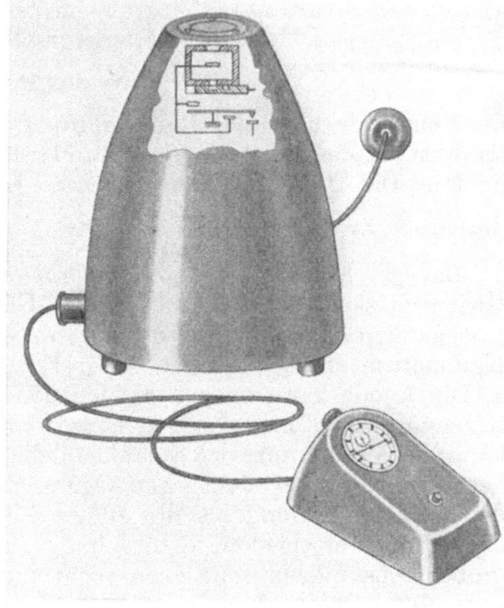

Abb. 162. Ionognom, Schema, Ansicht.

4. Realisierung der Dosis.

a) Eichung von Dosimetern.

α) Durch Absolutbestimmung.

Über die Absolutbestimmung der r-Einheit haben wir S. 227 gesprochen.

β) Durch Vergleich.

Ähnlich wie ein unbekannter Widerstand in einer Brückenschaltung mit einem anderen, der Größe nach bekannten Widerstand verglichen werden kann, so überträgt man die r-Einheit von einem Instrument auf das andere durch Vergleich, d. h. grundsätzlich, daß dabei auf das Instrument mit unbekannter Empfindlichkeit ein Strahlenbündel bekannter Intensität einwirkt. Die Festlegung der Dosisleistung erfolgt dabei durch ein bekanntes Instrument.

Praktisch wird der Strahlenkegel einer Strahlenquelle gegabelt wie in Abb. 163. Das Schema zeigt den Vergleich einer Fingerhutkammer P mit einem Standardgerät nach KÜSTNER. Mit der Klappe F können die beiden Strahlenbündel gleichzeitig abgeblendet werden. Es ist wichtig, darauf zu achten, daß die Ablesung der beiden Dosimeter gleichzeitig erfolgt. Eine Abweichung von dieser Regel macht sich um so stärker bemerkbar, je größer die Inkonstanz des Betriebes der Röhre ist. Mittels der Klappe werden nun beide Instrumente eine gleich lange Zeit bestrahlt und der Abfall an den Elektrometern abgelesen. Es liegt an der Aufstellung des Eichversuches, durch Abstandsveränderung die Ablaufzeiten der beiden Elektrometer möglichst gleich groß einzustellen. Wenn unser Vergleich mit dem KÜSTNER-Gerät erfolgte, so ist die Intensität am Orte des Prüflings

$$r/min = K \cdot \frac{Ra}{R\ddot{o}} \cdot \frac{R^2}{r^2},$$

wenn Ra

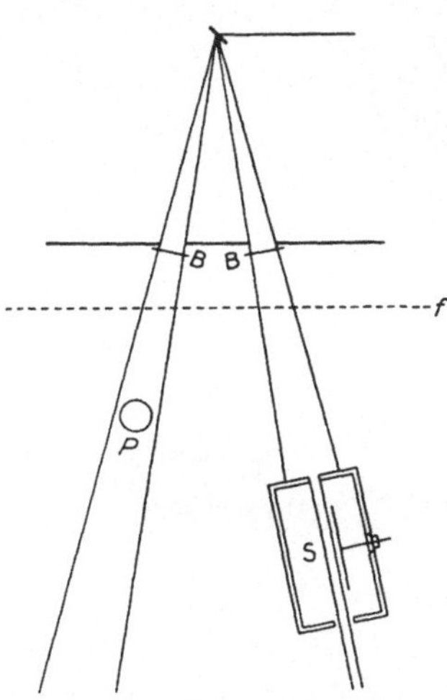

Abb. 163. Vergleich im Zweielektrometerverfahren. S Standardkammer, P Prüfling, B Filter, f gemeinsamer Abdeckschieber.

die Ablaufzeit durch das Radiumpräparat, $R\ddot{o}$ die Ablaufzeit durch die Röntgenstrahlen, R den Abstand des Standards und r den Abstand des Prüflings bedeuten. Die Dosis, die dem geeichten Elektrometerablauf entspricht, hat dann die Größe $r = K \cdot Ra \dfrac{R^2}{r^2}$.

Das geschilderte, sog. *Zweielektrometerverfahren* enthält auch bei absoluter Gleichzeitigkeit der Messung einige Unsicherheiten, die vornehmlich auf die Unsicherheit zurückzuführen sind, ob wirklich beide Intensitäten, die auf die Kammern treffen, identisch sind. Folgende Punkte sind zu berücksichtigen: 1. Die Anode kann nach verschiedenen Richtungen verschieden große Intensitäten aussenden, insbesondere dann, wenn sie schon stark angestochen ist. 2. Es kann die Ausdehnung der Strahlenquelle eine Rolle spielen, wie aus der Abb. 163 hervorgeht. Es „erblickt" und registriert die eine Kammer einen größeren Teil der Anodenstrahlung als die andere. 3. Es können die benutzten Wandteile oder Filter verschiedene Schwächung aufweisen. 4. Das Quadratgesetz gilt bei großen Abstandsunterschieden nicht mehr genau. Die Messung der Abstände kann auf Schwierigkeiten stoßen. Die Genauigkeit der Eichung kann deshalb durch das sog. *Dreielektrometerverfahren* erheblich gesteigert werden. Dabei wird der Prüfling und der Standard abwechslungsweise in das gleiche Strahlenbündel gebracht, wobei ein drittes Instrument als Kontrolle hinter dem gleichen Filter mitläuft. Dadurch werden alle Unzulänglichkeiten vermieden, die durch die Gabelung der Strahlenbündel wirksam werden könnten. Durch peinlichste Konstanthaltung der elektrischen Daten der Röntgenröhre, Strom und namentlich Spannung, kann das dritte Elektrometer erübrigt werden. Die Konstanthaltung der Spannung kann sich aber unter Umständen in der Praxis schwierig gestalten.

Es versteht sich von selbst, daß jede Messung mehrmals durchgeführt werden muß. Ebenso muß die Eichung bei verschiedenen Qualitäten (HWS), also bei verschiedener Spannung und Filterung, vorgenommen werden.

b) Die Realisierung einer Dosis.

Nachdem in den großen Laboratorien die Einheit der Dosis 1 r durch Absolutbestimmung und Vergleich festgelegt war, konnte sie durch Präzisionsvergleich auf die Standardgeräte, meist wohl Eichstandgeräte nach Küstner, übertragen werden. An diese Standardinstrumente können nun die Geräte mit Kleinkammern angeschlossen werden, wie wir dies soeben besprochen haben.

Die Eichgröße ist eine Menge, also eine Dosis und bezieht sich auf den Ablauf des Elektrometers. Nehmen wir an, unser *Ionognom* sei geeicht worden zu 6,85 r pro Ablauf. Nun müssen aber die näheren Umstände bei der Eichung ebenfalls noch angegeben werden, nämlich Temperatur, Barometerstand und, wenn eine Radiumkontrolle am Instrument angebracht ist, die anläßlich der Eichung abgelesene Radiumzeit. Und endlich gehört in das Eichprotokoll noch die Qualität und Intensität der Eichstrahlungen. Mit dem geeichten Dosimeter soll jetzt eine Dosis realisiert werden. Zu diesem Zwecke stelle ich die zu messende Strahlung nach den elektrischen Daten ein und richte das Strahlenbündel mit den nötigen Vorsichtsmaßregeln auf die Kammer. Die Ablaufszeit betrage 11,5 Sekunden. In dieser Zeit sind laut dem Eichschein 6,85 r wirksam gewesen. Wir haben also eine Dosisleistung von $\dfrac{6{,}85 \cdot 60}{11{,}5} = 36 \, \text{r/min}$ gemessen, naturgemäß in dem Abstand, wo das Dosimeter aufgestellt gewesen war. Es seien 50 cm Abstand vom Fokus gemessen worden; wir haben dann in der Zahl 36 r/min eine ganz besondere Intensität gemessen, nämlich den *Röntgenwert* oder die Dosisleistung oder die Oberflächeneinfallsdosis in 50 cm Abstand.

Bei der Messung des Röntgenwertes ist darauf zu achten, daß keine Streustrahlung mitgemessen wird, d. h. daß wirklich in *freier Luft* die Oberflächeneinfallsdosis bestimmt wird. Alle streuenden Körper müssen also peinlichst aus dem Strahlenkegel entfernt werden, weil sonst ein zu großer Röntgenwert gemessen würde. Dies kann besonders leicht bei Messungen mit Fingerhut- und Löffelkammern vorkommen. Entgegengesetzt wirkt bei der Bestimmung des Röntgenwertes mittels Faßkammer die Lage der Wandblende. Diese sollte nicht zu nahe an der Röhre aufgestellt werden, damit die Stielstrahlung mitgemessen wird. Die Strahlung der Umgebung des Brennfleckes gelangt ja ebenfalls auf den Patienten und soll deshalb im Dosimeter mitberücksichtigt werden. Aus diesem Grunde sollen auch die Blendenöffnungen nicht zu klein gewählt werden. Über die günstigste Aufstellung des Küstner-Gerätes geben die Zahlen der Tabelle auf S. 217 Auskunft.

5. Räumliche Dosisverteilung in der Körpertiefe.

a) Oberflächeneinfallsdosis.

Es wurden auf S. 79 ff. die Einzelfaktoren besprochen, durch die eine Beeinflussung des Röntgenwertes erfolgt. Als Hauptfaktoren haben wir dort erkannt: den Röhrenstrom, die Spannung, die Filterung. Die beiden Abb. 164 und 165 sollen einen Anhaltspunkt abgeben, wie groß die Oberflächeneinfallsdosis zu erwarten ist für verschiedene Al-Filter im Bereiche von Oberflächenstrahlungen (Abb. 164 nach BRAUN) und unter Verwendung von Cu-Filtern und höheren Spannungen für Tiefentherapie (Abb. 165 nach BEHNKEN). Dabei ist ein Röhrenstrom von 1 mA bei Gleichspannung zugrunde gelegt. Die Kurven sind lediglich gedacht als Wegweiser, nicht aber als Quelle exakter Werte. Die Oberflächeneinfallsdosis schwankt von

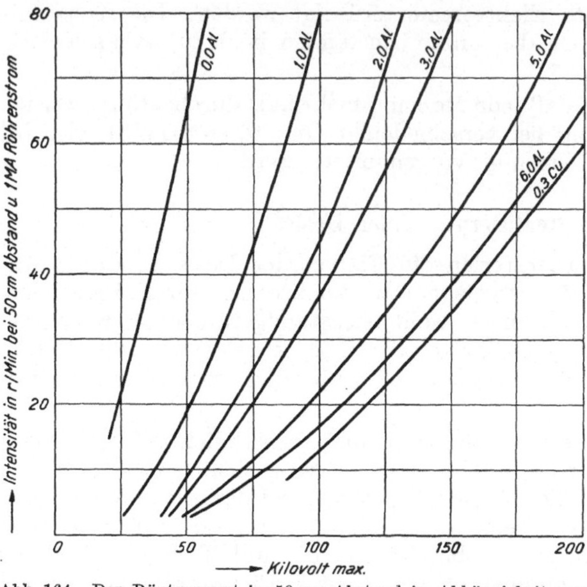

Abb. 164. Der Röntgenwert in 50 cm Abstand in Abhängigkeit von Spannung und Al-Filterung (1 mA Röhrenstrom) nach BRAUN.

einem Apparatetyp zum anderen und von einer Röhre zur anderen. Am konstantesten wird der Röntgenwert bei Gleichspannung befunden.

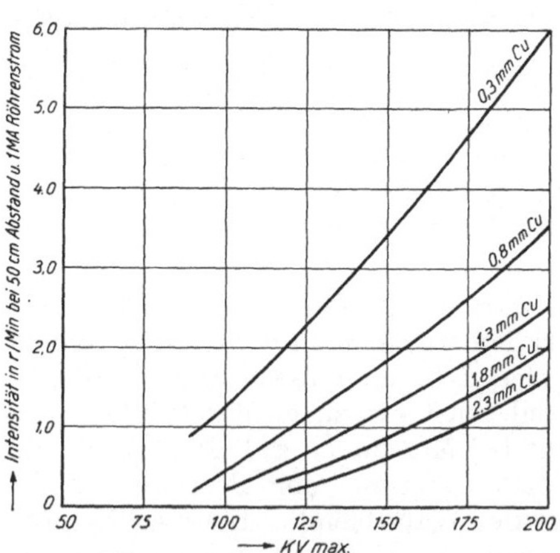

Abb. 165. Der Röntgenwert bei Kupferfilterung und Gleichspannung in Abhängigkeit von Spannung und Filterung. (Nach BEHNKEN.)

b) Oberflächendosis.

Nach der schematischen Abb. 166a haben wir die Messung des Röntgenwertes oder der Oberflächeneinfallsdosis in 50 cm Fokushautabstand gemessen. Die Messung erfolgte in freier Luft. Umgeben wir nun nach der Abb. 166b die Fingerhutkammer mit einer genügend großen Wassermasse, so steigt die vom Dosimeter gemessene Dosis um einen gewissen Prozentsatz an. Die Dosisvergrößerung ist bedingt durch die *Rückstreuung* oder den prozentualen *Streuzusatz* an der Oberfläche.

Die Größe der Rückstreuung ist ein Volumeffekt und sinngemäß abhängig von der *Volumendosis*, d. h. von einer Größe, die dem Produkt aus durchstrahltem Volumen mal die mittlere Dosis proportional ist. Deshalb ist der Streuzusatz abhängig α) von der Größe des Einfallsfeldes, β) von der Strahlenqualität, γ) von dem Abstand Fokus-Oberfläche und der effektiven Ordnungszahl des Streukörpers.

α) Streuzusatz in Abhängigkeit von der Feldgröße.

Der Streuzusatz, also die Beziehung der Oberflächeneinfallsdosis zur Oberflächendosis, geht aus der Abb. 167 zahlenmäßig hervor. Man sieht, daß sie mit zunehmender Feldgröße erst steil, dann allmählich langsamer zunimmt und sich

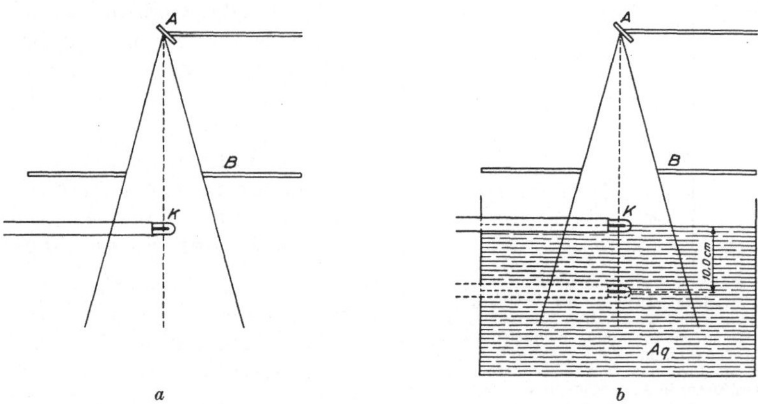

Abb. 166. Ionisationsmessung, Schema. *a* Freiluft (Einfallsdosis); *b* im Phantom (Wirkungsdosis oder Dosis schlechthin). *A* Anode, *B* Blende, *K* Ionisationskammer.

asymptotisch einem Maximum nähert. Das Maximum ist um so eher erreicht, je weicher die Strahlung ist. Die Form der Felder ist gleichgültig, wenn sich seine Seiten etwa nach der Regel des goldenen Schnittes verhalten oder wenn das Einfallsfeld kreisrund ist.

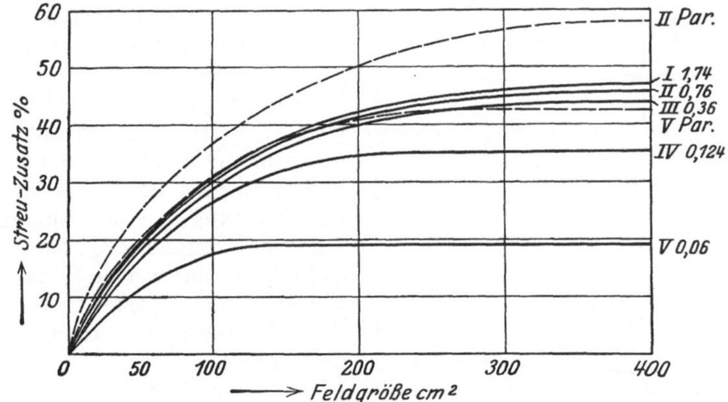

Abb. 167. Rückstreuung an der Oberfläche eines Wasserphantoms in Prozenten der ohne Streukörper gemessenen Intensität in Abhängigkeit von der Feldgröße in cm². Die gestrichelt ausgezogenen Kurven (*II Par.* und *V Par.*) sind mit Paraffinum liquidum als Streukörper gemessen. Fokusoberflächendistanz 30 cm, Blenden 6 cm über der Wasseroberfläche.

Der prozentuale Streuzusatz an der Oberfläche oder die Rückstreuung ist stets kleiner als der Streuzusatz in der Tiefe des Körpers. Schon in 10 cm Tiefe überwiegt der gestreute Anteil den primären erheblich. Die Abb. 168 gibt einen Begriff von der Zunahme des Streuzusatzes, bezogen auf den primären Anteil der in einer bestimmten Tiefe vorhandenen Strahlung. Man kann aus Messungen ersehen, daß der große Unterschied im Streuzusatz zwischen einer weicheren (0,12 mm Cu) und einer härteren (0,74 mm Cu) Strahlung von 44% mit zunehmender Tiefe abnimmt und in 15 cm Tiefe nur noch 10% beträgt.

β) Die Oberflächendosis in Abhängigkeit von der Strahlenqualität.

Es liegt auf der Hand, daß die Rückstreuung an der Oberfläche mit steigender Penetranz der Strahlung zunimmt. Indessen steigt aber der Wert zu einem gewissen Maximum an, ohne 47% bei einem Feld von 20 × 20 cm² zu überschreiten.

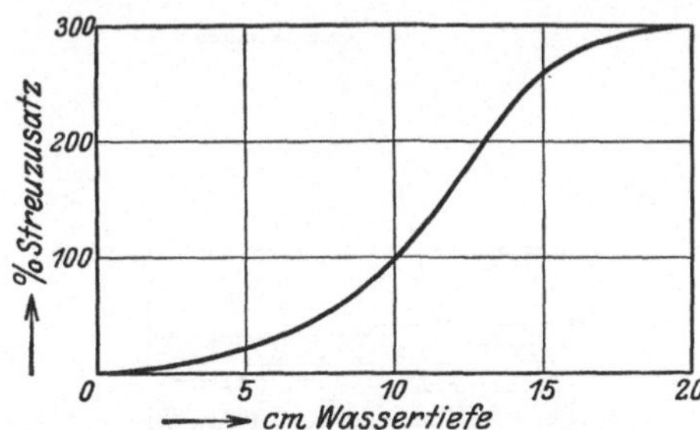

Abb. 168. Prozentualer Anteil des Streuzusatzes in Abhängigkeit von der Wassertiefe. (Nach Dessauer.) Fokus-Wasseroberfläche: 30 cm, Feldgröße 9 × 12 cm², 150 kV Röhrenspannung. Photographisch gemessene Streuzusätze in Prozenten der errechneten Primärintensität (Ordinate) in Abhängigkeit von der Wassertiefe (Abszisse).

Die Abb. 169 zeigt die Zunahme des Streuzusatzes an der Oberfläche in Abhängigkeit von der HWS bei verschiedenen Größen des Einfallsfeldes.

γ) Die Abhängigkeit des Streuzusatzes vom Fokus-Oberflächenabstand und von der Ordnungszahl der Streukörper.

Da auch durch Abstandsvergrößerung, ebenso wie durch Verkleinerung der Ordnungszahl des Streukörpers die Volumdosis im Strahlenkegel vergrößert wird, ist zu erwarten, daß auch der Betrag der Rückstreuung eine Erhöhung erfährt. Das ist für den zweiten Faktor auch richtig, und es zeigt die Abb. 167, daß Paraffinum liquidum als Streukörper an Stelle von Wasser erheblich mehr Streuzusatz liefert. Und zwar steigt sein Wert für eine weiche Strahlung von 0,06 mm Cu HWS auf das 2,4fache bei großem Feld. Bei einer härteren Strahlung von 0,76 mm Cu HWS steigt der Zusatz gegenüber Wasser nur um das 1,2fache. In beiden Fällen sind die Werte für größte Felder eingesetzt.

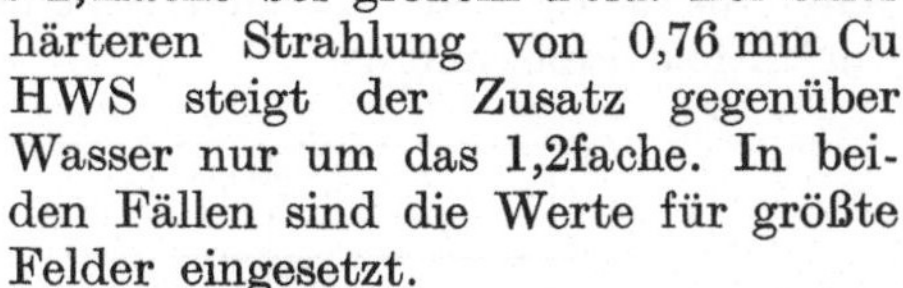

Die Abstandsvermehrung spielt dagegen eine derart untergeordnete Rolle, daß ihr Einfluß in praxi vernachlässigt werden darf. Sie beträgt nach den Messungen von Holthusen und Braun maximal 4% für ein großes Feld und eine weiche Strahlung. Mit zunehmender Härte und abnehmendem Einfallsfeld verringert sich der Prozentsatz.

Die *Oberflächendosis* ist die wichtigste dosimetrische Größe. Ihre Messung ist uns direkt zugänglich mittels den integrierenden Dosismessern mit Fingerhutkammern, die während der Bestrahlung auf die Haut aufgelegt werden können. Im Gegensatz zu dieser direkten Dosimetrie geht aber

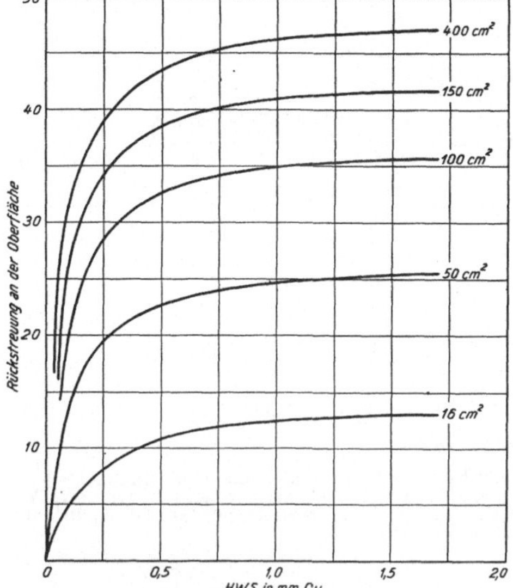

Abb. 169. Rückstreuung in Abhängigkeit von der HWS und der Feldgröße.

die OD aus Kurven oder Tabellen leicht aus der OED hervor. Zur Erleichterung und zur Veranschaulichung der OD definieren wir mit Holthusen als *Standardzeit* die für 100 r OED, in 50 cm Fokus-Oberflächendistanz nötige Bestrahlungszeit. In der Tab. 27 sind die Beziehungen von OED und OD nochmals in Abhängigkeit von Feldgröße, Strahlenqualität und Abstand dargestellt, und zwar in der Weise, daß sie die Faktoren enthält, mit der die Standardzeit multipliziert werden muß, um die Zeit für 100 r OD (OED + Streuzusatz) zu erhalten.

Tabelle 27. Faktor, mit dem die Standardzeit (Anzahl Minuten für 100 r Oberflächeneinfallsdosis in 50 cm Abstand) multipliziert werden muß, um die Bestrahlungszeit für 100 r Oberflächendosis zu erhalten. (HOLTHUSEN und BRAUN.)

Feldgröße	16 cm²				50 cm²				100 cm²			
HWS in mm Cu	0,1	0,3	1,0	1,7	0,1	0,3	1,0	1,7	0,1	0,3	1,0	1,7
Abstand in cm 30	0,342	0,335	0,326	0,322	0,324	0,303	0,290	0,287	0,302	0,280	0,267	0,266
40	0,608	0,595	0,585	0,572	0,576	0,539	0,516	0,511	0,536	0,498	0,476	0,472
50	0,95	0,93	0,906	0,894	0,90	0,842	0,806	0,798	0,838	0,779	0,743	0,739
60	1,37	1,34	1,31	1,29	1,30	1,21	1,16	1,15	1,21	1,12	1,07	1,06
75	2,14	2,09	2,04	2,01	2,03	1,89	1,81	1,80	1,89	1,75	1,67	1,66

Feldgröße	150 cm²				200 cm²				400 cm²			
HWS in mm Cu	0,1	0,3	1,0	1,7	0,1	0,3	1,0	1,7	0,1	0,3	1,0	1,7
Abstand in cm 30	0,288	0,267	0,258	0,255	0,281	0,262	0,252	0,249	0,277	0,257	0,247	0,245
40	0,512	0,475	0,458	0,453	0,499	0,465	0,449	0,443	0,493	0,457	0,440	0,435
50	0,800	0,742	0,716	0,780	0,780	0,726	0,701	0,693	0,770	0,713	0,687	0,680
60	1,15	1,07	1,03	1,02	1,17	1,05	1,01	1,00	1,11	1,03	0,99	0,98
75	1,80	1,67	1,61	1,59	1,75	1,63	1,58	1,56	1,73	1,60	1,55	1,53

c) Prozentuale Tiefendosis (TD).

Wenn man im Wasserphantom nach Abb. 166b, von einer Oberflächenmessung (OD) ausgehend, die Kammer immer mehr in die Tiefe verschiebt und so z. B. Zentimeter um Zentimeter ausmißt, so findet man im allgemeinen eine stetige Abnahme der gemessenen Intensität. Diese Abnahme ist bedingt 1. durch das Quadratgesetz und 2. durch die Schwächung in der Überschicht. Den allgemeinen Kurvenverlauf erkennt man aus der Abb. 170 nach HOLTHUSEN und BRAUN. Die prozentuale Dosis in 10 cm Wassertiefe, bezogen auf die Oberflächendosis (OD), nennt man *prozentuale Tiefendosis* oder kurz Tiefendosis (TD). Da die TD nicht nur ein Volumeffekt ist, sondern noch vom Quadratgesetz abhängig ist, besteht eine starke Abhängigkeit derselben von α) der Strahlenqualität, β) von der Feldgröße, γ) vom Abstand, und endlich spielt auch δ) die Homogenität der Strahlung eine Rolle.

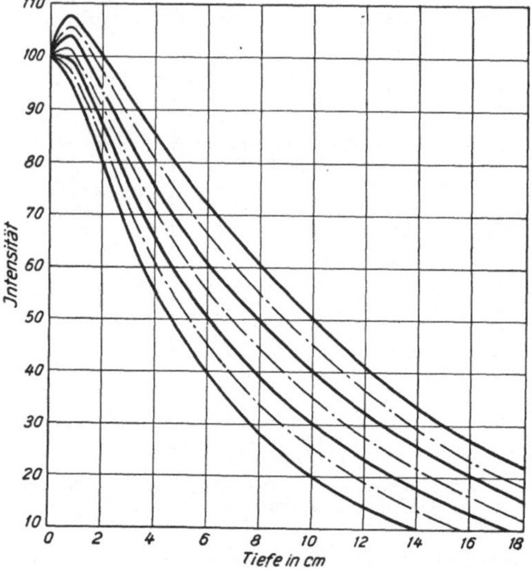

Abb. 170. Intensitätsabnahme im Wasserphantom. Die dargestellten Strahlungen sind durch die Tiefendosenwerte charakterisiert (HOLTHUSEN und BRAUN).

α) Tiefendosis und Strahlenqualität.

Auch die Tiefendosis, und vornehmlich diese, nimmt naturgemäß mit zunehmender Härte zu. Ceteris paribus steigt sie, wie die Abb. 171 zeigt, bei kleiner Halbwertschicht sehr steil an. Mit größerer HWS flacht sich die Kurve ab, um sich einem Maximum zu nähern. Der Anstieg ist um so steiler und höher, je größer das Einfallsfeld gewählt wird. Aus der Abbildung kann man auch ersehen, daß durch Steigerung der HWS eine Vergrößerung der TD nicht mehr erreicht werden kann.

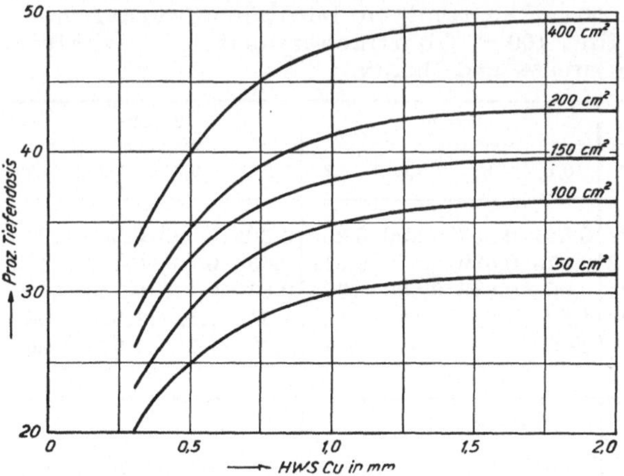

Abb. 171. Beziehung der Tiefendosen zur HWS in Abhängigkeit von der Feldgröße. Fokus-Oberflächendistanz 50 cm (HOLTHUSEN und BRAUN).

β) Tiefendosis und Feldgröße.

Ähnlich wie der Streuzusatz nimmt auch die TD mit zunehmender Feldgröße anfangs rascher, später weniger rasch zu. Es geht diese Abhängigkeit aus der Abb. 172 deutlich hervor.

γ) Beeinflussung der TD durch den Abstand.

Da der Verlauf der TD zum Teil durch das Abstandsgesetz bedingt wird, finden wir eine bedeutende Vergrößerung durch Vergrößerung des Abstandes. Es verhält sich die TD diesbezüglich anders als der Streuzusatz, der vom Abstand weitgehend unabhängig befunden wurde. Es sei die Abhängigkeit

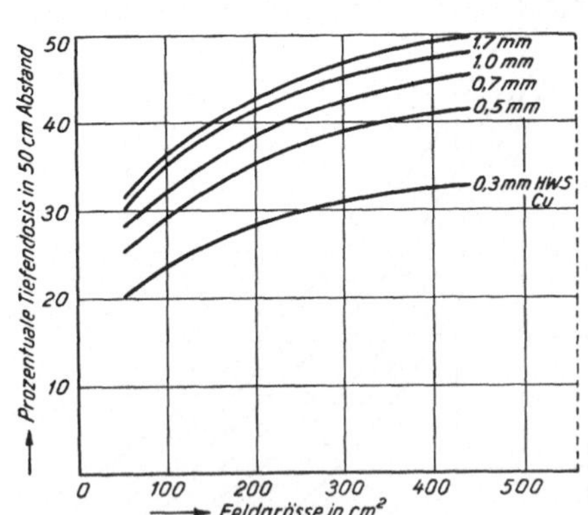

Abb. 172. Beziehung der Tiefendosen zu den Feldgrößen in Abhängigkeit von der HWS.

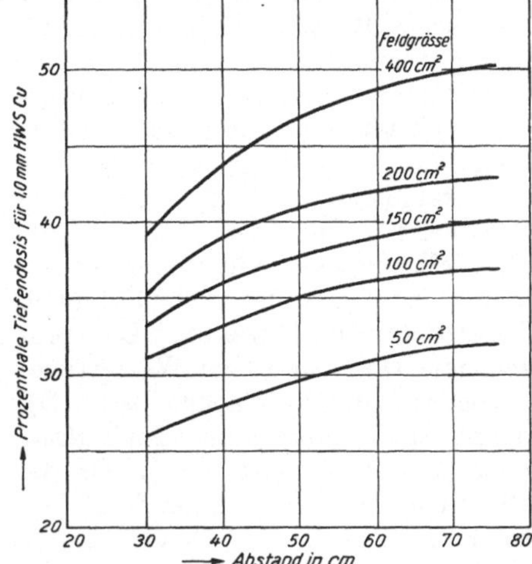

Abb. 173. Abhängigkeit der Tiefendosen vom Abstand und von der Feldgröße. (Nach HOLTHUSEN und BRAUN.)

der TD von der Fokus-Oberflächendistanz in der Abb. 173 wiedergegeben. In der folgenden Tab. 28 sind die prozentualen Tiefendosen in Abhängigkeit von Feldgröße, HWS und Abstand eingetragen. Und endlich sei noch eine bequeme Tab. 29

Tabelle 28. Prozentuale Tiefendosen in Abhängigkeit von Abstand, Feldgröße und Strahlenqualität.

Feldgröße	50 cm²					100 cm²					150 cm²				
HWS in mm Cu	0,3	0,5	0,7	1,0	1,7	0,3	0,5	0,7	1,0	1,7	0,3	0,5	0,7	1,0	1,7
Abstand in cm 30	16	21	24	26	27	21	25	28	31	32	24	29	31	33	35
40	18	23	26	28	29	22	27	30	33	34	25	31	34	36	38
50	20	25	28	30	31	23	29	32	35	36	26	33	35	38	39
60	21	26	29	31	32	24	30	33	36	37	27	34	37	39	41
75	22	27	30	32	33	26	31	34	37	39	29	35	38	40	42

Feldgröße	200 cm²					400 cm²				
HWS in mm Cu	0,3	0,5	0,7	1,0	1,7	0,3	0,5	0,7	1,0	1,7
Abstand in cm 30	25	30	33	35	37	27	33	36	39	40
40	26	33	36	39	40	30	38	41	43	45
50	28	35	38	41	42	33	40	44	47	49
60	29	37	39	42	43	35	43	47	49	51
75	31	38	41	43	44	37	45	49	50	52

Tabelle 29. Faktor, mit dem die Standardzeit (Anzahl Minuten für 100 r Oberflächeneinfallsdosis in 50 cm Abstand) multipliziert werden muß, um 100 r in 10 cm Tiefe zu erreichen. Die Gültigkeit des quadratischen Abstandgesetzes ist vorausgesetzt.

Feldgröße	50 cm²					100 cm²				
HWS in mm Cu	0,3	0,5	0,7	1,0	1,7	0,3	0,5	0,7	1,0	1,7
Abstand in cm 30	1,87	1,40	1,21	1,20	1,11	1,31	1,09	0,96	0,87	0,83
40	2,94	2,28	1,84	1,83	1,75	2,21	1,80	1,60	1,44	1,38
50	4,15	3,28	2,89	2,68	2,57	3,33	2,52	2,34	2,14	2,04
60	5,67	4,53	4,02	3,73	3,57	4,57	3,64	3,27	2,97	2,85
75	8,48	6,83	6,06	5,64	5,43	6,62	5,51	4,96	4,52	4,23

Feldgröße	150 cm²					200 cm²				
HWS in mm Cu	0,3	0,5	0,7	1,0	1,7	0,3	0,5	0,7	1,0	1,7
Abstand in cm 30	1,10	0,91	0,84	0,78	0,73	1,04	0,83	0,78	0,72	0,68
40	1,88	1,50	1,35	1,27	1,19	1,76	1,38	1,27	1,16	1,11
50	2,83	2,21	2,06	1,88	1,82	2,57	2,04	1,87	1,72	1,65
60	3,91	3,09	2,80	2,64	2,49	3,56	2,78	2,52	2,42	2,32
75	5,70	4,69	4,26	4,01	3,81	5,22	4,23	3,90	3,69	3,54

Feldgröße	400 cm²				
HWS in mm Cu	0,3	0,5	0,7	1,0	1,7
Abstand in cm 30	0,93	0,76	0,70	0,64	0,61
40	1,49	1,17	1,08	1,03	0,97
50	2,13	1,74	1,58	1,47	1,39
60	3,03	2,32	2,12	2,02	1,92
75	4,25	3,48	3,19	3,10	2,94

von HOLTHUSEN und BRAUN abgedruckt, die die Faktoren enthält, mit denen die Standardzeit (Minuten für 100 r OED in 50 cm Abstand) multipliziert werden muß, um 100 r in 10 cm Tiefe zu erhalten.

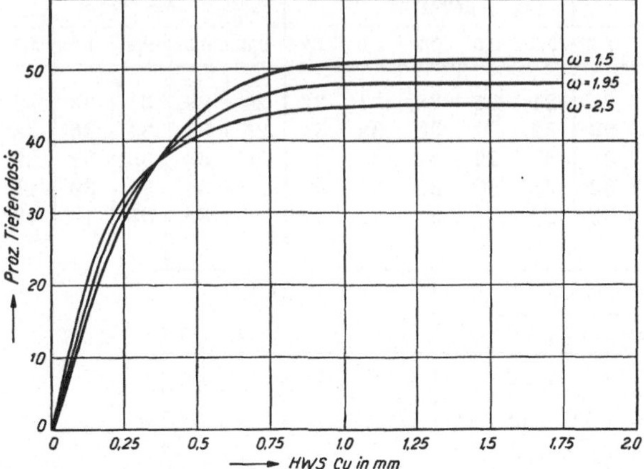

Abb. 174. Abhängigkeit der Tiefendosen von der Homogenität. Abszisse: HWS in mm Cu; Ordinate: TD für das Feld 400 cm². FHD = 50 cm (HOLTHUSEN und BRAUN).

δ) Einfluß der Homogenität.

Wir haben bis anhin von der Qualität schlechthin gesprochen, ohne die Homogenität zu berücksichtigen, d. h. es wurde in den Abb. 169 bis 173 eine mittlere Homogenität von etwa $\omega = 2{,}0$ angenommen (vgl. S. 212, Abb. 138). Es hat sich aber gezeigt, daß die TD von der Homogenität merklich beeinflußt wird. Die maximal gemessene Abweichung beträgt 12%; sie nimmt zu mit der Härte der Strahlungen. Wenn auch der mögliche Fehler durch Nichtberücksichtigung der Homogenität nur klein ist, wenn man isohomogene Strahlungen nach dem Qualitätsdiagramm der S. 212 verwendet, so ist es doch anderseits angezeigt, eine Korrektur anzubringen, wenn einmal Strahlungen benutzt werden sollen, die nicht eine Homogenität von etwa $\omega = 2$ haben. Diese Korrektur geht aus der Abb. 174 hervor. Man erkennt, daß sich die Kurven in einem Punkte von HWS = = 0,33 mm Cu schneiden. Das kommt daher, daß die HWS nur einen Punkt, 50%, der Schwächungskurve in Cu festlegt. Da 10 cm Wasser 0,33 mm Cu entsprechen, ist die TD nur für Strahlungen einer HWS von 0,33 mm Cu von der Homogenität unabhängig. Die Kurven der Abb. 174 sind für 50 cm FHD und ein Feld von 400 cm² ausgemessen. Sie gelten aber hinsichtlich der Änderung der TD durch die Änderung der TD durch die

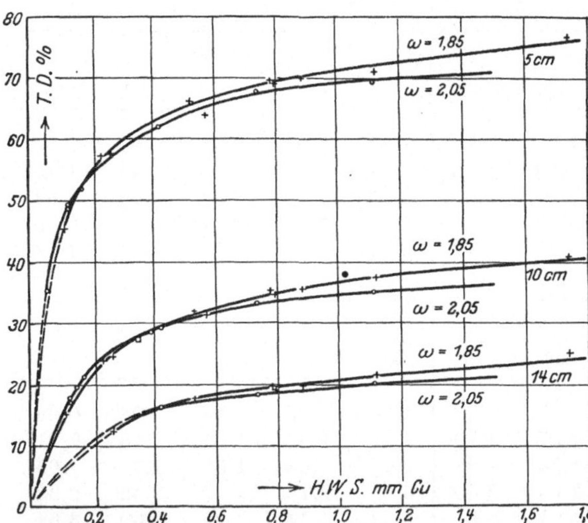

Abb. 175. Beziehungen der prozentualen Tiefendosen TD in 5,10 und 14 cm Wassertiefe zur Halbwertschicht und der Homogenität. Abszisse: HWS in mm Cu, Ordinate: TD in Prozent der Oberflächenintensität. Die einzelnen Kurven tragen die Bezeichnung der Wassertiefe und des Homogenitätsgrades. FHD = 30 cm, Feldgröße 225 cm².

Homogenität auch für andere Feldgrößen und Abstände.

Die Kurvenschar der Abb. 175 zeigt endlich noch die Änderung der Tiefendosis in 5, 10 und 14 cm Wassertiefe für zwei verschieden große ω. Sie zeigt den grundsätzlichen Verlauf der Kurve schon für eine Wassertiefe von 5 cm und gestattet die Bestimmung von drei Punkten der Schwächungskurve im Wasser.

d) Herddosis.

Mit der Kenntnis der Tiefendosis wissen wir noch nichts über die Dosis, die ein zu bestrahlender Herd erhält, wenn er nicht gerade in einer Tiefe von 10 cm gelegen ist. Dies wird in den seltensten Fällen vorkommen und wir müssen nun noch eine Brücke finden, wie wir zu dieser als *Herddosis*, HD bezeichneten Größe gelangen. Grundsätzlich können wir aus der Kurvenschar der Abb. 170, S. 247, eine für unsere Bedingungen passende Kurve herauslesen. Wie können dies nach dem Charakteristikum der TD tun, oder wir können die Schwächungskurve nach den drei Punkten der Abb. 175 in 5, 10 und 14 cm Tiefe konstruieren. Nach dieser Kurve können wir dann die relativen Dosen für jeden beliebigen Punkt ablesen.

Alle bis anhin angegebenen Größen gelten aber nur für den Zentralstrahl. Es liegt aber klar zutage, daß außerhalb des Zentralstrahles, der Achse des Strahlenkegels Abweichungen von den gegebenen Werten vorkommen müssen.

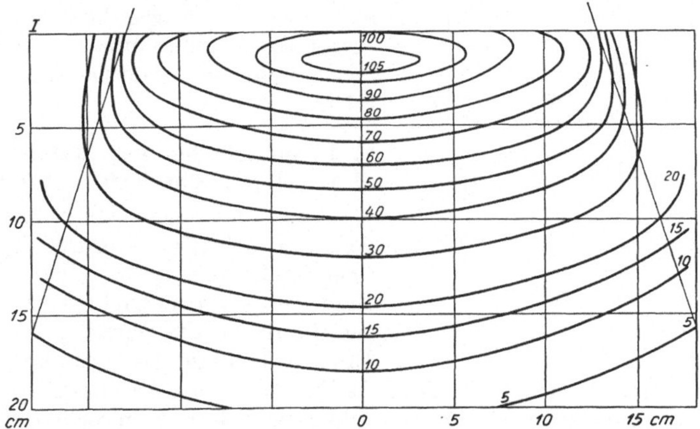

Abb. 176. Isodosen nach DORNEICH. 165 kV, 0,5 Cu + 1,0 Al; FHD = 40 cm; Feldgröße 20×26 cm².

Zur Darstellung der Abweichungen außerhalb des Zentralstrahles hat man deshalb die sog. *Isodosen* verwendet. Das sind Flächen, die die Orte gleicher Dosen verbinden. Aus der Abb. 176 ist zu erkennen, daß diese Isodosenkurven in den zentralen Teiles des Strahlenkegels einem Kreisbogen mit dem Fokus als Krümmungsmittelpunkt entsprechen. Gegen die Grenzen des Kegels hin biegen sie aber stärker nach der Oberfläche zu ab wegen des Streuausfalles in der Nachbarschaft, d. h. jenseits der Strahlenkegelgrenze. Wegen der Streuung kann auch keine scharfe Grenze des strahlendurchflossenen Raumes gefunden werden. Im Gegenteil, stellt man außerhalb des Strahlenkegels, in der Nähe seiner Grenzen, noch erhebliche Strahlenmengen fest. Das bekundet sich in der Abbildung in der Tatsache, daß die Isodosenlinien nicht in der Feldgrenze bis zur Blende zurücklaufen, sondern die Grenzen überschreiten und außerhalb des Kegels mehr oder weniger steil nach der Oberfläche zu abbiegen. Für praktische Zwecke können die Strahlenmengen außerhalb des Strahlenkegels vernachlässigt werden. Man darf auch die Abweichung vom Kreisbogen innerhalb des Strahlenkegels vernachlässigen. So gelangt man zu der einfachen *Isodosenschablone* der Abb. 177).

Mittels geeigneter Schablonen gelingt es nun, in jeder Körpertiefe die Herddosis festzulegen. Unter Verwendung der Schablonen von Körperquerschnitten (Holfelder) können auch mehrere Felder zugleich angelegt werden. Auf diese

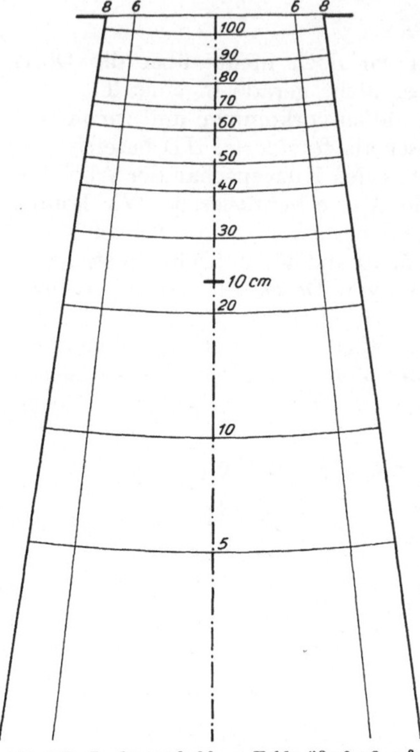

Abb. 177. Isodosenschablone, Feldgröße 6 × 8 cm², TD = 23%.

Weise ist es auch leicht, die günstigste Lage der Felder herauszusuchen. Das Bild der Abb. 178 zeigt z. B., wie bei einem zentralen Herd des Schädels von fünf Feldern her eine annähernd homogene Durchstrahlung des erkrankten Bezirkes erreicht werden kann. Die Herddosis ist die Summe der fünf Teildosen, wie die als einzelne Relativdosis aus den Isodosenschablonen abgelesen werden kann. Die Ablesung und Summenbildung kann an beliebig vielen Stellen des Herdes erfolgen. Auf diese Art kann man zugleich ein Urteil gewinnen, ob die Dosisverteilung gleichmäßig erfolgt, oder wenn dies nicht der Fall ist, wie die einzelnen Felder verschoben werden müssen, um eine möglichst homogene Durchstrahlung zu erreichen.

e) Besonderheiten der räumlichen Dosisverteilung sehr harter Strahlungen.

Wenn im Gebiete sehr harter Strahlungen, also solcher, die durch Spannungen über 250 kV erzeugt sind, ganz bestimmte Besonderheiten beobachtet werden, so sind sie alle durch die Wirkung des COMPTON-Effektes bedingt. Das grundsätzliche über die COMPTON-Streuung wurde im Kap. II, S. 24 erörtert. Die praktischen Folgen für die Dosisverteilung im Raum sollen hier noch kurz besprochen werden.

Grundlegend ist die Richtungsverteilung von Intensität und Qualität

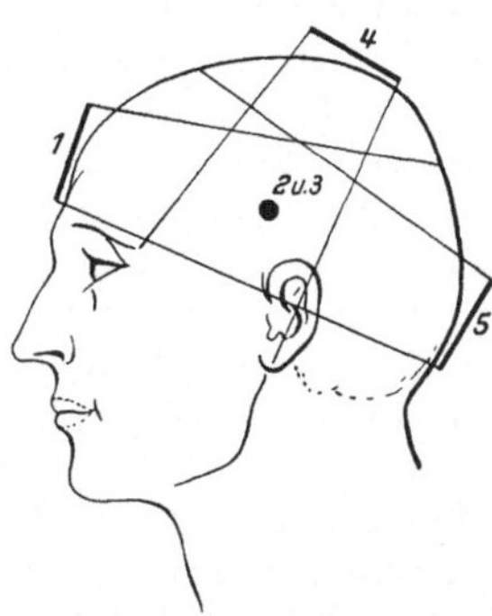

Abb. 178. Ermittlung der Herddosis im Zentrum des Schädels von fünf Feldern aus. Zur Bestrahlung der Hypophyse werden in der Sagittalebene die Felder *1*, *4* und *5* angelegt; die 3 Schablonen lassen die Herddosis als Summe der Einzeldosen ablesen. Die beiden seitlichen Felder *2* und *3* sind ebenfalls zu berücksichtigen.

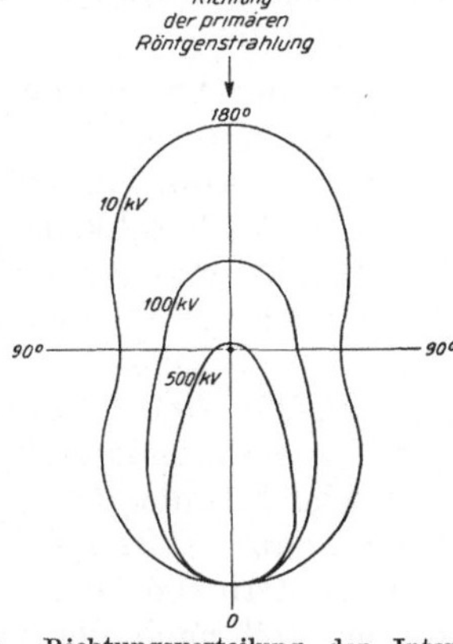

Abb. 179. Richtungsverteilung der Intensität der Streustrahlung bei sehr harter Primärstrahlung nach RUMP.

der comptongestreuten Strahlung. Wir hatten schon früher gesehen, daß in der Richtung der Primärstrahlung sowohl mehr als auch härtere Streustrahlung emittiert wird als in einer von ihr abweichenden Richtung. Über das Ausmaß dieser Richtungsabhängigkeiten geben die beigedruckten Bilder Aufschluß. In Abb. 179 ist die Richtungsabhängigkeit der Intensität dreier Strahlungen von 10 kV, 100 kV und 500 kV in Polarkoordinaten dargestellt. Man kann erkennen, daß nach rückwärts schon bei 500 kV fast keine Streuung mehr zustande kommt. Die Abb. 180 zeigt die Änderung der HWS der Streu strahlung in Abhängigkeit von dem Emissionswinkel. Es ist ersichtlich, daß die Härte der Streustrahlung außerhalb der Richtung der primären Einfallsstrahlung ziemlich stark abnimmt. Die Abnahme ist um so stärker, je härter die Primärstrahlung ist. So nimmt z. B. die HWS der Streustrahlung bei einer 500-kV-Strahlung (III) von 5,0 mm Cu bei 0° auf 2,3 mm Cu bei 45° ab. Bei 300 kV (II) sinkt die HWS dagegen von 2,5 mm Cu nur auf 1,6 mm Cu, also nur auf

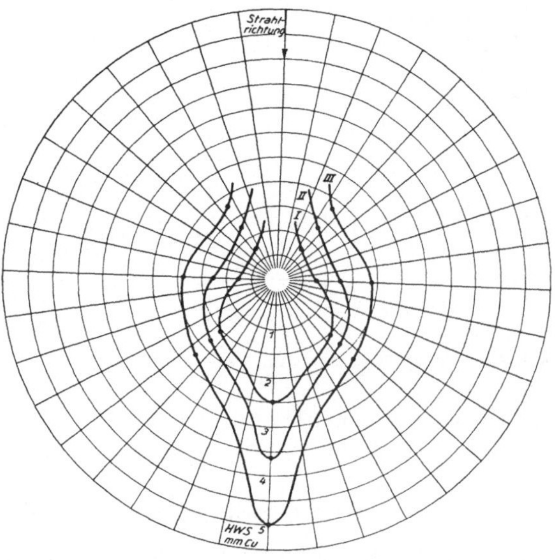

Abb. 180. Richtungsverteilung der Qualität der Streustrahlung bei sehr harter Primärstrahlung nach Herrmann und Jäger (Text).

den 1,6. Teil gegenüber dem 2,3. Teil bei 500 kV (Herrmann und Jäger).

Diese Tatsachen beeinflussen die räumliche Intensitätsverteilung in nicht zu vernachlässigendem Maße. Sie sind einmal der Grund, warum die Rückstreuung an der Oberfläche, betrachtet in Abhängigkeit von der Spannung, bei 400 kV durch ein Maximum geht und gegen 500 kV wieder abnimmt, wie dieses Verhalten durch die Abb. 181 nach Herrmann und Jäger dargestellt ist. Naturgemäß wird auch die Tiefendosis von der besprochenen Tatsache berührt. So konnte Rump beobachten, daß die Tiefendosis mit zunehmender HWS über 4 mm Cu nur noch bei kleinem Feld von 50 cm² auch zunimmt, daß aber schon bei einer Feldgröße von 150 cm² eine Zunahme der TD mit steigender HWS nicht mehr

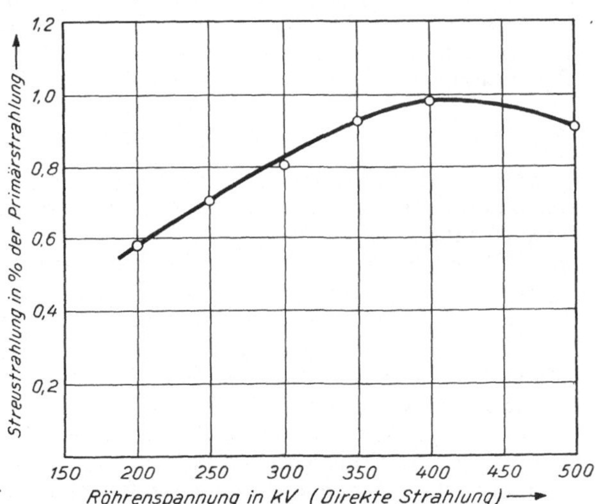

Abb. 181. Die Rückstreuung an der Oberfläche bei sehr harter Primärstrahlung nach Herrmann und Jäger.

beobachtet werden kann, und daß bei großem Feld von 20 × 20 cm² sogar eine Abnahme der TD für Halbwertschichten größer als 4,0 mm Cu zu verzeichnen ist. Eine Andeutung dieses Befundes hatten wir ja schon in dem letzten Abschnitt in dem Sättigungsverlauf aller einschlägigen Kurven angedeutet. In der Abb. 182 sind nach RUMP die Intensitätsverläufe zweier Strahlungen (200 und 400 kV) im Wasserphantom verglichen. Der für die 200-kV-Strahlung bezeichnende Intensitätsanstieg im ersten Zentimeter unter der Wasseroberfläche ist bei 400 kV dank der vorherrschenden Vorwärtsstreuung vollständig verschwunden. Es wurde eine Feldgröße von 50 cm² gewählt; deshalb liegt eine Kurve für 400 kV bis in die Tiefe von 6,5 cm über der 200-kV-Kurve. Erst unter 6,5 cm ist also die Herddosis mit 400 kV größer als mit 200 kV. Für kleine Felder besteht also die Annahme der Oberflächenschonung zu Recht, die in der größeren TD zum Ausdruck kommt.

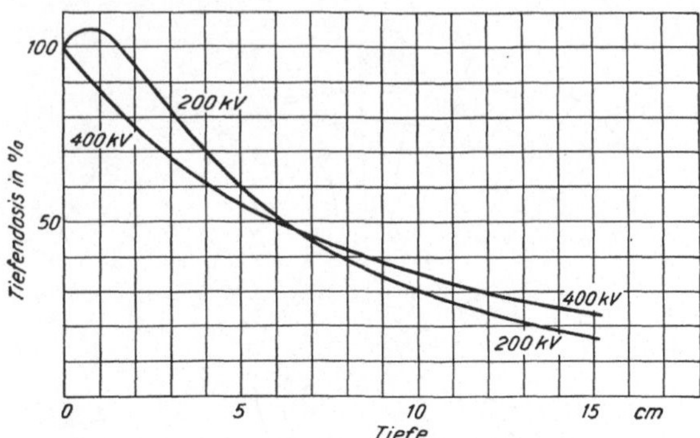

Abb. 182. Intensitätsabnahme im Wasserphantom bei 200 und 400 kV nach RUMP.

6. Physikalische und biologische Dosis.

Es wurde bis anhin ein System der physikalischen Dosierung einer Röntgenstrahlung von ihrem Austritt aus der Röhre bis zum Herd in der Tiefe aufgestellt. Dieses rein physikalische Vorgehen ist aber nur dann von größter Bedeutung, wenn entweder einer bestimmten Dosis stets die gleiche Dosiswirkung entspricht oder, wenn Abweichungen vorkommen sollten, diese ganz eindeutigen Gesetze unterliegen.

Wir haben also noch zu untersuchen, ob eine physikalische Dosis auch stets die gleiche biologische Wirkung hat und, wenn nicht, ob und welchen Gesetzen die Abweichungen unterliegen und durch welche Eigenschaften der Strahlung die Abweichung bedingt ist. Zuvor aber muß man wissen, ob biologische Testobjekte existieren und ob sie leistungsfähig sind.

a) Biologische Testobjekte.

Schon seit Anbeginn der Verwendung der Röntgenstrahlen zur Behandlung von Krankheiten lag es nahe, die erste Reaktion, die bei jeder Bestrahlung aufzutreten pflegt, als Testreaktion zu verwenden, nämlich die Rötung der menschlichen Haut. SEITZ und WINTZ hatten früher als Standarddosiseinheit die *Hauterythemdosis* oder Hauteinheitsdosis (HED) festgelegt und definiert als diejenige Dosis, die bei einem Feld von 6×8 cm² bei Verwendung von harten Strahlen in 23 cm Fokushautabstand acht Tage nach der Bestrahlung eine leichte Hautrötung, nach drei Wochen eine leichte Bräunung und nach sechs Wochen eine deutliche Bräunung erzeugt. Wie MIESCHER gezeigt hat, verläuft das Erythem der menschlichen Haut als vaskuläre Reaktion in mehreren Wellen ab. Die erste Welle des Früherythems beginnt schon nach einigen Stunden und klingt in wenigen Tagen wieder ab. Die Stärke des Früherythems ist im großen ganzen unabhängig von der Dosis. Eine zweite Welle setzt in der zweiten Woche ein und klingt in der dritten Woche ab. Die dritte Erythemwelle beginnt in der fünften Woche und klingt in der sechsten bis siebenten Woche ab. Diese Hauptwelle zeigt einen ziemlich steilen Anstieg der Erythembildung und ist für die Festlegung eines bestimmten Reaktionsgrades am geeignetsten. Zwischen der zweiten und dritten Welle klingt das Erythem nicht völlig ab.

Naturgemäß ist die HED wegen der wenig eindeutigen Definition als Grundlage für ein dosimetrisches System wenig geeignet. Die Schaffung der exakten physikalischen Einheit bedeutete deshalb einen großen Fortschritt. Trotzdem soll man sich stets bewußt bleiben, daß das Ausschlaggebende die *biologische Dosiswirkung* darstellt.

Des weitern sind Eier von Würmern und Insekten, vor allem von Arscaris megalocephala (HOLTHUSEN) und von der Fruchtfliege Drosophila melanogoster (PACKARD) untersucht worden, mit dem Ziel, eine biologische Einheit festzulegen. Es hat sich aber herausgestellt, daß die durchschnittliche Empfindlichkeit zu stark schwankt, und daß deshalb durch sie die Unveränderlichkeit der Dosis nicht gewährleistet wäre. Das gleiche gilt von dem Bohnenkeimling (JÜNGLING). Die genannten Objekte sind wohl bis heute am besten untersucht. Aber es sind auch mit anderen Objekten Experimente angestellt worden; sie gehen aus der Tab. 30 hervor.

Immerhin läßt sich eine aufsteigende Reihe der Empfindlichkeiten etwa wie folgt festlegen:

Tabelle 30.

Axolotlei	50 r	HWD	Bact. prodigiosum .	1350 r	HWD
Seeigelsperma	150 r	,,	Sonnenblumenkeim	2000 r	,,
Drosophilaeier	180 r	,,	Ascarisei anoxy-		,,
Seeigeleier	320 r	,,	biotisch	3000 r	,,
Bohnenkeimling	300—350 r	,,	Senfkeime	7000 r	,,
Linsenkeimling	900 r	,,	Algen	8500 r	(tot)
Erbsenkeimling	1000 r	,.	Hefe	20000—40000 r	(tot)
Ascarisei oxybiotisch	1000 r	,,	Milzbrandsporen	1000000 r	(nicht tot)

Unter HWD (Halbwertdosis) versteht man diejenige Strahlenmenge, die eine Population zur Hälfte schädigt oder tötet. Man erkennt die außerordentlich großen Unterschiede der Empfindlichkeit von gut fünf Zehnerpotenzen.

b) Beziehungen der biologischen Dosiswirkung zur physikalischen Dosis.

Wenn eine Abweichung der Dosiswirkung von der physikalischen Dosis bestehen sollte, so kann die Abweichung von der Qualität oder von der Intensität abhängig sein.

α) Einfluß der Qualität.

Die Frage, ob eine solche Abhängigkeit besteht oder nicht, ist heute noch nicht endgültig entschieden. Jedenfalls wird die Zahl der Stimmen, die für die Existenz einer Wellenlängenabhängigkeit spricht, immer kleiner. Es hat sich nämlich herausgestellt, daß viele experimentelle Stützen für die Wellenlängenabhängigkeit als solche dahinfielen, weil die Bezugskammer nicht wellenlängenunabhängig war; daß also der Gang mit der Wellenlänge durch das physikalische Bezugssystem bedingt war. Wir können aber wohl heute mit der Mehrzahl der Forscher annehmen, daß die Wirkung auf das lebende biologische Objekt in sehr weiten Grenzen wellenlängenunabhängig ist im Sinne der physikalischen Dosierung, d. h. bezogen auf die Elektrizitätsträgerbildung in Luft. Der Gültigkeitsbereich für diese Annahme reicht von den Grenzstrahlen bis zu den härtesten technischen Röntgenstrahlen. Bei Wellenlängen über 3,86 Å tritt eine Absorptionskante des Argon in Erscheinung, die eine plötzliche Änderung der Luftionosation um 12% bewirkt. Grundsätzlich machen wir den geringsten Fehler, wenn wir die *Wellenlängenunabhängigkeit* der biologischen Wirkung annehmen, und zwar sowohl für die Haut (HOLTHUSEN, MIESCHER, KLEIN und GÄRTNER u. v. a.) als

auch für Ascariseier (HOLTHUSEN, LIECHTI u. a.) und andere biologische Objekte
aus dem Tier- und Pflanzenreich. Desgleichen gilt die Annahme auch für mehrere
photochemische Reaktionen (RISSE, GLOCKER u. a.).

β) Einfluß der Intensität.

Es ist die Frage zu beantworten, ob eine Wirkungsänderung eintritt, wenn
wohl die Menge $i \cdot t =$ konstant belassen, aber die Intensität anderseits
verändert wird. Es muß dann naturgemäß die Zeit t im Verhältnis verändert
werden. Es gibt Objekte, bei denen eine Veränderung der Dosiswirkung nicht
beobachtet werden kann; z. B. anoxybiotisch aufbewahrte Ascariseier auf Röntgenstrahlen oder Drosophilapuppen auf UV. Für diese Fälle ist also $i \cdot t =$ konstant
(BUNSEN-ROSCOEsches Gesetz), der Zeit-
faktor ist also gleich 1.

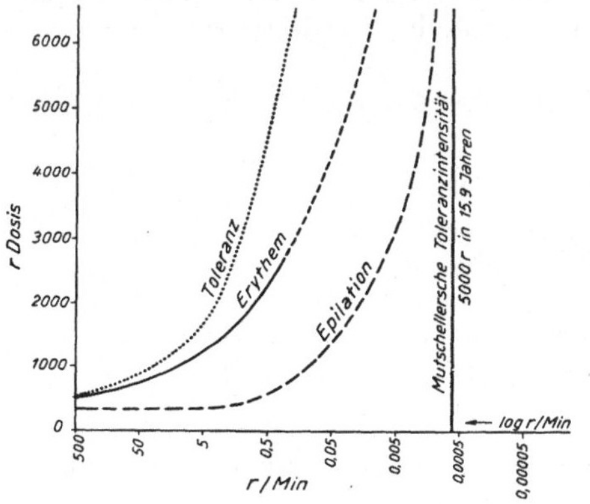

Weitaus die Mehrzahl der biologischen Objekte dagegen weist ein anderes
Verhalten auf. Die Wirkung einer bestimmten Strahlenmenge wird um so
geringer, je kleiner die Intensität gewählt wird. Der Zeitfaktor ist dann
kleiner als 1. Man könnte sagen, daß
diese Fälle dem SCHWARZSCHILDschen
Gesetz (S. 191) gehorchen, das lautet
$i \cdot t^k =$ konstant. Man braucht dann für
die gleiche Dosiswirkung eine größere
Dosis, je kleiner die Intensität der
Strahlung, bzw. je länger die Bestrahlungszeit gewählt wird.

Abb. 183. Die Wirkung des Zeitfaktors auf Toleranz,
Epilation und Erythem nach HOLTHUSEN.

Die Toleranz der Haut, das Erythem
und die Epilation sind von HOLTHUSEN und Mitarbeitern näher untersucht
worden. Die quantitativen Resultate sind in der Abb. 183 zusammengefaßt.
Sie zeigt, daß bei einer Intensität von 40 r/min für ein Erythem 800 r nötig
sind; 1 HED = 800 r. Setzen wir aber die Intensität auf ein Zehntel herab auf
4 r/min und zugleich die Bestrahlungszeit auf das Zehnfache hinauf, so benötigen wir für die Erythemwirkung schon 1350 r; 1 HED = 1350 r. Ganz
ähnlich verhält sich die Toleranzgrenze. Die Epilation dagegen ändert innerhalb
der Intensitäten 1 r/min bis 500 r/min überhaupt unmerklich. Man sieht, daß
Erythem und Toleranz für kleinere Intensitäten relativ auseinanderrücken.
Dieses Verhalten ist für die praktische Strahlentherapie von außerordentlicher Bedeutung.

Wenn man die drei Kurven der Abb. 183 weiter extrapoliert, so scheinen sie
sich einer Tangente zu nähern, die diejenige Intensität darstellt, für die eine
Ordinate unendlich wird. Das würde besagen, daß diese Intensität dauernd ertragen werden kann. In der Tat ist MUTSCHELLER zu einer sog. *Toleranzintensität*
gelangt dadurch, daß er die mutmaßlichen Dosen feststellte, die Angehörige
amerikanischer Institute jahrelang ertragen haben. Die MUTSCHELLER-Intensität
beträgt 10^{-5} r/s $= 6 \cdot 10^{-4}$ r/min $\sim$ 0,3 r pro Tag bei achtstündiger Arbeitszeit.

7. Strahlenschutzmessung.

a) Messung sehr kleiner Intensitäten.

Zur Messung sehr kleiner Strahlenintensitäten muß entweder die Zeit der
Einwirkung der Strahlung auf das Meßinstrument eine sehr lange werden, um

das $i \cdot t$-Produkt zu vergrößern, oder es muß die Empfindlichkeit des Meßinstruments erheblich erhöht werden. Beide Wege führen zum Ziel und sind auch praktisch begangen.

Als integrierende Langzeitregistrierung wurde lange in Ermangelung von etwas Besserem die photographische Emulsion benutzt. Die starke Wellenlängenabhängigkeit der Emulsion bei der unbekannten Wellenlänge der Streustrahlen ist naturgemäß einer einwandfreien Messung sehr hinderlich. Die photographische Schicht, z. B. in Form des Instruments von EGGERT und LUFT, wird deshalb auch heute nur noch zu Überschlagsmessungen gebraucht. An ihre Stelle treten Methoden der Ionisationsmessung und der Quantenzählung.

BERTHOLD hat wohl erstmals zu Messungen sehr kleiner Intensitäten eine Ionisationskammer verwendet. Zur Empfindlichkeitssteigerung hat er die Kammer vergrößert, und zwar auf einen Inhalt von etwa 28 Liter. Später sind dann für viele Meßgeräte sog. Streustrahlenkammern konstruiert worden, die alle entweder durch Volumsvermehrung oder durch Absorptionsvermehrung die Empfindlichkeitserhöhung der Meßanordnung erreicht haben. So baut KÜSTNER an sein Panzerdosimeter eine große Kammer für Luft von Normaldruck. Siemens liefert ebenfalls eine Literkammer als Streustrahlenkammer. Die P. T. W. in Freiburg i. Br. füllten ihre Kammer für das Hammerdosimeter mit einem schweren Gas.

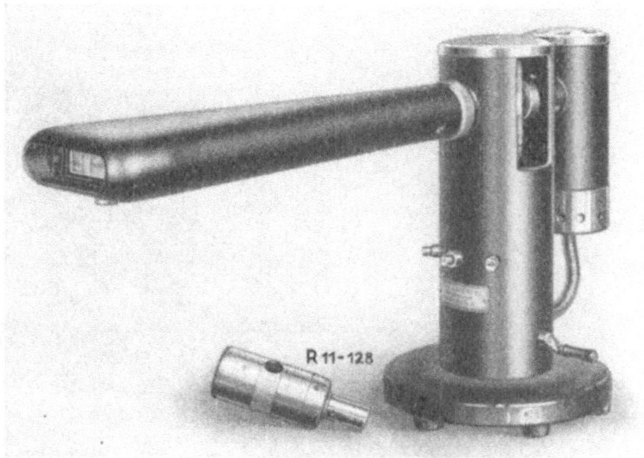

Abb. 184. Ionimeter zur Strahlenschutzmessung nach LEISTNER.

Daneben sind aber auch Instrumente eigens zum Zwecke der Strahlenschutzmessung konstruiert worden. So von LEISTNER. Bei seinem Instrument (Koch & Sterzel) befindet sich das Elektrometer in der Ionisationskammer selbst. Diese wird mitsamt dem Elektrometer und getrennt vom Ablese- und Aufladeinstrument den Strahlen ausgesetzt. Nur zur Messung wird es auf ein optisches System aufgesetzt, das eine objektive Ablesung des Standes des Elektrometerfadens gestattet. Die Abb. 184 zeigt eine Ansicht des Instruments.

Eine ganz besondere Bedeutung für die Strahlenschutzmessung haben die *Kondensatorkammern* erhalten. Man vergleiche das S. 230 Gesagte.

Die bis anhin genannten Instrumente erreichen ihre Empfindlichkeit durch Kammervergrößerung bzw. Schwergasfüllung einer großen Kammer. Die Steigerung der Empfindlichkeit der Ableseinstrumente durch Anwendung empfindlichster Elektrometer, von Röhrengalvanometern usw., würde die Apparatur zur Strahlenschutzmessung in das physikalische Laboratorium zurückdrängen. Die wichtigsten Messungen sind aber an die Räume der Institute selbst gebunden. Die Apparatur muß also tragbar und gegen Erschütterung unempfindlich sein. Es liegt deshalb nahe, zu einem anderen Prinzip der Strahlenschutzmessung zu greifen, nämlich zur *Quantenzählung*. Wir haben damit das weitaus empfindlichste Meßprinzip angewendet. Der GEIGERsche Spitzenzähler oder das GEIGER-MÜLLERsche Zählrohr ist aber für die zu messenden Intensitäten eher zu empfindlich, weil auch ohne zusätzliche Strahlung relativ viele Quanten gezählt werden, die durch die spontanen Ionisationen (kosmische Strahlung) verursacht sind. Diesem

Zustand kann auf zwei Arten begegnet werden, entweder durch Herabsetzung des Druckes oder durch Verkleinerung des Zählvolumens. BRAESTRUP, MURPHY und WHITAKER haben eine Zählkammer mit einigen 10 mm Neonduck konstruiert zum Zwecke der Messung bzw. Auffindung kleiner Strahlenquellen (verlorenes Radium). Verfasser hat den von GREINACHER angegebenen Funkenzähler zum Nachweis kleinster Röntgen- und γ-Strahlenintensitäten in praktisch verwertbare Form gebracht. Beim Funkenzähler ist das Zählvolumen beschränkt auf einen winzigen Kegel, der zwischen einer Platte und einer kleinen Kugel gelegen ist. Die Höhe des Kegels entspricht etwa der Durchbruchspannung von etwas mehr als 1500 V, d. h. sie ist gerade etwas größer. Erst wenn in dem genannten Zählvolumen ein Ionisationsakt stattfindet, schlägt ein kleiner Funke über, dessen Energie zur Registrierung verwendet werden kann. Die Empfindlichkeit des Funkenzählers ist gerade für die Größenordnung 10^{-5} r/s geeignet. Er mißt Bruchteile der

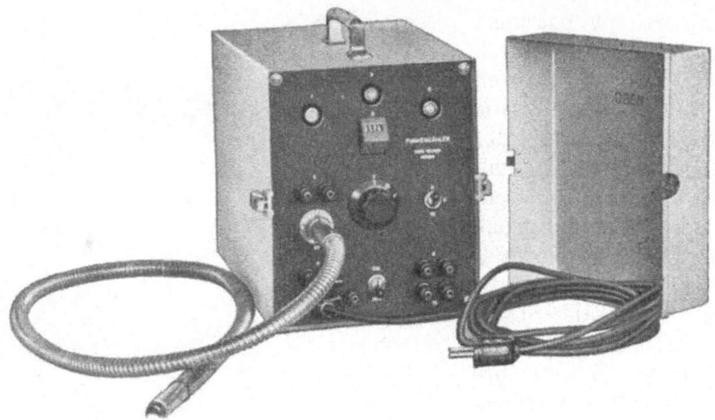

Abb. 185. GREINACHERscher Funkenzähler in der Ausführungsform des Verfassers, Ansicht. (Trüb, Täuber.)

MUTSCHELLER-Intensität sehr gut. Jedoch ist eine stete Kontrolle absolutes Erfordernis, sie erfolgt mittels eines Radiumpräparats, z. B. desjenigen zum KÜSTNER-Gerät. Die Abb. 185 zeigt die „Kammer" und das Registriergerät.

b) Wirkung und Anwendung von Strahlenschutzvorrichtungen.

Nach den Untersuchungen von MUTSCHELLER hat sich gezeigt, daß in Instituten, wo trotz langjähriger Arbeit keine gesundheitsschädigenden Veränderungen bei im Betrieb tätigen Personen gefunden worden sind, die aufgenommene Strahlenmenge $1/_{100}$ HED in einem Monat nie überschritten worden war. Auf das r umgerechnet, macht das eine Dosisleistung von 10^{-5} r/s $= 10\,\mu$ r/s, die also ohne nachweisbare Schädigung dauernd ertragen werden kann. Diese Toleranzintensität ist die Grundlage der Strahlenschutzvorschriften der Deutschen und der Schweizerischen Röntgengesellschaft. Es wird, gestützt auf die MUTSCHELLERschen Messungen, angenommen, daß pro achtstündigen Arbeitstag 0,25 r (MUTSCHELLER-Toleranz-Dosis MTD) ohne Schaden ertragen werden. Um in medizinischen Röntgenanlagen zu erreichen, daß überall da, wo im Betrieb tätiges Personal, die MTD nicht erreicht werde, sind verschiedene Vorsichtsmaßregeln nötig, auf die hier nicht im einzelnen eingegangen werden soll. Man vergleiche die diesbezüglichen Vorschriften über den Strahlenschutz in medizinischen Röntgenanlagen DIN Rönt 2/1933, ebenso wie die Vorschriften für den Strahlenschutz in nichtmedizinischen Röntgenanlagen DIN Rönt 6/1934 der Deutschen

Röntgengesellschaft sowie die Richtlinien für die Erstellung und Führung von medizinischen Röntgenanlagen der Schweizerischen Röntgengesellschaft.

Wir haben schon früher von dem Strahlenschutz der Röntgenröhren gesprochen und dort gesehen, wie man zu ausreichendem Schutz vor Primärstrahlen durch Anbringung von Schutzstoffen in allernächster Nähe der Röhre selbst gelangte.

Als Schutzstoffe kommen hochatomige Körper in Frage, vor allem Blei. Die Bleischicht muß um so dicker sein, je penetranter die Strahlung. Die Schutzwerte, die bei den verschiedenen Spannungen genügen, werden in Blei angegeben. Die beistehende Tabelle gibt Schichtdicken in Millimeter an.

Tabelle 31. Bleischutzwerte bei verschiedenen Spannungen.

kV	75	125	190	220	250	300	400	500	600	800	1000
Nötige Pb-Dicke .... mm	1	2 (0,5)	3 (1)	4	6 (1,5)	8	15	23	32	52	75
Nötige Betondicke .... cm	—	—	22	26	36	45	—	70	—	—	—
Beton/Pb			7, 3					3,0			

Die eingeklammerten Zahlen bei 125, 190 und 250 kV geben den Bleischutzwert in Millimeter für Streustrahlung an.

Die untere Zahlenreihe enthält die Schichtdicke Beton in Zentimetern. Man erkennt, daß das Verhältnis von Zentimeter Beton zu Millimeter Blei von 7,3 bei 190 kV auf 3,0 bei 500 kV absinkt. Diese neuerdings von HEIDENREICH und JÄGER in der PTR gefundenen Tatsachen sind nach zwei Richtungen wichtig. Einmal besagten sie, daß für höhere Spannungen Beton, also niedrigeratomige Körper, sich als Schutzstoffe besser eignen als z. B. Blei. Ferner bestätigen sie in besonders sinnfälliger Weise die erweichende Wirkung sehr harter Strahlen in niederatomigen Körpern bei weitem Strahlenkegel durch den COMPTON-Effekt (vgl. S. 24).

Die Tabelle zeigt zugleich, daß die Bleiäquivalenz, also das Verhältnis der Schichtdicken zweier Stoffe für gleiche Schutzwirkung, kein festes ist, sondern sich mit der Qualität der Strahlung ändert. Immerhin kann im Bereiche der üblichen Therapiestrahlungen bis 250 kV eine konstante Bleiäquivalenz angenommen werden. Die Bleiäquivalenzen einiger üblicher Schutzstoffe sind in der Tab. 32 angegeben.

Es hat sich gezeigt, daß sich die im Betrieb tätigen Personen bei Beachtung der verschiedenen Vorschriften sehr gut und vollständig schützen können. Dies gilt namentlich auch für Therapieabteilungen. Die größte Vorsicht erfordert die Durchleuchtung. Wegen der Ausstrahlung durch den Patienten und wegen der Tatsache, daß der Untersucher an die allernächste Umgebung des sekundärstrahlenden Patienten gebunden ist, ist es geboten, alle Maßnahmen zu treffen, um sich vor Schädigungen zu schützen. Wir können selbst (MINDER) die Angaben von S. HEISE vollauf bestätigen, daß der Platz neben dem Durchleuchtungs-

Tabelle 32. Bleiäquivalente Schutzwerte.

1 mm Blei entsprechen bei 200 kV:

	mm
Blei	1
Bleigummi (hochwertig)	2,5
Bleiglas (hochwertig) ..	4
Messing	4
Stahl	4 (—6,5*)
Barytstein	15 (—20*)
Stampfbeton	60
Ziegelstein	110

* bei 100 kV gemessen.

patienten ohne speziellen Schutz, bzw. ohne persönlichen Schutz (Schürze) zu meiden ist. Der beste Schutz ist hier 1. das Arbeiten mit möglichst kleiner Blende, 2. die möglichste Abkürzung der Durchleuchtungen und 3. die Vermeidung unnötiger Durchleuchtungen.

Während sich die Gehilfinnen bei den Aufnahmen mit stationären Apparaten stets durch Rückzug in den Schaltraum genügend schützen können, gelingt der Schutz bei Aufnahmen mit den transportablen oder fahrbaren Apparaten am Bett des Patienten nicht immer. Der wirksamste Schutz ist hier 1. möglichste Entfernung von der Strahlen- und Streustrahlenquelle während der Aufnahme und 2. möglichste Einschränkung der sog. Stationsaufnahmen. Hier wie dort muß stets darauf gesehen werden, daß genügend Hilfe vorhanden ist, damit dem Personal genügende Freizeit gegeben werden kann.

Letzten Endes muß in diesem Zusammenhang noch an den Strahlenschutz für den Patienten gedacht werden. Vorschriften und Richtlinien geben darüber bis in Einzelheiten Auskunft. Hier soll nur kurz noch Auskunft gegeben werden über die Größenordnung der dem Patienten verabfolgten Dosen bei Durchleuchtungen und Aufnahmen.

Fünf Punkte sind bei Durchleuchtungen hinsichtlich des Patientenschutzes vornehmlich zu beachten: 1. möglichste Reduktion der Blendenöffnung, 2. soll die Strahlenhärte der Objektdicke angepaßt sein. 3. Gebrauch von Rasterblenden, nur wenn wirklich nötig. 4. Verwendung des empfindlichsten Durchleuchtungsschirmes (die Leuchtkraft der Schirme nimmt in ihrem Alter ab), rechtzeitiger Ersatz. 5. Der Fokalabstand darf ein Minimum nicht unterschreiten. 6. Gebrauch eines Filters. Man bedenke, daß bei Magendurchleuchtungen mit Raster und 4 mA Röhrenstrom auf den dem Fokus zugekehrten Teil des Patienten in jeder Minute 13 bis 35! r eingestrahlt werden, je nachdem, ob mit den Strahlen sparsam umgegangen wird oder nicht, ob die Apparatur in Ordnung ist oder nicht.

Tabelle 33. Zulässige Durchleuchtungszeiten und Aufnahmezahlen (nach BRAUN, HASE, KÜSTNER und eigenen Messungen).

Durchleuchtungen:	Min.
Lunge, ohne Raster 4 mA, 50 kV, 1,0 Al	60
Magen, mit Raster 4 mA, 65 kV, 1,0 Al	13

Aufnahmen:		Zahl
Thorax, fern (über 150 cm), Kind	—	1200
„ , „ („ 150 „), Erwachsene	—	500
Wirbelsäule, sagittal, fern (über 150 cm)	+	50
Magen mit Kontrastmittel	+	60
Abdomen, Übersicht (kein Kontrastmittel)	+	20
„ , Teil mit Randblende	+	30
Schädel, seitlich	+	50
„ , sagittal	+	30
Halsgegend (Halswirbelsäule, Trachea), sagittal	+	40
„ , seitlich, fern (über 100 cm)	+	40
Brustwirbelsäule, sagittal	+	18
„ , seitlich	+	6
Lendenwirbelsäule, sagittal	+	20
„ , seitlich	+	4
Gravidität, sagittal oder seitlich	+	2

Es ist 0,5 mm Al als Filter und 100 r als zulässige Strahlenmenge angenommen. + bedeutet bei Verwendung einer Rasterblende.

Was die Hautbelastung bei Aufnahmen anbelangt, ist zu sagen, daß die auf den fokusnahen Teil des Patienten eingestrahlte Strahlenmenge von verschiedenen Faktoren abhängig ist: 1. von der Körperregion, Dicke und Dichte der aufzunehmenden Körperstelle, 2. von der Empfindlichkeit des Filmmaterials, 3. ob Verstärkerfolien verwendet werden oder nicht, 4. ob und welche Rasterblenden angewendet werden, 5. wie die Dunkelkammer arbeitet. Einen ungefähren Anhalt über die Strahlenbelastung bei den verschiedenen Aufnahmen gibt die Tab. 33 (s. S. 260).

Eine letzte Stelle der Gefahr der Schädigung durch kurzwellige Strahlen sei noch kurz besprochen, die Arbeit mit den radioaktiven Elementen. Vor allem soll man wissen, hinter welchen Schutzschichten verschieden große Mengen von Radium aufbewahrt werden müssen, damit seine Strahlung nicht mehr schädlich ist; oder wie groß die Distanz sein muß, damit eine gesundheitsschädigende Wirkung nicht mehr angenommen zu werden braucht. Die Tab. 34 gibt über diese beiden Fragen Auskunft.

Tabelle 34. Der für die Gewährleistung der Toleranzdosis in verschiedenen Entfernungen und für verschiedene Radiummengen erforderliche Bleischutz. Die Toleranzdosis wurde zu 10^{-5} r/s angenommen. (Nach KAYE, BELL und BINKS, 1935.)

Radiummenge bei 0,5 mm Pt-Filter	Erforderliche Bleidicke für die genannten Abstände von der Strahlenquelle			Toleranzabstand ohne Bleischutz
	Anliegend	25 cm	50 cm	
0,05 g	9,5 cm	5,5 cm	2,5 cm	1,0 m
0,2 „	11,5 „	8,5 „	5,5 „	2,0 „
0,5 „	13,0 „	10,5 „	7,5 „	3,5 „
1,0 „	14,5 „	12,0 „	9,0 „	4,5 „
2,0 „	15,5 „	13,5 „	10,5 „	6,5 „
5,0 „	17,0 „	15,5 „	12,5 „	10,5 „
10,0 „	18,0 „	17,0 „	14,0 „	14,5 „

IX. Messung der Radiumstrahlen (Alpha-, Beta-, Gamma-Strahlen).

Von Dr. W. MINDER.

Wie für Röntgenstrahlen in Kapitel VIII gezeigt worden ist, bildet auch für die Strahlungen der radioaktiven Substanzen (Kap. III) die Ionisation der Luft denjenigen Vorgang, der weitaus am besten zur Messung der sie erzeugenden Strahlung verwendet werden kann; ist es doch möglich, derartige Leitfähigkeitsmessungen der Luft mit großer Genauigkeit auszuführen.

Von den drei Strahlenarten α-, β-, γ-Strahlen der radioaktiven Stoffe ionisieren nun die α-Strahlen (zweifach positiv geladene Heliumkerne) und die β-Strahlen (neg. Elektronen) direkt, während bei den γ-Strahlen (kurzwellige Röntgenstrahlung) die Ionisation ähnlich wie bei den Röntgenstrahlen erst durch die Bildung sekundärer Elektronen (Absorption und Streuung) hervorgerufen wird. Es ist daher bei den einzelnen Strahlenarten die Technik der Messung der Strahlung anzupassen.

1. Messung der α-Strahlung.

Die α-Strahlen eines radioaktiven Elements haben in Luft eine bestimmte Reichweite. Durch dieselbe werden sie charakterisiert. Bei verschiedenen Reichweiten in Luft ist nun aber ihr Ionisationsvermögen verschieden. Die Reichweiten der α-Strahlen der Uran-Radium-Reihe variieren beispielsweise zwischen 2,53 cm (U_I) und 6,60 cm (Ra C'), und das entsprechende Ionisationsvermögen zwischen $1,16 \cdot 10^5$ und $2,20 \cdot 10^5$ Ionenpaaren. Im Mittel werden pro Zentimeter Reichweite durch die α-Strahlen der Uran-Radium-Reihe etwa 40000 Ionenpaare erzeugt. Ähnliche Werte gelten auch für die übrigen Zerfallsreihen. Dabei ist das Ionisationsvermögen nicht über die ganze Reichweite konstant, sondern steigt im letzten Drittel der Bahn des α-Teilchens bis auf etwa den doppelten Wert der Anfangsionisation an, um dann sehr rasch auf 0 zu fallen (BRAGG-Kurve). Der Ionisationsverlauf des α-Strahles wird annähernd wiedergegeben durch das Gesetz von BRAGG-RUTHERFORD-GEIGER.

$$K = K_0 R^{\frac{2}{3}}; \quad K_0 = 6,25 \cdot 10^4.$$

Die Anfangsgeschwindigkeit v berechnet sich aus der GEIGERschen Beziehung:

$$v^3 = a R; \quad a = 1,076 \cdot 10^{27}.$$

Unter der Voraussetzung, daß man das α-strahlende Element kennt (dieses läßt sich aus der Reichweite R bestimmen), ist es also möglich, durch Ionisationsmessungen der α-Strahlung quantitative Werte über den Gehalt eines radioaktiven Präparats zu erhalten. Es gelingt sogar, Gemische verschiedener Zerfallsprodukte auf diese Weise quantitativ zu analysieren.

Zu diesem Zweck ist es notwendig, die Anzahl Z der α-Strahlen, die 1 g Radium pro Zeiteinheit aussendet zu kennen. Der Ionisationsstrom der *einseitig* durch die α-Strahlung der Menge M α-strahlender Substanz bewirkt wird, beträgt:

$$J = \frac{1}{2} M Z K e,$$

wobei ZK den mittleren Wert von $8,18 \cdot 10^{15}$ aufweist, e die Ladung des Elektrons bedeutet ($4,80 \cdot 10^{-10}$ ESE) und pro Sekunde $Z = 3,72 \cdot 10^{10}$ α-Strahlen durch 1 g Radium ausgesandt werden.

Zur Messung der α-Strahlung können verschiedene Systeme verwendet werden. Am besten eignet sich eine einfache Form des Elektrometers, bei der die eine Elektrode das Präparat trägt und die andere mit dem Meßsystem verbunden ist. Dabei soll der Plattenabstand des Kondensators C (Abb. 186) größer sein (etwa doppelt so groß) als die Reichweite der zu messenden Strahlung. Selbstverständlich ist bei Sättigungsstrom zu messen.

Besonders zu Emanationsmessungen verwendet man große Ionisationskammern, die vorteilhaft kugel- oder zylinderförmig gehalten werden und als Innenelektrode einen Stift enthalten, der mit dem Elektrometer verbunden ist.

Um sich ein Bild zu machen von der Empfindlichkeit solcher Messungen, möge die Angabe dienen, daß 10^{-12} g Radium im Gleichgewicht mit seinen Folgeprodukten noch bequem mit kleinem Fehler gemessen werden können. Diese Menge Elemente entspricht der Emission von einem α-Teilchen etwa alle 3 Sekunden.

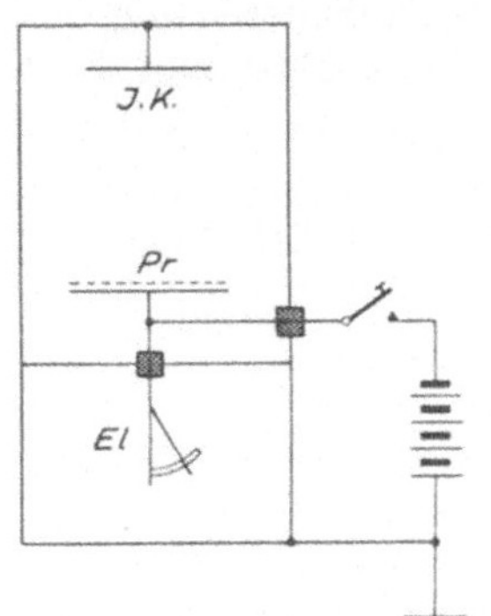

Abb. 186.
Messung von α-Strahlen.
Das Elektrometer *El* mitsamt der Elektrode, die den zu untersuchenden Körper *Pr* trägt, kann mit der Batterie aufgeladen werden. *I. K.* Ionisationskammer.

2. Messung der β-Strahlen.

Unter Voraussetzung praktischer Verhältnisse ist es nicht möglich, Messungen an einem Präparat durchzuführen, welches nur β-Strahlen aussendet, sondern die β-Strahlung tritt immer entweder zusammen mit α-Strahlen oder γ-Strahlen oder beiden auf. Die Trennung von der ersteren bietet experimentell keine Schwierigkeiten, da sie schon durch etwa 0,05 mm Papier von der Ionisationskammer ferngehalten werden kann. Dagegen ist die Abtrennung der γ-Strahlung nicht leicht durchführbar. Die beiden einzigen Trennungsmethoden bestehen darin, daß erst beide Strahlungen zusammen gemessen werden und dann die β-Strahlung durch ein starkes Magnetfeld abgelenkt oder durch einen Absorber (1,5 cm luftäquivalentes Material von der Dichte 1) zurückgehalten wird, um die γ-Strahlung allein zu messen. Die Differenz der Messungen bildet den Anteil der β-Strahlung.

Wie die α-Strahlen, haben auch die β-Strahlen die Fähigkeit, direkt zu ionisieren. Die Ionisation durch β-Strahlen ist nun aber schon ein weit verwickelterer Vorgang. Die Energie des aus dem ionisierten Atom freigemachten Elektrons reicht bei größerer Geschwindigkeit aus, um ihrerseits wieder ionisierend zu wirken, so daß bei größeren Primärgeschwindigkeiten des β-Strahles neben der primären Ionisation auch sekundäre Ionisation wesentlich an der Gesamtwirkung beteiligt ist.

Weiter löst die β-Strahlung im Material der Ionisationskammer und der darin sich befindenden Luft durch den Geschwindigkeitsverlust eine Röntgenstrahlung aus, und diese wirkt durch Photo- und Streuabsorption ihrerseits wieder ionisierend. Experimentell ist es außerordentlich schwer, diese verschiedenen Anteile quantitativ zu trennen, so daß man alle diese Vorgänge unter der „sekundären Ionisation" zusammenfaßt.

Die bei den natürlichen radioaktiven Elementen vorkommenden β-Strahlen weisen Geschwindigkeiten zwischen $0,330\,c$ und $0,998\,c$ ($c = $ Lichtgeschwindigkeit) auf. Dementsprechend ist die Ionisation verschiedener β-Strahlen verschieden und schwankt je nach Geschwindigkeit um zwei Zehnerpotenzen (100 bis 10000 Ionenpaare pro β-Strahl). Dabei ist die sekundäre Ionisation mit steigender Geschwindigkeit mit 0 bis 98% beteiligt.

Aus diesen Überlegungen resultiert die Tatsache, daß eine quantitative Ionisationsmessung der β-Strahlen ganz erhebliche Schwierigkeiten bietet. Abgesehen davon, daß die Messung in der Praxis nur als Differenzmessung zur γ-Strahlung oder α-Strahlung durchführbar ist, müßten zur vollen Ausnutzung außerordentlich große Ionisationskammern benutzt werden (Reichweite im Mittel in Luft etwa 3 m). Man ist deshalb auf Relativmessungen angewiesen, entweder indem die gleichzeitig ausgesandte γ-Strahlung als Maßstab dient, oder indem die zu messende Strahlung mit derjenigen eines Standardpräparats verglichen wird. Auch rechnerische Überlegungen geben brauchbare Resultate.

Neben dem Elektrometer als Standardmeßgerät haben sich (besonders bei künstlich radioaktiven Stoffen) die Zählverfahren als sehr brauchbar erwiesen. Diese bestehen darin, daß der β-Strahl in einem Kondensator besonderer Konstruktion (Spitzenzähler nach GEIGER oder Zählrohr nach MÜLLER) eine Stoßionisation hervorruft oder das Überspringen eines elektrischen Funkens bewirkt (GREINACHER), und dieser Entladungsvorgang durch eine Verstärkerapparatur auf ein Zählwerk übertragen wird. In dieser Weise läßt sich die Zahl der pro Zeiteinheit ausgesandten β-Strahlen feststellen. Derartige Zählverfahren werden auch in der Messung sehr kleiner α-Strahlen- und Röntgenstrahlenmengen mit Erfolg verwendet.

Zur qualitativen Analyse der β-Strahlen werden die Absorptionskurven für verschiedene Stoffe aufgenommen, wobei die Massenschwächungskoeffizienten ein Maß für die Reichweite und damit für die Geschwindigkeit ergeben.

Ein anderes, viel wichtigeres Verfahren zur Geschwindigkeitsmessung beruht auf der magnetischen Ablenkung der β-Strahlen. Dieselben werden als Ladungsträger dabei nach Maßgabe ihrer Geschwindigkeit in ein magnetisches Spektrum zerlegt. Die Geschwindigkeit läßt sich aus der Ablenkung berechnen nach der Gleichung:

$$\mathfrak{H}\,\mathfrak{R} = \frac{m_0\,c^2}{e}\,\eta\,\beta,$$

wobei $\mathfrak{H}$ die magnetische Feldstärke, $\mathfrak{R}$ den Krümmungsradius der Bahn des β-Strahles, m_0 die Masse des Teilchens, e seine Ladung, c die Lichtgeschwindigkeit und β die Geschwindigkeit des Teilchens in Bruchteilen der Lichtgeschwindigkeit $\dfrac{v}{c}$ bedeuten. Der Faktor $\eta = \dfrac{1}{\sqrt{1-\beta^2}}$ berücksichtigt die Zunahme der Masse bei zunehmender Geschwindigkeit nach der Relativitätstheorie.

3. Messung der γ-Strahlen.

Von den drei Strahlenarten der radioaktiven Substanzen hat die γ-Strahlung therapeutisch weitaus die größte Bedeutung. Sie entspricht einer sehr harten Röntgenstrahlung (U = 500 bis 2000 kV). Es ist naheliegend, für die Messung deshalb dasselbe Meßverfahren und dieselbe Einheit der Strahlenmenge oder Dosis anzuwenden wie bei Röntgenstrahlen.

Bei der quantitativen Absolutmessung der γ-Strahlen (r/mgh) waren aber sehr große experimentelle Schwierigkeiten zu umgehen. Wie für Röntgenstrahlen (Kap. IV), geht die Ionisation der Luft über den Schwächungsvorgang, bei dem durch Streuung COMPTON-Elektronen gebildet werden und durch Absorption Photoelektronen entstehen. Der erstere Prozeß ist dabei der weitaus überwiegende. Diese Sekundärelektronen haben zum Teil sehr hohe Geschwindigkeiten (0,8 bis 0,98 c), und damit ist ihre mittlere Reichweite in Luft sehr groß (zirka 3 m). Es ist also keine einfache Aufgabe, eine Ionisationskammer zu konstruieren, bei der eine „vollständige Ausnutzung der Sekundärelektronen" gewährleistet wäre. Diese müßte nämlich einen Radius von über 4 m aufweisen.

Eine weitere große Schwierigkeit bildet die Tatsache, daß es kaum möglich ist, ein gut ausgeblendetes γ-Strahlenbündel zu realisieren (F. KOHLRAUSCH, G. FAILLA). Dazu sind Hg- oder Pb-Mengen von mehreren Zentnern erforderlich. Aber auch mit einem gut ausgeblendeten γ-Strahlenbündel müßte nun das etwa durch elektrische Felder in der Ionisationskammer begrenzte Meßvolumen praktisch homogen, d. h. aus relativ sehr großer Distanz (einige Meter) durchstrahlt werden. Dazu wären aber sehr große Mengen radioaktiver Substanz (mehrere Gramm) notwendig.

Um eine mit der Definition der r-Einheit im Einklang stehende Absolutmessung der γ-Strahlen durchzuführen, war also die Methode der Faßkammer, auf der die Röntgenstrahleneinheit beruht, nicht anwendbar, obschon einige Versuche in dieser Richtung unternommen worden sind. Der einzige Weg, der zu übereinstimmenden Resultaten führte, und bei dem die störenden Einflüsse (besonders Sekundärstrahlungen) ausgeschaltet werden konnten, bildete die Absolutmessung mit „luftäquivalenten" Kleinkammern (vgl. Theorie und Beschreibung, Kap. VIII). Dabei war die erste Bedingung der praktisch homogenen Durchstrahlung relativ einfach zu realisieren, da diese Kammern klein gehalten werden konnten. Bei der Anwendung des Luftäquivalenzprinzips waren auch die Bedingungen der „vollen Ausnutzung der Sekundärelektronen" und des „Ausschlusses der Wirkungen der Gefäßwände" ohne Bedeutung. Ferner war es nicht notwendig, an ausgeblendeten Strahlenbündeln zu messen, da sekundäre Elektronen, die außerhalb der Kammer entstehen, nicht zur Messung gelangen.

Auf Grund der Luftäquivalenz sind seit etwa 1930 mehrere Bestimmungen der *Dosiskonstanten*, d. h. der Anzahl r, die von 1 mg Radiumelement, punktförmig gedacht, bei bestimmter Filterung in der Zeiteinheit (1 h) in 1 cm Abstand bei 76 cm Hg Druck und 0° C bewirkt werden, vorgenommen worden. Die Übereinstimmung der an verschiedenen Instituten gemachten Messungen ist befriedigend (Fehler $< 5\%$), so daß man mit für therapeutische Zwecke genügender Genauigkeit folgende Mittelwerte der Dosiskonstanten angeben kann:

$$K = 8{,}0 \text{ r/mgh, Filter } 0{,}5 \text{ mm Pt.}$$
$$K = 7{,}5 \text{ r/mgh, Filter } 1{,}0 \text{ mm Pt.}$$

Die von 1 mg Radium, punktförmig gedacht, in 1 cm in 1 h bewirkte γ-Strahlenmenge beträgt also bei einer Filterung von 0,5 mm Pt 8,0 r, bei einer Filterung von 1,0 mm Pt 7,5 r.

Es ist auch gelungen, das Luftäquivalenzprinzip als Grundlage der absoluten γ-Strahlenmessung mit Hilfe des Vergleiches einer praktisch wandlosen Kammer und einer luftäquivalenten Kammer bei großem Luftraum (R. SCHULZE und W. MINDER) und mit Hilfe einer starken Verdichtung der streuenden Luft (W. FRIEDRICH, R. SCHULZE, U. HENSCHKE) experimentell zu bestätigen.

Für andere radioaktive Substanzen als Radiumelement (etwa Radiumemanation) läßt sich aus der Dosiskonstanten K des Radiums die Dosis relativ einfach berechnen. Es beträgt die Strahlenmenge pro Stunde eines Trägers mit A mc Radiumemanation in 1 cm Abstand in r nach t Stunden:

$$K_E = KA\,(1 - e^{\lambda t}),$$

wobei λ die Zerfallskonstante der Emanation (0,00755), t die Zeit in Stunden und e die natürliche Zahl bedeuten.

Für die Praxis der γ-Strahlendosimetrie gibt es auf Grund der Kenntnis der Dosiskonstanten zwei einfache Dosierungsverfahren, das mathematische und das photographische. Das *mathematische Verfahren* geht von der Tatsache aus, daß sich die Dosenverteilung bei praktisch vorkommenden Präparaten (zylinderförmige Nadeln und Kapseln, flächenförmige Träger) und einfachen Kombinationen solcher durch Feldverteilungsfunktion darstellen lassen, die bei einfachen Verhältnissen berechenbare Lösungen aufweisen. Dabei sind auch Versuche unternommen worden, größere Raumelemente durch Kombination mehrerer Strahlungsträger homogen zu bestrahlen.

Von besonderer Bedeutung dürften von diesen Funktionen diejenige der Geraden, der Kreislinie, der Kugelfläche und des Zylinders sein. Sie sollen im folgenden mit je einem praktischen Beispiel, bzw. der entsprechenden graphischen Darstellung wiedergegeben werden.

a) Die strahlende Gerade.

Die Dosis im Punkte P, der durch das Lot a von der strahlenden Geraden von der Länge l, die mit der Radiummenge M geladen ist, entfernt ist, wird dargestellt durch die Funktion:

$$D = \frac{K\,M}{l\,a}\,(\varphi_1 - \varphi_2).$$

Als Beispiel sei wiedergegeben der Isodosenplan einer Kettensonde von 10 cm Länge mit drei Einzelgliedern zu je 10 mg (Abb. 187).

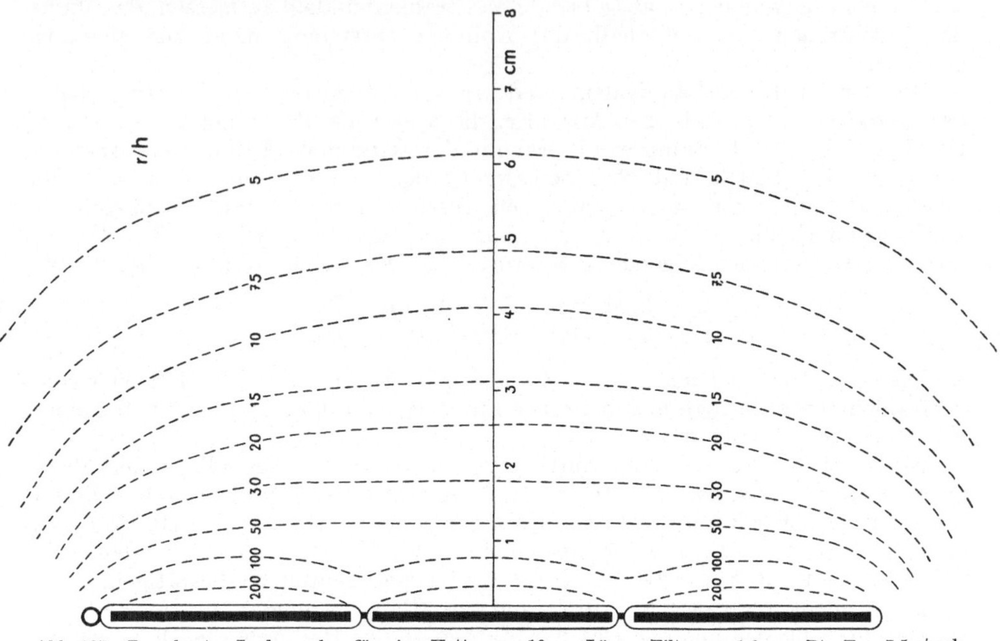

Abb. 187. Berechneter Isodosenplan für eine Kette von 10 cm Länge, Filterung 1,0 mm Pt, $K = 7,5$ r/mgh. Ladung: 10 mg Ra. El. pro Glied. Angaben in r/h. Natürliche Größe.

b) Die strahlende Kreislinie.

Der betrachtete Punkt P sei gegeben durch seinen Normalabstand h von der Ebene des Kreises und durch die Zentraldistanz d vom Zentrum des Kreises mit

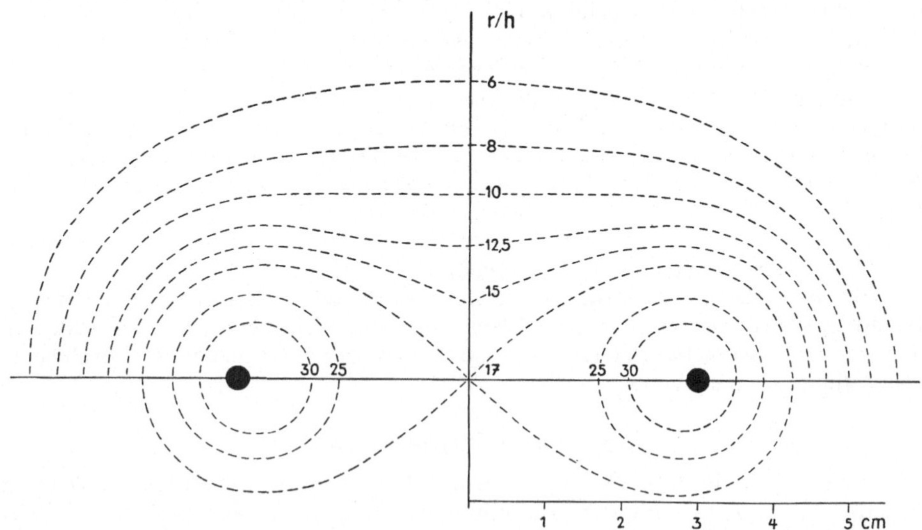

Abb. 188. Approximative Dosenverteilung in der Umgebung einer strahlenden Kreislinie von der strahlenden Dichte $\varrho = 1$ mg/cm, und für einen Kreisradius von $r = 3$ cm in r/h. $K = 8$ r/mgh. (Modifiziert nach MAYNEORD.)

$$D = \frac{K\,M}{[(r^2 + d^2 + h^2)^2 - 4\,r^2\,d^2]^{1/2}}. \quad \text{Natürliche Größe.}$$

Radius r. Auf der Kreislinie befindet sich die Radiummenge M mg. Die Dosis im Punkte P beträgt:

$$D = \frac{K\,M}{\sqrt{(r^2 + d^2 + h^2)^2 - 4\,r^2\,d^2}}.$$

In Abb. 188 sind die Isodosen für eine Kreislinie vom Radius $r = 3$ cm und eine Radiummenge von 1 mg pro Zentimeter in r/h wiedergegeben.

c) Die strahlende Kugelfläche.

Ist die Radiummenge M auf der Oberfläche einer Kugel homogen verteilt, so beträgt die Dosis an irgendeinem Punkt P im Inneren der Kugel vom Radius r, der vom Zentrum einen Abstand von d besitzt:

$$D = \frac{K\,M}{2\,r\,d}\,\lg\frac{r + d}{r - d}.$$

d) Die strahlende Zylinderfläche.

Für dieselbe läßt sich die Dosis nur für Punkte auf der Achse berechnen. Sie beträgt bei einer homogen auf die Zylinderfläche vom Radius r und der Länge h verteilten Radiummenge M:

$$D = \frac{K\,M}{h\,r}\,(\varphi_1 - \varphi_2)$$

und entspricht der Verteilung der Geraden im Abstand r und der Länge h. Auf der Achse des Zylinders ist also die Dosis derart, wie wenn die gesamte strahlende Substanz auf einer Geraden von der Länge h im Abstand r verteilt wäre.

Für die strahlende Kugelfläche sollen noch die folgenden Angaben gemacht werden: Bildet man die Ableitung für das Kugelzentrum, so erhält man

$$D = \frac{K\,M}{r^2},$$

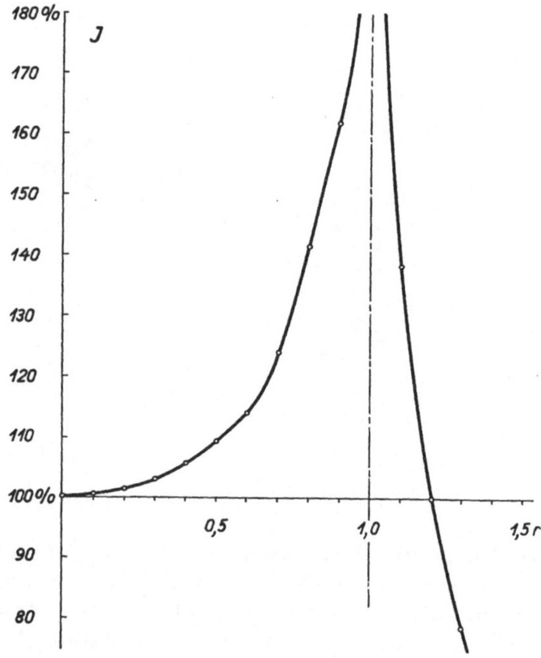

Abb. 189. Dosenverteilung im Innern und in der Nähe einer homogen strahlenden Kugelfläche vom Radius $= r$ als Funktion des Abstandes vom Zentrum in Prozent der Intensität im Zentrum.

Zentrum: $D = \dfrac{K\,M}{r^2} = 100\%$.

Übrige Punkte: $D = \dfrac{K\,M}{2\,r\,d}\,\lg\dfrac{r + d}{r - d}$.

d. h. im Zentrum einer mit strahlender Substanz homogen belegten Kugelfläche ist die Strahlendosis dieselbe, wie wenn die gesamte Radiummenge in einem Punkt im Abstand des Radius konzentriert wäre. An allen übrigen Punkten ist die Dosis höher, jedoch steigt sie mit zunehmender Entfernung vom Zentrum zunächst nur ganz schwach an, um erst in unmittelbarer Nähe der Kugelfläche sehr rasch auf hohe Werte anzusteigen. Diese Verhältnisse sind in Abb. 189 dargestellt.

Aus diesen Verhältnissen resultiert, daß für praktische Zwecke kugel- oder zylinderförmig gebaute Moulagen so distanziert und angeordnet werden sollten, daß der Bestrahlungsherd ins Zentrum bzw. in die Achse zu liegen kommt, und die FHD etwa der Hälfte des Radius entspricht. Bei dieser Anordnung ist der gesamte bestrahlte Raum, also auch die Punkte außerhalb des Herdes, praktisch homogen bestrahlt.

Für einfache Kombinationen mehrerer Träger ist eine mathematische Darstellung ebenfalls möglich. Dagegen sind kompliziertere Dispositionen nicht mehr rechnerisch zu lösen. Zur genaueren Dosismessung solcher Kombinationen ist von H. HOLTHUSEN und H. HAMANN ein *photometrisches Dosierngsverfahren* ausgearbeitet worden. Dieses gründet sich auf die Überlegung, daß es dann möglich ist, zwei durch die γ-Strahlung geschwärzte Filme miteinander zu vergleichen, wenn sie unter denselben Bedingungen belichtet, entwickelt und fixiert worden sind. In der Praxis gestaltet sich die photometrische Dosismessung so,

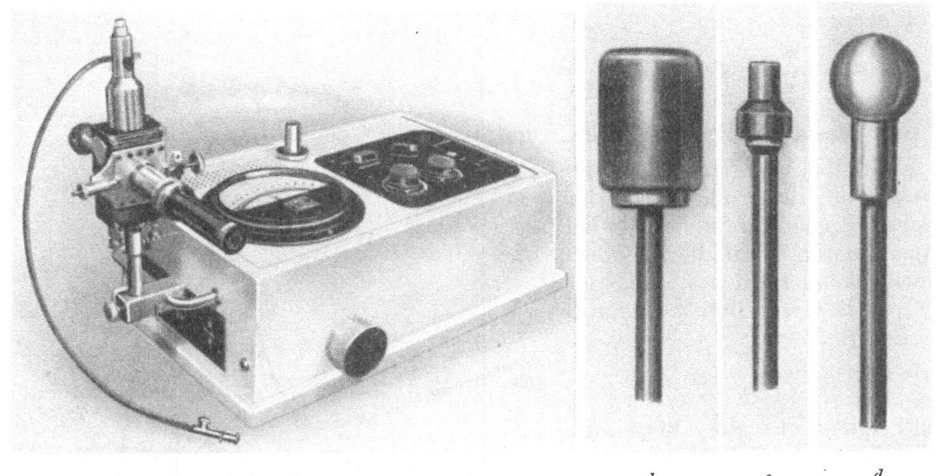

a   b   c   d

Abb. 190. *a* Kleinkammer-Radiummeßanlage; *b—d* Kondensatorkammern.

daß man die Präparatenkombination (Moulage) eine bestimmte Zeit auf einen Röntgenfilm einwirken läßt und diesen zusammen mit einem Eichfilm, der unter Standardbedingungen bestrahlt wurde, entwickelt und fixiert. Die Schwärzungen werden, wenn möglich, photometrisch miteinander verglichen und geben ein direktes Maß der wirksamen Strahlenmenge. Als Standard wurde ein Hartholzwürfel von 5 cm Seitenlänge vorgeschlagen, durch den hindurch der Film 30 Minuten mit 13,33 mg Radiumelement bestrahlt wurde.

In neuerer Zeit ist die Standardanordnung von W. FRIEDRICH, U. HENSCHKE und R. SCHULZE normiert worden auf einen Wasserwürfel von 5 cm Seitenlänge und ein Präparat von 10 mg Radiumelement, Filter 1,0 mm Pt. Die ionometrische Messung der Standardanordnung wurde von U. HENSCHKE und von W. MINDER vorgenommen und ergab für 30 Minuten Bestrahlungsdauer $1,25 \pm 0,02$ r.

Unter der Voraussetzung, daß die Unterschiede in den Schwärzungen der zu vergleichenden Filme nicht allzu groß sind, ist es möglich, den Fehler des photographischen Dosierungsverfahrens unter $\pm 10\%$ zu halten, was für praktische Zwecke genügen dürfte.

Auf ein Meßprinzip, das sich von den sonst angewendeten teilweise unterscheidet, soll zum Schluß noch hingewiesen werden, da dasselbe schon durch Apparaturen, die von der Technik geliefert werden, vertreten ist. Es ist dies das *Kondensatorkammerverfahren* von R. SIEVERT. Dieses besteht im wesentlichen darin, daß eine auf eine bestimmte Spannung V_1 aufgeladene Kammer, die vom Elektrometer getrennt werden kann, eine bestimmte Zeit der zu messenden Strahlung ausgesetzt wird, wobei der Spannungsabfall auf die Spannung V_2 durch eine zweite Messung am Elektrometer geprüft wird. Die Spannungsdifferenz $V_1 - V_2$ ist dabei proportional der Strahlenmenge, und es kann bei entsprechender Eichung dieselbe direkt am Elektrometer abgelesen werden. Ein auf diesem Prinzip aufgebautes Radiumdosimeter baut das Laboratorium Strauß in Wien (Abb. 190).

Das Kondensatorkammerverfahren hat den Vorteil, daß die Kammern relativ sehr klein (1 cm³) gehalten werden können, und es möglich ist, sie im geladenen Zustand an jede beliebige Stelle zu bringen. Aber auch andere Meßverfahren werden bereits durch käufliche Dosimeter vertreten. So bauen die P. T. W. in Freiburg i. Br. ein Hammerdosimeter für γ-Strahlenmessungen.

Neben der Vermessung von großen Moulagen haben diese technischen Dosimeter besonders zur Ausmessung der Strahlungsverhältnisse an Radiumkanonen und Radiumbomben Bedeutung. Solche Apparate werden mit großen Radium- oder Mesothormengen (bis 10 g) geladen und nach Art der Röntgenröhren verwendet und haben eine entsprechend hohe Dosisleistung (etwa 10 r/min in 10 cm Entfernung). Sie können deshalb gut mit technischen Dosimetern vermessen werden. Bedingung für die richtige Messung ist eine luftäquivalente Kammer mit genügender Wandstärke (4 mm Graphit) und ein genügender Schutz der Zuleitungen und Elektrometer gegen die Strahlung. Bei der Kondensatorkammermethode fallen wegen der Trennung von Kammer und Meßgerät die letzteren Schwierigkeiten fort.

Ein kurzes Wort soll noch über das Verhältnis der biologischen Wirkung der γ-Strahlen zu den Röntgenstrahlen gesagt werden. Man setzt heute das Hauterythem für therapeutische Röntgenstrahlen allgemein auf 800 r an. Die gleiche Reaktion der menschlichen Haut erhält man mit γ-Strahlen unter normalen Bestrahlungsverhältnissen bei etwa 2500 r. Dieser Unterschied ist, nach strahlenbiologischen Versuchen zu schließen, im wesentlichen eine Folge des sog. Zeitfaktors der biologischen Strahlenwirkung. Für Röntgenstrahlen beträgt nämlich die Bestrahlungsintensität das 10- bis 100fache der Bestrahlungsintensität mit γ-Strahlen. Bei gleichen Intensitäten sind die Reaktionen der biologischen Testmaterialien dieselben, und auch die Erythemwirkung scheint nach den Versuchen von H. HOLTHUSEN bei gleichen Intensitäten dieselbe zu sein.

X. Hilfsgeräte und Hilfsverfahren der medizinischen Röntgenologie.

1. Entstehung der Röntgenbilder.

a) Geometrische Röntgenoptik, Zentralprojektion.

Der Mensch hat kein Organ, die Anwesenheit von Röntgenstrahlen ohne schwere Schädigung zu erkennen, geschweige denn eine Möglichkeit, die Struktur ihrer Stärkeverteilung im Raume, etwa wie das sichtbare Licht, mit dem Auge festzustellen. Zu diesem zweiten Zwecke brauchen wir ein Mittel außerhalb unseres Körpers, den photographischen Film oder den Fluorescenzschirm. Die Intensitätsverteilungsstruktur im Raum, im besonderen in einer bestimmten Ebene des Raumes, also das *Röntgenbild*, gibt Auskunft über die Vergangenheit der Strahlen, die zu der Entstehung der Bilder beigetragen haben. Dies aber nur unter der Voraussetzung, daß bestimmte Prämissen erfüllt sind. Wir haben alle Voraussetzungen ausführlich besprochen, die das Wesen der Strahlung selbst angehen; die Voraussetzungen für die Entstehung der Röntgenbilder liegen aber letzten Endes in den Gesetzen der räumlichen Ausbreitung; das sind die Gesetze der *Zentralprojektion*. Wir dürfen sagen, daß ein Röntgenbild nur dann brauchbar ist, wenn es genau nach den besagten Gesetzen zustande gekommen ist.

Die Gesetze der Zentralprojektion sind an sich wohl äußerst einfach, in ihren Konsequenzen jedoch derart vielgestaltig, daß die Unkenntnis derselben zu

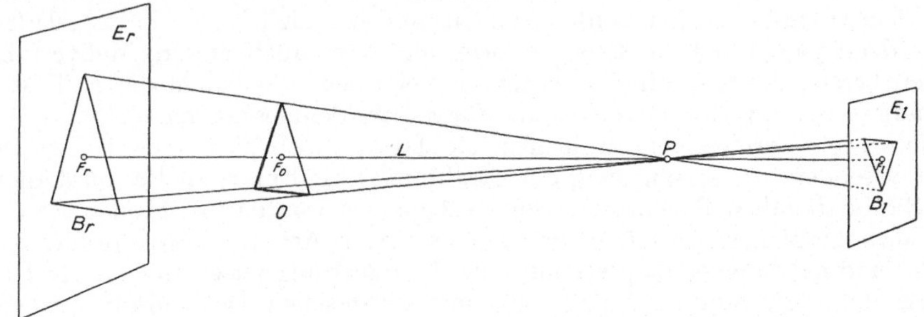

Abb. 191. Zentralprojektion eines zweidimensionalen Objektes (ebenes Dreieck).

schweren Irrtümern führen kann. Bei der Zentralprojektion gehen die geradlinigen abbildenden Strahlen sämtliche von einem Punkt, dem *Projektionszentrum*, aus. Die Abbildung eines Objektpunktes ist der zugeordnete *Bildpunkt* als Durchstoßpunkt, Spur, des abbildenden Strahles durch die *Bildebene*. In der Abb. 191 ist P der Projektionsmittelpunkt, O ein zweidimensionales Objekt. Man denke sich P durch den Mittelpunkt eines Kameraobjektivs realisiert. Vom Objekt O wird im Falle der Lichtphotographie ein umgekehrtes, meist verkleinertes Bild auf die Bildebene B geworfen. Objekt und Bild sind punkt-

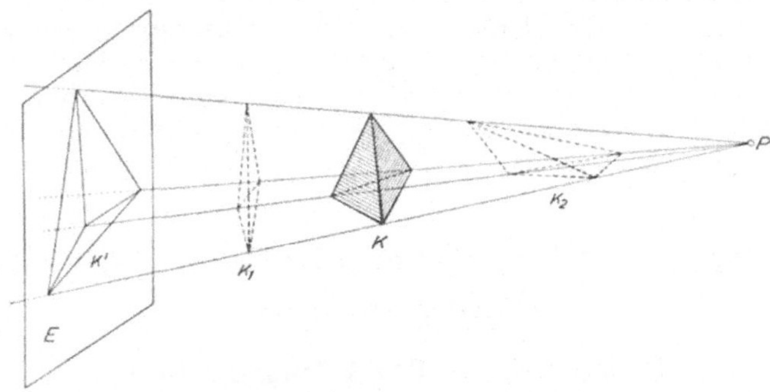

Abb. 192. Zentralprojektion einer dreiseitigen Pyramide. Die gestrichelt gezeichneten Körper geben das gleiche Bild.

symmetrisch zu P, wenn die Ebene des Objekts parallel zur Bildebene gelegen ist. Wir denken uns dann das Objektiv P durch den punktförmigen Brennfleck einer Röntgenröhre ersetzt. Von O wird dann ein stets vergrößertes aufrechtes Bild in einer zur Objektebene parallelen Bildebene B_r entworfen. Das erste, photographische Bild ist dem zweiten, Röntgenbild ähnlich. Die Abbildung durch Röntgenstrahlen folgt also den gleichen Gesetzen wie die Abbildung durch das photographische Objektiv.

Was wir dargestellt haben, ist ein Dreieck aus schwarzlackiertem Bleiblech. Sein Bild (Negativ) wird beim Lichtverfahren weiße eine Silhouette auf schwarzem

Grund, weil die *Reflexion* des Lichtes am schwarzbemalten Körper fast vollständig fehlt. Desgleichen ist das Röntgenbild des Objekts eine weiße Silhouette auf schwarzem Grund, weil der Körper für Röntgenstrahlen sozusagen *undurchlässig* ist. Was hier die Durchlässigkeit für die Bildentstehung bedeutet, ist dort die Reflexion.

Röntgenbilder sind aber in den seltensten Fällen nur Schattenrisse. Im Gegenteil sollen ihre Entstehungsbedingungen derart gewählt werden, daß sie in jedem Fall möglichst viel Struktur ergeben. Die Struktur ist aber nicht wie beim Lichtbild durch Reflexionsunterschiede der Oberfläche, sondern durch Durchlässigkeitsunterschiede in der Tiefe bedingt. In Abb. 192 bilden wir sodann einen dreidimensionalen Körper durch den Fokus P, ein reguläres Tetraeder K, ab. K' ist sein Bild in der Ebene E'. K sei aus Holz gefertigt, für Röntgenstrahlen also durchscheinend. Es wird deshalb K' nicht nur ein Schattenriß sein, sondern es werden die durch die Vorderfläche verdeckten Kanten sichtbar werden. Das Röntgenbild erhält Struktur.

Während man oben durch ein Bild des ebenen Objekts erschöpfenden Aufschluß erhalten kann, wenn Bild- und Objektivdistanz sowie die Neigung der Bildebene zur Objektebene bekannt sind, gilt dies für den Fall des körperlichen Objekts nicht mehr. In dem gleichen Strahlengang der Abb. 192 können, wie ersichtlich, sehr viele, eigentlich unendlich viele dreiseitige Pyramiden hineingepaßt werden; zwei davon sind angedeutet. Gegenüber dem einäugigen Sehen ist das Röntgenbild in bezug auf den Eindruck der Räumlichkeit aus Gründen der Perspektive im Hintertreffen.

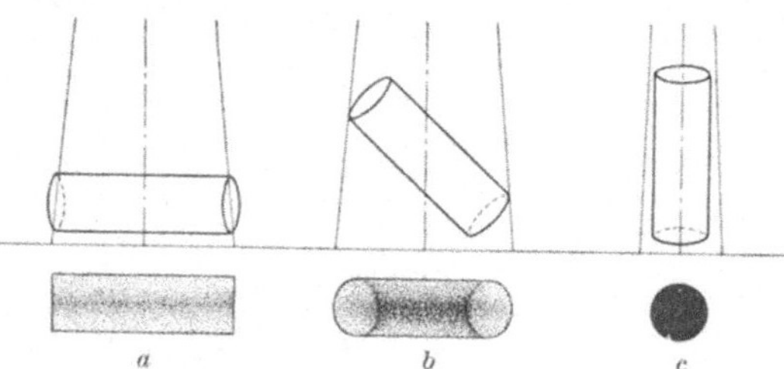

Abb. 193. Die Abbildung von walzenförmigen Objekten durch Zentralprojektion. Liegt die Längsachse des *Zylinders* parallel zur Bildebene, wird der Schatten *a* geworfen. *b* zeigt das Bild der gleichen Walze bei schräg und *c* bei senkrecht stehender Achse. (Nach GLASSCHEIB.)

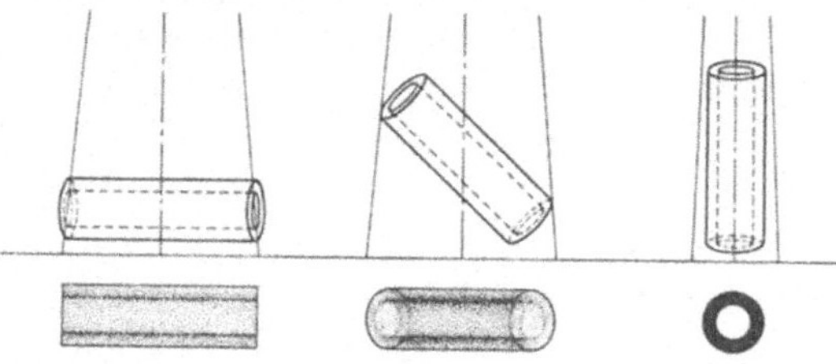

Abb. 194. Das Objekt ist ein Hohlzylinder, *Rohr*. Die Abbildungen erfolgen wieder in verschiedenen Stellungen zur Bildebene.

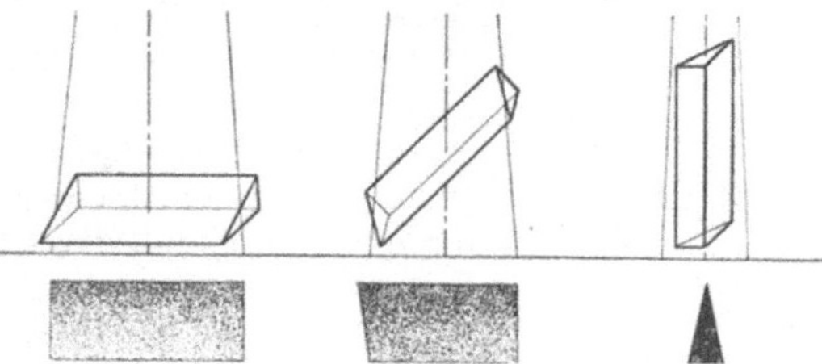

Abb. 195. Prismatisches Objekt. (Nach GLASSCHEIB.)

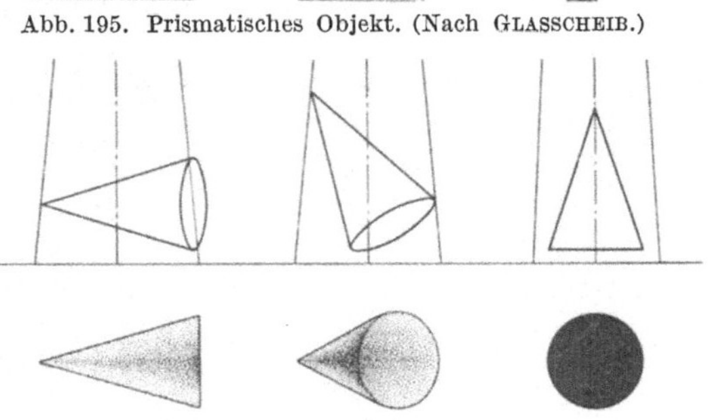

Abb. 196. Kegelförmiges Objekt.

a) Es gibt im Röntgenbild wegen der Penetranz der Strahlung keine *Objektüberdeckung* wie im Lichtbild, wo der entfernte Gegenstand durch den näheren überdeckt wird.

b) Ebenso fehlt im Röntgenbild die *systematisierte Schattenbildung* vollständig; diese trägt wesentlich zur körperlichen Erfassung des Lichtbildes bei.

c) Die Tatsache, daß der entferntere Gegenstand im Lichtbild wegen der sog. *Luftperspektive* undeutlicher erscheint, hat in gewissem Sinne im Röntgenbild ein Äquivalent, indem plattenfernere Objekte unschärfer erscheinen als solche in der Nähe der Bildebene. Dadurch bewirkt aber diese Tatsache gerade das Umgekehrte wie beim Lichtbild, wo Gegenstände in der Nähe des Beobachters (plattenferne) deutlicher sind.

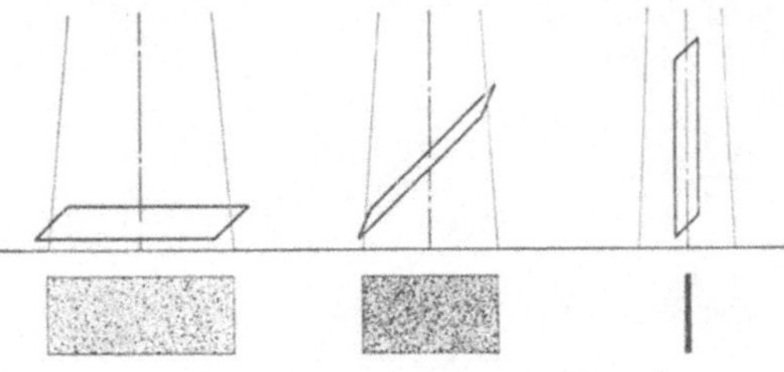

Abb. 197. Das Objekt stelle eine Platte dar. (Nach GLASSCHEIB.)

d) Die Wirkung der sog. *geometrischen Perspektive*, wonach fernere Gegenstände kleiner sind als nähere Objekte, ist im Röntgenbild sehr herabgesetzt, da Gegenstände von bestimmter Größe, wie etwa Menschen, Bäume usw., nicht in allen Tiefen des Röntgenbildes vorzukommen pflegen.

Wenn man sich also über die räumliche Ausdehnung eines mittels Röntgenstrahlen dargestellten Gegenstandes ein Bild machen will, muß man zu Aufnahmen in mehreren Richtungen schreiten. Drei Methoden sind heute üblich:

1. Durch Aufnahmen in zwei aufeinander senkrechten Richtungen kann das Objekt rekonstruiert werden. Dieses Verfahren ist das weitaus häufigst angewendete. Es gibt z. B. im Bereiche des Knochensystems meistens befriedigenden Aufschluß.

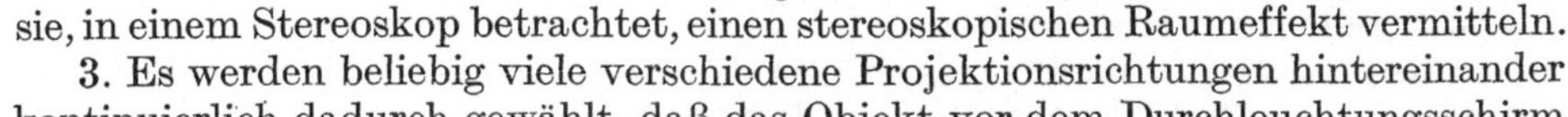

Abb. 198. Rechtwinklig gebogener Stab. *a* das Objekt liegt in der Bildebene, man blickt senkrecht von oben; *c* die Ebene des Winkels steht senkrecht zur Zeichenebene, er erscheint gestreckt; *b* Zwischenstellung.

2. Es werden zwei Aufnahmen in verschiedenen, nicht senkrecht zueinander gelegenen Richtungen derart hergestellt, daß sie, in einem Stereoskop betrachtet, einen stereoskopischen Raumeffekt vermitteln.

3. Es werden beliebig viele verschiedene Projektionsrichtungen hintereinander kontinuierlich dadurch gewählt, daß das Objekt vor dem Durchleuchtungsschirm meist um seine Längsachse gedreht wird.

Trotzdem die drei Verfahren: zwei Aufnahmen in zueinander senkrechten Ebenen, Stereoskopie und Durchleuchtung des bewegten Objekts, Aufschluß über räumliche Verhältnisse geben, trotzdem man also im Einzelfalle stets in der Lage ist, diese drei Verfahren einzeln oder zusammen anzuwenden, ist es gut, wenn man sich den Zusammenhang von Objekt und Bild durch die Zentralprojektion in einigen Fällen vergegenwärtigt. Wir wollen deshalb einige, in der Röntgendiagnostik des Menschen stets wiederkehrende Objektformen betrachten, damit wir in die Lage versetzt werden, auch ohne Mehrfachaufnahmen, quasi „einäugig", aus dem Bild auf die Form seines Substrats zu schließen. Die bestehenden schematischen Zeichnungen

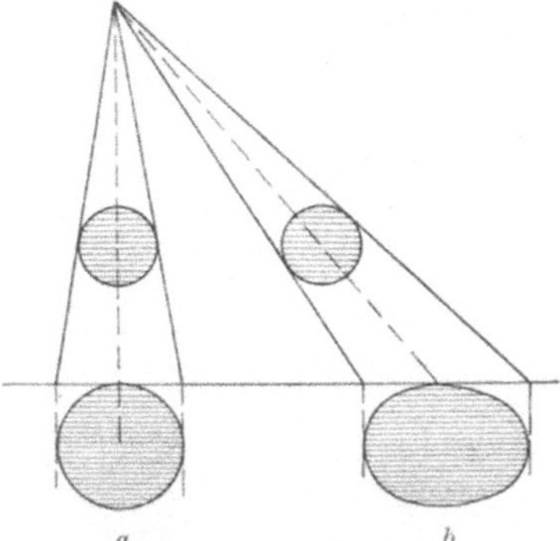

Abb. 199. Zentralprojektion. *a* senkrecht, *b* schräge. Das Objekt ist eine Kugel. (Nach GLASSCHEIB.)

sollen, zusammen mit den unterlegten Texten, die nötigen Kenntnisse vermitteln.

In den Abb. 193 bis 198 wurde stets eine senkrechte Projektion angenommen, d. h. der Brennfleck wurde so zur Bildebene eingestellt, daß der Hauptstrahl (Achse des Nutzstrahlenkegels) senkrecht auf der Bildebene steht. Diese

Definition der senkrechten Projektion ist für die meisten Fälle zu streng, und wir wollen die Forderung besser etwas weiter fassen: Wenn der Fußpunkt des Lotes auf der Bildebene durch den Fokus innerhalb des Nutzstrahlenkegels liegt (Abb. 199a), spricht man von *senkrechter Projektion*, wenn der Fußpunkt außerhalb des Nutzstrahlenkegels gelegen ist, von *schräger Projektion* (Abb. 199b).

b) Räumlich ausgedehntes Projektionszentrum; geometrische Unschärfe.

Wir haben bis anhin einen idealen Punkt als Projektionszentrum angenommen. In praxi existiert die ideale punktförmige Strahlenquelle nicht; wir haben früher, Kap.: V 7a, von der Tendenz zur Verkleinerung des Brennfleckes gesprochen.

Durch die Ausdehnung des Brennfleckes auf mehrere Quadratmillimeter wird von einem undurchsichtigen Körper der Abb. 200 nicht ein scharfer Schatten auf die Bildebene geworfen, sondern es entsteht um den Kernschatten ein begleitender Halbschatten. Der Halbschattenring ist um so breiter, je ausgedehnter der Fokus, je

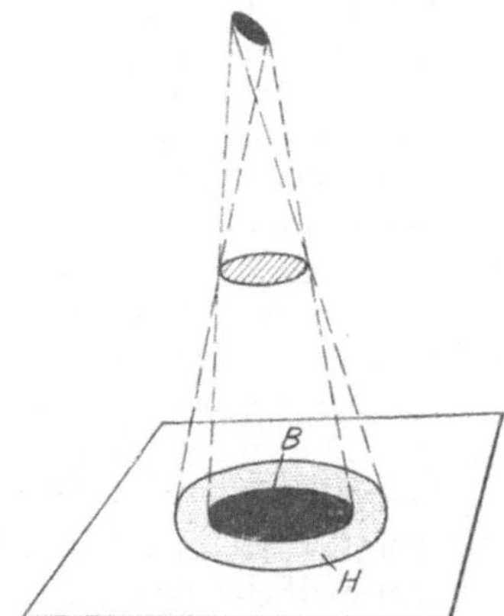

Abb. 200. Räumlich ausgedehntes Projektionszentrum. Bildung eines Halbschattens (*H*) um den Kernschatten (*B*). (Nach Glasscheib.)

näher die Strahlenquelle an der Bildebene und je weiter das Objekt von der Bildebene entfernt gewählt wird. Der Halbschattenkreis wird *geometrische Unschärfe genannt.*

In der Abb. 200 ist das Objekt größer als der Brennfleck. Die folgende Abb. 201 zeigt die Verhältnisse, wo das Objekt kleiner wird als die Strahlenquelle. Sie zeigt in der Nebenfigur rechts, wie der Kernschatten zugunsten des Halbschattens recht klein geworden ist. Nicht nur das, sondern ferner noch, daß es eine bestimmte Bildebene gibt, wo der Kernschatten vollständig verschwindet. Kann eine Bildebene benutzt werden, die dicht am Objekt gelegen ist, bleibt dennoch, auch im Falle sehr kleiner Objekte, die Schärfe erhalten. Außerhalb der Bildebene *q*, also in einer Entfernung, die größer ist als $X = \dfrac{d}{\dfrac{F}{O} - 1}$ (*F* = Fokus-

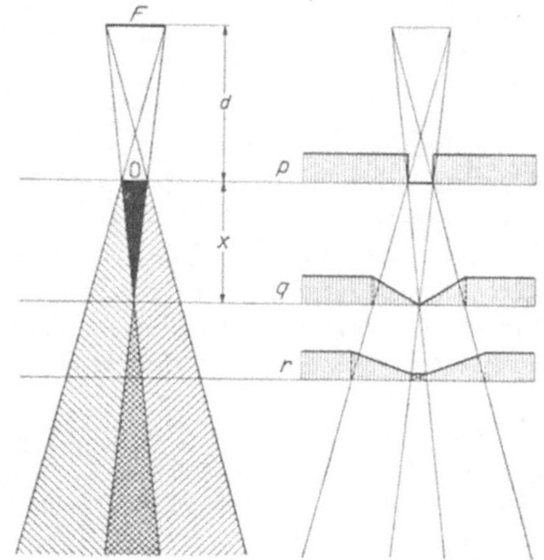

Abb. 201. Bildentstehung von Objekten die kleiner sind als der Brennfleck.

größe, *O* = Objektgröße, *d* = Objektdistanz), ist das Objekt nicht mehr erkennbar. Das besagt, daß die Sichtbarkeit kleiner Objekte um so geringer wird, je größer der Brennfleck, je größer der Abstand des Objekts von der Bildebene und je näher der Fokus beim Objekt gelegen ist.

Neben der geometrischen Unschärfe spielt die *Bewegungsunschärfe* eine wesentliche Rolle. Sie kommt durch Bewegung der Objekte oder Teile derselben während der Belichtung zustande. Durch Ruhigstellung des Objekts und Abkürzung der Belichtungszeit kann die Bewegungsunschärfe auf ein erträgliches Mindestmaß herabgedrückt werden.

c) Durchdringungsfähigkeit der abbildenden Strahlen; Kontrast.

Für die Bildqualität ist nicht nur die Schärfe, sondern auch der Kontrast, d. h. der Schwärzungsunterschied benachbarter Bildstellen von ausschlaggebender Bedeutung. Kontrast und Schärfe erhöhen beide die Erkennungsmöglichkeit von Einzelheiten. Sie können sich gegenseitig unterstützen und ergänzen. Der Kontrast wird einerseits grundlegend beeinflußt durch Intensitätsunterschiede der auf die photographische Schicht auftreffenden Strahlen. Die Intensitätsunterschiede wiederum sind durch die Durchdringungsfähigkeit der Strahlung einerseits und durch die Schwächungsunterschiede des Objekts anderseits bestimmt (vgl. Kap. IV). Der Kontrast hängt aber nicht nur von Strahlung und Objekt, von Wellenlänge und Schwächung ab, sondern auch von der photographischen Schicht und besonders auch von deren Verarbeitung, wie in Kap. VII/7 ausgeführt wurde.

2. Halterung von Objekt, Strahlenquelle und Bildmaterial.

Alle Bestrahlungen, sowohl in der Therapie als auch in der Röntgendiagnostik, dauern endliche Zeit, die nie so klein ist, daß die Bewegung des Objekts außer Betracht fallen würde. In der Therapie sind die Zeiten oft derart lang, daß eine genaue Lokalisierung der Strahlung nur durch bequeme Lagerung des Patienten erreicht werden kann. Von den drei genannten Teilen: Objekt, Röhre und Bildmaterial, ist das Objekt der medizinischen Radiologie, der Patient, nach Gewicht und Volumen der größte und zudem auch derjenige Teil, auf den am meisten Rücksicht genommen werden muß, indem bestimmte Stellungen und Lagerungen generell und im Spezialfall ausfallen. Es ist deshalb die Lagerung und eventuell Fixation des Patienten an Wichtigkeit weit vorwiegend. Nach ihm haben sich Röhre und Abbildungsmaterial zu richten. Dasselbe gilt in der Grobstrukturuntersuchung ebenfalls für sehr große und deshalb unbewegliche Stücke. Für mittlere und kleinere Stücke dagegen wird das erörterte Prinzip verlassen und das Objekt wird nach Röhre und Bildmaterial gerichtet.

a) Lagerung und Fixation des Patienten.

Das medizinische Objekt wird zu diagnostischen Durchstrahlungen in liegende, sitzende oder stehende Stellung gebracht. Zur Unterstützung und Festhaltung der Lage dient demnach ein Tisch, ein Stuhl oder eine vertikale Stützwand. Es kann vorkommen, daß zwischen den beiden gestreckten Stellungen, Stehen und Liegen, irgendeine Zwischenstellung nützlich oder notwendig ist. Diese Forderung führt zum kippbaren Tisch, dessen Bewegungsfreiheit unter Umständen von der Vertikalen über den rechten Winkel hinaus bis zur Kopftieflage reichen muß.

Die Halterung des Patienten in horizontaler (Bauch-, Rücken-, Schräg-, Seiten-) Lage kann durch einen einfachen *Aufnahmetisch* bewerkstelligt werden. Wenn an diesem Tisch eine BUCKY-Blende (siehe S. 279) eingebaut ist, spricht man von einem BUCKY-*Tisch*. An ihn kann die Röhre mit der Blende zwangsläufig gekuppelt sein oder nicht. Wenn der Tisch mit Beinstützen und mit beweglichem Oberteil versehen ist und zudem eine Rasterblende trägt, ist er für urologische Untersuchungen geeignet *(Urologietisch)*. Unter dem für Röntgenstrahlen durchlässigen Tischblatt kann eine bewegliche Röhre angebracht werden *(Untertischröhre* für Aufnahmen oder Durchleuchtungen oder für beide). Man nennt dieses Gerät *Trochoskop.*

In sitzender Stellung werden Aufnahmen der Extremitäten, namentlich der oberen, des Schädels, der Zähne usw., aufgenommen. Man bedient sich einfacher

Stühle ohne jegliche Besonderheiten, wenn eine Fixation von Objekt, Röhre oder Bildmaterial nicht durch den Stuhl selbst erfolgen muß, wenn also der Stuhl nur zum Sitzen gebraucht wird. Für Zahnaufnahmen bedarf man einer Kopfstütze, für Lungenaufnahmen im Sitzen einer Befestigungsvorrichtung für die Kassette usw. Einen besonderen Bau weisen Bestrahlungsstühle auf. Der Hauptgesichtspunkt liegt hier in der Möglichkeit des ungehinderten Strahlendurchtrittes in bestimmten Richtungen.

Geräte zur Befestigung des Patienten in vertikaler Richtung im Stehen finden wir in den *Durchleuchtungsgeräten*. Das vertikale Tischblatt dient dann eigentlich lediglich zur Stütze des stehenden Patienten und zur Wahrung der Distanz zwischen Röhre und Patient.

b) Halterung der Strahlenquelle.

Im Verlaufe der Entwicklung von den einfachen Glasröhren bis zu den heutigen Vollschutzhauben haben die betriebsbereiten Röhren an Gewicht und auch an Volumen stets zugenommen. Deshalb sind auch die Vorrichtungen zur Halterung der Strahlenquellen dauernd schwerer geworden. Diese Tatsache wirkt der Forderung entgegen, daß die Röhre möglichst beweglich sein soll, um dem Grundsatze zu genügen, daß sie sich nach dem Objekt zu richten hat. Gewicht und Beweglichkeit werden wohl stets zwei einander entgegenwirkende Momente sein, und es gilt, dazwischen einen gangbaren Kompromiß zu schließen.

Die einfachste Vorrichtung zur Röhrenhalterung ist das *Säulenstativ*. Es gestattet einmal eine Bewegung der Röhre in vertikaler Richtung nach oben und nach unten (Höheneinstellung). Diese Bewegung erfolgt längs einer Säule von kreisrundem oder kantigem Profil, die mittels eines Fußes meist auf Schienen und Rollen oder auch ohne erstere am Boden bewegt werden kann. Für schwere Röhren und weite Ausladung des Querarmes muß der Säulenfuß entsprechend breit und schwer gestaltet werden; es kann dann eine Deckenführungsschiene den breiten Fuß ersetzen, wenn

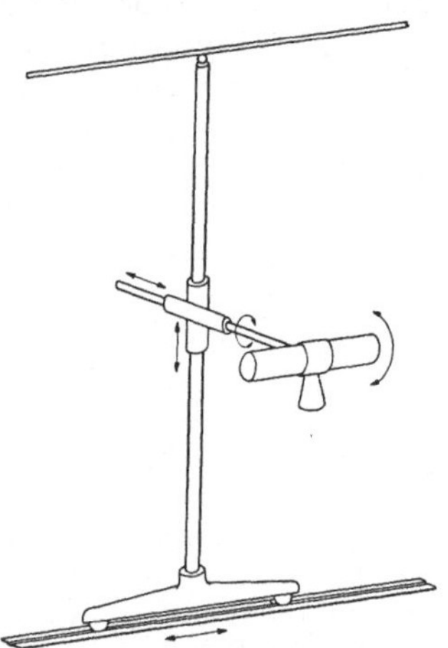

Abb. 202. Säulenstativ, Schema. Die verschiedenen Bewegungsmöglichkeiten sind durch Pfeile bezeichnet.

andere Umstände, überhohe Räume, Oberlichter usw. es nicht verbieten. Ein zur Säule quergelagerter Tragarm ist mit derselben durch eine Manschette derart verbunden, daß der Querarm um die Säule herum drehbar ist. Ferner ist er um seine eigene Achse drehbar, und drittens kann er in seiner Längsrichtung verschoben werden. An diesem Querarm ist nun die Röhre oder ihre Haube direkt befestigt, und zwar so, daß sie um ihre eigene Längsachse wieder rotiert werden kann. Diese letzte Bewegung neigt die Strahlenrichtung in einer Ebene durch die Säule und den Querarm. Die genannten 6 Bewegungsfreiheiten sind schematisch in der Abb. 202 dargestellt. Naturgemäß sind alle mehr oder weniger eingeschränkt. Unter Umständen fehlt die eine oder andere Freiheit. Z. B. zieht man bei den schweren Therapiehauben vor, die erste Bewegung fallenzulassen und sie durch eine entsprechende Längsbewegung des Lagerungstisches zu ersetzen. Wenn letzterer leichtbewegliche Rollen aufweist, können diese zudem auch die dritte Bewegung ersetzen. Auch die vierte Bewegung ist bei Therapiearbeitsplätzen weniger nötig und konstruktiv schwierig und teuer. Für Therapieröhren haben die sog. *Deckenhängegeräte* gewisse Vorteile.

Von der geschilderten allgemeinen Form der Röhrenhalterung gibt es bei der Mannigfaltigkeit der verschiedenen speziellen Anwendungsgebiete der Röntgenstrahlen mehrfach Abweichungen. So benötigt man z. B. im Falle der Durchleuchtungsröhre nur zwei aufeinander senkrechte Bewegungsfreiheiten in einer Ebene parallel zur Stützebene, also zur Tischebene eines liegenden Patienten, oder zur vertikalen Stützplatte bei Durchleuchtungen am stehenden Patienten.

c) Halterung des Bildmaterials.

Als Bildmaterial kommt in Frage Film oder Papier als Träger der photographischen Schicht und der Leuchtschirm.

Bekanntlich wird im allgemeinen der lose Film in der Dunkelkammer in die sog. *Kassette* gebracht. Diese hat drei Funktionen: 1. Schutz des Materials vor Licht, 2. Schutz des Films vor ungewollten Röntgenstrahlen, insbesondere von rückwärts, hinter der Kassette liegenden streuenden Körpern, 3. Möglichkeit, den Film zwischen zwei Folien zu pressen. Die Kassette besteht in der Hauptsache aus einem metallenen Rahmen von einer Größe und Form, die dem anzuwendenden Format entspricht. Der Rahmen ist auf der einen Seite (Objektseite) mit einem dünnen Aluminiumblech überspannt, um den abbildenden Strahlen den Durchtritt zu gestatten. Die andere Seite dagegen (objektferne Hinterseite) ist mit einem Deckel lichtdicht verschließbar. Der Deckel ist aus einem stark schwächenden Material gefertigt oder mit einem solchen beschlagen. Der Druck des Verschlusses und des Scharniers muß regelmäßig auf die ganze Formatfläche verteilt werden; das geschieht meist mittels einer Filz- oder Gummihinterlage. Der regelmäßige Druck soll die Folien gleichmäßig an den Film andrücken.

In den Fällen, wo keine Verstärkerschirme verwendet werden, erübrigt sich auch die Benutzung einer Kassette. Es erhält dann der Film eine lichtdichte Umwicklung aus Papier *(Einzelpackung)*. Auch hier ist es nötig, die objektferne Seite durch Bleiunterlagen zu schützen.

Der Durchleuchtungsschirm wird ebenfalls zusammen mit seinem mechanischen Schutz auf der Seite der Röhre (Cellon od. dgl.) und dem Strahlenschutz auf der Bildseite (Bleiglas) in einen Rahmen gebracht, der seinerseits auf irgendeine Weise gehaltert werden kann.

Die Halterung des Bildmaterials erfolgt auf sehr verschiedene Art. Grundsätzlich hat sich das Bildmaterial nach dem Objekt zu richten, und zwar so, daß es demselben möglichst nahegebracht werden muß. Das ist auch der Hauptgrund, warum die Anbringung der Kassette sich möglichst nach dem Objekt, dessen Form, Lage usw. anpassen muß. Wir finden deshalb nur dann bestimmte Vorrichtungen zur Befestigung von Kassetten, wenn diese entweder mit der Röhre oder dem Objekt, oder mit beiden, oder mit einer zusätzlichen Vorrichtung im Strahlengang (Blenden) in eine ganz bestimmte und reproduzierbare Lage gebracht werden muß. So wird der Kassettenträger mit beweglichen Rasterblenden (siehe S. 279) direkt zusammengebaut. Das gleiche gilt für mehrfache Randblendensysteme, wie bei *Ferngeräten*, oder für kleine Randblenden, wie bei Zielgeräten, und für Durchleuchtungsgeräte. Für die meisten Aufnahmen ist eine horizontale Bildebene zulässig; es wird deswegen die lose Kassette einfach auf den Aufnahmetisch gelegt, auch in den Fällen, wo sie auf der einen Seite durch Unterlagen schräg gestellt werden muß. Wenn die Bildebene vertikal gestellt werden muß, bedarf man einfacher Kassettenhalter *(Wandkassettenhalter)*, wenn nicht die Haltervorrichtung einer vertikalen Blende mit dieser zusammen Verwendung findet.

3. Blenden.

Blenden sind Vorrichtungen, die aus einer Gesamtheit von Strahlen einen gewissen Teil fortnehmen, abblenden. Im Gebiete der Röntgenstrahlen hat eine zweckmäßige Blendenanordnung die Aufgabe, die unnützen Strahlen wegzunehmen. Nutzlos sind alle Strahlen, die nicht zur Bilderzeugung verwendet werden. Diese sind aber nicht nur nutzlos, sondern sogar schädlich, indem sie die photographische Schicht schwärzen, ohne abzubilden. Die *nicht zur Bildentstehung* beitragende Strahlung setzt sich zusammen aus der *Randstrahlung* außerhalb des Nutzstrahlenkegels und aus der *Streustrahlung* innerhalb des Nutzstrahlenkegels. Je nachdem, ob die Blenden erstere oder letztere Strahlen beseitigen, nennt man sie *Randblenden* oder *Streustrahlenblenden*.

a) Randblenden.

Sowohl bei der diagnostischen als auch bei der therapeutischen Anwendung der Röntgenstrahlen haben wir alles Interesse, die unnötigen Strahlen möglichst nahe an ihrer Quelle abzublenden. Wir haben früher gesehen, daß die Menge der Streustrahlen um so größer wird, je größer das durchstrahlte Volumen ist. Da die Streustrahlung zu einer diffusen Verschleierung des Filmes oder des Leuchtschirmes führt, werden wir den Strahlenkegel peinlichst auf den absolut nötigen Querschnitt zu beschränken trachten. Die Forderungen der Bildqualität treten wohl ab und zu in Widerstreit mit dem Wunsche, eine möglichst große Körperregion mit einer Exposition auf die Platte zu bekommen. Ein Mittelweg wird stets zu einer brauchbaren Aufnahme führen. Je höher die Spannung, also je penetranter die Strahlung, desto nötiger wird die Verwendung von Randblenden.

Die Abb. 203 zeigt das Prinzip einer Randblendenanordnung. A bedeutet die Anode. Eine erste Randblende B_1 stellt das Austrittsfenster der Röhre oder die Röhrenhaube dar. Der Strahlenkegel, der das Fenster verläßt, ist aber für die meisten Zwecke noch viel zu groß. Es wird deshalb stets ein ganzes Blendensystem nach Abb. 203 angewendet. Während B_1 eine feste Öffnung besitzt, benutzt man in ihrer Nähe eine zweite Blende B_2, deren Öffnung veränderlich ist. Im allgemeinen wird B_1 und B_2 in eine sog. *röhrennahe* Randblende zusammengefaßt.

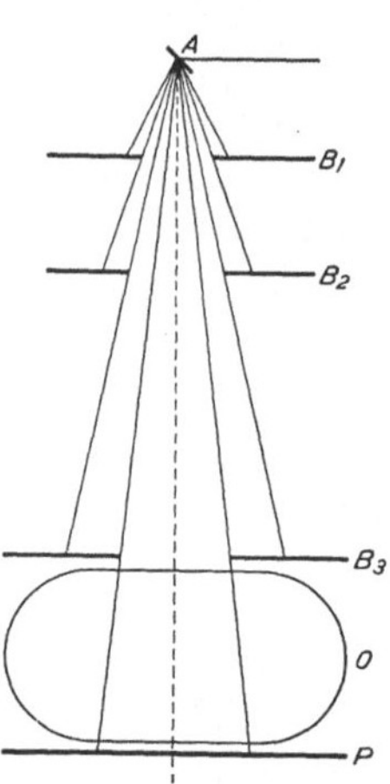

Abb. 203. Randblenden, Schema. A Anode, B_1 und B_2 fokusnahe Blenden (Tubus), B_3 objektnahe Blende (Vorderblende).

Wir unterscheiden drei praktische Ausführungsformen:

α) Der *Tubus für Diagnostik* begrenzt einen meist runden, oft aber auch viereckigen Strahlenkegel und stellt der Form nach selbst einen Kegelstumpf dar. Er ist aus einem strahlenundurchlässigen Material, z. B. Bleiglas, Blei oder Zink, oder aus einer schweren Legierung gefertigt. Sein großer Querschnitt zeigt gegen das Objekt; auf der Seite des kleinen Querschnittes ist eine Vorrichtung angebracht, die die mechanische Verbindung mit der Röhre erlaubt. Der Aufnahmetubus hat einen festen Querschnitt, er kann aber leicht gegen andere verschiedener Größe ausgewechselt werden (großer, mittlerer Tubus, Zahntubus usw.). Zahntuben gestatten oft durch Einlagescheiben das Feld nach Größe und eventuell nach Form zu verändern (Bildfeldblenden).

β) Zum Zwecke der Durchleuchtung ist es wünschenswert, den Kegelquerschnitt während der Durchleuchtung zu verändern. Dies gestatten die sog. *Schlitzblenden*. Je zwei gegeneinander symmetrisch und senkrecht zum Hauptstrahl bewegliche Blenden stehen aufeinander senkrecht. Die beiden Schlitze begrenzen so ein Viereck variabler Größe und Form. Wenn man zwei konform bewegte, nacheinander geschaltete Schlitzblendensysteme verwendet, wird die Begrenzung des Feldes auf dem Schirm schärfer, insbesondere, wenn man darnach trachtet, die eine Blende möglichst objektnah zu verlegen. Die Betätigung der Schlitzblenden erfolgt während der Durchleuchtung vom Standorte des Untersuchers aus durch mechanische oder elektrische Übertragung. Solche Doppelschlitzblenden nehmen ein ansehnliches Volumen und auch Gewicht an, wie die Abb. 204 zeigt.

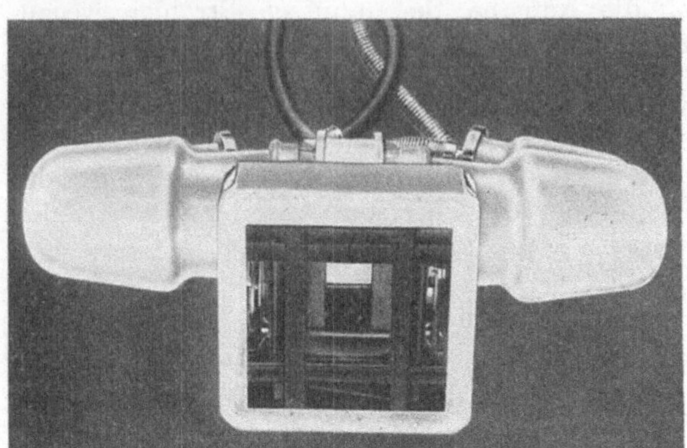

Abb. 204. Doppelschlitzblende.

γ) Zur Lokalisation von therapeutischen Strahlen werden meist auch Tuben verwendet. Gegenüber dem Aufnahmetubus ist dieser *Bestrahlungstubus* schwerer gebaut, um die penetrantere Therapiestrahlung abzublenden. Da in der Therapie kleinere Fokushautdistanzen gewählt werden, ist es leichter, den Tubus bis zum Objekt zu verlängern. Der Bestrahlungstubus wird deshalb auf den Patienten aufgesetzt und gegebenenfalls sogar zur Kompression des überstehenden Gewebes verwendet. Abb. 161d zeigt einen modernen Bestrahlungstubus.

In der Diagnostik haben die sog. *Kompressionstuben* eine wesentliche Rolle gespielt. Der Tubus war mit einer Einrichtung versehen, die es gestattete, wenn möglich, z. B. bei Aufnahmen der Nieren, die störenden Überschichten, Inhalt des Abdomens, wegzudrücken, um die Streustrahlung durch ihre Masse auszuschalten.

Neben den röhrennahen Blenden werden oft, d. h. wenn peinlichste Sorgfalt angewendet werden soll, sog. *objektnahe Blenden* benutzt. B_3 in Abb. 203 stellt eine solche objektnahe *Vorderblende* schematisch dar. Sie beseitigt alle Streustrahlen des Strahlenkegels zwischen ihr und dem Fokus. Dies wird

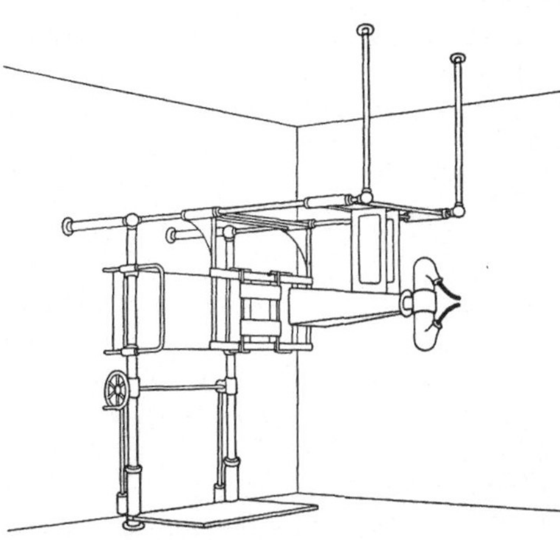

Abb. 205. Ferngerät, Schema. Es handelt sich um ein festzentriertes Blendensystem nach dem Schema der Abb. 192, bei dem das Objekt nach den Blenden eingestellt wird, durch heben und senken des Podests und durch Verschiebung des Patienten senkrecht zur Vertikalebene durch den Hauptstrahl.

namentlich wichtig, wenn der genannte Raum groß ist, d. h. bei sog. Fernaufnahmen. Es werden denn auch mehr und mehr solche Fernaufnahmegeräte gebaut, wie Abb. 205 eines im Bilde darstellt.

b) Rasterblenden.

Von einem Körper O der Abb. 206 gehen Streustrahlen nach allen Richtungen aus. Die beiden eingezeichneten, streuenden Punkte M und N haben die Eigenschaft, daß sie im Nutzstrahlenkegel liegen, daß sie also einem Gebiet angehören, das abgebildet werden muß. Die in ihnen ausgelöste Streustrahlung ist also nicht durch Randblenden zu beseitigen. Denke man sich aber, wie in der Abb. 206 gezeichnet, ein System von strahlenundurchlässigen Lamellen, die so angeordnet sind, daß ihre Ebenen durch den Brennfleck gehen, so ist leicht einzusehen, daß nur diejenigen Strahlen auf die Platte gelangen, die vom Fokus herkommen, die also abbildend sind. Alle anders gerichteten Strahlen werden von den Lamellen abgefangen. In der Abbildung stehen die Lamellen in ihrer Längsrichtung auf der Zeichenebene senkrecht. Es kann auch ein zweites zum ersten senkrecht stehenden Lamellensystem mit den genannten verbunden werden; durch diese *Wabenblende* wird die Wirkung verstärkt. Die erstmals von BUCKY angegebene Blende bildet sich auf dem Film mit ab und stört deshalb unter Umständen erheblich. Deshalb bewegt POTTER während der Belichtung ein lineares Raster in der Richtung des Pfeiles der Abb. 206. Diese *Rollblende* hat ein Rastersystem, das dadurch als Stück eines Kegelmantels ausgebildet ist, daß sich je eine strahlenundurchlässige Metallamelle und eine durchlässige Lamelle aus Holz od. dgl.

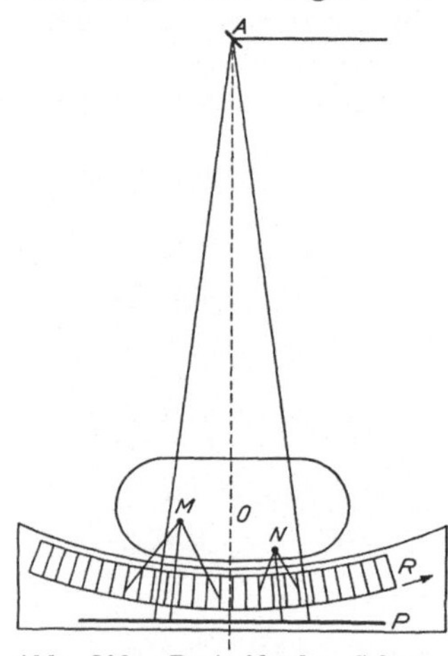

Abb. 206. Rasterblende, Schema. *A* Anode; *O* Objekt, *M* und *N* Streuzentren, *R* Raster, → Bewegungsrichtung, *K* Kasette.

folgen. Die einzelnen Lamellen sind aufeinander gepreßt und verleimt.

Bei der POTTER-BUCKY-Rollblende ist der Brennfleck an eine gewisse Distanz gebunden; er kann allerdings parallel zum Blendenraster in der Achse seines Hohlzylinderstückes verschoben werden. Die Bewegung während der Aufnahme erfolgt durch Federzug; sie wird durch eine Ölbremse gleichmäßig gestaltet. Die Ablaufgeschwindigkeit kann durch Veränderung der Größe der Bremsendüse gewählt werden. Man hat auch motorisch angetriebene Rasterblenden gebaut; sie vollführen nicht nur einen Ablauf, sondern es kehrt das Raster in der Extremstellung um und bewegt sich dann zurück; es pendelt dauernd hin und her, bis der treibende Motor abgestellt wird. Diese Blenden sind besonders für die Durchleuchtung geeignet, wenn

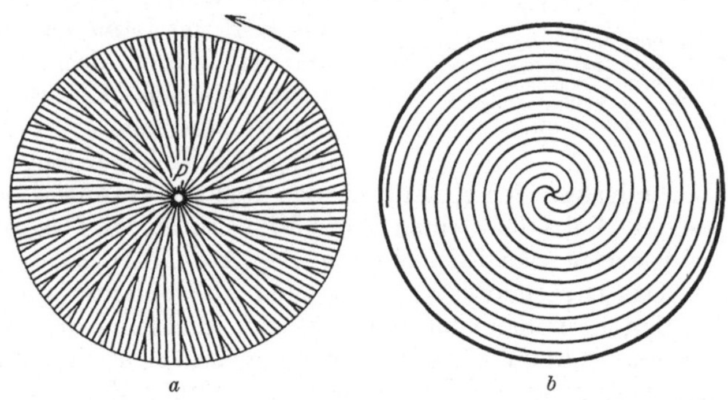

Abb. 207. Ältere Drehblendenraster. *a* Lamellendrehblende, *b* Spiralblende.

das stillstehende grobe Raster die Übersichtlichkeit des Bildes beeinträchtigt. Immerhin stört ein Blendenraster am Durchleuchtungsschirm weniger als in der Aufnahme, weil im ersten Falle eine kleine Bewegung genügt, um Stellen, die vom Raster zufällig verdeckt sind, zum Vorschein bringen zu lassen.

Gerade um eine fortlaufende Bewegung zu erhalten, hat man nach andern Blendenkonstruktionen gesucht. Bei einer rotierenden Blende von Siemens (Abb. 207 a) sind die Lamellen radiär um ein Zentrum angeordnet. Dieses Zentrum ist zugleich die Drehachse, die dann aber bei der Aufnahme abgebildet wird. Man könnte die Blendenscheibe auch am Rande durch Räder fassen und so drehbar lagern. Dieses Prinzip war bei der von ÅKERLUND angegebenen *Spiralblende* (Abb. 207b) verwirklicht. Bei der *Lamellendrehblende* liegen die Orte des Brennfleckes in der Verlängerung der Drehachse. Bei der Spiralblende dagegen muß zudem noch eine bestimmte Distanz innegehalten werden, wenn die Blende gegen den Fokus richtig eingestellt sein soll. Die Drehblenden werden heute weniger mehr verwendet. Den Hauptgrund dafür erblicken wir in der Schwierigkeit der Lagerung.

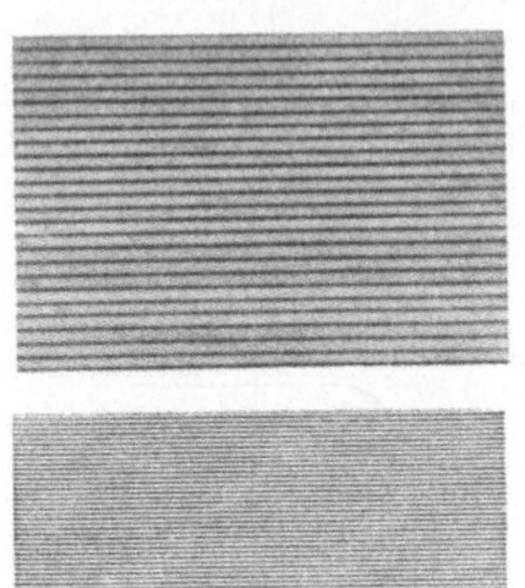

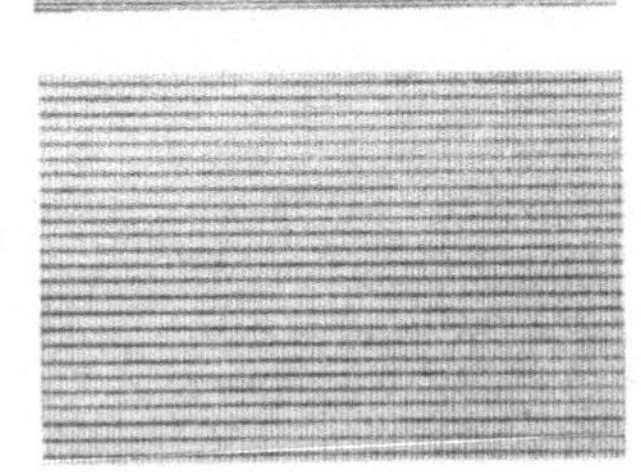

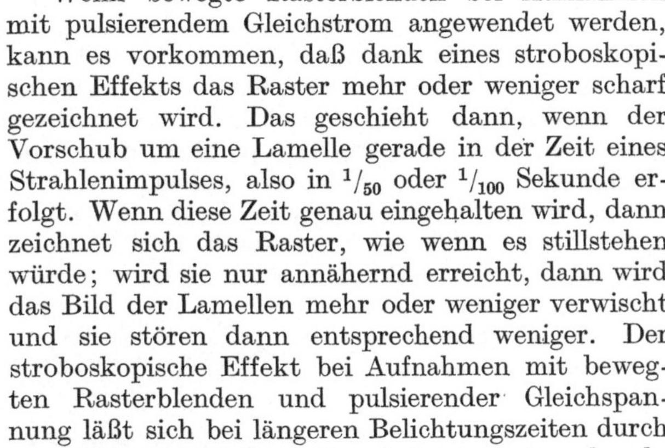

In den letzten Jahren ging dagegen die Entwicklung in einer anderen Richtung, nämlich nach der Verfeinerung des Rasters. Während die ursprüngliche Wabenblende mehrere Zentimeter hohe Lamellen und ebenso große Distanz derselben gegeneinander aufwies, gelangt man heute zu einem Raster, dessen 2 mm hohe Lamellen nur noch 0,5 mm entfernt sind. Die Abbildung dieser sehr feinen Raster stört erheblich weniger, sie werden deshalb in Ruhe benutzt. LYSHOLM hat erstmals *Feinrasterblenden* angegeben; heute werden sie von mehreren Firmen hergestellt (Abb. 208b).

Wenn bewegte Rasterblenden bei Aufnahmen mit pulsierendem Gleichstrom angewendet werden, kann es vorkommen, daß dank eines stroboskopischen Effekts das Raster mehr oder weniger scharf gezeichnet wird. Das geschieht dann, wenn der Vorschub um eine Lamelle gerade in der Zeit eines Strahlenimpulses, also in $^1/_{50}$ oder $^1/_{100}$ Sekunde erfolgt. Wenn diese Zeit genau eingehalten wird, dann zeichnet sich das Raster, wie wenn es stillstehen würde; wird sie nur annähernd erreicht, dann wird das Bild der Lamellen mehr oder weniger verwischt und sie stören dann entsprechend weniger. Der stroboskopische Effekt bei Aufnahmen mit bewegten Rasterblenden und pulsierender Gleichspannung läßt sich bei längeren Belichtungszeiten durch

Abb. 208. Moderne Lamellenraster, Röntgenaufnahmen, *a* einer beweglichen Muldenblende (Zylinderraster), *b* Feinrasterblende, *c* gekreuzte Raster *a* und *b*.

Veränderung der Ablaufzeit des Rasters verhüten oder doch wenigstens herabsetzen. Bei sehr kleinen Expositionszeiten wird es aber erfahrungsgemäß immer schwieriger, das Rasterbild in der Aufnahme zu umgehen.

.Das Lamellenraster wirkt nach Abb. 195 nur in einer Richtung, nämlich quer zu den Lamellen, maximal. In der Richtung der Lamellen ausgesandte Streustrahlung kann parallel zur Lamellenebene den Film ungehindert erreichen; der BUCKY-Effekt ist dann gleich Null. Zwischen Null und dem Maximum ändert die Wirksamkeit unter sonst gleichen Umständen nach einem Sinusgesetz. Man hat deshalb versucht, wie früher bei den Wabenblenden, zwei aufeinander senkrecht stehende, bewegte Raster zu verwenden (Abb. 208c), um eine nach allen Richtungen möglichst starke Wirkung zu bekommen. Ein Vorschlag CHANTRAINS geht dahin, neben der gewöhnlichen bewegten Rasterblende einen einzigen schmalen und langen Schlitz zu verwenden, der senkrecht zu den Lamellen das abzubildende Gebiet bestreicht.

Die Verwendung einer Rasterblende bedingt naturgemäß eine Verlängerung der Belichtungszeit. Der Verlängerungsfaktor *(Blendenfaktor)* beträgt für ein

Raster, je nach dem Bau desselben, etwa 1,8 bis 2,8, für zwei Raster würde er das Quadrat betragen. Bei günstiger Wahl des Verhältnisses der Höhe zum Abstand der Lamellen ist der Blendenfaktor ein Maß für den Blendeneffet. Je besser dieser, um so mehr muß die Belichtungszeit gesteigert werden.

4. Kymographie und Kinematographie.

Das *kymographische Verfahren* gestattet, von bewegten Organen Bewegungsbilder mittels der Röntgenstrahlen aufzunehmen. Objekte der Kymographie sind vor allem das Herz, die Lungen und der Magen, jedoch kann jedes abbildbare bewegte Organ mit Erfolg kymographiert werden (Ureteren usw.). Man denke sich vor dem Herz einen einzigen Schlitz angebracht von etwa 2 mm Breite, der allein den Röntgenstrahlen den Durchtritt auf den Leuchtschirm gestattet. Würde man jenseits des Schlitzes das Herz an einem Durchleuchtungsschirm beobachten, so würde man innerhalb des belichteten Streifens die Schattengrenze des Herzens

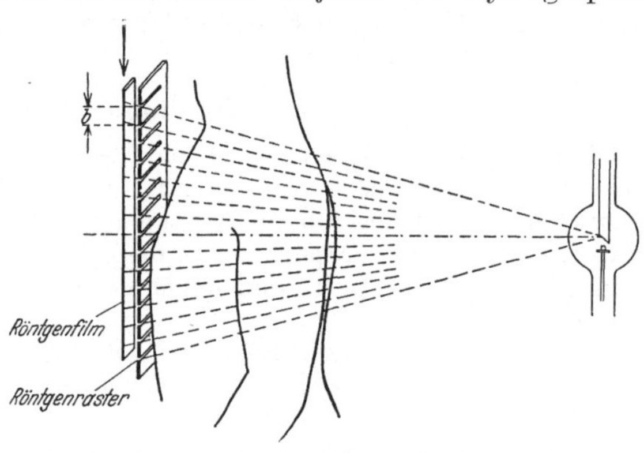

Abb. 209. Kymograph, schematisch. *b* Schlitzabstand = Weglänge des Rasters oder des Films.

in der Längsrichtung des Schlitzes pulsieren sehen. Ersetzt man den Leuchtschirm durch einen registrierenden photographischen Film und bewegt denselben zudem noch senkrecht zum Schlitz, so zeichnet die Schattengrenze die Bewegung des Herzrandes nach der Zeit auf. Praktisch werden mehrere Schlitze im Abstand von etwa 12 mm über das ganze Format verwendet, so wie die Abb. 209 es schematisch zeigt. Während der Aufnahme braucht der Film oder das Raster nur um die Strecke *b* verschoben zu werden. Es entsteht dann ein Bild der Abb. 210. STUMPF, der eifrige Förderer der Kymographie, hat auch ein sogenanntes Kymoskop gebaut, das gestattet, aus dem Kymogramm den Bewegungsvorgang des Organs wieder sichtbar zu machen. Die Abb. 210 gestattet die Analyse der Horizontalbewegung des Herzens. Sollen andere Bewegungsrichtungen untersucht werden, muß die Spaltrichtung des Rasters in die zu untersuchende Richtung eingestellt werden.

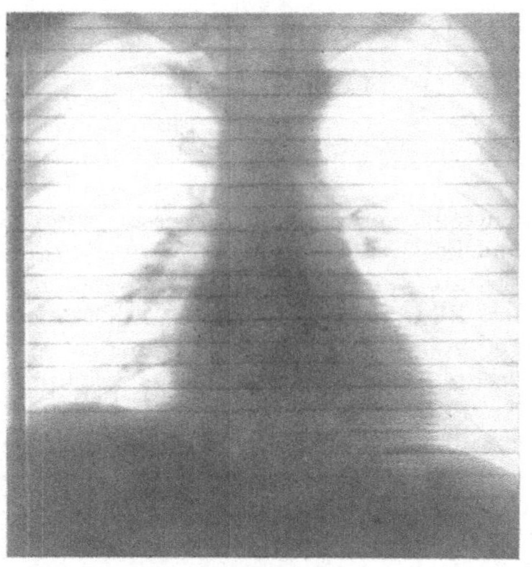

Abb. 210. Herzkymogramm.

Die Kymographie ist ein einfaches, klares und eindeutiges Verfahren zur Analyse der Bewegung. Deshalb hat man seit den ersten Anstrengungen GRÖDELS bis vor kurzem von der direkten *Röntgenkinematographie* nur sehr wenig mehr gehört. Das Bedürfnis nach der Kinematographie ist durch die Kymographie lange Zeit in den Hintergrund gedrängt worden. Erst als uns die Phototechnik neue Mittel in die Hand gab, ist der Versuch der eigentlichen Bewegungsbildaufnahme wieder aufgetaucht. Der neue Anlauf ist gegeben in der Schaffung höchstempfindlicher Filme und lichtstarker Optik. REYNOLDS und JANKER haben indirekt das Bewegungsbild des Leuchtschirmes aufgenommen. Das Objektiv hatte eine Öffnung von 0,85. Erwähnenswert ist die Notwendigkeit, den Patienten von zu hohen Strahlendosen zu schützen. Es wird deshalb während des Filmwechsels, also etwa in der Hälfte der Zeit, die Strahlung vom Objekt abgehalten. Dies geschieht entweder durch rotierende Bleiblenden oder durch sekundärseitige Schaltröhren.

5. Tomographie.

Bei der Abbildung eines dichten Körpers besteht die Gefahr, daß sich verschiedene Einzelobjekte übereinander projizieren und sich so der Beurteilung entziehen. Es ist deshalb ein entschiedener diagnostischer Fortschritt, daß man mit Hilfe der Tomographie bestimmte Schnitte eines Körpers scharf abbilden kann, während alle tiefer und höher gelegenen Teile verwischt werden (GROSSMANN, CHAOUL).

In der Abb. 211 ist ein Körper F auf einem Tisch E horizontal gelagert. Das Gebilde G ist von allerlei anderen Schattengrenzen so überdeckt, daß es nicht

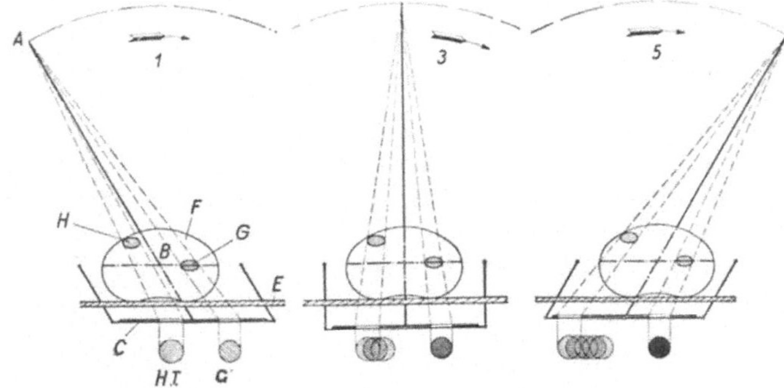

Abb. 211. Tomograph, Schema, siehe Text.

beurteilt werden kann. In der Anordnung des Tomographen ist die Röhre A und die Kassette C so durch die Verbindung von A bis B gekoppelt, daß beides zusammen um den Zapfen B pendeln kann. Die Pendelbewegung geht aus den drei Bildern hervor. Durch Hilfsstangen parallel zum Pendel wird die Kassette stets parallel zur Lagerungsebene gehalten. Die Horizontalebene durch den Drehpunkt B ist durch eine strichpunktierte Linie gekennzeichnet. Während der Bewegung der Röhre in der Pfeilrichtung und mit ihr entsprechend der gesamten beweglichen Vorrichtung werden alle Gebilde in der Schnittebene durch B scharf abgebildet; so z. B. der Körper G in GT. Alle außerhalb gelegenen Gegenstände, so z. B. H, werden zu HT verwischt. Der Vorgang geht aus der Abbildung deutlich hervor. Durch Verschiebung von B kann die Höhe der Schnittebene eingestellt werden.

Durch die beschriebene Bewegung werden die über und unter der Schnittebene gelegenen Gebiete in einer Richtung verwischt. Grundsätzlich kann man auch eine gleiche Bewegung in einer senkrechten Richtung vornehmen und mit der ersten kombinieren, z. B. zu einer Kreisbewegung der Röhre. Die Schärfe der Objekte in der Schnittebene wird dadurch nicht beeinträchtigt, die Verwischung der anderen dagegen vervollständigt. Durch die Bewegung in nur einer Richtung werden Grenzen, die in dieser Richtung gelegen sind, nicht verwischt. Die Realisierung einer zusammengesetzten Bewegung ist naturgemäß mit technischen Schwierigkeiten verbunden. Siemens hat an ihrem

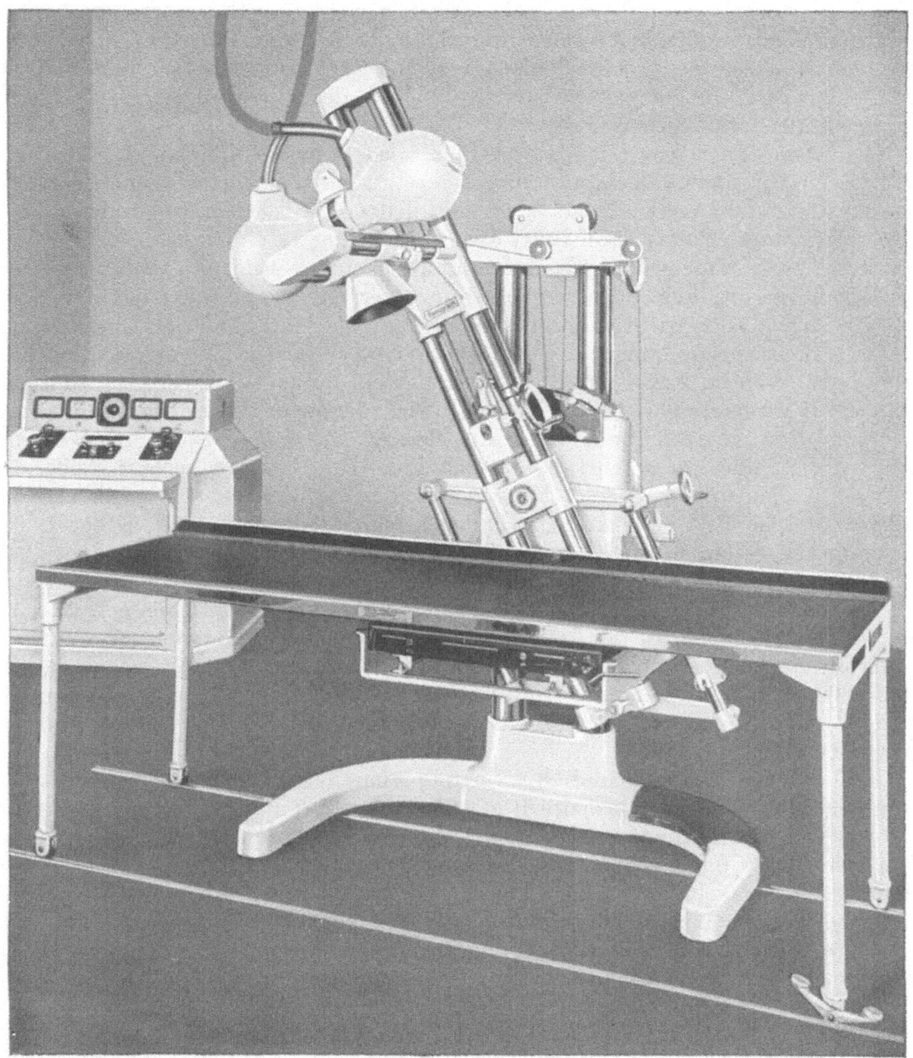

Abb. 212. Tomograph, Ansicht.

Gerät neben der Hauptbewegung noch eine seitliche Nebenbewegung angefügt, um die Verwischung der oben angeführten Längsgrenzen zu erreichen. Es ist in Abb. 212 noch eine Ansicht des Tomographen von Sanitas abgebildet.

6. Stereoskopie.

Ähnlich wie das binokulare stereoskopische Sehen durch die zwei Bilder der beiden Augen, die das Objekt unter verschiedenen Blickwinkeln betrachten, zustande kommt, ebenso kann auch ein stereoskopischer Effekt bei Röntgenbildern dadurch erreicht werden, daß von demselben Objekt bei genau gleicher Lagerung zwei Aufnahmen von zwei Brennflecklagen aus hergestellt werden. Beide Röhrenlagen sind gleich weit von der Bildebene entfernt, ihre Verbindung, die Basis, also parallel zur Bildebene. Die auf optischem Wege hernach zur Deckung gebrachten und vom Sehapparat vereinigten Bilder vermitteln den Eindruck der Räumlichkeit. Der Unterschied der Röntgenstereoskopie gegenüber der Lichtstereoskopie liegt im Fehlen einer Oberfläche (systematisierte Schatten), im Fehlen der Luftperspektive und im Fehlen der Überdeckung der hinteren Gegenstände durch die vorderen.

Wenn die Basis etwa 6,5 cm beträgt, also dem Augenabstand gleich ist; wenn der Röhrenabstand etwa zu 65 cm gewählt wird, also der üblichen Betrachtungsdistanz entsprechend, und wenn zum dritten die Betrachtung auch in eben dieser Richtung erfolgt, dann führt die Betrachtung zu einem nach Größen und Winkeln vollkommen dem Original entsprechenden Bild, *tautomorphes Bild*.

Durch Verdrehung oder Verschiebung der Bilder gegeneinander verliert das Bild seine Raumrichtigkeit, *heteromorphes Bild*, ohne daß der Eindruck der Räumlichkeit verlorenginge; der Eindruck ist aber falsch. Wenn man das Bild rechts dem rechten Auge und das Bild links dem linken Auge vorsetzt, so erhält man ein stereoskopisches Bild, das sich gleich darbietet wie bei der Aufnahme, d. h. im Röntgengebiet, wie wenn die Röhren die Augen wären, *Orthoskopie*. Werden die Bilder umgekehrt, so daß das linke Bild vor dem rechten Auge, das rechte vor dem linken Auge steht, so entstehen sog. *Pseudobilder*. Das pseudostereoskopische Bild erweckt den Eindruck, als würde man von der der Röhre gegenüberliegenden Seite auf das Objekt blicken. Durch Vertauschen der Seiten entsteht ein seitenverkehrtes Raumbild. Zum Zwecke der Stereometrie werden am besten tautomorphe Ortho- und Pseudobilder verwendet. Jedoch ist man an die Tautomorphie in der Röntgenstereoskopie nicht gebunden. Durch Veränderung der Aufnahmedistanz oder der Basis wird naturgemäß die Größe des Bildes beeinflußt, nicht aber die Form des Objekts. Es entstehen *homoiomorphe* Bilder, die dem Objekt *ähnlich*, nicht aber kongruent sind, wie tautomorphe Bilder es sind.

Für die Betrachtung und Auswertung eines Paares von stereoskopischen Röntgenbildern wird ein prinzipiell gleiches Gerät benutzt wie in der Lichtbildstereoskopie. Der Apparat sorgt mittels Spiegel oder Prismen oder beiden dafür, daß jedes Auge nur das ihm zugeordnete Bild zu sehen bekommt. Durch Einstellung der Spiegel oder Prismen können die beiden Bilder bequem zur Deckung gebracht werden, insbesondere dann, wenn in beiden Bildern feste Marken mitphotographiert wurden, die die Stellung der Bilder im Betrachtungsgerät dadurch bestimmen, daß sie selbst zur Deckung gebracht werden.

Wie das Stereolichtbildpaar der Erdoberfläche die Grundlage für topographische Messungen, die im stereoautographischen Verfahren gipfeln, bildet, so erlaubt auch das stereoskopische Röntgenbild unter gewissen Voraussetzungen die Ausmessung des durch dasselbe dargestellten Raumes. Die unumgängliche Voraussetzung für die *Röntgenstereometrie* ist die oben schon postuliert absolute Lagegleichheit des Objekts während beider Aufnahmen. Ferner müssen drei Forderungen erfüllt sein.

1. Die betrachtenden Augen müssen je auf dem gleichen Lot auf der Bildebene gelegen sein wie die Brennflecke. Das heißt, daß die Fußpunkte der Lote durch die beiden abbildenden Brennflecke in beiden Aufnahmen bekannt sein müssen; gleiche Zentrierung von Röhre und Auge.

2. Um ein kongruentes Raumbild zu erhalten, muß die Röhrenbasis gleich der Augenbasis sein. Ist dies nicht der Fall, so entstehen dem Objekt ähnliche

Raumbilder, Modelle, die entsprechend dem Verhältnis der beiden Basen größer oder kleiner sind als das Objekt. Das bedingt, daß jedenfalls die Röhrenbasis und die Augenbasis bekannt seien.

3. Es muß die Betrachtungsdistanz gleich der Aufnahmedistanz gemacht werden.

Die Realisierung dieser Forderungen bedingt: 1. Markierung der Fußpunkte, 2. Messung der Verschiebung (Röhrenbasis), 3. Messung der Aufnahmedistanz.

In der Röntgenstereoskopie ist man oft gezwungen, von der Aufnahmedistanz von 50 bis 65 cm abzugehen und diese zu vergrößern. Nicht wegen der bei nicht stereoskopischen Aufnahmen störenden Verzerrung der Bilder — diese Erscheinung ist ohne Einfluß auf die Güte der Stereoskopie —, aber wegen der Herabsetzung der Schärfe bei dicken Objekten. Wenn man aber gezwungen ist, die Aufnahme-

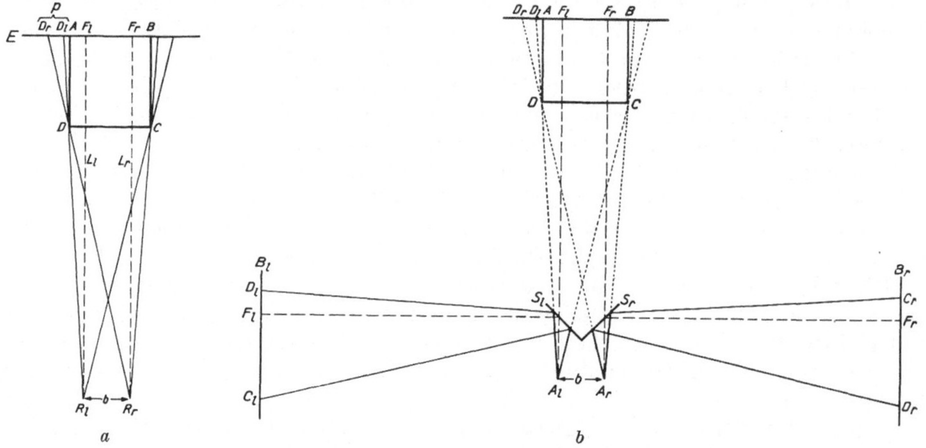

Abh. 213. Spiegelstereoskop, Schema.

a Von den Orten R_l und R_r wird vom Körper $ABCD$ je eine Aufnahme gemacht, ein linkes und ein rechtes Bild, sodaß z. B. D nach D_l, bzw. nach D_r, um die Paralaxe p verschoben, projiziert wird. L bedeutet das Lot auf der Ebene E, F_l sein Fußpunkt. — *b* Die beiden Bilder B_l und B_r werden von A_l und A_r aus über die beiden Spiegel S_l und S_r betrachtet. Durch stereoskopisches Sehen werden die Bilder in den virtuellen Körper $ABCD$ vereinigt. Wenn alle Distanzen und Winkel bei der Betrachtung (Abb. *b*) gleich denjenigen der Aufnahme (Abb. *a*) beibehalten werden, so st das Raumbild mit dem Körper kongruent.

distanz zu vergrößern, dann muß man auch die Röhrenbasis vergrößern, um die paralaktische Verschiedenheit der beiden Bilder voneinander nicht zu stark zu verkleinern. Eine Faustregel besagt, daß die Aufnahmedistanz etwa das Fünffache der Dicke des Objekts betragen soll. Sie soll jedoch 50 cm nicht unterschreiten. Um die Betrachtungsgeräte nicht allzu groß und unförmlich zu gestalten, soll die Aufnahmedistanz 120 cm nicht überschreiten. Größere Distanzen sind zu teuer erkauft, wenn im Raumbild einwandfrei gemessen werden soll. Die Basis soll $^1/_{10}$ bis $^1/_8$ der Aufnahmedistanz betragen.

Für die *Röntgenstereometrie* bedarf der Betrachtungsapparat besonderer Einrichtungen: Justierungsmöglichkeit der Bilder, Berücksichtigung der Fokusdistanz, der Pupillendistanz, Entzerrungsmöglichkeit usw. Der Stereoskiagraph von HASSELWANDER ist dazu besonders eingerichtet. Der wesentlichste Teil des Stereoskiagraphen ist ein WHEATSTONEsches Spiegelstereoskop nach der schematischen Abb. 213 b. Die beiden zusammengehörenden Aufnahmen werden in die beiden Betrachtungskasten links und rechts eingespannt. Die Aufnahmedistanz kann eingestellt werden. Das virtuelle stereoskopische Bild entsteht in der Verlängerung der Blickrichtung. Eine Lichtmarke kann in diesem dargestellten Raum herumgeführt und mit ausgezeichneten Raumpunkten zur

Deckung gebracht werden. Eine *direkte* Messung, eventuell größenrichtige Nachbildung des Raumes, ist auf diese Weise möglich.

Bei einer *indirekten* Methode tastet man mit einer *virtuellen wandernden Marke* (MARIE und RIBAUT) das virtuelle Raumbild ab. Die Marke wird durch zwei Zeiger, die in den zugeordneten Bildern verschieblich sind und die zur Deckung gebracht werden, dargestellt. Die Veränderung des Abstandes der beiden Zeiger bewirkt bei binokularem Sehen den Eindruck, als würde die Marke in der Tiefe verschoben; sie kann dadurch auf den virtuellen Punkt im Raum aufgesetzt werden. Aus dem Abstand der beiden Zeiger läßt sich die Tiefe des beobachteten Punktes errechnen.

Für unbewegte Organe ist die Länge der Belichtungszeit ebenso wie die des Intervalls zwischen den zwei Aufnahmen ohne Bedeutung, wenn es bloß gelingt, beide Bilder ohne jegliche Lageveränderung des Objekts auszuführen. Bei guter Fixation hat man längst Zeit genug, um die Röhre um einen Betrag von etwa 10% (bis 15%) des Fokusfilmabstandes parallel zur Bildebene zu verschieben und um die Kassette zu wechseln. Es sind sog. Tunnelkassetten gebaut worden, die den Kassettenwechsel erlauben, ohne den Patienten zu bewegen, indem die Kassette in einem festen Tunnel mit dünnem Holzdeckel als Unterlage für das Objekt eingeschoben wird. Bei der Herstellung eines Aufnahmenpaares auf diese einfache Weise ist daran zu denken, daß die Röhrenverschiebung der Verbindungsstrecke der beiden Pupillen entspricht, daß die Verscheibung also im allgemeinen mit Vorteil senkrecht zur Sagittalebene erfolgt.

Bis anhin ist die Herstellung stereoskopischer Bilder rasch bewegter Organe, also z. B. der Thoraxorgane oder des Magens, an den langen Belichtungszeiten und großen Intervallen gescheitert. Indessen sind die Expositionszeiten durch die Schaffung sehr leistungsfähiger Apparate stark gesunken. Die Verkleinerung des Intervalls dagegen stößt noch immer auf Schwierigkeiten. Sie liegen vorwiegend in der Schwierigkeit, größere Massen, wie sie die großen Filmkassetten darstellen, ohne namhafte Erschütterung zu wechseln. Auch für die Verschiebung der Röhre gilt dasselbe. Die Röhrenverschiebung kann zwar durch Verwendung von zwei Röhren umgangen werden. Das sind die Gründe, warum zuverlässige Apparate zur Aufnahme stereoskopischer Bilder recht kostspielig ausfallen.

Für die Stereoskopie des Magens ist wegen der Peristaltik möglichst rasche Abwicklung der zwei Aufnahmen absolutes Erfordernis. Dadurch wird die Prognose für die Stereoskopie im Gebiete des Magens eher schlecht. Im Bereiche des Thoraxraumes kommt ein weiterer Punkt hinzu, der zum Teil die Sache erleichtert, zum Teil wieder erschwert. Eine Erschwerung tritt dadurch ein, daß die beiden stereoskopischen Bilder in der gleichen Phase der Herzrevolution aufgenommen sein müssen, wenn sie ein raumrichtiges Stereobild vermitteln sollen. Wir sind deshalb an eine Vorrichtung gebunden, die uns gestattet, synchronisierte Aufnahmen herzustellen. Gelingt eine einwandfreie Synchronisierung, dann sind wir aber auswertbarer Bilder sicher, nicht wie beim Magen, wo die Peristolen langsam, aber kontinuierlich davonlaufen.

Für Stereobilder muß die Aufnahmetechnik überaus sauber sein und möglichst viele Einzelheiten anstreben, wenn der stereoskopische Effekt bei der Betrachtung voll in Erscheinung treten soll. Die Negative sollen nicht zu stark gedeckt sein, weil sonst wichtige Einzelheiten verlorengehen können. Es empfiehlt sich deshalb auch, die Beleuchtungsstärke der Betrachtungsflächen variabel zu machen, und die nicht durch das Negativ gedeckten Randpartien durch Vorhänge abzudecken.

Man hat auch versucht, das Durchleuchtungsbild stereoskopisch zu gestalten. Nach der besprochenen Methode wäre es nur möglich, schmale Bildausschnitte räumlich zu betrachten, weil die beiden Teilbilder nebeneinander auf die gleiche Schirmebene gesetzt werden müßten. Dagegen gelangte man auf folgendem Wege einigermaßen zum Ziel. Es wird hintereinander ein rechtes und nachher ein linkes Bild von zwei Röhren her auf die gleiche Schirmfläche geworfen. Im ersten Moment ist das linke Auge, im zweiten Moment das rechte verschlossen. Es sieht also jedes Auge nur das ihm zugeordnete Bild. Die Frequenz des Bilderwechsels ist von vornherein in der Frequenz des Wechselstromes gegeben. Jedes Auge würde also in der Sekunde 50 Bilder zu sehen bekommen. Die Ausbildung eines Stereoeffekts scheitert aber an der Nachleuchtdauer der Durchleuchtungsschirme.

7. Geräte für gezielte Aufnahmen, Orthodiagraphie und Herzsteuerung.

a) Zielgeräte.

Bei Untersuchungen an bewegten oder beweglichen Organen, vorwiegend des Magen-Darmtraktus, ist es oft erwünscht, das untersuchte Organ in einer ganz bestimmten Bewegungsphase oder in einem bestimmten, sogar oft künstlich erzeugten Zustand aufzunehmen. Anläßlich dieser sog. gezielten Aufnahmen soll das Organ vorerst am Durchleuchtungsschirm beobachtet werden, bis der gewollte Zustand erreicht ist. Der Begriff des Zielens beschränkt sich hier nicht, wie es im Sprachgebrauch der Fall ist, auf eine Richtung im Raum, sondern es soll damit ausgedrückt werden, daß verschiedene Momente frei gewählt und bestimmt werden können: die Richtung, die Zeit, die Kompression. Zweckdienliche Geräte für die Vornahme gezielter Aufnahmen des Magen-Darmtraktus müssen also einmal gestatten, rasch von der Durchleuchtung zur Aufnahme überzugehen. Dann aber muß auch die Kompression des Abdomens in geeigneter Weise bewerkstelligt werden können. Den wichtigeren Punkt stellt der Wechsel von Schirm zu Kassette einerseits und die Umschaltung des Apparats von Durchleuchtung auf Aufnahme anderseits dar. Die vorbereitete und hinter Blei vor den Strahlen geschützte Kassette wird im Moment der Aufnahme in den Strahlenkegel gebracht. Ob sie in vertikaler Richtung fallengelassen oder ob sie horizontal vorgeschoben wird, ist gleichgültig; wichtig ist vor allem der rasche und bequeme Wechsel. Der Schirm braucht nicht bewegt zu werden, wenn die Wechselkassette röhrenseitig am gewöhnlichen Schirm angebracht ist. Es sind auch Rollfilmkassetten gebaut worden.

Ebenso wichtig wie der Kassettenwechsel ist die Möglichkeit, den Apparat rasch von Durchleuchtung auf Aufnahme umzuschalten. Das bedingt eine Erhöhung der Spannung und eine erhebliche Vergrößerung des Heizstromes auf einen genau festgesetzten Wert. Bei allen modernen Apparaten lassen sich die beiden Daten getrennt einstellen, so daß nur noch ein Schalter gedreht oder gekippt zu werden braucht, um die Umschaltung zu tätigen. Diese Umschaltung erfolgt gleichzeitig und wenn möglich auch durch den gleichen Handgriff wie der Kassettenwechsel.

Während früher (BERG) aus guten Gründen kleine Formate verwendet wurden, bemerkt man heute eine gewisse Tendenz nach Zielgeräten größeren Formats (Explorator usw.). Ich betrachte diese Tendenz als Kompromiß, wenn man mit der gleichen Apparatur nur nach Richtung „gezielte" Aufnahmen anderer Organe herzustellen wünscht. Für Magen, Duodenum und Colon bleibt $9 \times 12\ \text{cm}^2$ das geeignete Format wegen der guten Randblendung und der Möglichkeit lokalisierter Kompression. Größere Kompressionstuben sind zur freihändigen Anwendung am Abdomen nicht mehr geeignet, weil ihre große Fläche zu starken mechanischen Widerstand bietet.

b) Orthodiagraphie.

Solange die Strahlenquelle nicht sehr weit von dem Objekt entfernt ist oder das Objekt sich nicht sehr nahe an der Bildebene befindet, ist das Bild gegenüber dem Objekt stets vergrößert. Größengetreue Abbildung erhält man 1. durch stereometrische Auswertung tautomorpher Stereobilder, 2. durch orthogonale Parallelprojektion; fast größengetreue Bilder liefern die Fernaufnahmen.

Bei der Orthodiagraphie, dem Verfahren, durch orthogonale Parallelprojektion größengetreue Bilder von Querschnitten, z. B. des Herzens, zu erhalten, wird ein bestimmter Strahl des Nutzstrahlenkegels, meist ein solcher in der nächsten Nähe des Hauptstrahles, durch ein Bleidrahtkreuz definiert. Er ist bestimmt durch die Verbindung des Kreuzes mit dem Brennfleck. Die Röhre mitsamt dem Brennfleck und diesem markierten Strahl ist in zwei Richtungen senkrecht zum abbildenden Strahl beweglich. Durch Bewegung des Röhrenwagens führt man nun den festgelegten und markierten Strahl, immer sich selbst parallel, den Konturen des abzubildenden Organs entlang und bezeichnet sie mit freiem Stift auf einem feststehenden Durchleuchtungsschirm. Da der Röhrenwagen die gleiche Bewegung wie der Strahl ausführt, kann an demselben irgendwo ein Zeichenstift angebracht werden, mit welchem man die Konturen punktweise auf ein feststehendes Reißbrett aufzeichnet. Der Durchleuchtungsschirm kann dabei feststehend oder mit dem Röhrenwagen gekoppelt sein. Es ist darauf zu achten, daß der Patient während der ganzen Aufnahme des Orthodiagramms vollständig ruhig bleibt.

Die Orthodiagraphie gibt ein Bild, das mit einem Fehler von etwa $\pm$ 0,5 cm behaftet ist, wenn es sich darum handelt, ein Herz darzustellen, das einen Transversaldurchmesser von etwa 15 cm aufweist. Wenn man das gleiche Herz mit einem 170 cm entfernten Brennfleck „blind" aufnimmt, müssen wir ebenfalls mit einem solchen Fehler rechnen, der davon herrührt, daß wir es nicht in der Hand haben, eine bestimmte Herzphase zu wählen. Zu dem genannten Fehler addiert sich aber noch der Konvergenzfehler von 170 cm ins Unendliche; er beträgt ebenfalls etwa — 0,5 cm, ist aber systematisch, d. h. tritt stets in gleicher Größe und Richtung auf. Die 170 cm Fernaufnahme und das Orthodiagramm sind also mit den gleichen Fehlergrößen behaftet. Die Fernaufnahme hat den Vorteil der Objektivität und den Nachteil des Konvergenzfehlers. Wenn es aber gelingt, die Herzaufnahme stets in der gleichen Phase der Herzrevolution auszulösen, z. B. in der Diastole, wird der Fehler der Herzaufnahme sofort stark eingeschränkt, wenn die Aufnahmezeiten kurz genug gewählt werden können.

c) Apparate zur Herzphasensteuerung.

Es wird sich im wesentlichen darum handeln, eine Möglichkeit zu finden, die Herzsilhouette in einem Punkte zu erfassen, wo sie am größten oder am kleinsten ist; d. h. in Diastole oder in Systole. Die Systole ist kurzdauernd, ihr Maximum, d. h. ihr Ende kann auf einige wenige Hundertstelsekunden, etwa auf die Höhe der T-Zacke des EKG, beschränkt werden. Die Diastole dagegen dauert länger; vom T bis unmittelbar vor das P. Es wird dann leichter sein, die Aufnahmeauslösung in die Diastole zu setzen, anderseits wird es schwierig sein, gerade das Ende der Systole zu treffen.

Die Auslösung der Aufnahme kann bewerkstelligt werden 1. durch das EKG, 2. durch den Puls und 3. durch die Herztöne, grundsätzlich naturgemäß durch jeden periodischen, mit der Herzrevolution gekoppelten Vorgang. Die Auslösung selbst erfolgt jedesmal elektrisch, entweder durch die R-Zacke, durch das Maximum der Pulskurve, oder durch die Front der Tonschwingungen. Die R-Zacke fällt auf den Beginn der Systole, das Brachialispulsmaximum auf das

T und die Front des zweiten Tones auf das Ende der Systole. In jedem Fall muß also die Auslösung gegenüber der Kontaktgebung um einen gewissen Zeitbetrag verschoben werden. Wir brauchen also neben dem Kontaktgeber noch einen Verzögerungsapparat, der den eintretenden Impuls verzögert und verstärkt.

STRAUSS verwendet als auslösende Bewegung den Brachialispuls. Die Druckschwankungen werden auf einen Piezoquarz übertragen; dieser wandelt jene in elektrische Spannungsschwankungen um, die dem Verzögerungsapparat verstärkt zugeführt werden.

Der Verfasser hat einen Apparat gebaut, der die Druckschwankungen der Manschette auf ein System von Differenzialkapseln überträgt. Durch die Anaeroidkapseln wird ein sehr leichter Zeiger bewegt, seine Ausschläge sind proportional dem Brachialisdruck. Man kann also den Druckverlauf mit dem Auge verfolgen und einen Kontakt an beliebiger Stelle des Druckanstieges schalten lassen. Insbesondere hat man die Möglichkeit, den Kontaktpunkt auf dem Maximum der Pulskurve zu wählen. Die variable Verzögerungszeit wird durch die Aufladung eines Kondensators über einen variablen Widerstand realisiert. Die Apparatur ist so eingerichtet, daß in einem auf den Schirm einer Kathodenstrahlröhre synchronisiert, stehend sichtbaren EKG der Zeitpunkt der Aufnahme erscheint und so lange verschoben werden kann, bis sie zu richtiger Zeit erfolgt. Der Impuls wird erst freigegeben, wenn ein Druckknopf niedergedrückt wird. Dadurch wird die Aufnahme im nächsten Puls ausgelöst und ihr Zeitpunkt im EKG registriert.

8. Verfahren zur Messung der Änderung der Dicke oder Dichte eines Objekts.

a) Densographie.

Im Kymogramm haben wir die Bewegungen z. B. des Herzrandes nach der Zeit kennengelernt. Wenn das Kymogramm genügend durchexponiert ist, sehen wir aber auch im Herzschatten drin Linien kleinerer und größerer Schwärzung, entsprechend der Größe der dazugehörigen Randbewegungskurven, auftreten. Die dunkleren Linien entsprechen den Orten, wo das Herz in Kontraktion, also kleiner war, als es vor dem Spalt des Kymographen stand; die helleren Linien entsprechen der Diastole. Der Film hat also die Änderung der Tiefendimension in der Richtung des abbildenden Strahles registriert. Um diese Änderung kurvenmäßig erfassen zu können, brauchen wir nur die Schwärzungsänderungen z. B. in Änderungen des Ausschlages eines Galvanometers überzuführen. Diese Überführung besorgt der Densograph. Er besteht aus einer Beleuchtungslampe, die eine gegenübergelegene, mit ihr festverbundene photoelektrische Zelle beleuchtet. Eine Vorrichtung gestattet den zu prüfenden Film an jeder Stelle seiner Fläche in den Strahlengang des Densographen zu bringen. Durch den Film wird das Licht der Lampe verschieden stark geschwächt. Die Helligkeitsänderungen werden in der lichtelektrischen Zelle in proportionale Stromschwankungen übergeführt und durch einen registrierenden Strommesser aufgeschrieben. Die Bewegung des Films ist mit der Bewegung des Registrierstreifens festgekoppelt. Die auf dem Papier aufgeschriebenen Kurven ergeben den Verlauf der Schwächung der Röntgenstrahlen z. B. durch das pulsierende Herz.

b) Aktinokardiographie.

HECKMANN hat den Umweg über das Kymogramm umgangen und die Intensitätsänderung der Röntgenstrahlen mittels dem erzeugten Fluorescenzlicht direkt durch eine Photozelle aufschreiben lassen.

XI. Außermedizinische Anwendungen der Röntgenstrahlen.

Von Dr. W. MINDER.

Neben den Anwendungen der Röntgenstrahlen in Diagnostik und Therapie gibt es noch einige zum Teil sehr wichtige Anwendungsgebiete, über die der Vollständigkeit halber noch kurz berichtet werden soll. Diese Anwendungen betreffen die Untersuchung von Gemälden, die technische Grobstrukturprüfung, die Spektralanalyse und die Feinstrukturuntersuchung.

1. Röntgenologische Gemäldeuntersuchung.

Die röntgenologische Kontrolle von Gemälden hat zum Zweck, Besonderheiten eines Gemäldes unbekannter Herkunft oder eine fragliche Gemäldeübermalung nachzuweisen. Sie gründet sich auf die Tatsache, daß die Farben von jedem Maler individuell gewählt werden, und auch zu verschiedenen Epochen verschiedene Farben zur Verfügung standen. Auf Grund der Absorptionsverhältnisse der verwendeten Farben (diese sind zum Teil Schwermetallverbindungen) ist es möglich, ein Gemälde einem bestimmten Meister oder einer bestimmten Epoche zuzuordnen oder bei einer Übermalung das ursprüngliche Bild sichtbar zu machen.

2. Röntgenologische Grobstrukturuntersuchung.

Die technische Materialprüfung ist in den letzten Jahrzehnten zu einem außerordentlich wichtigen Zweig der Industrie geworden. Sie bedient sich vor allen Dingen mechanischer Methoden. Die Werkstoffe werden auf ihre Festigkeiten, Biegefestigkeit, Druckfestigkeit, Bruchfestigkeit, Zugfestigkeit, auf die Brinellhärte, Schleifhärte, Bohrhärte und noch weitere mechanische Eigenschaften untersucht. Alle diese Prüfungen sind aber nur am Materialstück, nicht aber am fertigen Werkstück möglich, da die Untersuchungen zum Teil bis über die entsprechenden Festigkeitsgrenzen hinausgetrieben werden, wobei der Prüfling zerstört wird.

Die röntgenologische Grobstrukturuntersuchung ist nun aber möglich, ohne das betreffende fertige Teilstück zu zerstören, und gibt unter Einhaltung gewisser Regeln ein vollständiges Bild über die an diese Untersuchung gestellten Fragen.

Historisch geht die Grobstrukturuntersuchung auf RÖNTGEN selbst zurück, der schon 1896, also ein Jahr nach der Entdeckung der Röntgenstrahlen, eine technisch auch für heutige Ansprüche einwandfreie Aufnahme eines geladenen Jagdgewehres (Abb. 214) vornahm.

Besondere Bedeutung hat die röntgenologische Grobstrukturuntersuchung in der Schweiß- und Niettechnik erlangt. Da die Güte einer geschweißten Verbindung in hohem Maße vom Können des Handwerkers abhängig ist und so wie eine genietete Verbindung von Zufälligkeiten beeinflußt werden kann, so bilden Schweiß- und Nietverbindungen bei Apparaten und Maschinen, die einer hohen Beanspruchung ausgesetzt werden müssen (Flug- und Fahrzeuge, Waffen, Druckbomben usw.), immer eine gewisse Gefahr. Mit der Röntgendurchleuchtung ist es auf verhältnismäßig einfache Weise möglich, Fehler der Schweißung oder Nietung (Gasblasen, Schlacken, Bindungsfehler, Sprünge und Risse) sofort zu erkennen. Die Grenze der Sichtbarkeit solcher Fehler liegt dabei sehr hoch und beträgt unter Umständen weniger als 1% der Gesamtdicke des Werkstückes. In einem Metallstück von der Dicke von beispielsweise 1 cm kann also eine Leerstelle von 0,1 mm noch abgebildet werden. Abb. 215a und b zeigen zwei Aufnahmen einer fehlerhaften Schweißnaht und einer fehlerhaften Nietung.

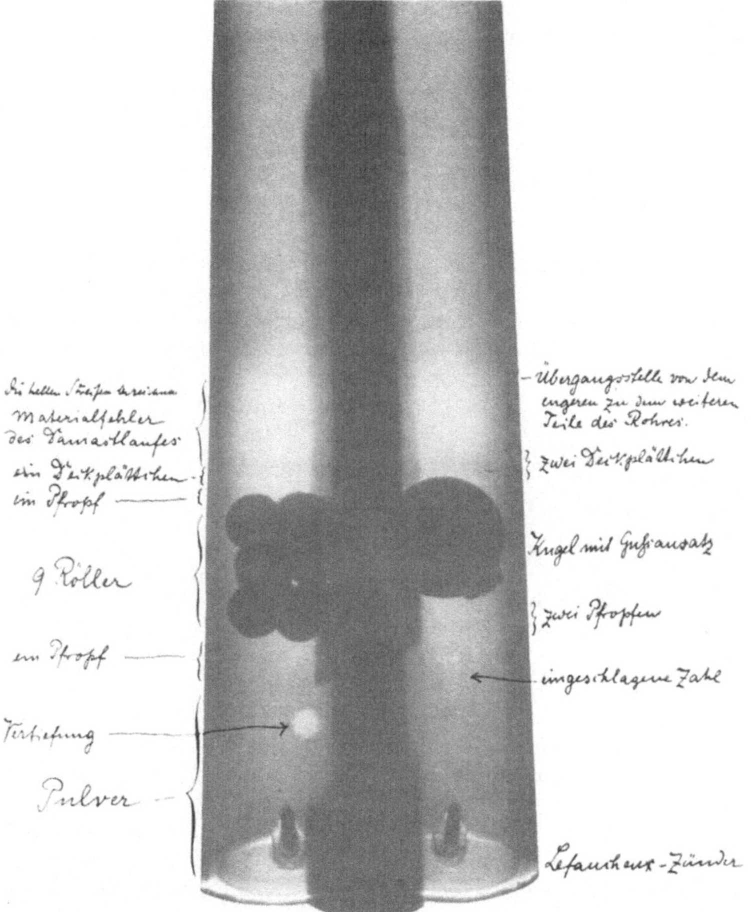

Abb. 214. Aufnahme eines Jagdgewehres von RÖNTGEN aus dem Jahre 1896.

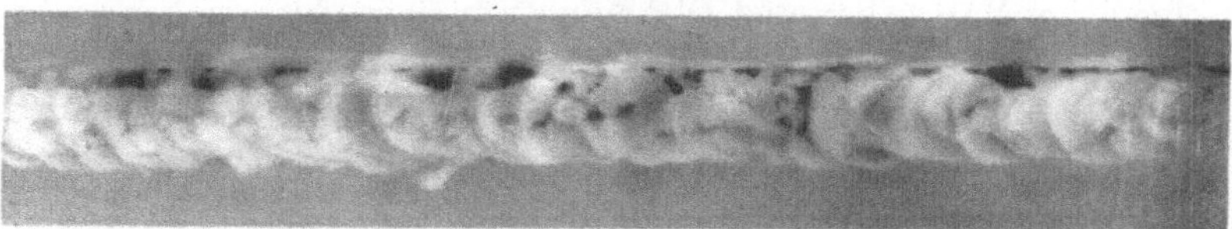

Abb. 215a. Schweißnahtaufnahme mit Fehlern. (Helle Striche am rechten Bildrand sind Kontrolldrähte von 0,15 bis 0,6 mm Durchmesser.)

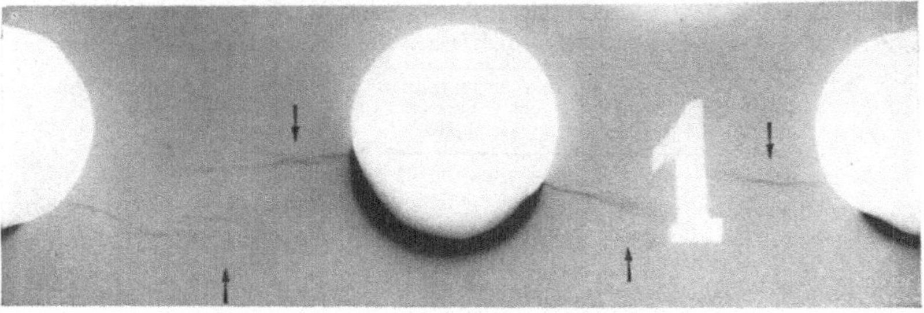

Abb. 215b. Nietlochrisse einer Kesseltrommel.

In den Vereinigten Staaten von Amerika sind röntgenologische Kontrollen von Schweiß- und Nietverbindungen für gewisse Maschinen und Apparate obligatorisch.

Aber auch gegossene oder gepreßte Werkstücke werden mit Vorteil der Röntgenkontrolle unterworfen (Zylinder, Räder, Wellen, Schrauben), da deren Fehler (Gasblasen, Lunker, Schlackeneinschlüsse, unerwünschte Stauchungen) oft schon am Fluorescenzschirm sicher erkannt werden können. Besonders wichtig ist auch die Kontrolle von Drahtseilen (Abb. 216).

Ein weiteres Anwendungsgebiet ist die Durchleuchtung von Isolatoren für hohe und höchste Spannungen. Risse und Sprünge, die sich beim Brennvorgang an Porzellanisolatoren leicht bilden können, oder Einschlüsse von kleinen Metallteilen, die bei der Herstellung von Preßmasseisolatoren auftreten können, verursachen Durchschläge, die oft zu großen Zerstörungen und Bränden Anlaß geben. Alle diese Fehler sind mit der Röntgenkontrolle sofort eindeutig nachzuweisen.

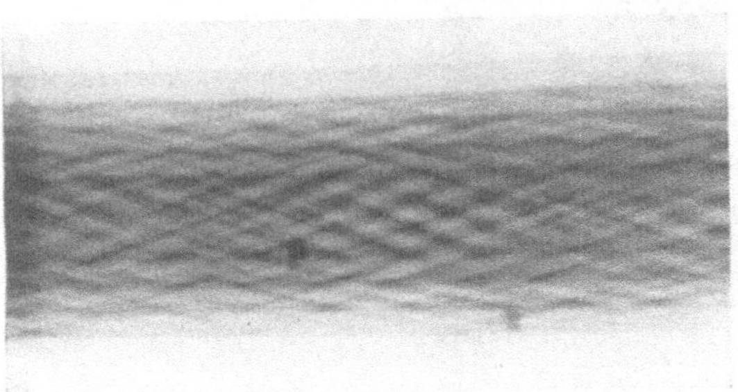

Abb. 216. Drahtseil mit Bruchstellen (Ø 55 mm).

Grundsätzlich sind Grobstrukturaufnahmen, um hohe Kontraste zu erzielen, mit möglichst weicher Strahlung auszuführen. Röhrenspannungen unter etwa 100 kV bleiben aber wegen der hohen Absorption weicher Strahlen in Schwermetallen auf die Leichtmetalle und deren Legierungen beschränkt. Für Schwermetalle und deren Legierungen ist man gezwungen, mit höheren Spannungen bis zu etwa 300 kV zu arbeiten. In gewissen Fällen, bei besonders dicken Werkstücken, werden auch γ-Strahlen mit Erfolg angewendet. Ihre Anwendung hat zudem noch den Vorteil, daß die Strahlungsquelle sehr klein gehalten werden kann und daher Aufnahmen von allen möglichen Punkten des Stückes aus möglich sind. Auch bedarf die Aufnahme selber, die allerdings mehrere Stunden erfordert, keiner Wartung.

Um einen Überblick zu vermitteln von den zur Grobstrukturuntersuchung bei verschiedenen Materialien und Dicken notwendigen Spannungen und von der Leistungsfähigkeit dieses Prüfverfahrens seien im folgenden zwei Tabellen wiedergegeben. Dieselben sind der zweiten Auflage des Buches von R. GLOCKER: Materialprüfungen mit Röntgenstrahlen, entnommen, ebenso wie ein Teil der wiedergegebenen Bilder. Angegeben sind die kleinsten Leerstellendicken bzw. die Durchmesser von Eisendrähten, die, auf die Oberfläche des Metallstückes gelegt, auf der Aufnahme noch erkannt werden können.

Tabelle 35. 40 mm Al, HAUFF-Platte, Verstärkerschirm.

Spannung kV	Kleinste erkennbare Leerstelle mm	Belichtungszeit Sekunden
50	0,5	720
80	0,6	210
100	0,7	60
130	0,9	30
170	1,2	10

Tabelle 36. Grenze der Nachweisbarkeit für Eisenzusatzdicken.

Dicke mm	Scheitel-spannung kV	Filter	Erkennbarer Fe-Draht $\varnothing$ mm	Belichtung mAs
10	100	—	0,1	500
20	120	—	0,2	1 200
30	145	—	0,3	1 200
40	165	—	0,4	2 000
50	190	—	0,45	2 000
60	200	—	0,55	4 000
70	200	—	0,7	12 000
80	250	—	1,0	—
100	300	—	1,5	—
40	180	1,0 Sn	0,35	2 000
60	200	1,0 Sn	0,5	7 000
70	γ-Str.	1,0 Pb + 0,5 Sn	1,2	500 mgh
120	,,	1,0 Pb + 1,0 Sn	1,7	1 800 mgh

Eine moderne Apparatur zur Grobstrukturprüfung zeigt auch Abb. 110, S. 159.

3. Röntgenographische Spektralanalyse.

Durch das MOSELEYsche Gesetz (Kap. IV) wird die Frequenz der Röntgenfluorescenzstrahlung eines Elements in Abhängigkeit von der Kernladungszahl geregelt. Es ist also umgekehrt möglich, aus der Wellenlänge einer Fluoreszenzlinie auf dem Röntgenspektrogramm auf das Vorhandensein des sie emittierenden Elements zu schließen. Diese Tatsache kann zur absolut eindeutigen Bestimmung eines Elements verwendet werden und hat gegenüber der Lichtspektrographie den unschätzbaren Vorteil, daß sich die Wellenlängen aller Elemente aus dem MOSELEYschen Gesetz vorausberechnen lassen und die Spektrogramme aller Elemente relativ sehr einfach gebaut sind.

Berühmt ist die Entdeckung des Elements Hafnium $Z = 72$ durch G. v. HEVESY mit Hilfe der Röntgenspektralanalyse. Auch die Elemente Ma 43 und Re 75 sind in dieser Weise sichergestellt worden.

Die Röntgenspektralanalyse ist in den Fällen von Bedeutung, wo durch andere Analysenverfahren keine Trennung möglich ist und wo beispielsweise das optische Spektrum der zu analysierenden Elemente noch unbekannt ist oder zu viele Linien enthält. So lassen sich besonders Gemische von seltenen Erden sehr leicht qualitativ trennen, wobei aus den Inten

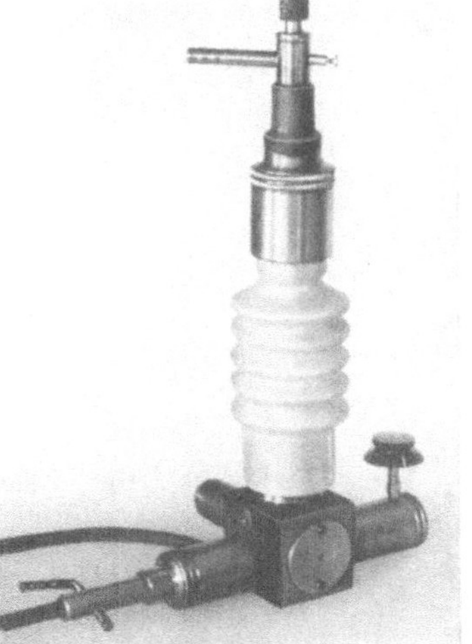

Abb. 217. Offene Glühkathodenröhre für spektroskopische Zwecke nach SIEGBAHN.

sitäten der Linien einer Serie (K) auch Schlüsse auf die quantitative Zusammensetzung möglich sind. Besonders wichtig war dieses Analysenverfahren bei der Aufstellung der geochemischen Verteilungsgesetze der Elemente.

Zur technischen Ausführung der Röntgenspektralanalyse bedient man sich besonderer Spektrographen, die unter Umständen mit der Röntgenröhre fest verbunden sind und mit ihr zusammen evakuiert werden. Die Röhren (Abb. 217) müssen geöffnet werden können (HADDING, SEEMANN). Die zu analysierende Substanz wird in die aufgerauhte Anode eingerieben oder auf dieselbe aufge-schweißt oder aufgelötet. Dazu können nur feste Stoffe verwendet werden. Es genügen aber oftmals Stoffmengen unter 1 mg. Abb. 218 zeigt ein vollstän-diges Analysenaggregat der Firma Seemann in Freiburg i. Br. und Abb. 219 gibt ein Spektrogramm eines Gemi-sches seltener Erden wieder.

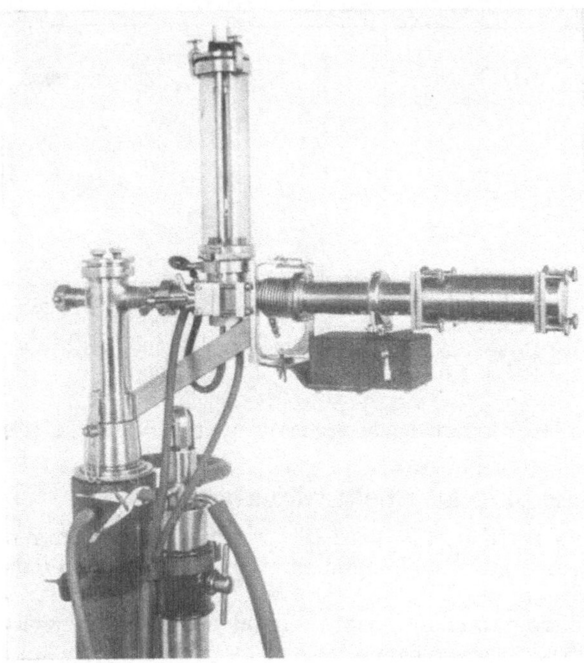

Abb. 218. Seemann-Hochvakuumröhrenspektrograph.

4. Röntgenogra-phische Feinstruktur-untersuchung.

In Kap. VIII A wurde gezeigt, daß zur Wellen-längenmessung von Rönt-genstrahlen Kristallgitter verwendet werden können.

Es war wohl einer der größten Erfolge der Natur-wissenschaften, als die von BRAVAIS auf Grund der äußern Kristallsymmetrie aufgestellte Innensymmetrie des Kristallbaues, eben das Kristallgitter, und die Wellennatur der Röntgenstrahlen durch die Berechnungen von M. v. LAUE und die Interferenzversuche von W. FRIEDRICH und P. KNIPPING im Jahre 1912 beide bestätigt wurden.

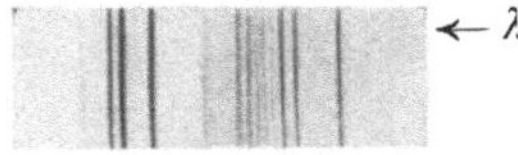

Abb. 219. Spektralanalyse ($\varkappa$-Spektrum) eines Gemi-sches seltener Erden.

Die BRAGGsche Beziehung, als vereinfachte Form der LAUEschen Gleichungen, bestimmt die Wechselwirkung zwischen Kristallgitter und Röntgenstrahlung gewisser-maßen geometrisch-optisch in für die meisten Fälle ge-nügender Annäherung. Diese Beziehung lautet:

$$n \lambda = 2\, d \sin \varphi.$$

Darin bedeutet λ die Wellenlänge der Röntgenstrahlung, d den „Netzebenen-abstand", φ den Glanzwinkel, d. h. den Winkel zwischen Netzebene und Röntgen-strahl bei Eintreten der obigen Beziehung, und n eine ganze Zahl (1, 2, 3, ...).

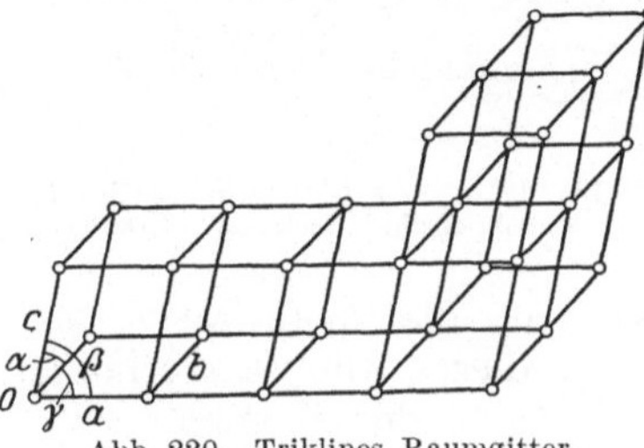

Abb. 220. Triklines Raumgitter.

Kristalle sind reelle, homogene, diskonti-nuierliche, dreidimensionale Anordnungen von Massenpunkten, wobei die Massenpunkte den statistischen mittleren Gleichgewichtslagen der Atomzentren entsprechen. Abb. 220 zeigt einen Ausschnitt aus einem einfachen Kristallgitter. In Wirklichkeit sind die Kristalle so ge-baut, daß sich die einzelnen Ionen (heteropolare Verbindungen) oder Atome (homöopolare Verbindungen) gegenseitig berühren. Das Raumgitter eines Kristalls kann durch einfache (primitive) Translationen nach den drei (zunächst beliebig gewählten) Koordinatenachsen a, b, c oder durch Drehung um zwei-, drei-, vier- und sechszählige Achsen und durch Spiegelung mit sich zur Deckung gebracht werden. Diese Deckoperationen werden dann besonders einfach und sinnfällig, wenn man die Richtungen der Koordinatenachsen mit den Geradenscharen, auf denen die Massenpunkte am dichtesten angeordnet sind, parallel legt und wenn die Drehachsen mit den Koordinatenachsen zusammenfallen oder deren Flächen- und Raumwinkel halbieren. Es führt dann z. B. eine Translation um a_0 auf der a-Achse, eine solche um b_0 auf der b-Achse und eine solche um c_0 auf der c-Achse das Kristallgitter wieder in sich selber über. Die Strecken a_0, b_0, c_0 sind dabei die kürzesten möglichen „Identitätsabstände". Es ist daher der ganze Kristall durch lückenloses Aneinanderreihen der einfachen „Translationsgruppen" (Elementarzellen) mit den Kanten a_0, b_0, c_0 nach den Richtungen a, b, c darstellbar.

Die Anordnung der Massenpunkte auf einer Geraden (etwa a) bezeichnet man als „Punktreihe", diejenige auf einer Ebene „Netzebene", und die diskontinuierliche Translation der Netzebene nach einer nicht in ihr liegenden dritten Koordinate führt zum „Raumgitter".

Die BRAGGsche Beziehung liefert nun in d den Normalabstand von zwei parallelen Netzebenen. Dieser läßt sich aus den Identitätsabständen und den Winkeln zwischen diesen berechnen. Er wird dargestellt für den allgemeinen Fall, daß $a_0 \neq b_0 \neq c_0$ und die Winkel unter sich und von 90° verschieden sind, $\alpha \neq \beta \neq \gamma \neq 90°$ nach den Regeln der analytischen Geometrie zu:

$$\frac{1}{d^2} = \frac{1}{V^2} \left(s_{11}\, h^2 + s_{22}\, k^2 + s_{33}\, l^2 + 2\, s_{12}\, h\, k + 2\, s_{23}\, k\, l + 2\, s_{13}\, h\, l \right),$$

wobei

$$V^2 = a_0^2\, b_0^2\, c_0^2\, (1 - \cos^2 \alpha - \cos^2 \beta - \cos^2 \gamma + 2 \cos \alpha \cos \beta \cos \gamma)$$

und

$$s_{11} = b_0^2\, c_0^2 \sin^2 \alpha, \qquad s_{12} = a_0\, b_0\, c_0^2 \,(\cos \alpha \cos \beta - \cos \gamma)$$
$$s_{22} = a_0^2\, c_0 \sin^2 \beta, \qquad s_{23} = a_0^2\, b_0\, c_0 \,(\cos \beta \cos \gamma - \cos \alpha)$$
$$s_{33} = a_0^2\, b^2 \sin^2 \gamma, \qquad s_{13} = a_0\, b_0^2\, c_0 \,(\cos \alpha \cos \gamma - \cos \beta)$$

bedeuten.

Die MILLERschen Indizes $(h\,k\,l)$ sind dabei die reziproken, von gemeinschaftlichen Teilern freien Achsenabschnitte der betreffenden Netzebenen (oder Kristallflächen). Schneidet z. B. eine Fläche die a-Achse in a_0, die b-Achse in $\dfrac{b_0}{2}$ und die c-Achse in $\dfrac{c_0}{3}$, so sind die entsprechenden reziproken Abschnitte $\dfrac{1}{1}$, $\dfrac{1}{\frac{1}{2}}$, $\dfrac{1}{\frac{1}{3}}$ und die Fläche hat die Indizes $(h\,k\,l) = (123)$. Durch solche Indizes kann die Lage jeder Kristallfläche (Netzebene) dargestellt werden. Für die meisten reellen Flächen genügen dabei kleine Zahlen (< 10). So bedeutet z. B. im kubischen Kristallsystem, bei dem alle drei Achsen gleich lang sind und normal aufeinanderstehen, (100) die Würfelfläche, (111) die Oktaederfläche, (110) die Rhombedodekaederfläche.

Aus der BRAGGschen Beziehung läßt sich aus der Ablenkung φ des „reflektierten" Röntgenstrahls d und damit $\dfrac{1}{d^2}$ der Gleichung für den Raumgitterabstand bestimmen. Man bezeichnet diese Beziehung als die quadratische Form.

Sie lautet für den allgemeinen Fall des *triklinen* Kristallsystems, $a_0 \neq b_0 \neq c_0$, $\alpha \neq \beta \neq \gamma \neq 90°$

$$\frac{4 \sin^2 \varphi}{\lambda^2} = \frac{1}{V^2} \left(s_{11}\, h^2 + s_{22}\, k^2 + s_{33}\, l^2 + 2\, s_{12}\, h\, k + 2\, s_{23}\, k\, l + 2\, s_{13}\, h\, l \right).$$

Wird für das *monokline* System $\alpha = \gamma = 90°$, so vereinfacht sich dadurch die quadratische Form zu:

$$\frac{4 \sin^2 \varphi}{\lambda^2} = \frac{h^2}{a_0{}^2 \sin^2 \beta} + \frac{k^2}{b_0{}^2} + \frac{l^2}{c_0 \sin^2 \beta} - \frac{2\,h\,l \cos \beta}{a_0\,c_0 \sin^2 \beta}.$$

Für das *rhombische* System werden alle Winkel $90°$; $a_0 \neq b_0 \neq c_0$. Die quadratische Form lautet:

$$\frac{4 \sin^2 \varphi}{\lambda^2} = \frac{h^2}{a_0{}^2} + \frac{k^2}{b_0{}^2} + \frac{l^2}{c_0{}^2}.$$

Hexagonales System: $a_1 = a_2 = a_3 = a_0$; c_0. Winkel $60°$; $90°$.

$$\frac{4 \sin^2 \varphi}{\lambda^2} = \frac{4}{3} \frac{h^2 + k^2 + h\,k}{a_0{}^2} + \frac{l^2}{c_0{}^2}.$$

Tetragonales System: $a_1 = a_2 = a_0$; c_0; Winkel $90°$.

$$\frac{4 \sin^2 \varphi}{\lambda^2} = \frac{h^2 + k^2}{a_0{}^2} + \frac{l^2}{c_0{}^2}.$$

Kubisches System: $a_1 = a_2 = a_3 = a_0$; Winkel $90°$.

$$\frac{4 \sin^2 \varphi}{\lambda^2} = \frac{h^2 + k^2 + l^2}{a_0{}^2}.$$

Mit diesen Gleichungen ist es bei bestimmten Bedingungen möglich, die Bestimmungsstücke der Elementarzelle $a_0, b_0, c_0, \alpha, \beta, \gamma$ zu erhalten. Die so erhaltene Zelle ist derjenige Teilraum, der durch lückenlose Translation nach den drei Achsenrichtungen den Kristall aufbaut. Mit der Kenntnis der Größe und des Inhaltes der Elementarzelle ist also der Aufbau des Kristalls bekannt.

In der Elementarzelle ist eine bestimmte Anzahl Atome oder Moleküle enthalten. Diese Anzahl läßt sich berechnen aus dem absoluten Gewicht der Zelle $G = \varrho \cdot V$ und dem absoluten Atom- bzw. Molekulargewicht $M \cdot 1{,}65 \cdot 10^{-24}$ g zu

$$Z = \frac{V \cdot \varrho}{1{,}65 \cdot 10^{-24} \cdot M}.$$

Diese Zahl ist meistens sehr klein (1, 2, 3, 4, 8).

Ist der untersuchte Stoff eine Verbindung oder die Zahl der Atome in der Zelle größer als 1, so muß neben den in die Ecken der Zelle gelegten Atomen zur vollständigen Strukturbestimmung auch noch die Lage der übrigen Atome bekannt sein. Die Zuordnung der Atome zu den geometrisch nach den Symmetriebedingungen möglichen Punktlagen geschieht mit Hilfe der ,,Raumgruppendiskussion". Es bestehen dabei 230 geometrische Möglichkeiten.

Die Raumgruppendiskussion bedient sich der Intensität der einzelnen Reflexionen. Diese ist von verschiedenen Faktoren abhängig. Davon sind besonders wichtig der Häufigkeitsfaktor H, der Atomfaktor F und der Strukturfaktor S.

Der Häufigkeitsfaktor H gibt die Anzahl der an einer bestimmten Reflexion beteiligten Kristallflächen $(h\,k\,l)$ an. So sind im kubischen System z. B. sechs Würfelflächen (100), acht Oktaederflächen (111) und zwölf Rhombedodekaederflächen (110) vorhanden. Je nach dieser Häufigkeit ist die Reflexion der Fläche stärker oder schwächer.

Der Atomfaktor F gibt das Verhältnis der Amplituden der Streuung eines Elektrons zu derjenigen eines Atoms für verschiedene Winkel an. Er lautet:

$$F \sim \frac{1 + \cos^2 2\,\varphi}{2}.$$

Der Strukturfaktor ist für die Zuordnung der Atome zu ihren Punktlagen der wichtigste, wobei er zur Intensität den wesentlichsten Beitrag liefert. Er bedeutet den formelmäßigen Ausdruck für die Berücksichtigung der Phasenunterschiede der an verschiedenen Atomen der Zelle gestreuten Wellen.

Die Intensitätsdiskussion ist also gewissermaßen die Anwendung der physikalischen Röntgenoptik.

Enthält eine Elementarzelle verschiedene Atomarten A, B, ... mit den Elektronenzahlen Φ, Ψ ..., die, auf die Einheitsmaßstäbe der Zelle a_0, b_0, c_0 bezogen, innerhalb der Zelle an Punkten mit verschiedenen Koordinaten m_1, n_1, p_1; m_2, n_2, p_2; ... liegen, so ist die Strukturamplitude der Netzebene $(h\,k\,l)$

$$S = \Phi\,e^{2\pi i\,(m_1 h + n_1 k + p_1 l)} + \Psi\,e^{2\pi i\,(m_2 h + n_2 k + p_2 l)} + \cdots$$

Die Intensität für reelle Kristalle (Mosaikkristalle) ist proportional $|S|^2$.

Insgesamt darf also unter Vernachlässigung des Temperaturfaktors (DEBYE) und des LORENZ-Faktors (Beschränkung auf die BRAGGsche Beziehung) die Intensität des „reflektierten" Röntgenstrahls gesetzt werden

$$J \sim H \cdot F \cdot |S|^2,$$

wobei sich aus der expliziten Darstellung von S die Koordinaten m_k, n_k, p_k in einfacheren Fällen eindeutig bestimmen lassen. Für komplizierteren Aufbau führt oft eine detaillierte FOURIER-Analyse zum Ziel. Damit ist die Struktur eindeutig und vollständig bestimmt.

Je nach der Art der Anordnung, wie bei der Feinstrukturuntersuchung der Kristall durchstrahlt wird, können verschiedene Verfahren unterschieden werden.

a) LAUE-Verfahren.

Diese älteste Methode der Kristallstrukturuntersuchung mit Röntgenstrahlen bedient sich einer technischen Röntgenröhre (etwa Diagnostikröhre), die mit nicht allzu hoher Spannung betrieben wird, und so ein durch Röhrenwand und Scheitelspannung begrenztes kontinuierliches Spektrum liefert. Der durch ein fein (0,5 bis 1 mm) ausgeblendetes Bündel dieser heterogenen Strahlung ge-

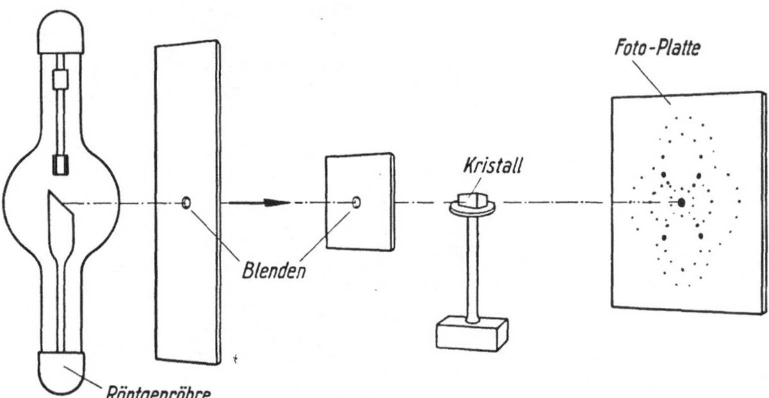

Abb. 221. Verfahren nach LAUE.

troffene Kristall sondert nun nach verschiedenen Richtungen φ diejenige Wellenlänge aus, für die die BRAGGsche Beziehung erfüllt ist. Abb. 221 zeigt das Prinzip des Verfahrens und Abb. 222 eine besonders schöne LAUE-Aufnahme von $Na_2B_4O_7 \cdot 4\,H_2O$. Die den einzelnen LAUE-Punkten entsprechenden Winkel φ berechnen sich aus dem Abstand des Punktes vom Durchstoßpunkt des Primärstrahls a und der Distanz des Kristalls von der Photoplatte r zu

$$\operatorname{tg} 2\,\varphi = \frac{a}{r}.$$

Die Ermittlung der Elementarzelle gelingt bei hochsymmetrischen Kristallen aus der Tatsache, daß die Reflexionen aller Netzebenen einer „kristallographischen Zone", d. h. derjenigen Flächen, die einer Geraden (Zonenachse) parallel verlaufen, auf einem Kreis abgebildet werden, dessen Mittelpunkt dem Durchstoßpunkt der Zonenachse entspricht. Wichtig sind LAUE-Aufnahmen bei kristallographisch unbekannten Substanzen zur Ermittlung der Symmetrie (Spiegelsymmetrie in Abb. 222).

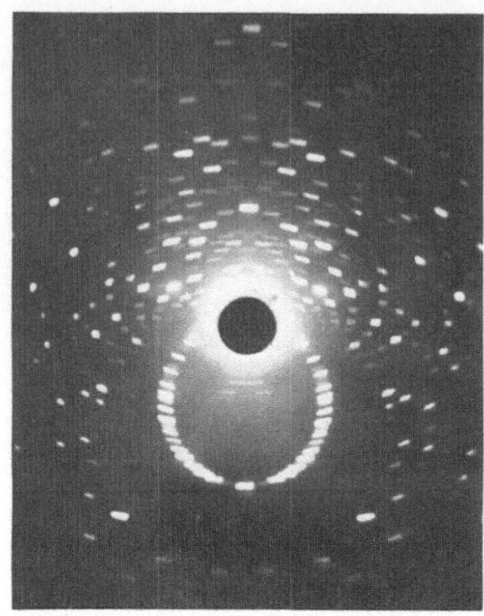

Abb. 222. LAUE-Aufnahme ⊥ (001) von $Na_2B_4O_7 \cdot 4\,H_2O$. Spiegelsymmetrische Verteilung der Interferenzen. Ungefilterte Strahlung einer Röhre mit Cu-Anode bei zirka 30 kV.

b) Drehkristallverfahren von SCHIEBOLD und POLANYI.

Bestrahlt man einen Kristall (Größe etwa 1 mm³) in der Achse einer zylinderförmigen Kamera derart mit monochromatischer Röntgenstrahlung, daß der Kristall langsam um eine Achse, die mit der Achse der Kamera zusammenfällt, gedreht wird (etwa ein Umgang alle zehn Minuten), so gelangen nacheinander alle Netzebenen, die der Drehachse parallel verlaufen (kristallographische Zone der Drehachse), in eine Stellung, daß für sie die BRAGGsche Beziehung erfüllt ist. Dadurch bilden sich im „Äquator" der Aufnahme die Reflexionen aller in der Achsenzone vorkommenden Netzebenen ab. Aber auch die Netzebenen, die in bezug auf die Drehachse die gleiche Neigung haben, werden auf einer „Schichtlinie" 1., 2., 3. ... Ordnung zur Abbildung gelangen.

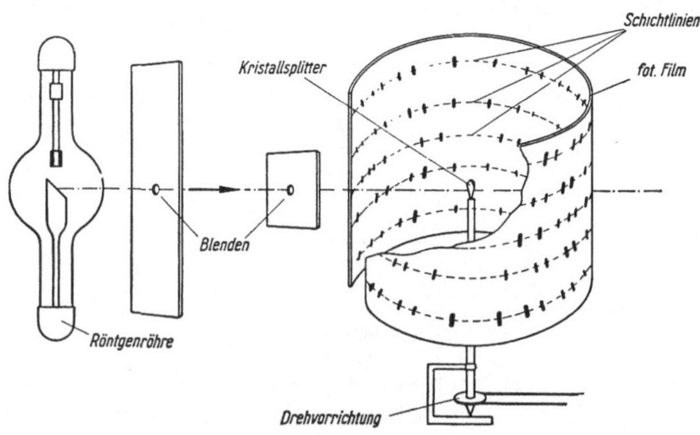

Abb. 223. Drehkristallverfahren.

So werden im Äquator, wenn beispielsweise als Drehachse die c-Achse gewählt worden ist, die Reflexionen aller Flächen $(h\,k\,0)$, in der 1., 2., 3. ... Schichtlinie die Reflexionen der Flächen $(h\,k\,1)$, $(h\,k\,2)$, $(h\,k\,3)$ zur Abbildung gelangen. Man wird also mit Vorteil gerade die kristallographischen Achsen a, b, c als Drehachsen verwenden. Der Identitätsabstand in Richtung der Drehachse ergibt sich beim Drehkristallverfahren unmittelbar aus dem Abstand der Schichtlinien zu:

$$I = \frac{n\,\lambda}{\sin \mu_n},$$

wenn μ_n den Winkel der $n$ten Schichtlinie bedeutet. Dabei

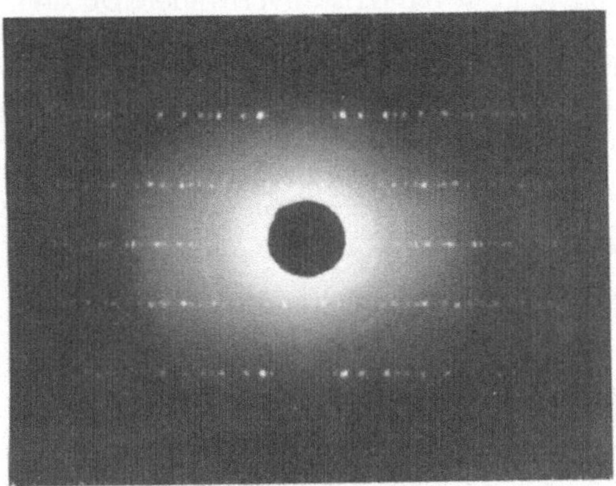

Abb. 224. Drehaufnahme von $Na_2B_4O_7 \cdot 4\,H_2O$ um die a-Achse [100]. Kupfer-K_α-Strahlung.

kann μ_n ausgedrückt werden durch den Schichtlinienabstand vom Äquator a und dem Kameraradius r zu

$$\operatorname{tg} \mu = \frac{a}{r}.$$

Die Diskussion der Reflexionen des Äquators und der übrigen Schichtlinien ergibt auch die übrigen Identitätsabstände, und die Intensitätsdiskussion liefert die Struktur.

Das Drehkristallverfahren und seine Modifikationen, die

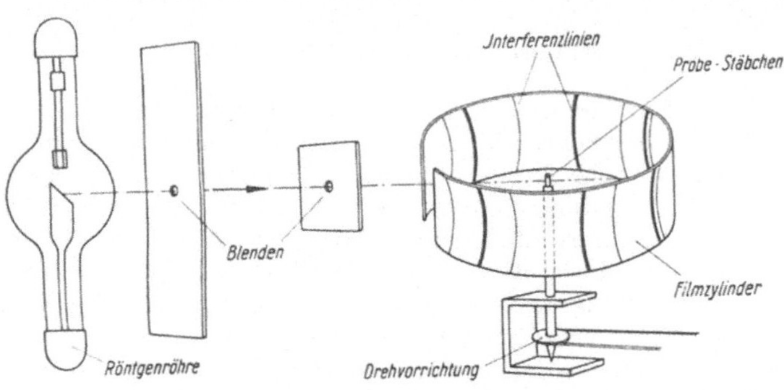

Abb. 225. Verfahren nach DEBYE-SCHERRER und HULL.

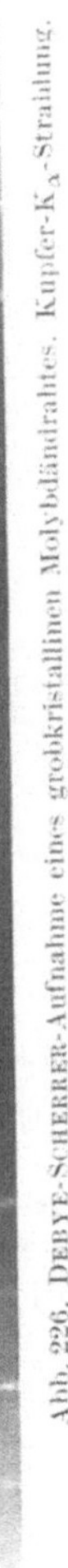

sog. Röntgengoniometerverfahren, sind für die Strukturbestimmung die wichtigsten, da sie unmittelbar am meisten Bestimmungsstücke liefern und deshalb auch für niedrig symmetrische Strukturen anwendbar sind. In der Praxis wird dabei so verfahren, daß man um alle drei kristallographische Achsen eine Drehaufnahme herstellt. Dabei erhält man die Zellengröße unmittelbar aus den Schichtlinienabständen, und für die Intensitätsdiskussion ist es dann möglich, die wichtigsten Flächen ($h\,k\,l$) zu überbestimmen. Abb. 224 zeigt eine Drehaufnahme von $Na_2B_4O_7 \cdot 4\,H_2O$ um die a-Achse. Die Substanz ist monoklin.

c) Pulververfahren nach DEBYE-SCHERRER und HULL.

Die beiden ersten Kristallanalysenverfahren sind nur anwendbar bei gut ausgebildeten kleinen Kristallen oder Kristallsplittern, an denen noch gewisse kristallographische Bestimmungen, Flächen oder Achsen möglich sind. In vielen Fällen sind aber die Substanzen nur in submikroskopischen Individuen kristallisiert, oder aber die Struktur soll an größeren Kristallverbänden, Drähten, Blechen, Fasern ermittelt werden. Dazu eignet sich das Verfahren von DEBYE-SCHERRER und HULL. Dieses gründet sich auf die Tatsache, daß in einem regellosen Kristallpulver bzw. Kristallaggregat immer eine gewisse Anzahl Kristallindividuen in einer solchen Stellung sind, daß für sie die BRAGGsche Beziehung bei monochromatischer Strahlung erfüllt ist. Die Strahlen aller Flächen mit gleichem

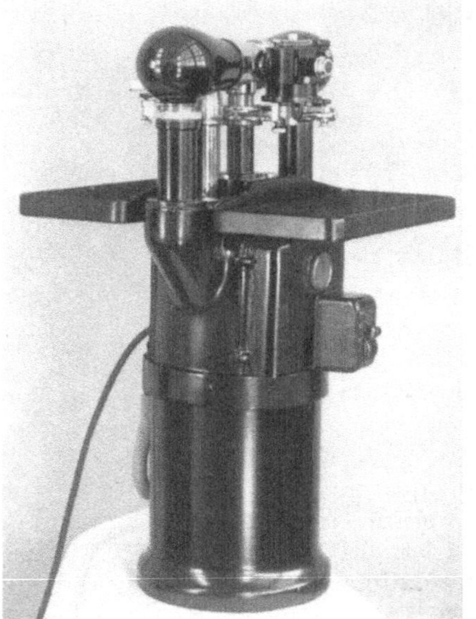

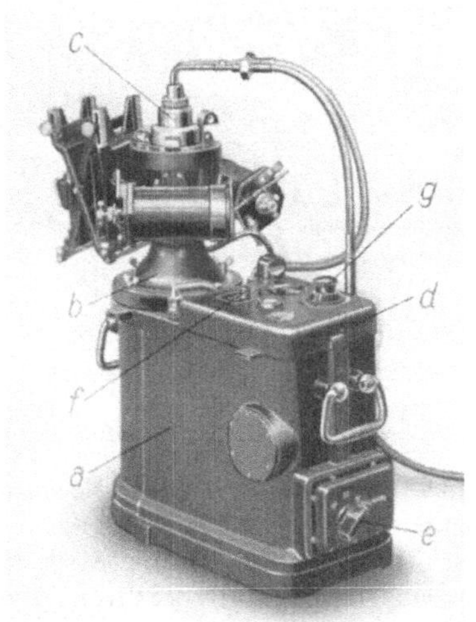

Abb. 227 a. Feinstrukturgerät nach BOUWERS und BUSSE.   Abb. 227 b. Feinstrukturgerät nach SCHMIDT.

Index $(h\,k\,l)$ liegen dabei auf einem Kegelmantel, dessen halber Öffnungswinkel dem doppelten Glanzwinkel entspricht. Auf einem ebenen Film (HULL) bilden sich diese Kegelmäntel als konzentrische Kreise ab, und auf einem um das Präparat zylinderförmig gelegten Film entstehen Kurven vierter Ordnung. In Abb. 225 ist das Prinzip des Verfahrens dargestellt, und Abb. 226 zeigt eine DEBYE-SCHERRER-Aufnahme eines grobkristallinen Molybdändrahtes. Bei bekannter Wellenlänge lassen sich aus den Glanzwinkeln die Netzebenenabstände und in höher symmetrischen Fällen aus den Intensitäten auch die Struktur bestimmen. Zweckmäßigerweise wird bei den Zylinderkammern für Dreh- und Pulveraufnahmen der Kammerdurchmesser zu 57,3 mm gewählt. Es entspricht dann der Kammerumfang 180 mm, so daß 1 mm Distanz vom Primärstrahl 1° für den Glanzwinkel bedeutet.

Das Pulververfahren ist neben seiner wissenschaftlichen Bedeutung auch für die Technik sehr wertvoll geworden, weil es damit möglich ist, neben den Anhaltspunkten der Feinstruktur auch Angaben über Kristallgrößen, Kristallregelungen, Spannungen, zum Teil an fertigen Werkstücken, zu gewinnen. Man bedient sich dabei des Rückstrahlverfahrens, das mit einer Halbzylinderkammer arbeitet.

Sehr leistungsfähige Apparaturen zur Feinstrukturuntersuchung werden heute von allen größeren Firmen der Röntgentechnik mit allem notwendigen Zubehör geliefert, wie die Abb. 227 a und b zeigen.

Literaturverzeichnis.

BAERWALD, H.: Die physikalischen Grundlagen der Strahlentherapie in H. MEYERS Lehrbuch der Strahlentherapie, Bd. 2, S. 1. Berlin u. Wien: Urban u. Schwarzenberg, 1925.

BEHNKEN, H.: Die Röntgendosimetrie in P. LAZARUS' Handbuch der gesamten Strahlenkunde, Bd. 1, S. 196. München: J. F. Bergmann, 1928.

BERTHOLD, R.: Grundlagen der technischen Röntgendurchstrahlung. Leipzig: J. A. Barth, 1930.

BRAGG, W. H. and W. L.: The cristalline state. London: Bell & Sons, 1933.

DE BROGLIE, M. et L.: Physique des rayons X et gamma. Paris, 1928.

BRONKHORST, W.: Kontrast und Schärfe im Röntgenbild. Leipzig: G. Thieme, 1927.

CERMACK, P.: Die Röntgenstrahlen. Leipzig: J. A. Barth, 1923.

CLARK, G. L.: Applied X-Rays. New York: MacGraw Hill, 1933.

DESSAUER, F. u. M. BRENZINGER: Röntgenapparate und Röntgenröhren in H. MEYERS Lehrbuch der Strahlentherapie, Bd. 1, S. 361. Berlin u. Wien: Urban u. Schwarzenberg, 1925.

DESSAUER, F. u. B. RAJEWSKY: Die Verteilung und Umwandlung der Strahlenenergie im biologischen Medium in P. LAZARUS' Handbuch der gesamten Strahlenheilkunde, Bd. 1, S. 216. München: J. F. Bergmann, 1928.

DIEBNER, K. u. E. GRASSMANN: Künstliche Radioaktivität. Leipzig: S. Hirzel, 1938.

EDER, J. M.: Ausführliches Handbuch der Photographie, 3. Aufl. Halle a. S.: W. Knapp.

EGGERT, J.: Einführung in die Röntgenphotographie, 4. Aufl. Leipzig: S. Hirzel, 1928.

EWALD, P.: Kristalle und Röntgenstrahlen. Berlin: Julius Springer, 1922.

— Handbuch der Physik, Bd. 23. Berlin: Julius Springer, 1933.

FAJANS, K.: Radioaktivität. Braunschweig: Vieweg & Sohn, 1922.

FRIEDRICH, W. u. H. SCHREIBER: Die methodischen Grundlagen beim Arbeiten mit spektral gereiztem Licht. Erg. med. Strahlenforsch., Bd. 5, S. 545. Leipzig: G. Thieme, 1932.

GEIGER, H. u. K. SCHEEL: Handbuch der Physik, Bd. 14, 17, 19—24. Berlin: Julius Springer.

GLASSCHEIB, S.: Allgemeine Röntgenkunde, 2. Aufl. Berlin: Julius Springer, 1936.

GLOCKER, R.: Strahlenschutz und Anlage von Röntgenabteilungen. Erg. med. Strahlenforsch, Bd. 1, S. 365. Leipzig: G. Thieme, 1925.

— Die physikalischen Grundlagen der Röntgentherapie (Apparatur und Schutzeinrichtungen) in P. LAZARUS' Handbuch der gesamten Strahlenheilkunde, Bd. 1, S. 177. München: J. F. Bergmann, 1928.

— Materialprüfung mit Röntgenstrahlen. Berlin: Julius Springer, 1936.

GREBE, L.: Die Spektroskopie in der medizinischen Röntgenologie in Ergebnisse der medizinischen Strahlenforschung von HOLFELDER, HOLTHUSEN, JÜNGLING und MARTIUS, Bd. 1, S. 147. Leipzig: G. Thieme, 1925.

GRIMSEHL, E.: Lehrbuch der Physik, 8. Aufl. Leipzig u. Berlin: J. B. Teubner, 1938.

GROSSMANN, G.: Physikalische und technische Grundlagen der Röntgentherapie. Berlin u. Wien: Urban u. Schwarzenberg, 1925.

GRUNER, P.: Kurzes Lehrbuch der Radioaktivität. Bern: P. Haupt, 1911.

HAENISCH, C. F. u. H. HOLTHUSEN: Einführung in die Röntgenologie. Leipzig:
   G. Thieme, 1933.
HERLYN, K. E. u. J. LOHSTÖTER: Praktikum der Röntgendiagnostik. München:
   J. F. Lehmann, 1937.
HERZBERG, G.: Atomspektren und Atomstruktur. Leipzig: Th. Steinkopf, 1936.
HEVESY, G. v. u. F. PANETH: Lehrbuch der Radioaktivität. Leipzig: J. A. Barth,
   1931.
HEVESY, G. v.: Chemical analysis by X-rays and its applications. New York: McGraw
   Hill, 1932.
HOLTHUSEN, H.: Physikalische Sensibilisierung. Erg. med. Strahlenforsch., Bd. 1,
   S. 383. Leipzig: G. Thieme, 1925.
— Physik der Röntgenstrahlen in H. MEYERS Lehrbuch der Strahlentherapie, Bd. 1,
   S. 237. Berlin u. Wien: Urban u. Schwarzenberg, 1925.
HOLTHUSEN, H. u. R. BRAUN: Grundlagen und Praxis der Röntgenstrahlendosierung.
   Leipzig: G. Thieme, 1933.
JOHN, A. S. and H. J. ISENBURGER: Industrial Radiography. New York: J. Willy &
   Sons, 1934.
JÜNGLING, O.: Allgemeine Strahlentherapie. Stuttgart: F. Enke, 1938.
KOHLRAUSCH, K. W. F.: Probleme der Gammastrahlung. Braunschweig: Vieweg &
   Sohn, 1927.
— Handbuch für experimentelle Physik, Bd. „Radioaktivität". Leipzig: Akadem.
   Verlagsgesellschaft, 1928.
KÜSTNER, H.: Die Ionisationsmessung der Röntgenstrahlen. Erg. med. Strahlen-
   forsch., Bd. 1, S. 175. Leipzig: G. Thieme, 1925.
LAUE, M. v.: Die Interferenz der Röntgenstrahlen. OSTWALDS Klassiker. Leipzig:
   Akadem. Verlagsgesellschaft, 1923.
LENARD, P.: Quantitatives über Kathodenstrahlen aller Geschwindigkeiten. Heidel-
   berg: C. Winter, 1925.
LUDEWIG, P.: Die physikalischen Grundlagen des Betriebes von Röntgenröhren mit
   dem Induktorium. Berlin u. Wien: Urban u. Schwarzenberg, 1923.
MARK, H.: Die Verwendung der Röntgenstrahlen in Chemie und Technik. Leipzig:
   J. A. Barth, 1926.
MARX, E.: Handbuch der Radiologie, Bd. 1—7, 1913—1926. Leipzig: Akadem. Ver-
   lagsgesellschaft.
MEITNER, L. u. M. DELBRÜCK: Der Aufbau der Atomkerne. Berlin: Julius Springer,
   1935.
MEYER, ST. u. E. v. SCHWEIDLER: Radioaktivität. Leipzig u. Berlin: B. G. Teubner,
   1927.
NIGGLI, P.: Geometrische Kristallographie des Diskontinuums. Berlin: Gebr. Born-
   träger, 1919.
OSTWALD, W.: Lehrbuch der allgemeinen Chemie, 2. Aufl. Leipzig: Akadem. Ver-
   lagsgesellschaft, 1911.
OTT, H.: Handbuch für experimentelle Physik, Bd. 7. Leipzig: Akadem. Verlags-
   gesellschaft, 1928.
PLOTNIKOW, J.: Kurzer Leitfaden der Photochemie. Leipzig: G. Thieme, 1928.
POHL, R.: Die Physik der Röntgenstrahlen. Braunschweig: Vieweg & Sohn, 1912.
POHL, R. u. P. PRIENGSHEIM: Die lichtelektrischen Erscheinungen. Slg. Vieweg,
   H. 1 (1914).
POHL, R. W.: Einführung in die Elektrizitätslehre, 4. Aufl. Berlin: Julius Springer,
   1925.
RAPP, H.: Technische Grundlagen der Röntgentherapie in H. MEYERS Lehrbuch der
   Strahlentherapie, Bd. 2, S. 25. Berlin u. Wien: Urban u. Schwarzenberg, 1925.
RISSE, O.: Die physikalischen Grundlagen der Photochemie (Licht und Röntgen-
   strahlen). Erg. med. Strahlenforsch., Bd. 5, S. 71. Leipzig: G. Thieme, 1931.
RÖNTGEN, W. C.: Grundlegende Abhandlungen über die X-Strahlen. Würzburg:
   C. Kabitzsch, 1915.
RUTHERFORD, E.: Radioaktivität. Berlin: Julius Springer, 1907.

Schinz, H. u. B. Slotopolsky: Strahlenbiologie der gesunden Haut. Erg. med. Strahlenforsch., Bd. 4, S. 583. Leipzig: G. Thieme, 1930.

Schleede, A. u. E. Schneider: Röntgenspektroskopie und Kristallstrukturanalyse. Berlin u. Leipzig: W. de Gruyter, 1929.

Siegbahn, M.: Spektroskopie der Röntgenstrahlen. Berlin: Julius Springer, 1931.

Sievert, R.: Eine Methode zur Messung von Röntgen-, Radium- und Ultrastrahlung usw. Acta radiol. (Schwd.), Suppl. 14. Stockholm, 1932.

Sommerfeld, A.: Atombau und Spektrallinien, 4. Aufl., Braunschweig: Vieweg & Sohn, 1924.

— Atom, Elektron, Ion, Strahlenenergie in P. Lazarus' Handbuch der gesamten Strahlenkunde, Bd. 1, S. 96. München: J. F. Bergmann, 1928.

Thibaud, J.: Vie et transmutations des Atomes. Paris: Albin Michel, 1937.

Timoféeff-Rassowsky, N. W.: Die bisherigen Ergebnisse der Strahlengenetik. Erg. med. Strahlenforsch., Bd. 5, S. 129. Leipzig: G. Thieme, 1931.

Wintz, H. u. W. Rump: Die physikalischen und technischen Grundlagen der Röntgenstrahlentherapie in H. Meyers Lehrbuch der Strahlentherapie, Bd. 4, S. 167. Berlin u. Wien: Urban u. Schwarzenberg, 1929.

Manzsche Buchdruckerei, Wien IX.

Einstellung zur Röntgenologie. Eine Untersuchung über die Einführung der Röntgenstrahlenanwendung in Praxis, Forschung und Unterricht. Von Professor Dr. G. Holzknecht. XII, 115 Seiten. 1927. RM 8.60

Physik und Chemie des Radium und Mesothor. Für Ärzte und Studierende. Von Privatdozent Dr. phil. Albert Fernau, Leiter der Physikalischen Abteilung der Radiumstation im Allgemeinen Krankenhaus in Wien. Mit einem Vorwort von Professor Dr. Gustav Riehl, Vorstand der Universitätsklinik für Dermatologie und Syphilidologie in Wien. Zweite, wesentlich vermehrte Auflage. Mit 31 Textabbildungen. VI, 102 Seiten. 1926. RM 7.50

Otologische Röntgendiagnostik. Von Dr. Ernst G. Mayer, Privatdozent für Röntgenologie, Assistent am Zentralröntgeninstitut Professor Dr. G. Holzknecht, Wien. Klinischer Beitrag: Die Wertung und Verwendung der Röntgenbefunde in der Otologie. Von Dr. Karl Eisinger, Assistent und Röntgenologischer Referent der Universitätsklinik für Ohren-, Nasen- und Kehlkopfkrankheiten Professor Dr. H. Neumann, Wien. („Handbuch der theoretischen und klinischen Röntgenkunde", 2. Band.) Mit 611 Abbildungen und 6 Tafeln. XII, 357 Seiten. 1930. RM 75.—; gebunden RM 78.60

Röntgenuntersuchung und Strahlenbehandlung der Speiseröhre. Von Dr. Josef Palugyay, Privatdozent für Medizinische Röntgenologie, Leiter der Röntgenstation der II. Chirurgischen Universitätsklinik in Wien. („Handbuch der theoretischen und klinischen Röntgenkunde", 3. Band.) Mit 224 Abbildungen. XIII, 391 Seiten. 1931. RM 56.—; gebunden RM 59.60

Die Praxis der physikalischen Therapie. Von J. Kowarschik und A. Laqueur. Ein Lehrbuch für Ärzte und Studierende. Vierte, umgearbeitete und erweiterte Auflage. Mit 234 Textabbildungen. X, 466 Seiten. 1937. RM 24.—; gebunden RM 25.80

Kurzwellentherapie. Von Dr. Josef Kowarschik, Primararzt und Vorstand des Institutes für Physikalische Therapie im Krankenhaus der Stadt Wien. Mit 147 Textabbildungen. VIII, 140 Seiten. 1936. RM 9.60; gebunden RM 10.80

Praktikum der Hochfrequenztherapie (Diathermie). Mit einem Anhang: Phototherapeutische Methodik. In sechs Vorträgen. Von Dr. Hans Leo Stieböck, Poliklinischer Assistent, Leiter der Station für Strahlentherapie an der Wiener Allgemeinen Poliklinik, II. Medizinische Abteilung (Vorstand: Professor Dr. A. Strasser). IV, 38 Seiten. 1926. RM 2.40